中成药临床合理使用读本

主编　张伯礼

策划/主编单位　北京市惠民医药卫生事业发展基金会

中医古籍出版社

图书在版编目（CIP）数据

中成药临床合理使用读本 / 张伯礼主编．－北京：中医古籍出版社，2013.7（重印）

ISBN 978－7－80174－948－2

Ⅰ．①临… Ⅱ．①张… Ⅲ．①中成药－临床应用－基本知识 Ⅳ．①R286

中国版本图书馆 CIP 数据核字（2011）第 013076 号

中成药临床合理使用读本

总 策 划　惠鲁生
主　　编　张伯礼
统　　筹　张世安　刘淑媛　缪志华
执行主编　刘清泉

责任编辑　刘从明　吴炳银
封面设计　映象视觉
出版发行　中医古籍出版社
社　　址　北京东直门内南小街16号(100700)
印　　刷　廊坊市三友印刷装订有限公司
装　　订　三河市万龙印装有限公司
开　　本　850mmX1168mm　1 / 32
印　　张　23
字　　数　619 千字
版　　次　2011 年 4 月第 1 版　2015 年 12 月第 5 次印刷
印　　数　450001 ~ 700000
定　　价　42.00 元

何鲁丽题词

传承中医中药
惠泽民众健康

何鲁丽
二〇一二年三月

何鲁丽　第十届全国人大常委会副委员长
北京市惠民医药卫生事业发展基金会顾问委员会主任

序　一

中成药是中医药学重要的组成部分，在中医治疗学中具有十分重要的地位，是中医学治疗疾病的一种重要手段。近年来中医药的发展日益成熟，其“简、便、廉”的特点，广受大众欢迎。可以说普通家庭配备常用的中成药物，已经成为人民群众防治疾病的重要方式，不仅如此，中成药在西医院各科医生治疗疾病的应用越来越普遍，其防治疾病的作用越来越突出。

中医学认为，药是通过其毒性作用校正人体状态，使机体达到平衡的作用而治愈疾病。是药就有毒性，早在战国时期的《黄帝内经》中就有“病有久新，方有大小，有毒无毒，固宜常制矣。大毒治病，十去其六，常毒治病，十去其七，小毒治病，十去其八，无毒治病，十去其九。谷肉果菜，食养尽之，无使过之，伤其正也”，其明确指出了合理使用药物的重要意义。目前普遍认为中药属于天然药物，无毒无害，可以放心使用，事实上中成药不仅有不良反应，甚至出现死亡病例，这说明合理使用中成药的重要性和紧迫性。近来，许多中医药专家建议要关注并指导临床医生合理使用中成药。为此，北京市惠民医药卫生事业发展基金会通过精心策划、组织以张伯礼院士领衔，由众多有志之士参与，在查阅大量文献的基础上，以中医辨证理论为指导，以西医疾病名称为纲，中医证候为目，编写了《中成药临床合理使用读本》一书。

该书的出版，为促进中医药事业发展，保障人民科学安全用药办了一件好事。它标志着我国各级、各类医院医生合理使用中成药有了权威的指导用书，既方便广大西医医生的临床用药，也有利于中医医生的学习提高，对于减少中成药不良反应的发生，促进合理用药具有极其重要的意义。同时希望中成药能为全人类的健康事业作出更大的贡献！

中华人民共和国卫生部副部长
兼国家中医药管理局局长 王国强

2011年3月24日

序　　二

中成药在我国有着悠久的历史，是中医学治疗疾病的一种重要手段，在防病治病、保障人民群众健康方面发挥着重要作用。近年来，中成药发展迅速，品种越来越多，广泛应用于临床，西医应用越来越普遍，其防治疾病的作用愈加明显。

“是药三分毒”。早在战国时期的《黄帝内经》就有用药记载，并将药分为大毒、常毒、小毒、无毒。目前社会上普遍存在着认为中药属于天然药物，无毒无害，可以放心使用等一些片面的认识。事实上中成药不仅有不良反应，甚至有很严重不良反应。临床使用中由于不合理或不正确使用中成药而造成的对病人的伤害情况时有发生，而这种由于对中成药的特性和特点不熟悉而导致的不合理或错误使用中成药的现象，不仅仅是病人自身用药时有发生，甚至一些医务人员在给病人用药时也大量存在这样的现象。因此，如何正确指导临床合理使用中成药是当前最重要和最紧迫的事情。

我们欣喜的看到，以“关注民生、促进健康”为宗旨的北京市惠民医药卫生事业发展基金会，正在组织以张伯礼院士领衔，集众多国内著名专家参与，在以中医辩证理论为指导，查阅大量文献资料和总结众多专家临床实践经验的基础上，以西医疾病名称为纲，中医证候为目，精心编写《中成药临床合理使用读本》一书。该书的出版，对提高广大中、西医生的临床用药水平，减少中成药不良反应的发生，促进合理用药有着极其重要的意义。希望该书对我国各级、各类医院医生合理使用中成药起到指导作用。

中华人民共和国卫生部副部长
兼国家食品药品监督管理局局长

二〇一一年三月二十九日

编写说明

当前，我国医疗卫生体制改革正在逐步推进，为实现健全基层医疗卫生服务体系和促进基本公共卫生服务这一医改重点目标，提高广大基层临床医生的业务水平显得非常必要。

为把惠民服务全面深入到我国医改事业当中，北京市惠民医药卫生事业发展基金会（以下简称“惠民基金会”）作为一个非公募基金会，自2008年12月成立以来，一直在探索公益卫生事业发展之路，为公众基本公共卫生与健康需求服务。惠民基金会在调研中发现，近20年来，我国中成药发展迅速，上市中成药品种达9000余种，临床常用的也有1000多种，这给临床医师合理使用中成药造成很大的难度，而目前我国图书市场上又缺乏指导临床医师合理使用中成药的书籍。

鉴于此，由国家食品药品监督管理局原副局长、北京市惠民医药卫生事业发展基金会理事长惠鲁生女士发起，在卫生部、国家食品药品监督管理局、国家中医药管理局的大力支持下，惠民基金会组织以张伯礼院士领衔的全国著名临床医学和药学专家，根据中医理论，按照西医病种分类，总结近20年来临床用药实践的经验和教训，编写了

《中成药临床合理使用读本》一书，为临床医生科学合理地使用中成药提供指导和技术支持，特别是为西医在临床使用中成药提供确切的适用依据。

本《中成药临床合理使用读本》是我国第一次把中成药按照西医病种分类，第一次系统总结临床专家用药经验，第一次着眼于广大临床实际用药需求组织编写的工具书。本书编写力求体现科学性、规范性和实用性，全书内容简练，查阅方便。可作为医务人员案头或随身携带的用药参考书，对指导临床医师合理使用中成药，提高医疗水平，具有很好的参考价值，对促进中成药事业持续健康发展具有重要的现实意义和长远的战略意义。

在此，惠民基金会对该书出版给予支持的卫生部、国家食品药品监督管理局、国家中医药管理局等主要领导和参与编写的所有专家及对该书给予具体指导的国家食品药品监督管理局药品安全监管司、药品注册司、药品评价中心、药品认证管理中心表示感谢！

由于编者水平所限，加之时间仓促，部分品种资料不齐，书中内容难免存在疏漏和不妥之处，敬请业内人士在使用过程中给予赐教与指正，以便今后加以修订。

《中成药临床合理使用读本》编委会

二〇一一年三月

前　言

当前，合理用药、安全用药是国际范围内的发展趋势，也是“以病人为中心”理念的具体体现。中成药在我国有悠久使用历史，但由于很多西医师并不掌握中医理论，存在“顾名思义”，按西医观念使用中成药现象。有些患者也存在盲目使用情况。如何合理使用中成药已经是当今中国医药行业的重要话题，不仅仅是中医药行业的自身问题，也是西医临床实际中十分重要的问题。

中药成药简称为中成药，是指以中药材为原料，在中医药理论指导下，按规定的处方和固定的工艺批量生产，具特有名称，并标明功能主治、用法用量和规格的药品，包括处方药和非处方药。经由国家药品监督管理部门批准生产，可作为商品出售的中药制成品。中成药不是简单药物疗效的叠加，而是以中医理论为指导，从整体协调人体平衡，平衡阴阳，调理气血，通过药物间的配伍原则达到增效减毒的目的。当今，经由现代科学技术改进的中成药因其疗效突出、服用方便、治疗快速、体积小、安全性高等优点被广泛应用于临床治疗，逐渐成为中西医师治疗用药的重要部分，也为广大患者认可。

人们对化学药物如抗菌素、抗癌化学药物引起的毒副反应有了深刻的认识，对如何合理使用化学药的理念越来越受到临床医生的重视，而普遍认为中医药安全，没有毒副反应，对于合理使用中药的理念逐渐淡漠，然而，随着国家“药物警戒”组织的建立和监测，近年来中成药不良反应越来越多，尤其突出的是“关木通”事件的发生，使人们认识到了中医药的毒副反应的客观存在，从而出现了两种不同的观点，一是认为中医药没有确切的疗效证据，不能推广使用，应该废除；二是认为中医药有明显的疗效，不良反应的产生有其客观原因，不能够废除。如此争论的结果，使广大中西医临床医生的认识更加混乱，有必要对此加大研究分析，正确认识中药的不良反应，不能一刀切，好坏不分，是非不明。实际上，中西药临床使用是一样的道理，正确使用西药必须具备西药的药理、药效等基本知识，必须具备西医各专科的基础理论，而正确使用中成药的关键是必须掌握中医学的基本知识如藏象、经络、气血津液、四气五味、升降浮沉等基本知识，因此只有合理使用药物才是减少不良反应的核心。

本书是结合临床经验的总结组织编写的，主要是针对西医医生如何正确使用中成药为目的，编写体例以西医疾病为纲，以中医的证候为目，在突出中医学如何认识疾病的基础上，根据疾病的病理生理，将中医证候融入，在辨证的指导下合理应用中成药，病症结合是本书编写的特色之一。中成药物品种的遴选在尽可能的遵循循证医学理念的基础上结合了专家的经验，专家在遴选药品中查阅了近

10年的文献资料，有些药物还进行了必要的荟萃，尽可能的反应当今的临床研究。即便如此，医生在临床实践中，还须根据临床具体情况进行综合分析，灵活运用。

本书编写的重要内容是临床使用的内容，该书既体现了研究进展，又有专家的宝贵经验，有些可能是只言片语，但内容切实可行，不但能够体现如何合理用药，更能体现专家经验的重要价值，本书的编写只是反应了当今几千种中成药极少部分，十分不全面，主要的原因是许多药物缺乏更有价值的临床研究证据，有些又是地方药品不能普遍使用有一定的局限性。更希望广大临床医务人员和生产厂家能够开展更多，更具有循证医学依据的研究，以待再版时补充完善。

本书是北京市惠民医药卫生事业发展基金会精心策划、组织编写的，得到中医药行业许多德高望重的专家的支持和鼓励，没有她们的支持不可能有本书的成行，因时间短，我们的编写仍会存在许多不足，敬请大家指正，待再版时修订。

中国工程院院士
中国中医科学院院长　张伯礼
天津中医药大学校长

2011年3月

凡　　例

一、本《中成药临床合理使用读本》仅供医师开处方时参考，不作法典使用。

二、全书分为总论和各论两部分。总论分章介绍了中成药的概念、主要剂型、配伍与禁忌、用药禁忌及不良反应。

三、各论中每种药品项下按照【中文药品名称】【药物组成】【功能与主治】【临床应用】【文献报道】【不良反应】【注意事项】【用法用量】【规格】的顺序编写，其中【文献报道】【不良反应】为非常设项。

四、各论中除儿科用药【用法用量】涉及儿科用量，其余章节均为成人用量，不再标明儿科用量。

五、本书中【药物组成】标注*号表示此药物属于十八反药物，在与其它中成药或饮片配伍使用中，请参照（附录三 中药配伍禁忌十八反）。

六、书后附药名索引、常用药引、中药配伍禁忌十八反、参考资料。药名索引按药名首字的笔画数排列。

七、在适当时将对本《中成药临床合理使用读本》作必要的增补或修订。

目 录

上篇 总 论

下篇　各　论

上篇　总　论

第一章　概　述

第一节　中成药的定义及临床应用优势

中医、中药的应用在我国有着悠久的历史，是我们代代相承的宝贵遗产。

中药成药简称为中成药，是指以中药材为原料，在中医药理论指导下，按规定的处方和固定的工艺批量生产，具特有名称，并标明功能主治、用法用量和规格，经由国家药品监督管理部门批准生产，可作为商品出售的中药制成品，包括处方药和非处方药。中成药因其疗效突出、服用方便、治疗快速、体积小、安全性高等优点被广泛应用于临床治疗，成为中西医师治疗用药的重要部分，为广大患者所认可。

第二节　中成药的临床应用现状

近年来，由于人们对以往滥用抗生素等药物对健康潜在危害的认识不断增强，因此中药及中成药的需求逐年增加，促进了中成药企业的迅速发展。中药以辨证施治为基础，固本培元，不仅为中医所用，更为西医所青睐，中西药联用优势互补，增效减毒，逐渐成为临床医师用药首选方案之一。目前，市场中成药种类覆盖面越来越广，据统计，近几年中成药在临床应用中呈逐年增加的趋势，尤其在防治心脑血管疾病、骨伤科疾病、呼吸系统疾病、消化系统疾病及妇产科疾病等方面应用较多。临床以胶囊剂、片剂、丸剂和颗粒剂等现代剂型为主，服用方便，剂量容易掌握，疗效稳定。总之，随着中成药的需求量扩大，生产技术的提高，中成药应用前景十分广阔。

第三节　合理使用中成药的必要性

随着现代科学技术的发展和运用，传统中药制剂的药理和加工工艺等达到了更高的水平，中药制剂种类、剂型更是多种多样，让人眼花缭乱，这对临床上如何合理、安全用药提出了更高的要求。若使用得当，可迅速奏效；反之，轻则贻误病情，重则危及生命。所以认知中成药、合理使用中成药成为当务之急。

第二章　中成药主要剂型

剂型是指药物制剂的形态。目前我国中成药剂型有 40 多种，既有丸、散、膏、丹、汤、胶、酒、露等传统剂型，又有片剂、颗粒剂、针剂、胶囊剂、气雾剂等现代剂型。药物制成不同的剂型后，患者使用方便，易于接受，不仅药物用量准确，同时增加了药物的稳定性，有时还可减少不良反应，也便于药物的贮存、运输和携带。

第一节　常用剂型

根据药物的状态、制法、给药途径、分散系统等标准分类，将临床中成药常用剂型介绍如下：

一、丸剂

丸剂是指药材细粉或药材提取物加适宜的黏合剂或其它辅料制成的球形或类球形制剂，主要供内服，是应用较为广泛的传统剂型之一。根据赋形剂不同，分为水丸、蜜丸、水蜜丸、蜡丸等，又可根据制法不同，分为泛制丸、塑制丸、滴制丸。

传统丸剂在胃肠道溶散缓慢，药效发挥迟缓，但作用长久，如六味地黄丸；新型丸剂如速效滴丸，溶化快、药效迅速，可用于急救，常见治疗气滞血瘀所致的胸痛，另外治疗心前区刺痛和冠心病心绞痛的复方丹参滴丸也是滴丸类药物。丸剂释放缓慢，不仅能使其吸收减缓，有利于减弱药物毒副作用和不良反应。同时还可减缓药物挥发，掩盖不良气味。但因其剂量比较大，小儿服用困难，溶散时间难以控制，因而这是丸剂有待改进的主要方面。

二、散剂

散剂是指药材或药材提取物经粉碎、均匀混合制成的粉末状制剂。按使用途径不同，分为内服散剂、外用散剂和内服外用散剂。有效成分不溶或难溶于水，或不耐高温，或含有剧毒不易掌握用量，或用量少而较贵重的药物，宜制作散剂使用。内服散剂奏效迅速，一般用温开水冲服即可，如乌贝散、十灰散；还有一些散剂用黄酒调服，如七厘散；另有制成的药物粗粉需要煎煮服用的散剂称为煮散，如香苏散、银翘散。外用散剂一般多撒布或调敷患处使用如去腐生肌散、金黄如意散，亦有点眼的如拨云散、吹喉的如冰硼散、吹鼻取嚏的如通关散。散剂具有制法简便，药效迅速，携带贮藏方便，剂量有可随证加减等优点，但因其表面积大，易有刺激性气味，挥发性药物易流失，并且还有易吸潮变质，口服困难等不足之处。

三、片剂

片剂是指药材提取物、药材细粉或药材提取物加药材细粉与适宜的辅料混匀压制或用其他方法制成的圆片状或异形片状的剂型。由于片剂生物利用度和溶解性较好、剂量准确、易服用、携带和贮藏方便、质量稳定、产量大、用途广等特点，从而成为中药制剂的主要剂型，仅中国药典收录的片剂就近百种。片剂适用于各种疾病治疗，根据治疗作用、给药途径等可分类为以下几种：

1. 口服片剂　应用最为广泛，包括普通压制片，如三七片、羚羊感冒片等；包糖衣、肠溶衣、薄膜衣的片剂，如牛黄解毒片、银杏叶片等；咀嚼片如干酵母片等；分散片即在水中迅速崩解均匀分散的片剂，如葛根黄豆苷元分散片、黄芩清肺分散片等；泡腾片口崩片如大山楂泡腾片等；多层片如复方氨茶碱片等；缓释片如苦参碱缓释片、银杏叶缓释片等。

2. 口腔用片　包括口含片，如草珊瑚含片、西瓜霜含片等；

舌下片可避免药物受过效应，提高生物利用度，如硝酸甘油片；口腔贴片，如易可贴片等。

3. 外用片 包括阴道用片和外用溶解片等。

四、胶囊剂

胶囊剂是一种新发展的中药剂型，目前已经成为应用最广泛的口服剂型之一。胶囊剂是指将药材用适宜的方法加工后，加入适宜辅料填充于空心胶囊或密封于软质囊材的固体制剂，其中填充药物可以是半固体、粉末或液体。胶囊剂可分为普通胶囊剂和肠溶胶囊剂等。普通胶囊剂根据不同材料的囊材分为硬胶囊剂和软胶囊剂，硬胶囊剂既是我们比较常见的圆筒形，上下配套紧扣一起的胶囊。软胶囊是药物填料密封于球形或椭球形等弹性大的软质囊材中的胶囊。肠溶胶囊的囊材是经特殊处理，外包肠溶衣加工而成，定位在肠道崩解、溶化、释放的胶囊。速效感冒胶囊、藿香正气软胶囊、红霉素肠溶胶囊分别属于以上三种胶囊剂。

胶囊剂的优势在于可根据药物的性质和临床需求采用不同性质的囊材，以控制药物的释放速度和释放位置。且囊材的大小、形状、颜色可塑性强，能够改善患者抵触心理，有效掩盖某些药物的不良嗅味，利于患者服用和携带。但对于胃刺激性强的药物，能溶解胶囊壁的药物溶液以及易风化吸潮的药物均不适宜做胶囊剂，由于胶囊剂的特殊形态，临床治疗老人和小儿用药不宜考虑。

五、颗粒剂

颗粒剂是指药材提取物与适宜的辅料或药材细粉制成具有一定粒度的颗粒状制剂，也称冲剂。按其溶解性，分为可溶性颗粒剂、混悬性颗粒剂和泡腾性颗粒剂。临床应用较多的是水溶性颗粒剂，如板蓝根颗粒等。颗粒剂即保持了汤剂吸收快，奏效迅速的特点，同时免去了煎煮汤药的不便，还可添加适宜的矫嗅剂等添加剂，以矫正异味。其次颗粒剂是药物提取物制成，载药量大，体积小，用量少，携带和服用方便，适应现代人们对药物高效的要求。

六、口服液

口服液是单剂量的合剂，以汤剂为基础改进发展起来的新型中药制剂，指药材用水或其他溶剂，采用浓缩等方法提取制成的口服液体制剂。口服液应用广泛，如益气固表的玉屏风口服液，养阴润燥的养阴清肺口服液，健脑安神的安神补脑液等。其特点是吸收快、显效迅速、口感好、服用方便、便于携带等，但口服液剂量不可随症加减，生产工艺要求较高。

七、注射剂

注射剂是指药材经提取、纯化后制成的供注入体内的溶液、乳状液及供临用前配制成溶液的粉末或浓溶液的无菌制剂。可分为注射液、注射用无菌粉末、注射用浓溶液三类，注射液又可分为溶液型、悬浊液型、乳状液型注射液。注射剂的配制工艺复杂，要求严格，各个环节都要灭菌或无菌操作，以保证不受热源和微生物的污染。给药途径可分为静脉、肌肉、皮下、皮内注射等。

中药注射剂是新剂型，其突出特点是起效迅速，疗效突出，通过注射准确药量到特定部位，定向，定量，定时发挥作用，适用于对危重病人急救，为中药用于急救治疗开辟了新道路。对于不适宜口服的药物或不能口服的患者，注射液是解决此类问题的首选。但其制作工艺要求严格，使其化学成分稳定性减低，中药注射液的安全性问题已经被多次报道，所以中药注射液要推广使用，仍需进一步研究。

八、糖浆剂

糖浆剂是指含药材提取物的浓蔗糖水溶液。属于中药的含糖浸出剂型，要求含蔗糖量不低于45%。可分为单糖浆、药用糖浆和芳香糖浆三类，单糖浆浓度为85%或64.72%，不含药物，可供含药糖浆的制备或做其他剂型的矫味剂、黏合剂等。药用糖浆是含药物提取物的浓蔗糖水溶液具有治疗作用，如小儿止咳糖浆等。芳香糖浆是含芳香性物质或果汁的浓蔗糖水溶液，主要做矫味剂使用，如橙皮糖浆。

九、膏剂

膏剂是指用适宜的基质将药物制成专供外用的半固体或近似固体的剂型，分为软膏剂和硬膏剂（包括膏药、橡胶膏剂及贴剂等)。膏剂广泛用于皮肤科和外科治疗，可粘贴于皮肤、粘膜、创面上，起保护和治疗的作用，它透过皮肤、粘膜进入血液起局部或全身治疗作用。临床常用于清热解毒，活血止痛，去腐生肌的痔疮膏、九华膏和祛湿止痒，舒风去斑的皮科用药白斑膏等。

十、丹剂

丹剂也称丹药，是传统中药制剂，延用至今已 2000 多年。丹药是指汞与某些矿物药经高温烧炼而成的不同结晶状的无机汞化合物。按其制法可分为升丹和降丹，其中红升丹和黄升丹主要成分是汞的氧化物，白升丹和白降丹主要成分是汞的氯化物。丹药剂量小可供外用，治疗热毒脓疮等，但为防止重金属中毒，摄入剂量需严格控制。

十一、酒剂

酒剂是指药材用蒸馏酒提取制成的澄清液体制剂，也称药酒，多内服也可外用。酒味辛性热，能通血脉，散寒湿，并且对药物提取物具有良好的溶解性，适用于治疗风寒湿痹，跌打损伤等证。内服酒剂以谷类酒为原料，制备方法简便，如三两半药酒，五加皮药酒等，但小儿、孕妇及心脏病、高血压和酒精过敏等患者不宜服用酒剂。

十二、酊剂

酊剂是指用规定浓度的乙醇提取或溶解而制成的澄清液体制剂，多供内服，如十滴水，云南白药酊。药典规定一般酊剂标准为20%，含毒性药物为10%，即指每100毫升酊剂相当于原药材20克或含毒性药物10克。

十三、栓剂

栓剂是指将药物提取物或药材细粉与适宜基质制成供腔道给药的固体制剂。按给药途径可分为肛门栓、阴道栓、口腔栓和耳鼻用栓等，其中肛门栓最为常见，一般作为局部治疗用药。栓剂常温下为固体，进入人体后，自然迅速融化将药物释放出来，适用于不易口服用药的患者，尤其是婴幼儿患者。其给药部位的特殊性可以避免药物受胃肠道内环境PH值和消化酶的影响，并且避免刺激性药物伤害胃肠道。特别是栓剂的吸收特点，可在一定条件下避免肝脏的首过效应。

十四、气雾剂

气雾剂是指药材提取物或药物细粉与适宜的抛射剂共同封装于具有特制阀门装置的耐压容器中，使用时借助抛射剂的压力将药物喷出，呈现雾状、泡沫状等形态的制剂。根据治疗用途可分为呼吸道吸入用、皮肤粘膜用和消毒用气雾剂。其特点是奏效迅速、定位给药、剂量小、可控制、保持药物洁净等，但成本较高，使用时需注意避免碰撞容器和高温热源，否则易发生爆炸。

十五、露剂

露剂是指含挥发性成分的药材用水蒸汽蒸馏制得的饱和或近饱和的水溶液。露剂应与原药材气味相同，液体澄清等特点。可用于解热镇痛、祛痰止咳等治疗，也可用于矫味等。

十六、胶剂

胶剂是指动物的皮、骨、甲或角水煎取胶质，浓缩成稠胶状，经干燥后制成的固体块状内服制剂。按其来源不同，分为皮胶类、甲胶类、角胶类及骨胶类等。目前常用滋阴补血的阿胶、养血益肾的龟甲胶、养血补肝的鹿角胶分别属于前三类型胶剂，服用时一般要烊化。制备时需添加一定量的糖、酒、油等辅料，一般切制成长方块或小方块，可单独或与其他剂型药物配伍使用。

十七、茶剂

茶剂是指药材或药材提取物与茶叶或其他辅料混合制成的内服制剂，可分为块状、袋装、煎煮型茶剂。一般用于消食、解表等症，如神曲茶、午时茶等。它具有有效成分易溶出、体积小、使用方便、质量轻、便于携带等特点。

十八、锭剂

锭剂是指药材细粉与适量黏合剂（蜂蜜、糯米粉等，或利用药材本身的粘性）制成规定形状的固体制剂。锭剂有长方形、纺锤型或圆柱型等形状。可供内服或外用，外用多用水或醋磨汁后涂敷患处，如紫金锭、至宝锭等。

第二节 剂型与疗效的关系

一、剂型的意义

梁代陶弘景在《本草经集注》就已指出："病有宜服丸者、服散者、服汤者、服酒者、服膏煎者，亦兼参用，察病之源，以为其制耳。"临床中成药的使用，应注意选择适合病情的剂型。

药物剂型是指将原料药加工制成可供临床或预防应用的形式。

剂型的正确选择不仅有利于增加疗效，降低毒性，更能扩大用药范围。如回阳救逆、益肾固脱的参附注射液，急救阳气暴脱的休克病人经注射很快缓解，若选择其他剂型病人不能服用，药物奏效缓慢就失去急救的最佳时机而导致后果严重。

剂型是药物用于人体前的最后形式。剂型质量的优劣直接关系到治病救人效果的好坏。同一原料药制成不同剂型，会出现不同的药理作用，即使同一原料药制成同一剂型，也会因处方组成、工艺条件或质量标准的不同而给药效带来了很大的影响。这些剂型因素如不引起注意，药效就不能正常发挥，甚至给患者造成损害。因此，剂型因素对药效影响的问题已越来越引起人们的重视。

同样的药物，可因剂型给药途径的不同，而表现出不同的药物效应，如注射剂比口服剂吸收快，作用明显。不同的剂型因工艺、辅料等不同，使生物利用度受到影响，从而影响药物临床效应。一般认为吸收速度以从快到慢顺序排列，即常用剂型排列顺序情况如下：静脉注射剂－气雾剂－肌内注射－皮下注射－酒剂－汤剂－栓剂－散剂－片剂－丸剂。

相同的药物因不同的制剂和不同的给药途径，可有不同的适应范围。如双黄连口服液用于外感风热，而双黄连滴眼液则用于单纯疱疹性病毒性浅层角膜炎。

剂型对安全性也有不同影响，从总体讲，口服制剂的安全性比注射剂高。

二、剂型与生物利用度

生物利用度它是中药制剂生物有效性的评价指标，也是评价制剂质量，开发新制剂的研究内容，是指制剂中主药被吸收进入体循环的速度和程度。根据供试药物被吸收的总量和速度，与标准制剂相对比的值，是作为中药制剂体内量变化情况的生物学标准，可为临床疗效的提供参证。

同一药物剂量相同而剂型不同，吸收到血浆中的浓度—血药浓度也不同。同规格的药，胶囊剂和片剂，口服给药后，血药浓度达到高峰，胶囊剂比片剂要早，如临床应用的消炎痛，胶囊剂和片剂的规格都是25毫克，胶囊剂口服2小时后血药浓度达到高峰，而片剂要5小时后才能达到高峰，可见前者的作用比后者快而强。这说明，化学上的一致性并不等于疗效的一致性，要使药物充分、有效、安全地发挥作用，仅仅掌握药物的性质、药理作用是不够的，还要了解药物制剂在体内的被利用速度和程度。理想的药物制剂应该是吸收快速而又完全，即达到高峰血药浓度的时间要短，血药浓度一时间曲线下的面积要大。这些参数正是生物利用度所研究的。

药物一定成为溶液才能被机体吸收，因此，注射剂要比固体制剂吸收得快，固体制剂服用后先要崩散成颗粒，再溶解为溶液，然后才能被吸收进入血液循环；很明显，胶囊比片剂容易崩散，糖衣片比普通片剂还多一个包衣层的溶解过程，这些因素都能影响药物的吸收。这充分表明，药物剂型的生物利用度依水溶剂－胶囊－片剂－糖衣片的次序下降。但是，药物剂型的这种生物利用度次序，可随着处方和工艺的改变而变化，如制粒的时间长短、制片压力的大小。处方和工艺可以提高制剂的生物利用度。用生物利用度来考核剂型和处方是一个理想的标准，故在药品的使用和制造中，生物利用度日益被人们所重视。

第三节　正确选择剂型

中药制剂不同剂型的药物对释放、吸收、作用强度有一定影响，所以中药制剂的剂型选择是需要重视的研究内容。

首先，应根据治疗需要选择剂型，病有轻重缓急，剂型也要符合治疗目的。若是重症病人，应选择药物释放速度快、奏效迅速的舌下片、注射液等剂型；若是病程缠绵不绝，需要药物长期作用，则需要选择释放缓慢、作用持久的丸剂、膏剂等剂型；若是需要特定部位给药，则应选择膏剂、包衣片、栓剂等剂型。

其次，应根据药物性质选择剂型，根据中药的四大药性，有效成分的理化性质以及进入机体后的药物吸收、分布、代谢等特性选择适宜的制剂类型，可有效达到中药制剂增效减毒的目的。如将有毒性药物制成丸剂，可减缓其成分释放速度，避免机体因剂量过大中毒。

最后，应根据剂型特性选择，每种制剂的剂型都有各自的优点和不足，选择剂型是应根据剂型特性充分利用优势加以选择，能使治疗增效。如治疗皮肤病的外用药，应选择能够覆盖皮肤面起治疗和保护作用的散剂或膏剂等。

第三章　中成药的配伍与禁忌

第一节　中成药与中药之间的相互配伍

一、中成药与中成药配伍

临床治疗时大多数病情复杂，都需要两种或两种以上的中成药联合使用，如使用得当则奏效明显，若联用不当，轻者减弱疗效，重者产生配伍禁忌则后果严重。所以中成药联用时应注意配伍禁忌和治疗药物量的叠加问题。

中成药联用时应注意是否出现中药禁忌十八反、十九畏提及的药物。如乌头类中成药不能与半夏、瓜蒌、天花粉、贝母、白蔹、白及联用，乌头类药物的主要成分乌头碱既是主要有效成分又是有毒成分，口服中毒剂量是0.2毫克，致死量是2.5毫克，联用后会导致乌头碱毒性增加。因此含此类药物的中成药也不宜长期服用。含甘草类药物禁与海藻、大戟、甘遂、芫花药物联用，会增加药物的毒性。

另外有功能相反药物的中成药不能联用，如含麻黄类中成药与降血压的中成药及扩张冠状动脉的中成药联用，会产生拮抗作用。功能相似的药物联用时避免同一药物剂量超标，尤其是含毒性成份中成药联用时，应注意有毒成份含量的积累，防止出现中毒剂量，如含汞化合物的中成药避免同时使用。

二、中成药与药引配伍

药引又称引药，是某些中药方剂中特殊的组成部分。因为多数方剂没有药引，有的虽有药引，也不一定在方中开出而仅做口头交待，加上药引药味少、药量小，所以容易被忽视。药引主要起引药归经、增强疗效、扩大用药范围的作用，还有降低毒性、矫味等功效，与中成药适当配合，可收到相得益彰的效果。

临床选用药引，一般可根据中成药功能、主治、病情、病位、患病时间、季节、地区等不同情况酌定，选用一种或几种（常用药引见附录二）。

三、中成药与汤药配伍

为了能达到好的治疗效果，中成药与传统汤剂亦经常配伍使用，主要有以下几个方面：

1. 中成药与汤药同服　对于因含贵重药或含挥发性成分的中成药，不宜同饮片一起入煎，可以汤药送服或化服中成药。如治疗乙脑高热、神昏、抽搐，以清瘟败毒饮（汤药）配安宫牛黄丸或紫雪同服；治疗产后腹痛，恶露不净，以生化汤（汤药）配益母草膏同服。

2. 中成药与汤药交替服用　如白天服汤药，晚上服中成药；或根据病情先服中成药，后服汤药。

3. 中成药与饮片同煎　主要是为了促使中成药内服后尽快吸收起效。可将中成药装布袋入煎，或直接投入与饮片同煎。

第二节　中成药与西药配伍

一、合理配伍，增效减毒

1. 中医理论指导的治疗原则强调整体，重在调整机体的各种功能，恢复机体自身机能；西药治疗侧重局部，注重缓解病情，解除病症。中西药尽管分属于不同体系，但仍可各取所长，协同应用治疗疾病。

（1）发挥协同作用，提高疗效：如痛必止注射液，系用汉防己、白屈菜、元胡配伍少量巴比妥、苯甲醇和丙二醇制成。其药效同原生物碱相比可以增强2倍，比安痛定强20倍。临床观察1,500例，证明本品对恶性肿瘤、类风湿性关节炎及外伤性疼痛具有显著止痛作用。又如复方蒲公英注射液系用蒲公英与TMP相配伍制成（每支2毫升，相当于蒲公英5克，TMP20毫克）。研究表明后者对前者有一定的增效作用。南京医学院将马鞭草科植物同明胶、呋喃西林、苯魄卡因制成I号止血粉，动物实验表明止血时间为2分零2秒，比明胶海绵组4分21秒为优，经统计学处理，差异显著（$P<0.01$），临床已使用1,200例，表明本品可被吸收、无刺激性，止血效果可靠，有一定止痛消炎作用，无不良反应。如复方丹参注射液与阿司匹林联用，治疗急性心肌梗死，其抗凝效果明显优于单独使用复方丹参注射液或阿司匹林。因低浓度的阿司匹林与复方丹参注射液在降低血小板凝集，改善粘度等方面有协同作用。

（2）可以互相制约，减轻毒副反应：如链霉素为治疗结核病的常用药物之一，但它对第8对脑神经有明显毒性，现用甘草（提取甘草酸）与链霉素相配伍，制成甘草酸链霉素，以消除或降低其毒副反应，使原来因链霉素副作用而不能继续使用的患者，可以续用。又如丹参注射液与庆大霉素联用，能减轻庆大霉素的肾损伤。肾皮质Na－K－ATP酶活性降低是庆大霉素引起的肾损伤的始动因素，而丹参注射液能使皮质Na－K－ATP酶活性保持在较高水平。

（3）适宜的中西药合用可以减少禁忌，扩大用药范围：如优降宁与野菊花相配伍，不仅可用于高血压病症，而且可用于中风（脑血管意外）后遗症半身不遂。用药后能使病人智力恢复、吐字清楚、知觉恢复，功能障碍的肢体活动灵活，其机理与方中配伍野菊花有关。菊花所含野菊内酯，黄酮甙等有降压作用；野菊花有营养神经、调节大脑皮层功能的作用，其所含维生素B族能促进脂肪代谢，从而降低血胆固醇含量，能使肾小动脉扩张，加压物质减少，心率减慢，心律不齐和心绞痛症状消失，说明本品有强心、扩冠效应。本品能解除患者头昏头痛症状，提示可能有改善脑循环，增加脑血流量作用。如生脉散、丹参注射液与山莨菪碱合用，治疗病态窦房结综合征，既能提高心率，又可改善血液循环，进而改善缺氧缺血症状，达到标本兼治的目的。

（4）可以减少药量，节省药材：如新降片，每片含利血平0.04毫克、双肼酞嗪4毫克、夏天无250毫克、纪一根5克、珍珠母7克、车前子2.5克（此三味为提取物），用于高血压，一次1~2片，1日3次，其中不少药品比单用时均有所减少。如安定与苓桂术甘汤合用，安定用量只需要常规用量1/3，嗜睡等副作用也因为用中药而消除。

（5）可以缩短疗程：如槟榔与呋喃丙胺合用治疗日本血吸虫病，比单用呋喃丙胺的14天疗程可以减少为10天，初步观察29例，全部治愈。

（6）有利于新剂型的研制：如盐酸黄连素因其溶解度只有0.1%，有人用猪胆汁增溶，可使浓度提高到0.3%。

2. 含西药中成药

含西药分中成药的组方特别是中西药复方制剂，是我国独创的一种与疾病斗争的“武器”。它有机地结合了中西药的精华，重新组成为一个更为有效治疗疾病的药品，它比单纯的纯中药或纯西药制剂更有效。在我国批准注册的中成药中，有200多种是中西药复方制剂，即含有化学药的中成药。此类中西药复方制剂既不同于纯中药制成的中成药，又不同于纯化学成分制成的西药，尤其是在组方特点、适应症及使用注意事项等方面更有其特别的地方，不能简单地按中成药或西药的用法去使用，而这些中西药复方制剂的一些特殊注意事项在临床的实际使用中并没有得到很好地遵循，有些还因使用不当而引起不良反应的发生。因此，中西药复方制剂的合理使用已成为当前必须重视的一个合理用药问题。根据它的组成方面的一定规律和特点，主要有以下8大类。

（1）含西药组分抗感冒药的中成药有维C银翘片、复方感冒灵片、感冒清片、速感康胶囊等，这些药物所含西药组分基本相同，主要有对乙酰氨基酚、安乃近、马来酸氯苯那敏等。

（2）含西药组分补虚药的中成药有脑力宝丸、复方酸枣仁胶囊、维血康糖浆、健脾生血颗粒等，所含西药主要包括维生素 E、维生素 B_1、维生素 B_6 等。

（3）含西药组分降压药的中成药有珍菊降压片、降压避风片等，主要含氢氯噻嗪、盐酸可乐定等。

（4）含西药组分消化用药的中成药有珍珠胃片、复方陈香胃片、复方猴头冲剂、神曲胃痛片（胶囊）等，所含西药主要包括碳酸氢钠、碳酸钙（镁）、氧化镁、氢氧化铝等。

（5）含西药组分降糖药的中成药有消渴丸、消糖灵胶囊等，所含西药组分主要为格列本脲。

（6）含西药组分止咳平喘化痰药的中成药有咳痰净散、咳痰清片、化痰平喘片、镇咳宁糖浆等，所含西药主要包括盐酸麻黄碱、氯化铵、克仑特罗等。

（7）含西药组分心脑血管药的中成药有脉络通颗粒、冠通片、脂降宁片等，所含西药主要包括维生素 C 等。

（8）含西药组分五官科用药的中成药有鼻炎康、康乐鼻炎片、鼻舒适片等，所含西药组分都为马来酸氯苯那敏。

虽然中西药复方制剂比单纯的纯中药或纯西药制剂更为有效，但它们的使用注意事项也更为复杂，出现不良反应的几率也更高，因此应该重视和关注中西药复方制剂的使用注意事项。最基本也是最重要的要求就是在使用含有西药组分的中成药的时候，应注意不能再使用同种成分的西药或随意加大该中成药剂量，以免重复用药或用药过量；同时也要注意和其它西药联用的药物相互作用，以防降低药物疗效和出现不良反应。

二、配伍不当，产生配伍禁忌

1. 中成药与其他中药之间的配伍禁忌

中成药合理联用会事半功倍，若合用产生毒副作用或使药效降低，则属于禁忌配伍。经过无数代中医的经验总结，概括编写出“十八反”“十九畏”共37味中药的禁忌配伍。

（1）“十八反歌”：本草明言十八反，半蒌贝蔹及攻乌；藻戟遂芫俱战草，诸参辛芍叛藜芦。

说的是乌头（含川乌、草乌、附子、天雄）反半夏、瓜蒌（含天花粉）、贝母（含川贝母类、浙贝母类及其他贝母）、白蔹、白及；甘草反海藻、大戟、甘遂、芫花；藜芦反人参、丹参、玄参、党参、沙参、细辛、赤芍、白芍。

（2）“十九畏歌”：硫磺原是火中精，朴硝一见便相争。水银莫与砒霜见，狼毒最怕密陀僧。巴豆性烈最为上，偏与牵牛不顺情。丁香莫与郁金见，牙硝难合京三棱。川乌草乌不顺犀，人参最怕五灵脂。官桂善能调冷气，若逢石脂便相欺。大凡修合看顺逆，炮爁炙煿莫相依。

说的是硫黄畏朴硝，水银畏砒霜，狼毒畏密陀僧，巴豆畏牵牛，丁香畏郁金，川乌、草乌畏犀角，牙硝畏三棱，官桂畏石脂，人参畏五灵脂。

目前“十八反”“十九畏”的科学研究尚不明确，含有“十八反”“十九畏”的中成药较多，作为汤剂在临床上相互配伍使用的也较多，是否属绝对禁忌用药，各家医者众说纷纭，有些医师认为在一定范围内是能产生治疗效果而无明显毒副作用。但目前还没有明确这些禁忌配伍的制约机制，所以但凡禁忌配伍使用时仍需引起足够的重视。

中成药与其他中成药或汤剂在联合使用时，不同的中成药难免含有同类成分，当这些成分叠加后超过安全剂量时（尤其是含有毒性饮片的中成药），将产生中毒反应，对机体造成伤害，如含有附子、川乌、草乌或半夏的中成药。

2. 中西药配伍不当，产生配伍禁忌

中西药联用配伍不当不仅降低疗效，甚至产生毒副作用。

（1）联用产生理化性质的配伍禁忌

①形成难溶性物质。含铁、镁、钙、铅、铝等金属离子能同四环素生成难溶性螯合物，影响四环素的吸收，从而降低疗效。含上述金属离子的中成药有牛黄解毒丸、牛黄上清丸、防风通圣丸、胃舒宁、龙牡壮骨冲剂等。含上述金属离子的中成药也会降低异烟肼的抗结核疗效，所以也不能同用。

②产生有毒化合物。含朱砂（硫化汞）的中成药，如朱砂安神丸、安宫牛黄丸、六神丸、仁丹、七珍丸、七厘散、紫雪丹、磁珠丸、冠心苏合丸等，不宜与还原性药物如溴化钠、溴化钾、碘化钠、碘化钾、硫酸亚铁、亚硝酸盐等同用，否则会产生溴化汞、碘化汞之类有毒汞盐沉淀，引起赤痢样大便，导致药源性肠炎。含雄黄（AsS）的中成药，如牛黄解毒丸、牛黄清心丸、安宫牛黄丸、喉症丸等，若与含硫酸盐、硝酸盐的西药如硫酸镁、硫酸亚铁、硫酸胍生片合用，会把雄黄主成分硫化砷氧化成为砷的氧化物即砒霜的主要成分。

③酸碱中和酸性的中成药。如大山楂丸、山楂糖浆、脉安冲剂等，同碱性西药，如氨茶碱、胃舒平、碳酸氢钠等合用，则发生中和反应，则两者疗效均下降。含乌梅类中成药乌梅丸、玉泉丸、固肠丸等不能与抗凝剂同用，因其会增加抗凝作用，可能导致出血性不良反应。

④同类剂量叠加。中药乌头、草乌、附子等都含有生物碱的中成药附子理中丸、祛风活络丸、小活络丸、风湿丸、四逆汤等与阿托品、士的宁、咖啡因、氨茶碱等生物碱类西药同用，很可能增强毒性，导致药物中毒。

（2）联用产生药理性的配伍禁忌

①生物效应的拮抗。含川芎的中成药制剂川芎茶条丸、艾附暖宫丸、当归调经丸、四物益母丸、女金丹等与苯丙胺合用，川芎的镇静作用与苯丙胺的兴奋作用拮抗，降低疗效。清宁丸、四消丸等含大黄用于泻下的中成药，若与新霉素、土霉素等西药同服，则因

肠道细菌被抗菌素抑制，影响了大黄的致泻作用（需肠道菌参与）。鹿胎膏、鹿茸精等含鹿茸的中成药，与胰岛素、优降糖、D_{860}、降糖灵等西药降糖药合用，由于鹿茸含糖皮质激素样物质，会使血糖上升，抵消降血糖药的部分降糖作用。

②药理作用相加。含夹竹桃、罗布麻等含强心苷类成分的中成药六神丸、救心丹、复方罗布麻片与钙盐同用，能增强强心苷的效能，但胃肠外给钙时可诱发强心苷中毒。

③因酶促作用降低药效。虎骨木瓜酒、国公酒等药酒含有乙醇，若同鲁米那、苯妥英钠、安乃近、胰岛素、D_{860}、降糖灵等西药同服，因乙醇是一种药酶诱导剂，能增强肝脏药酶活性，使上述西药在体内代谢加快，半衰期缩短，从而显著地降低疗效。

④因酶抑作用增加毒副反应。大活络丸、九分散、半夏露冲剂等含麻黄的中成药，若同痢特灵、优降宁、闷可乐、苯乙肼等单胺氧化酶抑制剂西药合用，因单胺氧化酶抑制剂口服后可抑制单胺氧化酶的活性，使去甲肾上腺素、多巴胺、5-羟色胺等单胺类神经介质不被酶破坏而贮存于神经末梢中，麻黄中的麻黄碱可促使被贮存于神经末梢中的去甲肾上腺素大量释放，严重时可致高血压危象和脑出血。

⑤因其它生物效应引起不良反应。如含甘草、鹿茸的中成药同阿司匹林合用，阿司匹林对胃粘膜有刺激，而甘草、鹿茸含糖皮质激素，可使胃酸分泌增多，又能减少胃粘液分泌，降低胃肠抵抗力，从而诱发加重胃、十二指肠溃疡病。

中西药联合使用是一个比较复杂的课题，目前对中西药之间的配伍问题，无论从理论性、药效学或临床角度，都尚待深入研究。只有了解组方中各种药物化学成分的性质及药理作用，才能进行最合理的配伍，避免药物不良反应，达到提高疗效，安全用药的目的。

第四章　中成药的用药禁忌

第一节　证候禁忌

证候禁忌是指药物的药性不同，其作用就有一定的使用范围，临床使用时就有一定禁忌。如正柴胡饮颗粒治疗发散风寒，解热镇痛治疗风寒感冒药引发的头痛、恶寒、鼻塞、咽痛、身体酸痛等症，而对风热感冒引起的发热头痛、鼻塞流涕、咽痛、身体酸痛等症是禁止使用的。一般中成药都有证候禁忌，除少数个别中药药性极为平和无证候禁忌外，证候禁忌是广泛存在的。

第二节　妊娠禁忌

妇女使用中成药在妊娠期时需格外谨慎，根据药物的功能主治，可分为禁用药和慎用药两类。禁用药妊娠期妇女严格禁止使用，主要包括辛热大毒、破血行气、滑利攻下、通经祛瘀等药物，可致畸胎、死胎、早产、流产等现象；慎用药是具有活血行气、辛热补益之类的药物，可根据病情酌情使用，但尽量不使用的药物。如含大戟、牵牛、巴豆、芫花等峻下逐水的舟车丸；含桃仁、红花、乳香、没药等活血去瘀的七厘散；含穿山甲、水蛭、麝香等破血行气的抗血栓再造丸；含青皮、厚朴的破气降气木香顺气丸等，都是妊娠期妇女禁用或慎用的中成药。

第三节　饮食禁忌

服用中成药期间对某些食物需忌食，就是通常所说的忌口。中医古文献中对饮食禁忌有详细的记载，在服药期间应忌食生冷、油腻、腥膻、有刺激性的食物。如服用发汗解表药时忌生冷食物，服用止咳平喘类药物忌鱼虾海鲜食物，服用健脾和胃的药物忌油腻黏性的食物等。此外有些中药与食物相反，如猪肉反桔梗、黄连、乌梅；羊肉反半夏、菖蒲；葱反何首乌、地黄、常山；醋反茯苓、茯神；茶反使君子、威灵仙、土茯苓等。所以在服用中成药期间适当饮食能辅助提高疗效，不当的饮食反而使疗效降低。

第五章　中成药不良反应

随着人们对健康和生活质量的日益关注，药源性的危害已经越来越引起社会重视。药源性的危害可以概括为药品质量事故、错误用药（超剂量中毒、用错药和不合理用药等）和药品不良反应三个方面。其中，药品质量事故和错误用药是可以避免的药品安全性事件，而药品不良反应是药品的固有属性，根据卫生部和国家食品药品监督管理局2004年3月4日颁布的《药品不良反应报告和监测管理办法》的定义，药品不良反应是指合格药品在正常用法用量下出现的与用药目的无关的或意外的有害反应，它排除了假药、劣药和不合理用药等所导致的不良事件。药品不良反应监测实行可疑即报的原则，发现可能与药品相关的不良反应或事件，应按要求报告，其目的在于及时识别药品的风险信号，通过分析评价识别风险因素并采取有效的控制措施，从而保障公众用药安全。

“是药三分毒”，药品犹如一把双刃剑，在具有治疗作用的同时，也必然存在不良反应，中成药也不例外。总的来说，由于中药的原料多来自天然植物、动物和矿物等，与化学药相比中成药多为复方制剂，其作用缓和毒性也较弱。近年来，随着我国药品不良反应监测体系的逐步完善及中药安全监测水平的不断提高，有关中药安全事件的收集、评价、预警能力也不断提高。目前我国中药安全监测主要针对已上市的中成药，通过监测体系终端发现不按照中成药合理使用原则而导致的中成药安全事件时有发生，甚至可以造成严重后果。因此，通过积极推行合理使用中成药，控制临床使用过程中存在的风险是提高中成药疗效、避免中成药安全事件的有效途径之一。

第一节　中成药不良反应的定义

“药品不良反应”的概念中提出了“合格的药品”、“正常用法用量”、“出现与用药目的无关的或意外的”和“有害反应”四个判定标准的要素，而对于中（成）药，由于受到原料药材的基源、炮制、辨证用药及医师、患者用药习惯等因素的影响，与化学药品相比，界定药品不良反应与药品不良事件的属性更为复杂，在中药安全监测和评价过程中应充分引入药物警戒理念，全面认识影响中药安全性的因素，这不仅是做好此项工作的基本保障，同时也是为政府提供科学决策的基础和依据；以“中药安全监测”替代传统的“中药不良反应监测”的命名更加符合实际工作情况和需要，相关概念解释如下：

1. 中药不良反应　将“药品不良反应”概念延伸到中药，可定义“中药不良反应”为“合格的中药在正常用法用量下出现的与用药目的无关的或意外的有害反应。”在此概念中，既不包括任何无意或故意超剂量用药、不辨证用药等用药不当引起的不良事件，也不同于医疗事故以及因中药质量问题而引起的有害反应。

2. 中药不良事件　是指使用中药治疗过程中出现的不良临床事件，它不一定与该中药有因果关系。

3. 中药药源性疾病　是指因使用中药致使机体某（几）个器官或局部组织产生功能性或器质性损害而出现的一组临床症状和体征，程度严重者导致机体器官、功能发生障碍则称为中药药源性疾病。它不仅包括中药正常用法用量情况下所发生的不良事件，而且包括超量、误服、错用、不辨证用药及不正常使用中药等引起的疾病。

4. 中药安全监测　是指对中药安全性问题的发现、报告、评价和控制的过程。其目的在于及时发现生产、流通、使用各环节的中药安全隐患并采取有效措施规避风险。

第二节 中成药不良反应的分型和临床表现

1. 分型

按照不良反应常用分型分为以下两类：

A 型中药不良反应：指由药物药理作用所导致的不良反应，常与剂量相关，由于可以预知预测，虽然临床发生率高，但由于提前采取必要的应对措施，预后较好。此类型不良反应的发生与药物吸收、分布、药物与血浆蛋白结合、药物与组织结合、排泄、转化等因素有关，有少数药物与靶器官敏感性增强有关。

B 型中药不良反应：指与该药药理作用、用药剂量无关的特殊反应。因为这种不良反应难以预知预测，发生率虽然低，但后果往往严重。本类型不良反应与异常体质有关，涉及遗传、免疫等因素，中药在体内代谢过程中的产物、制药过程中的添加剂、赋形剂、增溶剂、复方煎煮中产生的新化合物等也可引发。

2. 临床表现

从中成药给药途径来看，注射剂具有起效快，便于临床急症应用的特点，与口服中成药相比，其不良反应较多；而口服及外用中成药所致不良反应较少、较为安全，而且多为可逆性的不良反应。中成药的不良反应涉及免疫系统、消化系统、呼吸系统、泌尿系统、循环系统、血液系统、神经精神系统等，其临床表现也各不相同。

（1）免疫系统：过敏反应是中成药最主要的不良反应之一，出现皮肤损害临床表现为皮疹、瘙痒、皮肤潮红或紫癜等，严重者表现为重症药疹、全身过敏反应及过敏性休克等。

（2）消化系统：中成药导致的消化系统损害主要表现为恶心、呕吐、口苦、纳呆、腹痛、腹胀、腹泻、便血等，严重者表现为药物性肝炎。

（3）呼吸系统：中成药导致的呼吸系统损害主要表现为咳嗽、

呼吸困难、气促、胸闷、喉头水肿等，严重者出现哮喘、呼吸麻痹等。

（4）泌尿系统：中成药导致的泌尿系统损害主要表现为腰痛、尿少、尿频、蛋白尿、血尿等，严重者出现急性肾损害、急性肾功能衰竭等。

（5）心血管系统：中成药导致的心血管系统损害主要表现为心悸、胸闷、面色苍白、四肢厥冷、血压下降或升高、心率加快或减慢、房性或室性早搏、房颤等。

（6）血液系统：中成药导致的心血管系统损害主要表现为白细胞下降、粒细胞减少、血小板减少性紫癜、溶血性贫血、出血等。

（7）神经精神系统：中成药导致的神经精神系统损害主要表现为头晕、头痛、头胀、口干、口渴、烦躁、意识不清、抽搐、嗜睡、睡眠不安、耳鸣、惊厥、视觉异常，角弓反张等。

（8）其他：中成药常见的不良反应还包括：①用药部位损伤：表现为用药部位疼痛、红肿，静脉炎等；②生殖毒性：表现为性功能降低，男性表现为精子数与活动力下降，女性表现为月经失调等。

第三节　影响中成药安全性相关因素

从药物警戒角度来看，除中成药不良反应外，影响中成药安全性的相关因素也不容忽视。中成药安全风险因素的分析评价过程中应充分考虑药品质量和使用的合理性等问题。

1. 药物的因素　药品质量是影响中成药安全性的重要因素之一，与中成药质量相关的影响因素包括以下几个方面。

（1）原料

①品种和基原：我国药用资源丰富，地域广阔，药材来源复杂，存在同名异物、同物异名、品种混乱等现象，中药因品种混乱引起的中毒事件已不少见。如同一味名为“木通”的中药，包括

川木通和关木通，基原不同，作用和毒性也不同。其中川木通为毛茛科植物、小木通或绣球藤的干燥藤茎，产于四川、贵州、湖南等，不含马兜铃酸；关木通为马兜铃科植物东北马兜铃的干燥藤茎，产于东北三省，含有马兜铃酸，具有肾毒性，通过考证历代本草文献与相关研究，溯本清源，李东垣所用“木通”为不含有马兜铃酸的木通，且关木通具有肾毒性，故2004年国家食品药品监督管理局（SFDA）取消了含马兜铃酸的关木通药用标准，龙胆泻肝丸在内的含关木通制剂也用不含马兜铃酸的木通科木通代替了关木通。

②产地、采集、炮制和贮存

产地和采集：中医临床用药历来重视地道药材，重视产地的因素，由于各地土壤、水质、气候、降水、光照、温度和海拔等不同，即使是同种等量而产地不同的中药，在疗效和毒性方面都会存在很大的差异。

炮制：中药炮制是十分重要的减毒增效方法，通过严格炮制可改变药性和药效，减少毒性、提高疗效。有毒中药材只有经过严格、规范的炮制才能减少毒性，保证用药安全。

贮存：古代药商都重视中药的贮存，贮存条件和方法对中药的毒性有很大影响。另外，从生产到服用，若保管不当引起药物变质、霉变，可导致细菌、真菌污染或化学污染。

③中药的农药残留、重金属等相关药材质量问题也是影响中药安全性不可忽视的因素：自然环境的污染，如农药残留量、重金属离子及其他有毒物质对中药的污染不仅是影响中药安全性的重要因素，同时也是影响中药国际化的技术壁垒和瓶颈。

（2）生产环节：生产环节缺乏规范管理是影响药品质量的重要环节。中成药生产企业验收原料时应严格按标准鉴别中药材基原，从源头控制药材的质量以保证成品质量，如投料过程中忽视管理，出现品种混淆等问题则会影响药品的安全性。

（3）流通环节：药品的贮存环境、流通过程也是影响中药安全性的重要因素。如“完达山刺五加注射液事件”是一起由药品污染引起的严重不良事件。

（4）药品说明书尚不完善：药品说明书是临床医师和药师指导患者安全合理用药的法定依据，同时也是合理使用、管理药品的重要指南，其规范性和确切性至关重要。目前，有些中成药说明书存在用药剂量过于宽泛、功能主治说明书表达不确切等问题，同时普遍存在缺乏不良反应项及相关安全性警示内容或内容过于简单等现象，这些都是中药安全性问题中不容忽视的环节。

（5）上市后相关安全性研究不足：由于受动物种属、受试人群、观察病种、用药情况等因素的限制，药品上市前所做的动物实验和临床试验很难准确预测上市后大量用于临床的安全性。因此企业应重视药品的上市后安全性研究，积极开展药品上市后再评价工作，根据研究结果发现新的不良反应、药物相互作用等安全性影响因素，进而采取改进生产工艺、修改说明书、制定最佳给药方案推进合理用药等风险控制措施，上述内容是保障用药安全的一个必不可少的环节。

2. 使用的因素　医疗水平及质量尤其是中药的不合理使用的问题，是影响中药安全性的另一重要因素，与临床使用环节相关的中药安全性影响因素包括以下几个方面。

（1）不遵循中医辨证理论使用：临床用药未能准确进行辨证，是影响中药安全性的重要因素。用药对证则是保证中药安全、有效的基础；药不对证不仅无效，而且影响其安全性。中医诊断包括辨病和辨证，故使用药物时应认真阅读并正确理解药品说明书，如双黄连制剂药性寒凉，具有清热解毒，清宣风热的功效，临床用于外感风热引起的发热、咳嗽、咽痛。如果发热咳嗽属风寒证者使用双黄连制剂属误用。

（2）长期、超剂量、不遵循说明推荐用法使用：治疗药物应中病即止，尤其是有毒中药或者含有毒性成分的中成药不宜久服。

（3）中西药不合理联合使用：中西药联合应用较为普遍，也常出现不合理的合用，导致不良事件的发生。如安神补心胶囊中含有的朱砂不能和化学药中的溴化物及碘化物同用，因为朱砂与其形成溴化汞、碘化汞导致药源性肠炎；消渴丸与磺脲类降糖药合并使用易引起低血糖反应，上述药物应避免联合使用。

（4）中药复方及药物之间配伍不当：中药复方药物之间配伍不当可产生有害物质、影响药物的安全性，如新癀片、银黄颗粒和清热解毒口服液同用，桂枝茯苓胶囊与丹莪妇康煎膏同用，益胆片和胆康胶囊同用等均会导致不良反应，这些都是近年来在临床中发现的，其机制有待于深入研究。

（5）给药途径、时机选择不当：用药过程中应遵循“能口服的不肌内注射，能肌内注射的不静脉滴注”的原则；注意选择给药时机，一般口服中药每日2~3次，早、晚或者早、中、晚各服用1次。健脾药、补益药、止泻药等宜饭前服用；驱虫药可以清晨空腹时或睡前服用；重镇安神药在睡前1~2小时服用；解表药应及时服用，以免表邪入里；止咳平喘药物宜晚上服用，如不遵循此用药原则不仅影响疗效的同时也影响其安全性。

（6）患者个体因素：患者因病情及年龄、性别、病理生理状态、生活习惯和个体差异的不同，对药物的反应有差别，也会影响药物的有效性和安全性。儿童、老人对药物的代谢能力及机体耐受性较差，易发生药物蓄积引起毒性反应。患者的营养水平、健康水平、脏器功能、是否合并妊娠及是否有过敏史等，均影响药物的代谢、耐受力、副作用的发生和严重程度；另外患者应提高临床用药依从性并树立合理用药的理念，避免因患者要求而出现过度治疗的现象。

第四节　中成药安全性问题的控制措施

通过分析影响中成药安全性相关因素可见，在中药研制、生产、流通、使用等各个环节均可能存在药品安全性隐患。因此，通过强化药品研制、生产、经营等环节的质量风险管理意识是有效控制中成药安全性问题的重要方式，同时积极推行合理使用中成药，提高临床医师用药水平，也是有效控制中成药安全性问题的最有效的方式之一，主要包括以下几个方面。

1. 遵循辨证用药的原则　中药是在中医理论指导下使用的药品，而辨证论治是中医理论的精髓，中成药的使用应充分体现辨证论治，如风寒感冒用正柴胡饮，风热感冒用银翘解毒片，辨证用药是保证中成药安全使用的根本原则。

2. 全面了解中成药，掌握正确用法用量，严格遵守禁忌和注意事项　全面准确了解中成药的药物组成及其功能主治是合理使用中成药的前提。药品说明书及国家标准标示的相关内容是了解药物作用和使用药物的法定依据。合理使用中成药必须严格按照规定的用法使用，包括正确的给药方式、给药时间、给药途径和剂量等，同时应严格遵守说明书中禁忌症和注意事项，对有药物过敏史的患者应密切观察其服药后的反应，如有过敏反应，应及时处理，以防止发生严重后果；尤其是对特殊人群，如婴幼儿、老年人、孕妇以及原有脏器损害功能不全的患者，更应注意根据患者情况及时调整用药方案。

3. 注意中成药的合理配伍　由于疾病的发生和发展往往错综复杂，常表现为虚实并见、寒热错杂、数病相兼，故用单味药难以兼顾各方，为了增强药效，适合复杂病情的需要临床常将中成药和中成药或中成药与化学药品进行联用。在联合用药过程中，要遵循以最少种类药物获得最佳疗效的用药原则，同时要充分了解中成药的配伍应用及相关文献报道，避免不良反应的发生。如方剂学七情配伍中的“相反”和“十八反”、“十九畏”即属于用药禁忌范畴；在中成药与化学药品联用时，尽量避免与可能产生反应的化药联用，并嘱患者将两者分开服用，间隔至少半小时；在中成药与中成药联用时，当疾病可以用一种药物治疗时，就不要增加同类药物的使用，确需要联合用药时，要充分估计联合用药的负面影响及风险，避免联合用药时各药味、各成分之间的配伍禁忌。

4. 加强合理使用中成药的宣传与培训，提高医疗水平　加强临床医师、药师和公众有关中药合理使用知识的宣传和培训，提高医疗水平的同时，从根源上减少中药的不合理使用问题。同时，针对目前公众存在忽视和片面夸大中成药不良反应的两种倾向，应积极开展合理使用中成药科普教育，告知患者使用中成药时，应严格按照医嘱服用，严禁擅自改变用药途径、超剂量用药；在用药过程中，如出现不适，及时停药，必要时应到医院就诊，需长期服药的患者要加强安全性指标的监测。此外，患者如自行购买非处方药，则应仔细阅读药品说明书或在药师指导下用药。

另外，在重视药物警戒常规机制稳态运行的同时，通过加强中成药整个生命周期全过程监管，包括药品研制阶段的安全性监测、实现中药生产过程的质量控制、强化流通环节的日常监管等方式提高中成药质量。

此外，还应加强用药观察及中药安全监测，完善可疑中药不良反应报告制度，及时发现中成药潜在的、未知的风险，加强信息沟通与交流，并开展安全性相关基础和临床研究，建立科学规范的中药安全性评价体系，积极开展中药上市后安全性评价及风险管理研究，也是规避中成药安全性问题的重要方式之一。

总之，中成药的风险控制是一项复杂的系统工程，它涉及到中成药研制、生产、经营和使用等各个环节，因此，在分析、识别各种风险因素的基础上，必须从多方面入手，制定有效的风险管理措施，在充分发挥中成药在医疗保健作用的同时最大限度控制其风险，促进中药产业的健康发展。

下篇　各　论

第一章　呼吸系统疾病用药

第一节　上呼吸道感染

急性上呼吸道感染是鼻腔、咽或喉部因病原体侵袭而引起的急性炎症的概称。常见病原体为病毒，少数是细菌。中医多属“感冒”范畴，其核心病机为外邪侵袭，营卫失和，应采用解表祛邪的治疗原则。可分为风寒证、风热证、暑湿证和气虚感冒，分别以辛温发汗、辛凉解表、祛暑祛湿解表和扶正解表为治法。

感冒清热颗粒（胶囊、口服液）

【药物组成】荆芥穗　防风　紫苏叶　白芷　柴胡　薄荷　葛根　芦根　苦地丁　桔梗　苦杏仁

【功能与主治】疏风散寒，解表清热。用于风寒感冒，头痛发热，恶寒身痛，鼻流清涕，咳嗽咽干。

【临床应用】

1. 本品适用于上呼吸道感染，见体温偏高，怕冷，鼻塞，流清涕，身背头痛，喷嚏的患者。

2. 若怕冷、身痛，鼻流清涕等症状明显，可用适量生姜、大枣煮水冲服感冒清热颗粒。

3. 若兼见咽干，咽痛，口渴，大便干等症状明显，可与黄连上清片、牛黄上清片等配合服用。

【注意事项】

1. 服药期间忌辛辣、生冷、油腻。

2. 服药三天后症状无改善，或出现发热，咳嗽加重，并有其他严重症状如胸闷、心慌等时应停药，酌情治疗。

3. 与环孢素 A 同用，可能引起环孢素 A 血药浓度升高。（中国消费者用药信息 CCMI）

【用法用量】颗粒剂：开水冲服，一次 1 袋，1 日 2 次；胶囊剂：口服，一次 2～4 粒，1 日 2 次；口服液：口服，一次 10 毫升，1 日 2 次。

【规格】颗粒剂：每袋装 12 克，每袋装 6 克（无蔗糖），每袋装 3 克（含乳糖）；胶囊剂：每粒装 0.45 克；口服液：每支装 10 毫升。

常用品牌：北京同仁堂、山西太行。

感冒软胶囊

【药物组成】羌活　麻黄　桂枝　荆芥穗　防风　白芷　川芎　石菖蒲　葛根　薄荷　苦杏仁　当归　黄芩　桔梗

【功能与主治】散风解热。用于外感风寒引起的头痛发热，鼻塞流涕，恶寒无汗，骨节酸痛，咽喉肿痛。

【临床应用】

1. 本品适用于上呼吸道感染，见怕冷，不出汗，浑身疼痛，关节酸痛，体温升高，鼻塞，流清涕，喷嚏，舌苔白或薄白，咽部未见明显红肿的患者。

2. 可用适量生姜、大枣煮水送服。

3. 如患者不出汗、关节酸痛症状明显，可服药后饮热粥以助汗出。

【注意事项】

1. 本品忌用于咽干，咽痛，大便干结，痰多色黄而粘等症状明显的上呼吸道感染患者。

2. 不宜在服药期间同时服用滋补性中成药。

3. 方中含有麻黄，高血压、心脏病患者及运动员慎用。

4. 服药期间忌辛辣、生冷、油腻。

5. 肝病、糖尿病、肾病等严重慢性病患者应慎用。

6. 服药三天后症状无改善，或出现发热咳嗽加重，并有其他严重症状如胸闷、心慌等时应停药，酌情治疗。

【用法用量】 口服，一次2~4粒，1日2次。

【规格】 每粒装0.45克（相当于总药材1.8克）。

常用品牌：北京同仁堂。

清肺消炎丸

【药物组成】 麻黄　石膏　地龙　牛蒡子　葶苈子　人工牛黄　苦杏仁（炒）　羚羊角

【功能与主治】 清肺化痰，止咳平喘。用于痰热阻肺咳嗽气喘，胸胁胀痛，吐痰黄稠；上呼吸道感染、急性支气管炎、慢性支气管炎急性发作及肺部感染见上述证候者。

【临床应用】本品适用于上呼吸道感染，见咳嗽喘息、咯痰色黄、粘稠量多，胸闷，舌红苔黄的患者。

【注意事项】

1. 本品不适用于咳嗽咯痰伴发热怕冷及干咳无痰的肺部感染患者。

2. 慎与滋补类药物同用。

3. 本品含麻黄，高血压、心脏病患者及运动员慎用。

4. 本品含有地龙，严重过敏体质患者慎用。

5. 忌烟、酒及辛辣、生冷、油腻食物。

6. 服药期间，若患者发热体温超过38.5℃，或出现喘促气急者，或咳嗽加重、痰量明显增多者应停药，酌情治疗。

【用法用量】 口服，一次60丸，1日3次。

【规格】水蜜丸：每60丸重8克；水丸：每60丸重5克。

常用品牌：天津中新药业达仁堂。

风寒感冒颗粒

【药物组成】麻黄　葛根　紫苏叶　防风　桂枝　白芷　陈皮　苦杏仁　桔梗　甘草*　干姜

【功能与主治】解表发汗，疏风散寒。用于风寒感冒，发热头痛，恶寒无汗，咳嗽，鼻塞流清涕。

【临床应用】

1. 本品适用于上呼吸道感染，见怕冷，咳嗽，咯痰白稀，鼻流清涕，咽部无明显红肿，体温升高，舌苔白或薄白的患者。

2. 可用适量生姜、大枣煮水送服。

【注意事项】

1. 不适用于咽干，咽痛，大便干结，痰多色黄而粘等症状明显的上呼吸道感染患者。

2. 不宜在服药期间同时服用滋补性中成药。

3. 方中含有麻黄，高血压、心脏病患者、运动员慎用。

4. 服药期间宜食清淡易消化食物，忌食油腻鱼虾海鲜类食物。

5. 服药三天后症状无改善，或出现发热咳嗽加重，并有其他严重症状如胸闷、心慌等时应停药，酌情治疗。

【用法用量】开水冲服，一次1袋，1日3次。

【规格】颗粒剂：每袋装8克。

九味羌活丸（颗粒、口服液）

【药物组成】羌活　防风　苍术　细辛*　川芎　白芷　黄芩　地黄　甘草*

【功能与主治】疏风解表，散寒除湿。用于外感风寒挟湿所致的感冒。症见恶寒发热、无汗，头重而痛，肢体酸痛。

【临床应用】

1. 本品适用于上呼吸道感染，见怕冷，体温偏高，不出汗，肌肉酸痛，关节疼痛，头痛，口苦，不欲饮食，舌苔白水滑的患者。

2. 可用适量葱、生姜煮水送服。

【注意事项】

1. 本品慎用于咽痛、扁桃体红肿、恶心、大便溏稀、便后不爽等症状明显的上呼吸道感染患者。

2. 服药期间忌食辛辣、生冷、油腻食品。

3. 孕妇、儿童及年老体弱者应慎用。

4. 服药三天症状无缓解应停药，酌情治疗。

【用法用量】丸剂：姜葱汤或温开水送服，一次6~9克，1日2~3次；口服液：口服，一次20毫升，1日2~3次；颗粒剂：姜汤或开水冲服，一次15克，1日2~3次。

【规格】丸剂：每袋装6克；口服液：每支装10毫升；颗粒剂：每袋装15克。

柴连口服液

【药物组成】麻黄　柴胡　广藿香　肉桂　连翘　桔梗

【功能与主治】解表宣肺，化湿和中。用于感冒属风寒、风寒挟湿证者，证见恶寒、发热、头痛、鼻塞、咳嗽、咽干或兼脘闷、恶心等。

【临床应用】本品适用于上呼吸道感染，见怕冷，体温偏高，口苦咽干，恶心不欲饮食，鼻塞，舌苔白水滑的患者。

【不良反应】个别患者用药后可见恶心、呕吐、失眠、心慌、口干。

【注意事项】

1. 不宜用于咽痛，大便干结，痰多色黄而粘等症状明显的上呼吸道感染患者。

2. 方中含有麻黄，高血压、心脏病患者、运动员慎用。

3. 不宜在服药期间同时服用滋补性中成药。

4. 糖尿病患者慎用。

5. 服药期间忌烟、酒及辛辣、生冷、油腻食物。

【用法用量】口服，饭后半小时，一次10毫升，1日3次。

【规格】每支装10毫升。

桂枝颗粒

【药物组成】桂枝 白芍* 甘草* 生姜 大枣

【功能与主治】解肌发表，调和营卫。用于外感风邪，头痛发热，鼻塞干呕，汗出恶风。

【临床应用】本品适用于上呼吸道感染，见发热，汗出，伴鼻塞，头痛，干呕的患者。

【注意事项】

1. 服药期间忌辛辣、生冷、油腻。

2. 肝病、糖尿病、肾病等严重慢性病患者应慎用。

3. 服药三天后症状无改善，或出现发热加重，并有其他严重症状如胸闷、心慌等时应停药，酌情治疗。

【用法用量】开水冲服，一次1袋，1日3次。

【规格】每袋装5克。

常用品牌：山西太行。

银翘解毒丸（合剂、片）

【药物组成】金银花 连翘 薄荷 荆芥 淡豆豉 牛蒡子（炒） 桔梗 淡竹叶 甘草*

【功能与主治】辛凉解表，清热解毒。用于风热感冒，发热头痛，咳嗽口干，咽喉肿痛。

【临床应用】

1. 本品适用于上呼吸道感染，见体温升高明显、怕冷程度较轻或不怕冷，口干，咽痛咽红，扁桃体肿大，咳嗽轻微，舌红苔薄白或微黄的患者。

2. 可用鲜芦根煎汤或温开水送服药物。

3. 患者如咳嗽频发、咯吐黄痰等症状明显，可合用羚羊清肺丸、十味龙胆花、复方鲜竹沥液等以清肺化痰。

4. 患者并发高热，可合用清开灵口服液、小柴胡片以退热。

【不良反应】 偶见心慌、胸闷、憋气，呼吸困难，大汗淋漓，面色苍白，恶心呕吐的过敏性反应及过敏性休克。

【注意事项】

1. 不适用于怕冷明显，不出汗，浑身酸痛等症状明显的上呼吸道感染患者。

2. 不宜在服药期间同时服用滋补性中成药。

3. 服药期间宜食清淡易消化食物，忌食油腻鱼虾海鲜类食物。

4. 高血压、心脏病、肝病、糖尿病、肾病等慢性病严重者、孕妇或正在接受其它治疗的患者，均应慎用。

5. 儿童、孕妇、哺乳期妇女、年老体虚者应慎用。

6. 服药三天后症状无改善，或出现发热咳嗽加重，并有其他严重症状如胸闷、心慌等时应停药，酌情治疗。

【用法用量】 丸剂：用芦根汤或温开水送服，大蜜丸一次1丸，1日2~3次，水蜜丸口服一次6克，1日2~3次；合剂：口服，一次10毫升，1日3次；片剂：口服，一次4片，1日2~3次。

【规格】 丸剂：大蜜丸每丸重3克，水蜜丸每100粒重10克；合剂：每支装10毫升；片剂：每片重0.55克。

常用品牌：北京同仁堂。

桑菊感冒片（颗粒、合剂）

【药物组成】 桑叶　菊花　连翘　薄荷素油　苦杏仁　桔梗　甘草*　芦根

【功能与主治】 疏风清热，宣肺止咳。用于风热感冒初起，头痛，咳嗽，口干，咽痛。

【临床应用】

1. 本品适用于上呼吸道感染，见咳嗽，体温升高不明显，口不渴或微渴，舌红苔薄白微黄的患者。

2. 患者并发高热，可合用清开灵口服液、小柴胡片以退热。

3. 若体温偏高，咽干，咽痛，口渴，大便干等症状明显，可与黄连上清片、牛黄上清片等配合服用。

【注意事项】

1. 不适用于怕冷明显，不出汗，浑身酸痛等症状明显的上呼吸道感染患者。

2. 慎与滋补类药物同用。

3. 服药期间忌烟、酒及辛辣、生冷、油腻食物。

【用法用量】 片剂：口服，一次4～8片，1日2～3次；颗粒剂：开水冲服，一次11～22克，1日2～3次；合剂：口服，一次15～20毫升，1日3次，用时摇匀。

【规格】 片剂：每片重0.6克；颗粒剂：每袋装11克；合剂：每支装10毫升。

常用品牌：北京同仁堂。

银黄颗粒（口服液）

【药物组成】 金银花提取物　黄芩提取物

【功能与主治】 清热疏风，利咽解毒。用于外感风热，肺胃热盛所致的咽干、咽痛、喉核肿大、口渴、发热。急慢性扁桃体炎、急慢性咽炎、上呼吸道感染，见上述诸症者。

【临床应用】本品适用于上呼吸道感染，见发热，咽喉干痛，口渴，扁桃体红肿，舌红苔薄黄的患者。

【不良反应】 服用银黄口服液可能出现药疹。

【注意事项】

1. 不适用于怕冷明显，不出汗，浑身酸痛等症状明显的上呼吸道感染患者。

2. 若兼见心烦，手足心热，失眠，心慌，口渴不欲饮的患者慎用。

3. 化脓性扁桃体炎及全身高热者应及时停药，酌情治疗。

4. 不可与温补性中成药同用。

5. 本药性味寒凉，平时脾胃虚寒症见有大便不成形，不欲饮食，冷饮或食后腹胀者慎用。

6. 服药期间忌食辛辣刺激油腻食物，宜食清淡易消化之品。

7. 服药三天后症状无改善，或出现其他症状，应停药，酌情治疗。

【用法用量】 颗粒剂：开水冲服，一次1~2袋，1日2次；口服液：口服，10~20毫升，1日3次。

【规格】 颗粒剂：每袋装（1）4克（2）2克（无糖型）；口服液：每支装10毫升。

常用品牌：浙江远力健。

双黄连口服液（片、颗粒、糖浆、胶囊）

【药物组成】 金银花　黄芩　连翘

【功能与主治】 疏风解表，清热解毒。用于外感风热所致的感冒。症见发热、咳嗽、咽痛。

【临床应用】

1. 本品适用于上呼吸道感染、急性扁桃体炎、急性咽炎等，见体温偏高、轻微怕风、咽痛、扁桃体红肿、鼻塞、流黄浊涕的患者。

2. 双黄连口服液外敷还可用于治疗轻度烧烫伤感染。

【不良反应】 少数可能出现皮疹、斑丘疹。

【注意事项】

1. 不适用于怕冷明显，不出汗，浑身酸痛等症状明显的上呼吸道感染患者。

2. 本品苦寒，易伤胃气，见大便不成形，不欲饮食，冷饮或食后腹胀等脾胃虚寒者慎用。

3. 不宜与滋补类药物同用。

4. 服用期间忌烟、酒及辛辣、生冷、油腻食物。

5. 糖尿病患者及高血压、心脏病、肝病、肾病等慢性病严重者应慎用。

6. 儿童、孕妇、哺乳期妇女、年老体弱及脾虚便稀者应慎用。

7. 服药三天症状无缓解，应停药，酌情治疗。

【用法用量】 口服液：口服，一次 20 毫升，1 日 3 次；片剂：口服，一次 4 片，1 日 3 次；颗粒剂：开水冲服，无糖颗粒：一次 5 克，1 日 3 次；含糖颗粒：一次 10 克，1 日 3 次；糖浆剂：口服，一次 20 毫升，1 日 3 次；胶囊剂：口服，一次 4 粒，1 日 3 次。

【规格】 口服液：每支装 10 毫升；片剂：每片重 0.53 克；颗粒：每袋装 5 克，无糖颗粒（相当于原药材 60 克），含糖颗粒（相当于原药材 30 克）；糖浆剂：每瓶装 100 毫升；胶囊剂：每粒装 0.4 克。

柴黄颗粒（口服液、片）

【药物组成】 柴胡　黄芩

【功能与主治】 清热解表。用于风热感冒，症见发热、周身不适、头痛目眩、咽喉肿痛。

【临床应用】 本品适用于上呼吸道感染，见发热、口苦咽干、胸胁不适，时有咳嗽，舌红苔薄的患者。

【注意事项】

1. 不适用于怕冷明显，不出汗，浑身酸痛等症状明显的上呼吸道感染患者。

2. 本品苦寒，易伤胃气，见大便溏稀，不欲饮食，冷饮或食后腹胀等脾胃虚寒者慎用。

3. 服药期间宜食清淡，忌食辛辣油腻。

4. 孕妇慎用。

5. 服药三天后症状无改善，或出现发热咳嗽加重应停药，酌情治疗。

【用法用量】 颗粒剂：口服，一次4克，1日3次；口服液：口服，一次10毫升，1日3次；片剂：口服，一次3~5片，1日2次。

【规格】 颗粒剂：每袋装4克；口服液：每支装10毫升；片剂：每片相当于原药材2克。

柴胡滴丸

【药物组成】 柴胡

【功能与主治】 解表退热。用于外感发热，症见身热面赤、头痛身楚、口干而渴。

【临床应用】

1. 本品适用于上呼吸道感染初期，见发热，常伴头痛，鼻塞，喷嚏，咳嗽，口干、口渴，四肢酸痛的患者。

2. 本品具有较好的退热、抗炎、抗病毒、镇咳、镇痛等作用，且退热平稳，25分钟即可起效。

【文献报道】 本品治疗病毒性上呼吸道感染有效率95%，能够明显改善上呼吸道感染症状，缩短病程，防止继发感染。[1]

【注意事项】

1. 忌烟、酒及辛辣、生冷、油腻食物。

2. 不宜在服药期间同时服用滋补性中成药。

3. 高血压、心脏病、肝病、糖尿病、肾病等慢性病严重者应慎用。

4. 孕妇慎用。

5. 服药三天后或服药期间症状无改善，或症状加重，或出现新的严重症状如胸闷、心慌等应停药，酌情治疗。

6. 按照用法用量服用，小儿、年老体虚者应慎用。

7. 对本品过敏者禁用，过敏体质者慎用。

【用法用量】含服，一次1袋，1日3次。

【规格】每袋装551毫克。

常用品牌：天津天士力。

【参考文献】

[1] 左文革，柯海红．柴胡滴丸治疗病毒性上呼吸道感染疗效分析［J］．中国医学理论与实践，2002，2002（6）：698.

参苏丸（胶囊、颗粒）

【药物组成】党参* 紫苏叶 葛根 柴胡 茯苓 半夏*（制） 陈皮 枳壳（炒） 桔梗 木香 甘草

【功能与主治】益气解表，疏风散寒，祛痰止咳。用于身体虚弱、感受风寒所致感冒，症见恶寒发热、头痛鼻塞、咳嗽痰多、胸闷呕逆、乏力气短。

【临床应用】本品适用于平时体质较差伴上呼吸道感染，见发热、怕冷，咳嗽痰多伴有乏力气短，舌淡胖苔薄白的患者，或反复上呼吸道感染。

【注意事项】

1. 本品忌用于高热，咽干口渴，咽痛，大便干结，痰多色黄而粘等症状明显的上呼吸道感染患者。

2. 不宜与滋补类药物同用。

3. 服药期间宜食清淡易消化食物，忌食油腻鱼虾海鲜类食物。

4. 服药三天后症状无改善，或出现发热咳嗽加重应停药，酌情治疗。

【用法用量】口服，水丸：一次1袋，1日2~3次；胶囊剂：一次4粒，1日2次，开水冲服；颗粒剂：一次1袋，1日2次。

【规格】水丸：每袋装9克；颗粒剂：每袋装20克；胶囊剂：每粒装0.45克。

表虚感冒颗粒

【药物组成】白芍* 大枣 葛根 桂枝 苦杏仁 生姜

【功能与主治】散风解肌，和营退热。用于感冒病外感风寒表虚证，症见发热恶风，有汗，头痛项强，咳嗽痰白，鼻鸣干呕。苔薄白，脉浮缓。

【临床应用】

1. 本品适用于平时体质较差伴上呼吸道感染，见怕风，汗出，发热，鼻鸣干呕的患者。

2. 服药后多饮热开水或热粥，覆被保暖，使汗出。

【注意事项】

1. 慎与苦寒类药物同用。

2. 上呼吸道感染症，见发热、咽痛、扁桃体红肿、咳吐黄痰者慎用。

3. 服药期间忌食生冷、油腻食品。

4. 服药三天症状无缓解，应停药，酌情治疗。

【用法用量】开水冲服，一次10～20克，1日2～3次。

【规格】每袋装10克。

藿香正气水（口服液、滴丸、软胶囊、胶囊、丸）

【药物组成】苍术 陈皮 厚朴（姜制） 白芷 茯苓 大腹皮 生半夏* 甘草浸膏* 广藿香油 紫苏叶油（水、口服液、滴丸、软胶囊由上述药物组成） 广藿香 紫苏叶 苍术 陈皮 厚朴（姜制） 白芷 茯苓 大腹皮 法半夏* 甘草*（丸、胶囊由上述药物组成）

【功能与主治】解表化湿，理气和中。主治外感风寒，内伤湿滞或夏伤暑湿所致的感冒，症见头痛昏重、胸膈痞闷、脘腹胀痛、呕吐泄泻。胃肠型感冒，见上述证候者。

【临床应用】

1. 本品适用于胃肠型感冒，见恶心呕吐，（或）腹泻，怕风怕冷、发热，头昏沉不爽，胃胀，舌淡红苔薄白腻的患者。

2. 本品也可用于中暑，见突发发热怕冷，头晕欲吐，胸闷，甚至晕厥，舌苔白厚腻的患者。

3. 频繁呕吐、腹泻患者在使用本药同时，应服用口服补液盐以补充水分和电解质。

4. 滴丸剂不含乙醇，无刺激味道，口感较好，服用方便。

【不良反应】个别患者服用本品后出现过敏性皮疹、过敏性休克、过敏性紫癜以及心动过速等不良反应，患者使用时注意用药安全，特别是有过敏体质者，最好在医生的指导下服用本药。

【注意事项】

1. 不宜在服药期间同时服用滋补性中药。

2. 服药期间宜食清淡易消化食物，忌食油腻鱼虾海鲜类食物。

3. 高血压、心脏病、肝病、糖尿病、肾病等慢性病严重者、孕妇或正在接受其它治疗的患者，均应慎用。

4. 按照用法用量服用，小儿、年老体虚者应慎用。

5. 服药三天后症状无改善，或出现吐泻明显，并有其他严重症状时应停药，酌情治疗。

【用法用量】酊剂、口服液：口服，一次5~10毫升，1日2次，用时摇匀；滴丸剂：口服，一次1~2袋，1日2次；软胶囊：口服，一次2~4粒，1日2次；胶囊剂：口服，一次4粒，1日2次；丸剂：口服，一次6克，1日2次。

【规格】酊剂：每瓶装10毫升；口服液：每瓶装10毫升；滴丸剂：每袋装0.25克；软胶囊：每粒装0.45克；胶囊剂：每粒装0.3克；丸剂：每8丸相当于原生药3克。

常用品牌：北京同仁堂、天津天士力、天津中新药业达仁堂。

防风通圣丸（颗粒）

【药物组成】防风　荆芥穗　薄荷　麻黄　大黄　芒硝　栀子　滑石　桔梗　石膏　川芎　当归　白芍*　黄芩　连翘　甘草*　白术（炒）

【功能与主治】解表通里，清热解毒。用于外寒内热，表里俱实，恶寒壮热、头痛咽干、小便短赤、大便秘结、风疹湿疮。

【临床应用】本品适用于上呼吸道感染，见发热，咽干伴小便短赤，大便秘结，舌红苔黄的患者。

【不良反应】有文献报道，防风通圣丸的不良反应有过敏性皮疹[1]；防风通圣丸和牛黄解毒片联用中毒1例[2]。

【注意事项】

1. 服药期间忌烟、酒及辛辣、生冷、油腻、鱼虾海鲜类食。
2. 怕冷，手足凉，食后不消化，大便稀，疲倦乏力者不适用。
3. 孕妇慎用。
4. 本品含麻黄，高血压、心脏病患者及运动员慎用。

【用法用量】丸剂：口服，水丸：一次6克，1日2次；浓缩丸：一次8丸，1日2次；颗粒剂：开水冲服，一次3克，1日2次。

【规格】丸剂：水丸每20丸重1克；浓缩丸：每8丸相当于原药材6克；颗粒剂：每袋3克。

常用品牌：北京同仁堂。

【参考文献】

［1］陈岩，胡燕琴．防风通圣丸的临床新用途及不良反应．中医药研究，2002，18（5）：47.

［2］刘菊香．防风通圣丸和牛黄解毒片联用中毒1例．宁夏医学杂志，2000，22（4）：226.

六合定中丸

【药物组成】 广藿香　紫苏叶　香薷　木香　檀香　姜厚朴　枳壳（炒）　陈皮　桔梗　甘草*　茯苓　木瓜　炒白扁豆　炒山楂　六神曲（炒）　炒麦芽　炒稻芽

【功能与主治】 祛暑除湿，和中消食。用于夏伤暑湿，宿食停滞，寒热头痛，胸闷恶心，吐泻腹痛。

【临床应用】

1. 本品适用于胃肠型感冒，见饱食过度，腹胀腹痛，腹泻或便秘，不欲饮食，恶心呕吐，伴见怕冷发热，舌淡红苔薄白腻的患者。

2. 频发呕吐、腹泻患者在使用本药同时，应服用口服补液盐以补充水分和电解质。

【注意事项】

1. 不宜在服药期间同时服用滋补性中药。

2. 服药期间宜食清淡易消化食物，忌食油腻鱼虾海鲜类食物。

3. 高血压、心脏病、肝病、糖尿病、肾病等慢性病严重者、孕妇或正在接受其它治疗的患者，均应慎用。

4. 按照用法用量服用，小儿、年老体虚者应慎用。

5. 服药三天后症状无改善，或出现吐泻明显，并有其他严重症状时应停药，酌情治疗。

【用法用量】 口服，一次3~6克，1日2~3次。

【规格】 每袋装6克。

保济丸

【药物组成】 钩藤　菊花　蒺藜　厚朴　木香　苍术　天花粉*　广藿香　葛根　化橘红　白芷　薏苡仁　稻芽　薄荷　茯苓　广东神曲

【功能与主治】解表，祛湿，和中。用于暑湿感冒。症见发热头痛、腹痛腹泻、恶心呕吐、肠胃不适；亦可用于晕车晕船。

【临床应用】

1. 本品适用于胃肠型感冒，见胃胀、恶心呕吐、腹泻、头昏沉不爽，舌淡红苔薄白腻，伴怕风怕冷、发热的患者。

2. 频发呕吐、腹泻患者在使用本药同时，应服用口服补液盐以补充水分和电解质。如出现明显口干、皮肤干等脱水症状，应及时停药，酌情治疗。

【注意事项】

1. 本品不宜用于口唇鼻干燥，口渴，干咳无痰的患者。

2. 不宜在服药期间同时服用滋补性中药。

3. 服药期间宜食清淡易消化食物，忌食油腻鱼虾海鲜类食物。

4. 高血压、心脏病、肝病、糖尿病、肾病等慢性病严重者应慎用。

5. 儿童、孕妇、哺乳期妇女、年老体弱者应慎用。

6. 发热体温超过38.5℃，或出现吐泻明显，或有其他严重症状的患者应停药，酌情治疗。

7. 服药三天后症状无改善，应停药，酌情治疗。

【用法用量】口服，一次1.85～3.7克，1日3次。

【规格】每瓶装（1）1.85克（2）3.7克。

小结

中成药治疗上呼吸道感染关键要区分风寒证和风热证，因气候、地域和平时差异等不同，又有风寒夹湿证、暑湿证、表虚证之分，临床上要对症用药。

风寒外感咽干明显、有轻度咳嗽者用感冒清热颗粒，怕冷无汗、关节酸痛者用感冒软胶囊，怕冷咳嗽者可用风寒感冒颗粒，外感风寒挟湿以肌肉酸痛为主者用九味羌活丸，怕冷兼见胃胀闷者使用柴连口服液。风热感冒发热、咽痛者用银翘解毒丸，头痛、咳嗽明显者选用桑菊感冒片，咽痛口干者可选用银黄颗粒和双黄连口服液，发热口苦咽干明显者用柴黄颗粒。气虚外感表现为反复外感、乏力、咳嗽痰多者用参苏丸，症见汗出恶风、颈项酸痛者用表虚感冒颗粒。暑湿外感怕冷发热、呕吐泄泻者用藿香正气丸，以胃肠不适、吐泻腹痛者可用六合定中丸或保济丸。另外，风寒感冒颗粒、感冒软胶囊等药中均含有麻黄，高血压、心脏病患者慎用，运动员慎用。

第二节　流行性感冒

流行性感冒（简称流感），是流感病毒引起的急性呼吸道感染，是一种传染性强、传播速度快的疾病。主要通过空气中的飞沫、人与人之间的接触或与被污染物品的接触传播。临床症状多为急起高热、全身疼痛、显著乏力和轻度呼吸道症状。本病一年四季均有发生，但以冬春季节多发。中医常辨证为风热袭表，治以清热解毒、疏风解表。

抗病毒口服液（颗粒、胶囊）

【药物组成】板蓝根　石膏　芦根　地黄　郁金　知母　石菖蒲　广藿香　连翘

【功能与主治】清热祛湿，凉血解毒。用于风热感冒，温病发热及上呼吸道感染，流感、腮腺炎等病毒感染疾患。

【临床应用】

1. 本品适用于流行性感冒，见突发高热、头痛、肌肉酸痛、身软无力，全身中毒症状重而呼吸道症状较轻的患者。

2. 若体温高热不退，咽痛红肿等症状明显，可与清开灵、紫雪、片仔癀等配合服用。

【文献报道】本品对原发性疱疹性口炎具有较好疗效[1]。

【不良反应】服用本品后少数患者可能会出现头晕、头痛、恶心、呕吐等不良反应，若出现上述症状，需及时停药。

【注意事项】

1. 不适用于怕冷明显，不出汗，浑身酸痛等症状明显的流行性感冒患者。

2. 脾胃虚寒，见泄泻，食后腹胀，不欲饮食者慎服。

3. 不宜在服药期间同时服用滋补性中药。

4. 服药期间忌烟、酒及辛辣、生冷、油腻食物。

5. 发高烧体温超过38.5℃的患者，请及时停药，酌情治疗。

6. 服药三天后症状无改善，或出现发热咳嗽加重，并有其他严重症状如胸闷、心慌等时应停药，酌情治疗。

【用法用量】 口服液：口服，一次10毫升，1日2~3次；颗粒剂：开水冲服，一次3~6克，1日3次；胶囊剂：口服，一次2~3粒，1日4次。

【规格】 口服液：每支装10毫升；颗粒剂：每袋装3克；胶囊剂：每盒装40粒。

常用品牌：山西太行。

【参考文献】

［1］桂冠，许扬．抗病毒口服液治疗原发性疱疹性口炎临床疗效观察［J］．口腔医学，2000，20（1）：30~31.

板蓝根颗粒（片、糖浆）

【药物组成】 板蓝根　辅料：蔗糖　糊精（无蔗糖辅料为糊精）。

【功能与主治】 清热解毒，凉血利咽。用于肺胃热盛所致的咽喉肿痛、口咽干燥。急性扁桃体炎，见上述证候者。

【临床应用】

1. 本品适用于流行性感冒、急性咽炎、急性扁桃体炎，见咽痛，咽红、扁桃体红肿疼痛，发热，舌红、苔黄的患者。

2. 如急性咽炎、急性扁桃体炎感染严重者，可酌情联合使用抗生素。

【注意事项】

1. 不适用于怕冷明显，不出汗，浑身酸痛等症状明显的流行性感冒患者。

2. 不宜在服药期间同时服用滋补性中药。

3. 服药期间忌烟、酒及辛辣、生冷、油腻食物。

4. 本品药味苦寒，易伤胃气，年老体弱、儿童、孕妇、哺乳期妇女、脾虚便溏者应慎用。

5. 扁桃体化脓或发热体温超过38.5℃的患者应停药，酌情治疗。

6. 服药三天后症状无改善，或出现发热咳嗽加重，并有其他严重症状如胸闷、心慌等时应停药，酌情治疗。

7. 糖尿病患者应选用无蔗糖型。

【用法用量】 颗粒剂：开水冲服，一次5～10克，1日3～4次（含糖型）；一次3～6克，1日3～4次（无蔗糖）；片剂：口服，一次2～4片，1日3次；糖浆剂：口服，一次15毫升，1日3次。

【规格】 颗粒剂：每袋装5克，每袋装10克，每袋装3克（无蔗糖）；片剂：每片重1克，每片重1.5克；糖浆剂：每支装15毫升，每瓶装60毫升。

常用品牌：北京同仁堂。

清热解毒口服液（软胶囊）

【药物组成】 石膏　金银花　玄参*　地黄　连翘　栀子　甜地丁　黄芩　龙胆　板蓝根　知母　麦冬

【功能与主治】 清热解毒。用于热毒痈盛所致的发热面赤、烦躁口渴、咽喉肿痛。流感、上呼吸道感染，见上述证候者。

【临床应用】

1. 本品适用于流行性感冒，见发热，面红，烦躁，口干，口渴，咽痛，扁桃体红肿疼痛，舌红苔黄的患者。

2. 若体温高热不退，咽痛红肿等症状明显，可与清开灵、紫雪、热炎宁颗粒等配合服用。

【注意事项】

1. 不适用于怕冷明显，不出汗，浑身酸痛等症状明显的流行性感冒患者。

2. 不宜在服药期间同时服用滋补性中药。

3. 服药期间忌烟、酒及辛辣、生冷、油腻食物。

4. 本品药味苦寒，易伤胃气，年老体弱、儿童、孕妇、哺乳期妇女、脾虚大便不成形者应慎用。

5. 扁桃体化脓或发热体温超过38.5℃的患者应停药，酌情治疗。

6. 服药三天后症状无改善，或出现发热咳嗽加重，并有其他严重症状如胸闷、心慌等时应停药，酌情治疗。

【用法用量】 口服液：口服，一次10～20毫升，1日3次；软胶囊：口服，一次3～6粒，1日3次。

【规格】 口服液：每支装10毫升；软胶囊：每粒装0.8克。

常用品牌：北京同仁堂。

抗感颗粒

【药物组成】 金银花　赤芍*　绵马贯众

【功能与主治】 清热解毒。用于外感风热引起的感冒。症见发热，头痛，鼻塞，喷嚏，咽痛，全身乏力，酸痛。

【临床应用】

1. 本品适用于流行性感冒，见发热头痛、咽红咽痛、扁桃体红肿，四肢酸痛，舌红苔薄黄的患者。

2. 如急性咽炎、急性扁桃体炎感染严重者，可酌情联合使用抗生素。

【注意事项】

1. 不适用于怕冷明显，不出汗，浑身酸痛等症状明显的流行性感冒患者。

2. 不宜在服药期间同时服用滋补性中药。

3. 服药期间忌烟、酒及辛辣、生冷、油腻食物。

4. 本品药味苦寒，易伤胃气，年老体弱、儿童、孕妇、哺乳期妇女、脾虚大便不成形者应慎用。

5. 扁桃体化脓或发热体温超过 38.5℃的患者应停药，酌情治疗。

6. 服药三天后症状无改善，或出现发热咳嗽加重，并有其他严重症状如胸闷、心慌等时应停药，酌情治疗。

【用法用量】开水冲服，一次 10 克，1 日 3 次。

【规格】每袋装 10 克。

连花清瘟胶囊

【药物组成】连翘　金银花　炙麻黄　炒苦杏仁　石膏　板蓝根　绵马贯众　鱼腥草　广藿香　大黄　红景天　薄荷脑　甘草*

【功能与主治】清瘟解毒，宣肺泄热。用于治疗流行性感冒属热毒袭肺证，症见发热或高热，恶寒，肌肉酸痛，鼻塞流涕，咳嗽，头痛，咽干咽痛，舌偏红，苔黄或黄腻等。

【临床应用】

1. 本品适用于流行性感冒，见发热或高热、咳嗽明显、咯吐粘痰、咽喉肿痛、肌肉酸痛，舌偏红、苔黄或黄腻的患者。

2. 若体温高热不退，咽痛红肿等症状明显，可与清开灵、紫雪、片仔癀等配合服用。

【注意事项】

1. 不适用于怕冷明显，不出汗，浑身酸痛等症状明显的流行性感冒患者。

2. 不宜在服药期间同时服用滋补性中药。

3. 服药期间忌烟、酒及辛辣、生冷、油腻食物。

4. 本品药味苦寒，易伤胃气，年老体弱、儿童、孕妇、哺乳期妇女、脾虚大便不成形者应慎用。

5. 扁桃体化脓或发热体温超过 38.5℃的患者应停药，酌情治疗。

6. 服药三天后症状无改善，或出现发热咳嗽加重，并有其他严重症状如胸闷、心慌等时应停药，酌情治疗。

7. 高血压、心脏病患者慎用。有肝病、糖尿病、肾病等慢性病严重者应慎用。

8. 本品含有麻黄，高血压、心脏病患者及运动员慎用。

9. 严格按用法用量服用，本品不宜长期服用。

【用法用量】口服，一次 4 粒，1 日 3 次。

【规格】每粒装 0.35 克。

正柴胡饮胶囊（颗粒）

【药物组成】柴胡　防风　生姜　陈皮　赤芍*　甘草*

【功能与主治】表散风寒、解热止痛。用于外感风寒所致的发热恶寒、无汗、头痛、鼻塞、喷嚏、咽痒咳嗽、四肢酸痛。适用于流行性感冒初起，轻度上呼吸道感染等疾患。

【临床应用】

1. 本品适用于上呼吸道感染初期，见轻度发热，无汗，鼻塞，流清涕，头痛，喷嚏，咽痒，咳嗽，四肢酸痛的患者。

2. 若体温偏高，咽干，咽痛，口渴等症状明显，可与清开灵、清热解毒口服液等配合服用。

【文献报道】本品具有较好的抗病毒，解热，抗过敏作用，可用于治疗感冒、咳嗽、肿瘤、骨折等引起发热，还对乳腺炎、胆囊炎、胃肠型感冒、心肌炎和不明原因发热有较好的疗效[1]。

【注意事项】

1. 不适合发热，鼻流黄涕的风热感冒者。

2. 不宜在服药期间同时服用滋补性中药。

3. 服药期间忌烟、酒及辛辣、生冷、油腻食物。

4. 年老体弱、儿童、孕妇、哺乳期妇女、脾虚大便不成形者应慎用。

5. 发热体温超过38.5℃的患者应停药，酌情治疗。

6. 服药三天后症状无改善，或出现发热咳嗽加重，并有其他严重症状如胸闷、心慌等时应停药，酌情治疗。

【用法用量】 胶囊剂：口服，一次2粒，1日3次；颗粒剂：开水冲服，一次10克或3克（无蔗糖），1日3次。

【规格】 胶囊剂：每粒装0.3克；颗粒剂：每袋装（1）10克（2）3克（无蔗糖）。

常用品牌：山西太行。

【参考文献】

［1］董红红，秦雪梅，郭小青，等．正柴胡饮药理与临床应用研究［J］．山西中医，2007，23（2）：56～57.

羚羊感冒片

【药物组成】 羚羊角　牛蒡子　淡豆豉　金银花　荆芥　连翘　淡竹叶　桔梗　薄荷素油　甘草*

【功能与主治】 清热解表。用于流行性感冒。症见发热恶风、头痛头晕、咳嗽、胸闷、咽喉肿痛。

【临床应用】

1. 本品适用于流行性感冒，见发热明显、微怕风怕冷、头痛头晕、咽红肿痛，时有咳嗽，舌淡红苔薄黄的患者。

2. 本品为银翘散加用羚羊角以加强清热定惊作用，适用于流行性感冒，见高热者。

3. 若体温偏高，咽干咽痛等症状明显，可与清开灵、紫雪等配合服用。

【注意事项】

1. 不适用于怕冷明显，不出汗，浑身酸痛等症状明显的流行性感冒患者。

2. 不宜在服药期间同时服用滋补性中药。

3. 服药期间忌烟、酒及辛辣、生冷、油腻食物。

4. 年老体弱、儿童、哺乳期妇女、脾虚大便不成形者应慎用。

5. 孕妇慎用。

6. 服药三天后症状无改善，或出现发热咳嗽加重，并有其他严重症状如胸闷、心慌等时应停药，酌情治疗。

【用法用量】口服，一次4~6片，1日2次。

【规格】薄膜衣片：每片重（1）0.32克（2）0.36克。

小柴胡片（颗粒）

【药物组成】柴胡　黄芩　党参*　制半夏*　甘草*　生姜　大枣

【功能与主治】解表散热，疏肝和胃。用于外感病，邪犯少阳，症见寒热往来，胸胁苦满，食欲不振，心烦喜吐，口苦咽干。

【临床应用】

1. 本品适用于流行性感冒，见发热怕冷往来发作，胸胁胀满不适，口苦咽干，心烦欲吐，不欲饮食，舌红苔黄等症状之一二即可。

2. 也可用于急性肝炎、急性胆囊炎所致寒热往来、胁肋胀满。

【注意事项】

1. 不适用于怕冷明显，不出汗，浑身酸痛等症状明显的流行性感冒患者。

2. 慎与滋补类药物同用。

3. 服用期间忌烟、酒及辛辣、生冷、油腻食物。

4. 儿童、孕妇、哺乳期妇女、年老体弱者应慎用。

5. 发热体温超过38.5℃的患者，应停药，酌情治疗。

6. 服药三天后症状无改善，或出现发热咳嗽加重，并有其他严重症状如胸闷、心慌等时应停药，酌情治疗。

【用法用量】 片剂：口服，一次4～6片，1日3次；颗粒剂：开水冲服，一次1～2袋，1日3次。

【规格】 片剂：每片重0.4克（相当于总药材1.5克）；颗粒剂：每袋装（1）10克（2）2.5克（无蔗糖）。

清开灵口服液（胶囊、软胶囊、片、泡腾片）

【药物组成】 胆酸　珍珠母　猪去氧胆酸　栀子　水牛角　板蓝根　黄芩苷　金银花

【功能与主治】 清热解毒，镇静安神。用于外感风热时毒、火毒内盛所致发热、咽喉肿痛、舌质红绛、苔黄、脉数者；上呼吸道感染、病毒性感冒、急性化脓性扁桃体炎、急性咽炎、急性气管炎、高热等病症属上述证候者。

【临床应用】 本品适用于流行性感冒，见发热明显甚至高热不退，可伴咽痛红肿，咳嗽痰黄，舌质深红苔黄的患者。

【文献报道】 本品联合利巴韦林颗粒治疗手足口病能够明显缩短退热、口腔愈合、手足皮疹消退的时间和总病程[1]。

【注意事项】

1. 不适用于怕冷明显，不出汗，浑身酸痛等症状明显的流行性感冒患者。

2. 本药性味苦寒，久病体虚，脾虚腹泻、大便不成形、不欲饮食，食后腹胀者慎用。

3. 慎与滋补类药物同用。

4. 高血压、心脏病、肝病、糖尿病、肾病等慢性病严重者应慎用。

5. 儿童、孕妇、哺乳期妇女、年老体弱及脾虚便溏者应慎用。

6. 服药三天后症状无改善，或出现咳嗽喘憋，并有其他严重症状如胸闷、心慌等时应停药，酌情治疗。

【用法用量】 口服液：口服，一次20～30毫升，1日2次；胶囊剂：口服，一次2～4粒，1日3次；软胶囊：口服，一次1～2粒（规格1）或2～4粒（规格2），1日3次；片剂：口服，一次1～2片，1日3次；泡腾片剂：热水泡腾溶解后口服，一次2～4片，1日3次。

【规格】 口服液：每支装10毫升；胶囊剂：每粒装0.25克（含黄芩苷10毫克）；软胶囊：每粒装（1）0.4克（含黄芩苷20毫克）（2）0.2克（含黄芩苷10毫克）；片剂：每片重0.5克（含黄芩苷20毫克）；泡腾片剂：每片重1克（含黄芩苷10毫克）。

常用品牌：山西太行、浙江远力健。

【参考文献】

[1] 赖飚，陈莲芳，李晖，等. 利巴韦林颗粒联合清开灵口服液治疗手足口病的疗效观察［J］. 中国医学创新，2010，7（15）：52～53.

金莲清热颗粒（泡腾片）

【药物组成】 金莲花　大青叶　炒苦杏仁　生地黄　生石膏　玄参*　知母

【功能与主治】 清热解毒，利咽生津，止咳祛痰。用于感冒热毒壅盛证，症见高热、口渴、咽干、咽痛、咳嗽、痰稠。亦适用于流行性感冒、上呼吸道感染，见有上述症侯者。

【临床应用】

1. 适用于流行性感冒、上呼吸道感染，见高热、不怕冷，咽干口干、咯痰粘稠，大便正常或偏干，舌红苔薄黄的患者。

2. 如高热不退，可合用清开灵口服液、瓜霜退热灵等药物退热。

【注意事项】

1. 平时脾胃虚寒，见腹泻、大便不成形、不欲饮食，食后腹胀者不宜服用。

2. 不适用于怕冷明显，不出汗，浑身酸痛等症状明显的流行性感冒患者。

3. 慎与滋补类药物同用。

4. 服药期间忌烟酒及辛辣、油腻、生冷食物。

5. 服药三天后症状无改善，或出现发热咳嗽加重，并有其他严重症状如胸闷、心慌等时应停药，酌情治疗。

【用法用量】颗粒剂：开水冲服，成人一次5克，1日4次；泡腾剂：温开水泡服，成人一次2片，1日4次，高热时每4小时1次。

【规格】颗粒剂：每袋装5克（无蔗糖）；泡腾片：每片重4克。

清瘟解毒丸

【药物组成】天花粉*　葛根　白芷　桔梗　连翘　玄参*　甘草*　大青叶　柴胡　羌活　川芎　赤芍*　防风　黄芩　炒牛蒡子　淡竹叶

【功能与主治】清热解毒。用于外感时疫，憎寒壮热，头痛无汗，口渴咽干，痄腮，大头瘟。

【临床应用】

1. 适用于流行性感冒、上呼吸道感染，见发热怕冷，无汗头痛，口渴咽干，四肢酸痛，浅表淋巴结肿痛，舌红苔黄的患者。

2. 如高热不退，可合用清开灵口服液、瓜霜退热灵等药物退热。

【注意事项】

1. 不适用于怕冷明显，不出汗，浑身酸痛等症状明显的流行性感冒患者。

2. 慎与滋补类药物同用。

3. 服药期间忌烟酒及辛辣、油腻、生冷食物。

4. 服药三天后症状无改善，或出现发热咳嗽加重，并有其他严重症状如胸闷、心慌等时应停药，酌情治疗。

【用法用量】口服，水蜜丸：一次12克，1日2次；大蜜丸：一次2丸，1日2次。

【规格】水蜜丸：每120丸重12克；大蜜丸：每丸重9克。

复方大青叶合剂

【药物组成】大青叶　金银花　羌活　拳参　大黄

【功能与主治】疏风清热，解毒消肿，凉血利胆。用于外感风热或瘟毒所致的发热头痛、咽喉红肿、耳下肿痛、胁痛黄疸；流感、腮腺炎、急性病毒性肝炎，见上述证候者。

【临床应用】

1. 适用于流行性感冒，见发热无怕冷、咽喉红肿，耳下肿痛，大便干结，舌红苔黄的患者。

2. 适用于急性肝炎、胆囊炎，见发热、胁痛、黄疸的患者。

3. 流感患者高热不退，可配合使用清开灵口服液、瓜霜退热灵等药物退热。

【不良反应】偶见有过敏反应。

【注意事项】

1. 不适用于怕冷明显，不出汗，浑身酸痛等症状明显的流行性感冒患者。

2. 不宜在服药期间同时服用滋补性中药。

3. 服药期间忌烟酒及辛辣、油腻、生冷食物。

4. 孕妇禁用；糖尿病患者禁服。

5. 平时脾胃虚寒，见腹泻或大便不成形、不欲饮食，食后腹胀者慎用；年老体弱、儿童慎用。

6. 服药三天后症状无改善，或出现发热咳嗽加重，并有其他严重症状如胸闷、心慌等时应停药，酌情治疗。

【用法用量】口服，一次10～20毫升，1日2～3次，用于急性病毒性肝炎，一次30毫升，1日3次。

【规格】每瓶装（1）10毫升（2）100毫升。

复方双花口服液（片、颗粒）

【药物组成】板蓝根　穿心莲　金银花　连翘

【功能与主治】清热解毒，利咽消肿。用于风热外感，风热乳蛾。症见发热，微恶风，头痛，鼻塞流涕，咽红而痛或咽喉干燥灼痛，吞咽则加剧，咽扁桃体红肿，舌边尖红苔薄黄或舌红苔黄，脉浮数或数。

【临床应用】

1. 适用于流行性感冒、急性扁桃体炎、咽炎，见咽红肿痛，发热头痛，舌红苔黄的患者。

2. 如伴见高热，可配合清开灵、瓜霜退热灵口服。

3. 咽痛红肿，可配合清咽片、金喉健等药物含化或外用。

【注意事项】

1. 不适用于怕冷明显，不出汗，浑身酸痛等症状明显的流行性感冒患者。

2. 若慢性咽炎、慢性扁桃体炎咽喉局部无明显红肿者慎用。

3. 本品苦寒，平时脾胃虚寒，见腹泻或大便不成形、不欲饮食，食后腹胀者慎用。

4. 服药期间忌食辛辣、生冷、油腻。

5. 服药三天后症状无改善或加重者，应及时停药，酌情治疗。

【用法用量】口服液：口服，一次20毫升，1日4次；片剂：口服，1次4片，1日4次；颗粒剂：口服，一次6克，1日4次。

【规格】口服液：每支装10毫升；片剂：每片重0.6克；颗粒剂：每袋装6克。

维C银翘片

【药物组成】金银花　连翘　荆芥　淡豆豉　淡竹叶　牛蒡子　芦根　桔梗　甘草*　马来酸氯苯那敏　对乙酰氨基酚　维生素C　薄荷素油

【功能与主治】疏风解表，清热解毒。用于外感风热所致的流行性感冒。症见发热、头痛、咳嗽、口干、咽喉疼痛。

【临床应用】

1. 适用于流行性感冒，见发热重、怕冷程度轻、咽痛口干、头痛、时有咳嗽，舌淡红苔薄黄的患者。

2. 本药为中西药联合制剂，如对其中任何成分有过敏史者应禁用。

【不良反应】有报道服用维C银翘片导致过敏反应（服用维C银翘片致过敏反应1例《时珍国医国药》1999年09期）和过敏性休克死亡者（维C银翘片致过敏性休克死亡1例《中国综合临床》1997年03期）。

【注意事项】

1. 不适用于怕冷明显，不出汗，浑身酸痛等症状明显的流行性感冒患者。

2. 饮食宜清淡，忌烟酒及辛辣、油腻、生冷食物。

3. 不宜在服药期间同时服用滋补性中成药。

4. 本品含有退热剂对乙酰氨基酚，注意合并使用其他退热剂时减少用药剂量，以免药物叠加作用引起的不良事件。

5. 对马来酸氯苯那敏、对乙酰氨基酚过敏的患者禁用。

6. 孕妇慎用。

【用法用量】口服，一次2片，1日3次。

【规格】每片含维生素C 49.5毫克，对乙酰氨基酚105毫克，马来酸氯苯那敏1.05毫克。

小结

流行性感冒中医辨证为风温热毒侵袭肺卫，治法为祛邪为主，主要治法为清热解毒，常联合疏风解表、退热利咽、凉血消肿等治法。

流感以发热、咽痛、咽喉红肿明显者可选用板蓝根颗粒、复方双花口服液、复方大青叶合剂和清瘟解毒片。流感初起，见发热头痛、咽干者用抗感颗粒和正柴胡饮。以高热为主要表现者可选用清开灵胶囊、金莲清热颗粒和抗病毒口服液。高热、咳嗽明显者可用连花清瘟胶囊。流感发病热毒炽盛，病情发展迅猛，极易出现咳嗽喘憋、甚至神昏等变证，应注意筛查流感重症患者，及时诊断治疗。

第三节　器官一支气管炎

气管－支气管炎是由于感染或非感染因素引起的气管、支气管粘膜炎性变化，粘液分泌增多，临床上以长期咳嗽、咯痰或伴有喘息为主要特征。本病早期症状较轻，多在冬季发作，春暖后缓解，且病程缓慢。中医常辨病为咳嗽，主要病机为外感风寒或风热，使肺气闭塞、宣降失常而致。若不予重视，久病易致肺肾两虚，肺气虚不能宣发，肾气虚不能纳气，故患者后期常见喘息不能平卧、面色黧黑、面浮足肿等症。对应中医治疗，初期多以止咳化痰、宣肺平喘、理气散寒等为法，后期则常以补肺益肾、温阳散寒等为法。

通宣理肺丸（口服液）

【药物组成】紫苏叶　前胡　桔梗　苦杏仁　麻黄　甘草* 陈皮　半夏*（制）　茯苓　枳壳（炒）　黄芩

【功能与主治】解表散寒，宣肺止嗽。用于风寒束表、肺气不宣所致的感冒咳嗽。症见发热、恶寒、鼻塞流涕、头痛、无汗、肢体酸痛。

【临床应用】

1. 本品适用于气管－支气管炎，见咽痒咳嗽、咯吐白痰、怕冷较甚、发热、头痛无汗，舌淡红苔薄白的患者。

2. 本品辛温发散，透散表邪，亦可用于急慢性鼻炎、荨麻疹出现上述症状者。

【不良反应】 与金匮肾气丸共用容易出现心血管系统不良反应，因为含乌头碱类与麻黄合用时，会增加对心血管的毒副作用，麻黄可加剧乌头碱类的毒性反应。

【注意事项】

1. 本品辛温发散风寒，不适用于口苦咽干，痰黄而粘，心烦，手足心热等症状明显的支气管炎患者。

2. 不宜在服药期间同时服用滋补性中药。

3. 服药期间宜食清淡易消化食物，忌食油腻鱼虾海鲜类食物。

4. 本品含有麻黄，高血压、心脏病、糖尿病、肝病、肾病等慢性病严重者及运动员慎用。

5. 支气管扩张、肺脓疡、肺心病、肺结核患者出现咳嗽时应停药，酌情治疗。

6. 服药期间，若患者发热体温超过38.5℃，或出现喘促气急者，或咳嗽加重、痰量明显增多者应停药，酌情治疗。

7. 服药三天症状无缓解，应停药，酌情治疗。

【用法用量】 丸剂：口服，大蜜丸一次1丸，水蜜丸一次7克，1日2次；口服液：口服，一次20毫升，1日2~3次。

【规格】 丸剂：大蜜丸每丸重9克，水蜜丸每100丸重10克；口服液：每支装10毫升。

常用品牌：北京同仁堂。

橘 红 丸

【药物组成】 化橘红　陈皮　半夏*（制）　茯苓　甘草*

桔梗　苦杏仁　炒紫苏子　紫菀　款冬花　瓜蒌皮*　浙贝母*　地黄　麦冬　石膏

【功能与主治】清肺，化痰，止咳。用于痰热咳嗽，痰多，色黄黏稠，胸闷口干。

【临床应用】本品适用于气管－支气管炎，见咳痰色黄、质粘、量多，伴胸脘满闷，口干，便秘，食欲减退，舌红苔黄腻的患者。

【注意事项】

1. 咳痰色白或咳嗽无力或干咳无痰者慎用。
2. 孕妇慎用。
3. 本品润肠通便，久泄者慎用。
4. 服用期间饮食宜清淡，忌辛辣、油腻食物。
5. 服用三天，症状无改善，应停药，酌情治疗。
6. 糖尿病患者慎用。
7. 不宜在服药期间同时服用滋补性中药。
8. 气虚咳喘及阴虚燥咳者不宜。

【用法用量】口服，水蜜丸：一次 7.2 克，1 日 2 次；大蜜丸：一次 2 丸，1 日 2 次。

【规格】水蜜丸每 100 粒重 10 克，大蜜丸每丸重 6 克。

常用品牌：北京同仁堂。

清肺消炎丸

【药物组成】麻黄　石膏　地龙　牛蒡子　葶苈子　人工牛黄　苦杏仁（炒）　羚羊角

【功能与主治】清肺化痰，止咳平喘。用于痰热阻肺咳嗽气喘，胸胁胀痛，吐痰黄稠。上呼吸道感染、急性支气管炎、慢性支气管炎急性发作及肺部感染，见上述证候者。

【临床应用】本品适用于急性支气管炎，见咳嗽喘息、咯痰色黄、粘稠量多，胸闷，舌红苔黄的患者。

【注意事项】

1. 本品不适用于咳嗽咯痰伴发热怕冷及干咳无痰的肺部感染患者。

2. 慎与滋补类药物同用。

3. 本品含麻黄，高血压、心脏病患者及运动员慎用。

4. 本品含有地龙，严重过敏体质患者慎用。

5. 忌烟、酒及辛辣、生冷、油腻食物。

6. 服药期间，若患者发热体温超过38.5℃，或出现喘促气急者，或咳嗽加重、痰量明显增多者应停药，酌情治疗。

【用法用量】口服，一次60丸，1日3次。

【规格】水蜜丸：每60丸重8克；水丸：每60丸重5克。

常用品牌：天津中新药业达仁堂。

急支糖浆

【药物组成】金荞麦　枳壳　鱼腥草　紫菀　麻黄　甘草*　四季青　前胡

【功能与主治】清热化痰，宣肺止咳。用于外感风热所致的咳嗽，症见发热、畏寒、胸脘痞闷、咳嗽咽痛。急性支气管炎、慢性支气管炎急性发作，见上述证候者。

【临床应用】本品适用于气管－支气管炎，见发热较甚，怕冷较轻，咳嗽口干、咯吐黄痰，舌红苔黄的患者。

【不良反应】有报道服用急支糖浆出现药疹的过敏反应。

【注意事项】

1. 咳嗽，怕冷较甚，舌淡苔白等症状明显的支气管感染患者禁用。

2. 孕妇慎用。

3. 平时脾胃虚寒，见不欲饮食，饮冷即腹痛腹泻，大便不成形等症状的患者慎用。

4. 用药期间忌烟、酒及辛辣、生冷、油腻食物。

5. 服药期间，若患者发热体温超过38.5℃，或出现喘促气急者，或咳嗽加重、痰量明显增多者应停药，酌情治疗。

6. 本品含有麻黄，高血压、心脏病患者及运动员慎用。

7. 服药三天症状无缓解，应停药，酌情治疗。

【用法用量】 口服，一次20～30毫升，1日3～4次。

【规格】 每瓶装200毫升。

苏子降气丸

【药物组成】 紫苏子（炒）　厚朴　前胡　甘草*　姜半夏*　陈皮　沉香　当归

【功能与主治】 降气化痰、温肾纳气。用于上盛下虚、气逆痰痈所致的咳嗽喘息、胸膈痞塞。

【临床应用】 本品适用于慢性支气管炎、支气管哮喘、气管－支气管炎，见呼吸急促而浅、胸胁满闷、痰多色白、粘稠易咳，舌淡红苔白的患者。

【注意事项】

1. 本方偏于温燥，若支气管炎患者表现为干咳少痰、咽干咽痛、口干舌燥，舌红无苔者或痰黄，且粘稠，舌红苔黄腻的患者忌服。

2. 有支气管扩张肺脓疡、肺结核、肺心病等咯吐黄白粘痰、咯血的患者慎用。

3. 孕妇慎用。

4. 用药期间忌烟、酒及辛辣、生冷、油腻食物。

5. 服用三天，症状无改善，应停药，酌情治疗。

【用法用量】 口服，一次6克，1日1～2次。

【规格】 每13粒重1克。

小青龙颗粒（合剂）

【药物组成】 麻黄　桂枝　干姜　细辛*　法半夏*　五味子　白芍*　炙甘草*

【功能与主治】 解表化饮，止咳平喘。用于风寒水饮，恶寒发热，无汗，喘咳痰稀。

【临床应用】

1. 本品适用于慢性支气管炎、支气管哮喘、气管－支气管炎，见怕冷较甚，发热轻，甚则背恶寒，无汗而喘息、咯痰稀薄，舌苔白滑的患者。

2. 用药后患者症状缓解，如出现口咽干燥、痰转黄粘，不易咳出，应及时停药，给予羚羊清肺丸、二母宁嗽丸等清肺化痰药物。

【注意事项】

1. 本品辛燥，不适用于以咳嗽喘息，伴见痰黄而粘，舌红苔黄为主要症状的患者。

2. 本品含麻黄，高血压、心脏病患者及运动员慎用。

3. 忌烟、酒及辛辣、生冷、油腻食物。

4. 支气管扩张、肺脓疡、肺心病、肺结核患者出现咳嗽时应停药，酌情治疗。

5. 服药期间，若患者发热体温超过38.5℃，或出现喘促气急者，或咳嗽加重、痰量明显增多者应停药，酌情治疗。

6. 用药三天症状无缓解，应停药，酌情治疗。

【用法用量】 颗粒剂：开水冲服，一次6克（无糖型）或一次13克（含糖型），1日3次；合剂：口服，一次10～20毫升，1日3次，用时摇匀。

【规格】 颗粒剂：每袋装（1）6克（无蔗糖）（2）13克；合剂：每支装10毫升，每瓶装（1）100毫升（2）120毫升。

复方鲜竹沥液

【药物组成】鲜竹沥　鱼腥草　生半夏*　生姜　枇杷叶　桔梗　薄荷素油

【功能与主治】清热化痰，止咳。用于痰热咳嗽。痰黄粘稠。

【临床应用】

1. 本品适用于急性支气管炎，见咳嗽，咯痰量多色黄质粘，舌淡红苔薄腻的患者。

2. 如伴见高热、痰多，可配合羚羊清肺丸、清开灵使用。

【不良反应】服用偶尔有腹泻。

【注意事项】

1. 药性寒质滑，不宜使用于痰白而稀，舌淡暗苔白的支气管炎患者。

2. 孕妇慎用。

3. 平时脾胃虚寒，见不欲饮食，饮冷即腹痛腹泻，大便不成形等症状的患者慎用。

4. 慎与滋补类药物同用。

5. 忌烟、酒及辛辣、生冷、油腻食物。

6. 支气管扩张、肺脓疡、肺心病、肺结核患者出现咳嗽时应停药，酌情治疗。

7. 服药期间，若患者发热体温超过38.5℃，或出现喘促气急者，或咳嗽加重、痰量明显增多者应停药，酌情治疗。

8. 服药三天症状无缓解，应停药，酌情治疗。

【用法用量】口服，一次10~20毫升，1日3次。

【规格】每支装（1）10毫升（2）20毫升（3）30毫升；每瓶装（1）100毫升（2）120毫升。

治咳川贝枇杷露

【药物组成】川贝母流浸膏* 枇杷叶 水半夏* 桔梗 薄荷脑。

【功能与主治】清热化痰止咳。用于感冒、支气管炎属痰热阻肺证，症见咳嗽、痰黏或黄。

【临床应用】本品适用于急性支气管炎，见咳嗽痰黄或稠，不易咯出，咽喉肿痛，舌苔薄黄的患者。

【注意事项】

1. 不适用于怕冷明显，不出汗，浑身酸痛等症状明显的支气管炎患者。
2. 服药期间饮食应清淡，忌食辛辣刺激之品，以免助火生痰。
3. 孕妇慎用。
4. 糖尿病患者慎用糖浆剂。
5. 服药期间，若患者出现高热，体温超过38℃，或出现喘促气急者，或咳嗽加重，痰量明显增多者应停药，酌情治疗。
6. 支气管扩张、肺脓疡、肺心病、肺结核应慎用。
7. 服用一周病证无改善，应停药，酌情治疗。

【用法用量】口服，一次10~20毫升，1日3次。

【规格】每瓶装（1）150毫升（2）180毫升。

强力枇杷露

【药物组成】白前 百部 桔梗 枇杷叶 桑叶 薄荷脑 罂粟壳

【功能与主治】养阴敛肺，止咳祛痰。用于支气管炎咳嗽。

【临床应用】本品适用于支气管炎咳嗽经久不愈，痰黄而少或干咳无痰，胸闷气短，口咽干燥，舌红苔薄黄；久咳不愈为主要临床特征者。

【注意事项】

1. 本品禁用于咳嗽伴发热怕冷，或痰量较多者。

2. 忌烟、酒及辛辣、生冷、油腻食物。

3. 不宜在服药期间同时服用滋补性中药。

4. 儿童、孕妇、哺乳期妇女禁用。

5. 糖尿病患者禁用。

6. 本品含有罂粟壳，不可久服。

7. 支气管扩张、肺脓疡、肺心病、肺结核患者久咳不愈，应停药，酌情治疗，慎用敛肺止咳药物。

【用法用量】口服，一次 15 毫升，1 日 3 次。

【规格】每瓶装 200 毫升。

祛痰止咳颗粒

【药物组成】党参* 水半夏* 芫花*（醋制） 甘遂*（醋制） 紫花杜鹃 明矾

【功能与主治】健脾燥湿，祛痰止咳。主要用于慢性支气管炎及支气管炎合并肺气肿、肺心病所引起的痰多，咳嗽，喘息等症。

【临床应用】本品适用于慢性支气管炎及支气管炎合并肺气肿、肺心病，见咳嗽、痰多色白，质地清稀，或气促喘息，兼见胸胁胃部胀满不适，食少纳差，舌淡苔白或腻的患者。

【注意事项】

1. 不适用于伴见发热怕冷，或伴痰色黄而粘，或伴心烦手足心热等症状的咳喘患者。

2. 孕妇慎用、年老体弱者慎用。

3. 用药期间饮食宜清淡，忌烟、酒及辛辣、生冷、油腻食物。

4. 服药七天症状无缓解，应停药，酌情治疗。

【用法用量】开水冲服，一次 12 克，1 日 2 次。

【规格】每袋装 6 克。

蛇胆陈皮片（胶囊、散）

【药物组成】 蛇胆汁　陈皮

【功能与主治】 理气化痰，祛风和胃。用于痰浊阻肺、胃失和降，咳嗽、呕逆。

【临床应用】

1. 本品适用于慢性支气管炎，见咳嗽痰多，痰稠厚或黄，量多易咳，胸闷脘痞，恶心呕吐。苔腻或黄腻的患者。

2. 亦可用于呃逆连连，呕吐物如痰涎。苔腻或黄腻的患者。

【不良反应】 有文献报道蛇胆陈皮散导致全身多处粘膜溃烂1例。

【注意事项】

1. 蛇胆汁味苦、性微寒，脾胃虚寒，见腹泻或大便不成形，不欲饮食，口淡无味，食后腹胀的患者慎用。

2. 高血压、心脏病、肝病、糖尿病、肾病等慢性病严重者慎用。

3. 忌烟、酒及辛辣、生冷、油腻食物。

4. 不宜在服药期间同时服用滋补性中药。

5. 服药期间，若患者发热体温超过38.5℃，或出现喘促气急者，或咳嗽加重、痰量明显增多者应停药，酌情治疗。

【用法用量】 片剂：口服，一次2~4或1~2片，1日3次；胶囊剂：口服，一次1~2粒，1日2~3次；散剂：口服，一次0.3~0.6克，1日2~3次。

【规格】 片剂：素片每片重（1）0.22克（2）0.33克；薄膜衣片：每片重0.4克；胶囊剂：每粒装0.3克；散剂：每瓶装（1）0.3克（2）0.6克。

消咳喘糖浆

【药物组成】 满山红

【功能与主治】 止咳、祛痰、平喘。用于寒痰阻肺所致的咳嗽气喘、咯痰色白。慢性支气管炎，见上述证候者。

【临床应用】

1. 本品适用于急慢性支气管炎，见咳嗽阵作、喘息气短、咯吐白痰，量不多，口淡恶风，舌淡苔白的患者。

2. 本品对受风后引起的刺激性咳嗽及咯痰量少的慢性咳嗽亦有一定效果。

【不良反应】 有文献报道口服消喘膏出现皮肤潮红、眼睑浮肿、体温升高的过敏反应；哮喘发作；过敏性休克 1 例；室上性心动过速 5 例；肾病综合征等不良反应。

【注意事项】

1. 本品不适用于咳嗽，呼吸稍急促，痰量多，色黄且粘稠，及干咳伴心烦手足心热等症状明显的急慢性支气管炎患者。

2. 糖尿病患者禁用糖浆剂。

3. 用药期间饮食宜清淡，忌辛辣食物。

4. 服药七天后症状无改善，或出现其他症状，应停药，酌情治疗。

【用法用量】 口服，一次 10 毫升，1 日 3 次。

【规格】 每瓶装（1）100 毫升（2）50 毫升。

养阴清肺丸

【药物组成】 地黄 玄参* 麦冬 川贝母* 牡丹皮 白芍* 薄荷 甘草*

【功能与主治】 养阴润燥，清肺利咽。用于阴虚肺燥，咽喉干痛，干咳少痰或咯痰带血。

【临床应用】本品适用于急慢性支气管炎，见咳嗽痰少、口咽干燥、干咳少痰或咯痰带血，舌红苔少的患者。

【注意事项】

1. 本品甘寒滋阴，咳嗽伴发热怕冷，或伴见痰多色白、胸闷腹胀者慎用。

2. 本品甘寒凉润，脾胃虚寒，见腹泻或大便不成形，不欲饮食，口淡无味，食后腹胀的患者慎用。

3. 孕妇慎用。

4. 忌烟、酒及辛辣食物。

5. 服药期间，若患者发热体温超过38.5℃，或出现喘促气急者，或咳嗽加重、痰量明显增多者应停药，酌情治疗。

6. 服药三天症状无缓解，应停药，酌情治疗。

【用法用量】丸剂：口服，水蜜丸：一次6克，大蜜丸：一次1丸，1日2次。

【规格】水蜜丸：每100粒重10克；大蜜丸：每丸重9克。

常用品牌：北京同仁堂。

百合固金口服液（丸）

【药物组成】百合　地黄　熟地黄　麦冬　玄参*　川贝母*　当归　白芍*　桔梗　甘草*

【功能与主治】养阴润肺，化痰止咳。用于肺肾阴虚，干咳少痰，痰中带血，咽干喉痛。

【临床应用】本品适用于慢性支气管炎，见干咳少痰、咯痰带血、咳声嘶哑、午后自觉烘热、口咽干燥，舌红苔少的患者。

【注意事项】

1. 咳嗽伴发热怕冷，或伴见痰多色白、胸闷腹胀者慎用。

2. 脾胃虚弱，食少腹胀，大便稀便者不宜服用。

3. 糖尿病患者忌用。

4. 忌烟、酒及辛辣燥热食物。

5. 服药后症状无明显改善或症状加重者，应停药，酌情治疗。

【用法用量】口服液：口服，一次10～20毫升，1日3次；丸剂：口服，一次1丸，1日2次。

【规格】口服液：每瓶装（1）10毫升（2）20毫升（3）100毫升；丸剂：每丸重9克。

二陈丸

【药物组成】陈皮　半夏（制）*　茯苓　甘草*　辅料：生姜

【功能与主治】燥湿化痰，理气和胃。用于痰湿停滞导致的咳嗽痰多，胸脘胀闷，恶心呕吐。

【临床应用】本品适用于慢性支气管炎，见咳嗽痰多，色白易咳，胸脘满闷，恶心呕吐、疲倦乏力，舌淡红苔白等症状明显的患者。

【注意事项】

1. 本品药味辛燥易伤阴津，不可久服。

2. 慢性支气管炎，见干咳无痰、或伴见口干咽干者忌用。

3. 不宜在服药期间同时服用滋补性中药。

4. 忌烟、酒及辛辣、生冷、油腻食物。

5. 服用三天，症状无改善，应停药，酌情治疗。

【用法用量】口服，一次9～15克，1日2次。

【规格】每100粒重6克。

常用品牌：北京同仁堂。

橘红颗粒

【药物组成】化橘红　陈皮　法半夏*　茯苓　甘草*　桔梗　苦杏仁　紫苏子（炒）　紫菀　款冬花　瓜蒌皮*　浙贝母*　地黄　麦冬　石膏

【功能与主治】清肺化痰，止咳。用于痰热咳嗽，痰多，色黄黏稠，胸闷口干。

【临床应用】本品适用于急慢性支气管炎，见咳声重浊、咯黄粘痰，量多难出，胸脘满闷、口干便秘，食少，舌红苔黄腻的患者。

【注意事项】

1. 本品清气化痰，急慢性支气管炎，见咳嗽伴发热怕冷或干咳无痰，咯痰无力者慎用。

2. 孕妇慎用。

3. 本品清肺行气、润肠通便，长期慢性腹泻者慎用。

4. 服用期间饮食宜清淡，忌辛辣、油腻食物。

5. 服用三天，症状无改善，应停药，酌情治疗。

6. 糖尿病患者慎用。

【用法用量】开水冲服，一次 1 袋，1 日 2 次。

【规格】每袋装 11 克。

克咳胶囊

【药物组成】麻黄　罂粟壳　甘草*　苦杏仁　莱菔子　桔梗　石膏

【功能与主治】清热祛痰，止咳定喘。用于咳嗽，喘急、气短。

【临床应用】本品适用于急性支气管炎或慢性支气管炎急性发作，见致咳嗽声重、喘息，呼吸急促、咯痰色黄质粘。口干，舌红苔黄或黄腻的患者。

【注意事项】

1. 不适用于伴发热怕冷，或伴心烦手足心热等症状的咳喘患者。

2. 本品含有麻黄，高血压、心脏病患者及运动员慎服。

3. 本品含有罂粟壳，中病即止，不可过量、久服。

4. 孕妇禁用。

5. 脾胃虚寒，见腹泻或大便不成形，不欲饮食，口淡无味，食后腹胀的患者慎用。

6. 忌烟、酒及辛辣、生冷、油腻食物。

7. 不宜在服药期间同时服用滋补性中药。

8. 本品不宜长期服用，服药三天症状无缓解，应停药，酌情治疗。

【用法用量】 口服，一次3粒，1日2次。

【规格】 每粒装0.3克。

常用品牌：贵州益佰。

杏苏止咳颗粒

【药物组成】 陈皮　甘草*　桔梗　苦杏仁　前胡　紫苏叶

【功能与主治】 宣肺散寒，止咳祛痰。用于感冒风寒，咳嗽，气逆。

【临床应用】

1. 本品适用于急性支气管炎，见发热怕冷、咳嗽气急、鼻流清涕、咳痰稀薄色白，量不多，头痛无汗、全身酸痛，舌淡红苔薄白的患者。

2. 伴有胸闷，呼吸浅促，可配合使用苏子降气丸；如咯吐白痰量多、食少，可配合服用祛痰止咳颗粒。

【注意事项】

1. 本品不可用于咳嗽、呼吸稍急促、痰量多、色黄且粘稠或及干咳无痰咽干等症状明显的急性支气管炎患者。

2. 不宜在服药期间同时服用滋补性中成药。

3. 服药期间饮食宜清淡，忌食辛辣、生冷、油腻。

4. 服药期间，若患者出现高热，体温超过38℃，或出现喘促气急者，或咳嗽加重，痰量明显增多，咳吐黄痰者应停药，酌情治疗。

【用法用量】 开水冲服，一次12克，1日3次。

【规格】 每袋装12克。

止咳橘红口服液（丸）

【药物组成】 化橘红　瓜蒌皮*　石膏　麦冬　知母　款冬花　紫菀　法半夏*　茯苓　炒苦杏仁　桔梗　甘草*　陈皮　地黄　炒紫苏子

【功能与主治】 清肺，止咳，化痰。用于痰热阻肺引起的咳嗽痰多，胸满气短，咽干喉痒。

【临床应用】

1. 本品适用于急性慢性支气管炎，见咳嗽，痰多，黄白质粘，咽干，喉痒，胸闷，口干，舌红苔黄腻的患者。

2. 如伴有发热、咽痛，可配合服用清开灵、双黄连口服液等药物以退热。

【注意事项】

1. 本品不适用于咳嗽咯痰伴发热怕冷及干咳无痰的急性慢性支气管炎患者。

2. 不宜在服药期间同时服用滋补性中成药。

3. 服药期间饮食宜清淡，忌食辛辣、生冷、油腻。

4. 服药期间，若患者发热体温超过38.5℃，或出现喘促气急者，或咳嗽加重、痰量明显增多者应停药，酌情治疗。

【用法用量】 口服液：一次10毫升，1日2～3次；丸剂：水蜜丸一次9克，大蜜丸一次2丸，1日2次。

【规格】 口服液：每支装10毫升；丸剂：水蜜丸每10粒重1克，大蜜丸每丸重6克。

常用品牌：北京同仁堂。

蛇胆川贝液（胶囊、枇杷膏、散）

【药物组成】蛇胆汁 平贝母*

【功能与主治】清肺，止咳，除痰。用于肺热咳嗽，痰多。

【临床应用】本品适用于急性慢性支气管炎，见咳嗽，呼吸粗大、咯痰黄粘、不易咯出、发热咽痛，舌红苔黄的患者。

【不良反应】文献有报道用药后出现药疹、急性喉头水肿、胸腹皮肤灼痛的不良反应。

【注意事项】

1. 本品不宜用于咳嗽伴发热怕冷，或伴见痰多色白、胸闷腹胀者。
2. 本品性味寒凉，孕妇、体质虚弱者慎用。
3. 对本品所含药物过敏者禁用，严重过敏体质者慎用。
4. 忌食辛辣、油腻食物。
5. 服用三天症状无改善，应停药，酌情治疗。

【用法用量】口服液：口服，一次 10 毫升，1 日 2 次；胶囊剂：口服，一次 1～2 粒，1 日 2～3 次；枇杷膏：口服，一次 15 毫升，1 日 3 次；散剂：口服，一次 0.3～0.6 克，1 日 2～3 次。

【规格】口服液：每支装 10 毫升；胶囊剂：每粒装 0.3 克；枇杷膏：每瓶装 100 毫升；散剂：每瓶装 0.6 克。

小结

气管－支气管炎诊治应分清急性和慢性，本节主要涉及急性气管－支气管炎的中成药治疗。慢性支气管炎、肺气肿患者出现肺脏通气功能障碍即诊为慢性阻塞性肺病，用药见于相关章节。

急性支气管炎病机多为外感风寒、风热，或痰热炽盛、痰湿阻肺而致肺失宣肃。风寒袭肺，见怕冷咽痒、咳嗽痰白用通宣理肺丸和杏苏止咳颗粒，寒饮为外寒引动而致背寒，咯吐大量白稀泡沫痰用小青龙颗粒，外感风热致咽痛咳嗽用急支糖浆、复方鲜竹沥液和治咳川贝枇杷液。痰浊阻肺致咳嗽痰多、色白质粘用蛇胆陈皮散、二陈丸。寒痰阻肺致咳嗽频作、痰白质稀用祛痰止咳颗粒、消咳喘片。痰热蕴肺致咳嗽胸闷，痰黄质粘用止咳橘红口服液、橘红丸。阴虚燥咳致咳嗽痰少、口咽干燥选用养阴清肺丸、百合固金口服液，久咳不愈可酌情使用强力枇杷露以镇咳。另外，此类药品大多含有麻黄，高血压、心脏病患者及运动员慎用。强力枇杷露、克咳胶囊中含有罂粟壳，不可过量服用。

第四节　肺部感染

肺部感染是指终末气道、肺泡和肺间质的炎症。其表现为发热，呼吸急促，咳嗽，深呼吸和咳嗽时可伴有胸痛，咯少量痰或大量痰，间或有血丝。中医常辨证为咳嗽或风温肺热病，病机多为外邪入侵，侵犯肺卫，或饮食不节，脾失运化，痰湿内生，上壅于肺，致肺气郁闭，清肃之令不行，而出现发热、咳嗽、痰壅、气促、鼻煽等症。辨证为风热犯肺、肺胃郁热、痰热壅肺等证，治疗上常以清热解毒、止咳化痰为法。若重症患者伴有咯血、胸痛等症，则需加用清热止血、通络止痛等药物。

羚羊清肺丸（颗粒）

【药物组成】浙贝母　蜜桑白皮　前胡　麦冬　天冬　天花粉*　地黄　玄参*　石斛　桔梗　蜜枇杷叶　炒苦杏仁　金果榄　金银花　大青叶　栀子　黄芩　板蓝根　牡丹皮　薄荷　甘草*　熟大黄　陈皮　羚羊角粉

【功能与主治】清肺利咽，清瘟止嗽。用于肺胃热盛，感受时邪，身热头晕，四肢酸懒，咳嗽痰盛，咽喉肿痛，鼻衄咳血，口干舌燥。

【临床应用】

1. 本品适用于流行性感冒、上呼吸道感染、急性支气管炎、肺部感染，见发热头晕，咽喉肿痛，咳嗽痰多，痰黄难咳，胸胁胀满，鼻衄咳血，口干舌燥，舌红苔薄黄腻的患者。

2. 如合并发热、咽痛，可配合使用清开灵、瓜霜退热灵以退热。

【注意事项】

1. 本品药性偏凉，咳嗽伴发热怕冷，或伴见痰多色白、大便稀泄者忌服。

2. 本品含大黄，孕妇慎用。

3. 服药期间饮食宜清淡，忌食生冷、辛辣、燥热之品，忌烟酒。

【用法用量】丸剂：口服，大蜜丸一次 1 丸，1 日 3 次，水蜜丸一次 40 粒，1 日 3 次；颗粒剂：开水冲服，一次 6 克，1 日 3 次。

【规格】大蜜丸每丸重 6 克，水蜜丸每 100 粒重 10 克；颗粒剂：每袋装 6 克。

常用品牌：北京同仁堂。

清气化痰丸

【药物组成】黄芩（酒制）　瓜蒌仁霜*　半夏*（制）　胆南星　陈皮　苦杏仁　枳实　茯苓

【功能与主治】清肺化痰。用于肺热咳嗽痰多、痰黄黏稠，胸脘满闷。

【临床应用】本品适用于支气管炎、肺部感染，见咳嗽咯痰，粘痰量多，胸闷气促，口干欲饮，舌红苔黄的患者。

【注意事项】

1. 本品以苦寒药为主，咳嗽伴发热怕冷，或伴见痰多色白、食少腹胀，大便质稀者慎用。

2. 不可过量、久服，年老体衰者慎用，脾胃虚寒，见腹泻或大便不成形，不欲饮食，口淡无味，食后腹胀的患者慎用。

3. 孕妇慎用。

4. 忌食辛辣、油腻食物。

5. 服用三天症状无改善，应停药，酌情治疗。

6. 服药期间，若患者出现高热，体温超过38℃，或出现喘促气急者，或咳嗽加重，痰量明显增多，或咳吐黄痰者应停药，酌情治疗。

【用法用量】浓缩丸：一次6丸，1日3次。

【规格】浓缩丸每10丸重2克（每6丸相当于原生药材3克）。

二母宁嗽丸（颗粒剂）

【药物组成】川贝母* 知母 石膏 炒栀子 黄芩 蜜桑白皮 炒瓜蒌子* 茯苓 陈皮 麸炒枳实 五味子（蒸） 炙甘草*

【功能与主治】清肺润燥，化痰止咳。用于燥热蕴肺所致的咳嗽、痰黄而黏不易咳出，胸闷气促，久咳不止、声哑喉痛。

【临床应用】本品适用于支气管炎、肺部感染，见咳嗽、痰黄而粘，不易咯出，或久咳不止，呼吸急促，胸闷、口干欲饮水，舌红苔黄的患者。

【注意事项】

1. 本品药性苦寒，咳嗽伴发热怕冷者忌用。

2. 不宜在服药期间同时服用滋补性中药。

3. 脾胃虚寒症，见腹痛、喜暖、泄泻者慎服。

4. 孕妇禁用。

5. 本品为蜜丸制剂，糖尿病患者慎用。

6. 忌烟、酒及辛辣、生冷、油腻食物。忌牛肉、羊肉、鱼等发物。

7. 有支气管扩张、肺脓疡、肺心病、肺结核患者出现咳嗽时应停药，酌情治疗。

8. 服药三天症状无缓解，应停药，酌情治疗。

【用法用量】 丸剂：口服，大蜜丸一次1丸，水蜜丸一次6克，1日2次；颗粒剂：开水冲服，一次1袋，1日2次。

【规格】 丸剂：大蜜丸每丸重9克；水蜜丸每100丸重10克；颗粒剂：每袋装10克。

常用品牌：北京同仁堂。

十味龙胆花颗粒

【药物组成】 龙胆花　烈香杜鹃　甘草*　矮紫堇　川贝母*　小檗皮　鸡蛋参　螃蟹甲　藏木香　马尿泡

【功能与主治】 清热化痰，止咳平喘。用于痰热壅肺所致的咳嗽、喘鸣、痰黄，或兼发热、流涕、咽痛、口渴、尿黄、便干。

【临床应用】 本品适用于肺部感染，见咯吐黄粘痰，不易咯出，咳嗽喘息，咽痛口干、尿黄便干，舌红苔黄的患者。

【注意事项】

1. 本品不适用于咳嗽咯痰伴发热怕冷及干咳无痰的肺部感染患者。

2. 慎与滋补类药物同用。

3. 对本药任何成分过敏者禁用。

4. 忌烟、酒及辛辣、生冷、油腻食物。

5. 服用一周病情无改善，或症状加重者，应停药，酌情治疗。

【用法用量】 颗粒剂：开水冲服，一次3克，1日3次。

【规格】 每袋装3克。

热炎宁片

【药物组成】 蒲公英　虎杖　北败酱　半枝莲

【功能与主治】清热解毒。用于外感风热、内郁化火所致的风热感冒，症见发热，咽喉肿痛，口苦咽干，咳嗽痰黄，尿黄便结；化脓性扁桃体炎、急性支气管炎、单纯性肺炎，见上述证候者。

【临床应用】本品适用于化脓性扁桃体炎，急性咽炎，急性支气管炎，肺炎，见咳嗽痰多、痰黄质粘，不易咯出，面红发热、咽红肿痛、口干欲饮，舌红苔黄的患者。

【注意事项】

1. 本品不适用于咳嗽咯痰伴发热怕冷、干咳无痰，及干咳伴心烦手足心热等症状明显的肺部感染患者。

2. 慎与滋补类药物同用。

3. 本药药味苦寒、易伤胃气，脾胃虚寒，见腹泻或大便不成形，不欲饮食，口淡无味，食后腹胀的患者慎用。

4. 孕妇慎用。

5. 忌烟、酒及辛辣、生冷、油腻食物。

6. 服药三天后症状无改善，或症状加重，或出现胸闷、心慌等应立即停药，酌情治疗。

【用法用量】口服，一次3~6片，1日2~4次。

【规格】每片重0.25克。

清肺抑火丸

【药物组成】黄芩　栀子　知母　浙贝母*　黄柏　苦参*　桔梗　前胡　天花粉*　大黄

【功能与主治】清肺止咳，化痰通便。用于痰热阻肺所致的咳嗽、痰黄稠黏、口干咽痛、大便干燥。

【临床应用】本品适用于支气管炎、肺部感染，见咳嗽气粗、痰黄粘稠、口干欲饮、尿黄便干，舌红苔黄厚的患者。

【注意事项】

1. 本品不适用于咳嗽咯痰伴发热怕冷及干咳无痰的肺部感染

患者。

2. 慎与滋补类药物同用。

3. 孕妇、哺乳期妇女、年老体弱及脾虚腹泻大便不成形者慎用。

4. 忌烟、酒及辛辣、生冷、油腻食物。

5. 服药期间，若患者发热体温超过38.5℃，或出现喘促气急者，或咳嗽加重、痰量明显增多者应停药，酌情治疗。

6. 严格按用法用量服用，本品不宜长期服用。

【用法用量】口服，水丸：一次6克；大蜜丸：一次1丸，1日2~3次。

【规格】水丸：每100粒重6克；大蜜丸：每丸重9克。

桂龙咳喘宁胶囊

【药物组成】桂枝　龙骨　白芍*　牡蛎　黄连　法半夏*　瓜蒌皮　苦杏仁（炒）大枣　生姜　甘草*（炙）

【功能与主治】止咳化痰，降气平喘。用于外感风寒、痰湿阻肺引起的咳嗽、气喘、痰涎壅盛；急性支气管炎，见上述证候者。

【临床应用】

1. 本品适用于急慢性支气管炎，见咳嗽气粗、喉中痰鸣，痰白清稀、量多易咳，汗出怕风，舌淡白苔白水滑的患者。

2. 亦可用于上呼吸道感染，见咳嗽声重，气急咽痒，咳痰稀薄色白，伴鼻塞，流清涕，头痛，肢体酸痛，怕冷发热，无汗的患者。

【不良反应】据文献报道有心慌、胸闷、呼吸困难的不良反应发生。

【注意事项】

1. 本品不适用于咳嗽伴发热、咽干咽痛等急慢性支气管炎患者。

2. 不宜在服药期间同时服用滋补性中成药。

3. 孕妇慎用。

4. 服药期间忌烟、酒、猪肉及生冷食物。

5. 服用三天病症无改善，应停药，酌情治疗。

6. 服药期间，若患者出现高热，体温超过38℃，或出现喘促气急者，或咳嗽加重，痰量明显增多，或咳吐黄痰者应停药，酌情治疗。

【用法用量】 口服，一次5粒，1日3次。

【规格】 每粒装0.3克（相当于原药材1克）。

清肺消炎丸

【药物组成】 麻黄　石膏　地龙　牛蒡子　葶苈子　人工牛黄　苦杏仁（炒）羚羊角

【功能与主治】 清肺化痰，止咳平喘。用于痰热阻肺，咳嗽气喘，胸胁胀痛，吐痰黄稠；上呼吸道感染，急性支气管炎、慢性支气管炎急性发作及肺部感染，见上述证候者。

【临床应用】 本品适用于肺部感染，见咳嗽喘息、咯痰色黄、粘稠量多，胸闷，舌红苔黄的患者。

【注意事项】

1. 本品不适用于咳嗽咯痰伴发热怕冷及干咳无痰的肺部感染患者。

2. 慎与滋补类药物同用。

3. 本品含麻黄，高血压、心脏病患者及运动员慎用。

4. 本品含有地龙，严重过敏体质患者慎用。

5. 忌烟、酒及辛辣、生冷、油腻食物。

6. 服药期间，若患者发热体温超过38.5℃，或出现喘促气急者，或咳嗽加重、痰量明显增多者应停药，酌情治疗。

【用法用量】 口服，一次60丸，1日3次。

【规格】 水蜜丸：每60丸重8克；水丸：每60丸重5克。

常用品牌：天津中新药业达仁堂。

射麻口服液

【药物组成】麻黄　胆南星　石膏　桑白皮（蜜炙）　射干　莱菔子（炒黄）苦杏仁　白前　黄芩　五味子（醋蒸）

【功能与主治】清肺化痰，止咳平喘。适用于痰热阻肺所致咳嗽、痰多稠粘，胸闷憋气，气促作喘，喉中痰鸣，发热或不发热。

【临床应用】本品适用于急性支气管炎，慢性支气管炎急性发作和肺部感染，见咳嗽喘息、胸部满闷、痰稠则黄、身热汗出、口干口苦、便干尿黄，舌红舌苔黄或黄白的患者。

【注意事项】

1. 本品不适用于痰多色白、食少腹胀、大便质稀及说话无力等症状明显的肺部感染患者。
2. 孕妇慎用。
3. 本品含有麻黄，高血压、心脏病患者及运动员慎用。
4. 慎与滋补类药物同用。
5. 忌烟、酒及辛辣、生冷、油腻食物。
6. 服药期间，若患者发热体温超过38.5℃，或出现喘促气急者，或咳嗽加重、痰量明显增多者应停药，酌情治疗。

【用法用量】口服，一次10毫升，1日3次。

【规格】每支装10毫升。

葶贝胶囊

【药物组成】葶苈子　麻黄（蜜炙）　川贝母*　苦杏仁　瓜蒌皮*　石膏　黄芩　鱼腥草　旋覆花　赭石　白果　蛤蚧　桔梗　甘草*

【功能与主治】清肺化痰，止咳平喘。用于痰热壅肺所致的咳嗽、咯痰、喘息、胸闷、苔黄或黄腻。慢性支气管炎急性发作，见上述证候者。

【临床应用】本品适用于慢性支气管炎急性发作、肺部感染，见发热咳嗽、咯吐黄痰、量多质粘，胸闷喘息，喉中痰鸣，舌红苔黄或黄腻的患者。

【注意事项】

1. 本品不适用于咳嗽咯痰伴发热怕冷及干咳伴心烦手足心热等症状明显的肺部感染患者。

2. 孕妇禁用。

3. 本品含有麻黄，高血压、心脏病患者及运动员慎用。

4. 本品含有蛤蚧，严重过敏体质者慎用。

5. 忌烟、酒及辛辣、生冷、油腻食物。

6. 服药期间，若患者发热体温超过38.5℃，或出现喘促气急者，或咳嗽加重、痰量明显增多者应停药，酌情治疗。

【用法用量】口服，一次4粒，1日3次，饭后服用。

【规格】每粒装0.35克。

金贝痰咳清颗粒

【药物组成】浙贝母* 金银花 前胡 苦杏仁（炒） 桑白皮 桔梗 射干 麻黄 川芎 甘草*

【功能与主治】清肺止咳，化痰平喘。适用于痰热阻肺所致的咳嗽，痰黄粘稠，喘息。慢性支气管炎急性发作，见上述证候者。

【临床应用】本品适用于慢性支气管炎急性发作、肺部感染，见咳嗽咯痰、痰黄粘，不易咯出，甚则喘息，或兼发热，口干便干，舌红苔黄的患者。

【注意事项】

1. 本品禁用于咳喘伴痰多色白、食少腹胀，大便质稀的肺部感染患者。

2. 本药含有麻黄，高血压、心脏病、糖尿病患者及运动员慎用。

3. 本药行气活血，孕妇慎用。

4. 本药含有苦寒之品，脾胃虚寒，见腹泻或大便不成形，不欲饮食，口淡无味，食后腹胀的患者慎用。

5. 忌烟、酒及辛辣、生冷、油腻性食物。

6. 不宜在服药期间同时服用滋补性中药。

7. 服药三天症状无缓解，应停药，酌情治疗。

【用法用量】 口服，一次7克，1日3次。

【规格】 每袋装7克。

止咳定喘口服液

【药物组成】 麻黄　苦杏仁　甘草*　石膏

【功能与主治】 辛凉宣泄，清肺平喘。用于表寒里热，身热口渴，咳嗽痰盛，喘促气逆，胸膈满闷；急性支气管，见上述证候者。

【临床应用】 本品适用于支气管炎、肺部感染，见咳嗽痰盛、喘息气促、胸闷喘满、口干，发热，怕冷，舌红苔黄。

【注意事项】

1. 本品不适用于咳喘伴发热怕冷，未见口干口苦，或干咳伴心烦手足心热等症状明显的肺部感染患者。

2. 本药含有麻黄，高血压、心脏病患者及运动员慎用。

3. 本品辛寒，不宜长期服用。

4. 忌烟、酒及辛辣食物。

5. 服用三天，症状无改善，应停药，酌情治疗。

【用法用量】 口服，一次10毫升，1日2~3次。

【规格】 每支装10毫升。

小结

肺部感染治疗多为清热解毒、止咳化痰，肺胃热盛致身热咽痛、咳嗽痰黄用羚羊清肺丸、热炎宁片；痰热阻肺，见咳嗽痰黄、咽干便秘用清肺抑火丸、十味龙胆花和清气化痰丸；表寒里热，见咳嗽喘息、胸闷气促用止嗽定喘口服液；痰热所致喘鸣胸闷、咳嗽痰黄用葶贝胶囊、射麻口服液和金贝痰咳清颗粒；痰湿阻肺所致咳嗽痰白、气粗汗出用桂龙咳喘宁胶囊。止嗽定喘口服液、射麻口服液等药物含有麻黄，高血压、心脏病患者及运动员慎用。

第五节　肺源性心脏病

肺源性心脏病主要是由支气管－肺组织或肺动脉血管病变所致肺动脉高压引起的心脏病，临床以喘息气促，咳嗽，咯痰，憋闷如塞，桶状胸或唇甲紫绀，心慌浮肿为主要表现，严重者可出现昏迷、痉厥、出血、喘脱等危重症候。中医常辨病为肺胀，核心病机为多种慢性肺系疾患反复发作，迁延日久不愈，肺脾肾三脏虚损，从而导致痰瘀阻结，气道不畅，肺气壅滞，不能敛降，发为肺胀。常见证型为外寒里饮、痰浊阻肺、痰热郁肺、痰蒙神窍、肺肾气虚、阳虚水泛等证，多对证治以温肺散寒、涤痰降逆、清肺化痰、熄风开窍、补肺纳肾、化饮利水等为法。

丹葶肺心颗粒

【药物组成】麻黄　石膏　鱼腥草　前胡　苦杏仁　浙贝母*　葶苈子　桑白皮　枳壳　丹参*　川芎　太子参　甘草*

【功能与主治】清热化痰，止咳平喘。用于肺心病（发作期）属痰热证。症见咳嗽喘促，痰黄粘稠，或胸闷，心慌，发热，口唇发绀，便干，舌红，苔黄或黄腻等。

【临床应用】

1. 本品适用于肺心病，见咳嗽喘促、痰黄黏稠、胸闷心慌、口唇紫绀、难以平卧，舌红苔黄或黄腻的患者。

2. 本品药味苦寒，易伤正气，适用于肺心病急性加重期，缓解期避免单独使用。

【注意事项】

1. 本品不适用于咳嗽咯痰伴发热怕冷及干咳无痰的肺心病患者。

2. 本品清肺化痰，祛瘀逐饮，平时虚寒者避免单独使用。

3. 用药期间饮食宜清淡，忌烟、酒及辛辣、生冷、油腻食物。

4. 服药期间，若患者发热体温超过38.5℃，或出现喘促气急者，或咳嗽加重、痰量明显增多者应停药，酌情治疗。

【用法用量】 温开水冲服，一次10克，1日3次，四周为一疗程。

【规格】 每袋装10克。

补肺活血胶囊

【药物组成】 黄芪　赤芍*　补骨脂

【功能与主治】 益气活血，补肺固肾。用于肺心病（缓解期）属气虚血瘀症，症见咳嗽气促或咳喘胸闷，心慌气短，肢冷乏力，腰膝酸软，口唇紫绀，舌淡苔白或舌紫暗等。

【临床应用】

1. 本品适用于肺心病（缓解期），见咳嗽喘息、动则加重、心慌气短、恶寒肢冷，口唇紫绀，舌淡有瘀斑苔白或舌紫黯的患者。

2. 本品扶正固本为主，肺心病急性加重期宜综合治疗。

3. 本品可替代或显著减少口服糖皮质激素剂量，以维持或改善哮喘的控制。

【注意事项】

1. 本品不适用于咳嗽，呼吸稍急促，痰量多，色黄且粘稠，或干咳伴心烦手足心热等症状明显的肺心病患者。

2. 过敏性患者可配合吸入剂治疗。

3. 温水送服（小于等于40摄氏度）。另外，最好间隔几分钟后服用它药物。

4. 用药期间饮食宜清淡，忌烟、酒及辛辣、生冷、油腻食物。

5. 服药期间，若患者发热体温超过38.5℃，或出现喘促气急者，或咳嗽加重、痰量明显增多者应停药，酌情治疗。

【用法用量】 口服，一次2~4粒，1日3次。

【规格】 每粒装0.35克。

补金片

【药物组成】 陈皮　哈蟆油　鹿角胶　乌梢蛇（去头，炒）　紫河车　鸡蛋黄油　桔梗　龟甲胶　百部　浙贝母*　红参*　白及*　黄精　茯苓　蛤蚧（去头，足）　麦冬　核桃仁　当归

【功能与主治】 补肾益肺，健脾化痰，止咳平喘，用于肺结核、慢性支气管炎、肺气肿、肺心病缓解期。

【临床应用】

1. 本品适用于肺结核、慢性支气管炎、肺气肿、肺心病缓解期，见喘息气短、活动则加重、咳嗽痰少、疲乏心慌、口唇发绀、腰膝酸软，舌紫黯或暗红少津的患者。

2. 本品扶正固本为主，适用于肺心病缓解期，急性加重期不可单独使用。

【注意事项】

1. 本品忌用于咳嗽咯痰伴发热怕冷或呼吸稍急促，痰量多，色黄且粘稠的肺心病患者。

2. 服药期间忌辛辣食品。

3. 服药期间，若患者出现高热，体温超过38℃，或出现喘促气急者，或咳嗽加重，痰量明显增多，或咳吐黄痰者应停药，酌情治疗。

【用法用量】 口服，一次5~6片，1日2次。

【规格】 每片重0.5克（薄膜衣）。

固本咳喘片

【药物组成】党参* 白术（麸炒） 茯苓 麦冬 甘草*（炙） 五味子（醋制） 补骨脂（盐水炒）

【功能与主治】益气固表，健脾补肾。用于脾虚痰盛、肾气不固所致咳嗽痰多、喘息气促、动则喘剧。慢性支气管炎、肺气肿、支气管哮喘，见上述证候者。

【临床应用】

1. 本品适用于慢性支气管炎、肺气肿、肺心病缓解期，见咳嗽气短、动则喘息，痰白量多，疲乏困倦，舌淡苔白的患者。

2. 本品扶正固本，慢性支气管炎、哮喘急性加重期不宜单独使用。

【注意事项】

1. 本品忌用于咳嗽咯痰伴发热怕冷慢性支气管炎、支气管哮喘患者。

2. 本品忌用于表现为呼吸急促，粗大呼吸，痰多且黄稠，口干口苦的支气管哮喘患者。

3. 用药期间饮食宜清淡，忌烟、酒及辛辣、生冷、油腻食物。

4. 服药期间，若患者发热体温超过38.5℃，或出现喘促气急者，或咳嗽加重、痰量明显增多者应停药，酌情治疗。

5. 服药四周症状无缓解，应停药，酌情治疗。

【用法用量】口服，一次3片，1日3次。

【规格】每片重0.4克。

如意定喘片

【药物组成】蛤蚧 蟾酥（制） 黄芪 地龙 麻黄 党参* 苦杏仁 白果 枳实 天冬 南五味子（酒蒸） 麦冬 紫菀 百部 枸杞子 熟地黄 远志 葶苈子 洋金花 石膏 甘草*

（炙）

【功能与主治】宣肺定喘，止咳化痰，益气养阴。用于气阴两虚所致的久咳久喘肺气虚、体弱痰多；支气管哮喘、肺气肿、肺心病，见上述证候者。

【临床应用】

1. 本品适用于支气管哮喘，肺气肿，肺心病，见咳嗽气短、喘息，活动即可加重，咯痰色白、神疲乏力、自汗盗汗，舌红嫩苔少的患者。

2. 虽然本品攻补兼施，但急性加重期不宜单独使用。

【注意事项】

1. 咳喘伴发热怕冷者忌用。

2. 本品含有麻黄，心脏病、高血压者慎用；运动员慎用。

3. 本品含有蟾酥、洋金花，有毒性，不可过量、久服。

4. 忌烟酒及辛辣食物。

【用法用量】口服，一次2～4片，1日3次。

【规格】糖衣片（片芯重0.25克）。

小结

肺源性心脏病是慢性呼吸迁延日久而致气虚血瘀、痰阻水停。急性加重期治标为主，应清热化痰、活血利水，稳定期应培本为要，补气填精、纳气平喘。

肺心病急性加重期痰热阻肺致咳喘痰黄、心慌紫绀用丹葶肺心颗粒；脾虚痰盛、肾不纳气致白痰量多、喘息气短用固本咳喘片；肺肾气阴两虚致动则气喘、腰膝酸软用补金片、如意定喘片；气虚血瘀致喘息心慌、肢冷困倦用补肺活血胶囊。如意定喘片、丹葶肺心药物含有麻黄，高血压、心脏病患者及运动员慎用。如意定喘片含有洋金花，不可过量久服。另外，肺心病患者如咳喘加重，伴有水肿，提示病情急性加重，应嘱患者及时医院就诊。

第六节 支气管哮喘

支气管哮喘由多种细胞（如肥大细胞、嗜酸性粒细胞、T淋巴细胞、中性粒细胞、气道上皮细胞等）和细胞组分参与的气道慢性炎症性疾病。这种慢性炎症导致气道反应性的增加，通常出现广泛多变的可逆性气流受阻，并引起反复发作的喘息、气急、胸闷或咳嗽等症状，常在夜间和（或）清晨发作、加剧，多数患者可自行缓解或经治疗缓解。本病中医属“哮喘”、“哮证”、“喘证”、“咳嗽”等范畴。为了与喘证区别，现代中医将支气管哮喘定为“哮病”。本病病机为痰瘀内伏于肺，复加外感、饮食、情志劳倦、烟雾刺激等因素，以致痰阻气道，肺气上逆。临床中应遵循“急则治其标，缓则治其本”的原则。临床上根据已发、未发、分虚实施治。发时以邪实为主，当攻邪治标，分别寒热，予以温化宣肺或清化肃肺。久病虚实夹杂者，又当兼顾。平时以正虚为主，当扶正治本，审察阴阳，分别脏器，采用补肺、健脾、益肾等法。

蠲哮片

【药物组成】葶苈子　青皮　陈皮　黄荆子　槟榔　大黄　生姜

【功能与主治】泻肺除壅，涤痰祛瘀，利气平喘。用于支气管哮喘急性发作期热哮痰瘀伏肺证，症见气粗痰涌、痰鸣如吼、咳呛阵作、痰黄稠厚。

【临床应用】

1. 本品适用于支气管哮喘急性发作期，见呼吸急促，痰量多，色黄且粘，高调哮鸣音，舌红苔黄厚腻的患者。
2. 本品宜在饭后半小时服用，便于药力发挥作用。
3. 支气管哮喘发作期应联合西药治疗。

【不良反应】 本品有腹泻、腹痛的不良反应。

【注意事项】

1. 哮喘患者，见怕风，汗出，气短，疲倦乏力，怕冷者禁服。

2. 服药后如出现大便偏稀、轻度腹痛，属正常现象，可继续用药或减少用量。

3. 慎与滋补类药物同用。

4. 不宜与温肺散寒类药物合用。

5. 年老久病体弱患者慎用。

6. 服药期间忌食辛辣、生冷、油腻食物。

7. 孕妇禁用。

8. 对本品成分过敏者禁用。

9. 服药期间，若患者出现发热，体温超过38℃，或出现喘促气急者，痰量明显增多者应停药，酌情治疗。

【用法用量】 口服，一次8片，1日3次，饭后服用，7日为一疗程。

【规格】 每片重0.3克。

降气定喘丸

【药物组成】 麻黄　葶苈子　紫苏子　桑白皮　白芥子　陈皮

【功能与主治】 降气定喘，祛痰止咳。用于痰浊阻肺所致的咳嗽痰多，气逆喘促；支气管哮喘，见上述诸证者。

【临床应用】 本品适用于慢性支气管炎、支气管哮喘急性发作期，见喘息，咳嗽痰多，痰色白，胸闷，不欲饮食，舌淡苔厚腻色白的患者。

【注意事项】

1. 本品不适用于慢性支气管炎、支气管哮喘，见怕风，汗出，气短，疲倦乏力，怕冷者。

2. 慎与滋补类药物同用。

3. 孕妇禁用。

4. 服药期间忌食辛辣、生冷、油腻食物。

5. 对本品成分过敏者禁用。

6. 本品含有麻黄，高血压、心脏病、青光眼患者及运动员慎用。

【用法用量】 口服，一次 7 克，1 日 2 次。

【规格】 每瓶装 7 克。

固肾定喘丸

【药物组成】 熟地黄　附子（制）*　牡丹皮　牛膝　补骨脂（盐制）　砂仁　车前子　茯苓　益智（盐制）　肉桂　山药　泽泻　金樱子（肉）

【功能与主治】 温肾纳气，健脾化痰。用于脾肾气虚，肾不纳气之咳嗽、气喘，动则尤甚。慢性支气管炎、肺气肿、支气管哮喘哮喘，见上述证候者。

【临床应用】

1. 本品适用于慢性支气管炎、肺气肿、支气管哮喘缓解期，见气短，活动后喘息加重，四肢末梢凉，颜面浮肿，下肢肿胀的患者。

2. 服药时间以空腹或饭前为佳。

3. 若同时见感冒发热有急性感染征象者，应暂停服用。

【注意事项】

1. 咳嗽，呼吸稍急促，痰量多，色黄且粘稠患者禁用。

2. 不宜与清热泻火类药物同用。

3. 孕妇禁服。

4. 对本品成分过敏者禁服。

5. 服药期间忌食生冷、油腻、辛辣食物。

【用法用量】 口服，一次 1.5～2.0 克，1 日 2～3 次，可在发病预兆前使用，也可预防久喘复发，一般服 15 天为一疗程。

【规格】每瓶装 35 克。

射麻口服液

【药物组成】麻黄　胆南星　石膏　桑白皮（蜜炙）　射干　莱菔子（炒黄）苦杏仁　白前　黄芩　五味子（醋蒸）

【功能与主治】清肺化痰，止咳平喘。适用于外邪犯肺、入里化热所致咳嗽、痰多稠粘，胸闷憋气，气促作喘，喉中痰鸣，发热或不发热，舌苔黄或黄白，或舌质红，脉弦滑或滑数等。

【临床应用】本品适用于过敏性支气管哮喘急性发作，见咳嗽、痰多稠粘，胸闷憋气，呼吸急促，喉中痰鸣，发热或不发热，舌苔黄或黄白，或舌质红的患者。

【注意事项】

1. 不宜与含人参等滋补类中药同服。
2. 本品不适用于慢性支气管炎、支气管哮喘，见怕风，汗出，气短，疲倦乏力，怕冷者。
3. 服药期间应食清淡食物，忌食辛辣厚味，忌烟酒。
4. 孕妇忌用。
5. 心脏病、高血压患者禁用。

【用法用量】口服，一次 10 毫升，1 日 3 次。

【规格】每支 10 毫升。

小结

临床中应用中医治疗支气管哮喘应遵循“急则治其标，缓则治其本”的原则。临床上根据已发、未发、分虚实施治。发时以邪实为主，当攻邪治标，分别寒热，予以温化宣肺或清化肃肺。久病虚实夹杂者，又当兼顾。平时以正虚为主，当扶正治本，审察阴阳，分别脏器，采用补肺、健脾、益肾等法。总体抓住祛邪、补虚两个关键环节，即“发时治肺”、“缓时治肾”。

蠲哮片、降气定喘丸为治疗热哮中药，射麻口服液为寒哮治疗方药，此三种药均为发作期治疗药物，临床中根据患者病情情况应联合西医治疗手段。固肾定喘丸为缓解期用药，其主要作用为温肾纳气，健脾利水。有学者认为哮喘患者临床中即使无肾虚症状，亦存在隐匿性肾虚，治疗中尤以补肾法最为主要，故此方为缓解期常用药物。

第七节 慢性阻塞性肺疾病

慢性阻塞性肺疾病简称慢阻肺（COPD），是一种破坏性的肺部疾病，是以不完全可逆的气流受限为特征的疾病，气流受限通常呈进行性发展并与肺对有害颗粒或气体的异常炎症反应有关。本病多属中医“咳嗽”、“喘证”、“肺胀”范畴。临床上中医可分为外寒内饮证、风热犯肺证、痰浊壅肺证、痰热壅肺证、肺气郁闭证、水气凌心证、痰热蒙窍证等证型，分别以解表蠲饮、疏风清热、化痰泄浊、化痰清热、开肺通宣、温阳益气化水及清热化痰醒神开窍为治法。

苓桂咳喘宁胶囊

【药物组成】茯苓　法半夏*　桂枝　陈皮　龙骨　牡蛎　白术（麸炒）　甘草*（蜜炙）　苦杏仁　桔梗　生姜　大枣

【功能与主治】温肺化饮，止咳平喘。主治外感风寒，痰湿阻肺，症见咳嗽痰多，喘息胸闷气短等。

【临床应用】

1. 本品适用于慢性阻塞性肺气肿，见咳嗽，痰多清稀，喘息胸闷，气短的患者。

2. 与西药诺氟沙星、氧氟沙星同时服用可形成难溶解吸收的络合物，使药效降低，建议错开服用时间。

【不良反应】偶有口干及胃部不适。

【注意事项】

1. 咳嗽伴咽喉肿痛者或心烦手足心热者禁用本品。

2. 胃部不适者宜饭后服用。

3. 忌食辛辣、油腻食物。

4. 支气管扩张、肺脓疡、肺心病、肺结核患者应慎用。

5. 服用一周病证无改善，应停药，酌情治疗。

6. 服药期间，若患者出现发热（体温超过38℃），或喘促气急，或咳嗽加重，应停药，酌情治疗。

7. 儿童、孕妇、体质虚弱者慎用。

8. 对本品过敏者禁用，过敏体质者慎用。

【用法用量】口服，一次5粒，1日3次，10天为一疗程。

【规格】每粒装0.34克。

百令胶囊

【药物组成】冬虫夏草发酵菌粉

【功能与主治】补肺肾、益精气。用于肺肾两虚引起的咳嗽、气喘、咯血、腰背酸痛；慢性支气管炎的辅助治疗。

【临床应用】本品适用于慢性阻塞性肺病免疫功能低下，见咳嗽，喘息，咯血，腰背酸痛，舌红少苔的患者。

【不良反应】个别患者服用后胃部有轻度不适，建议饭后服用。

【注意事项】

1. 凡心烦，失眠，心慌，口干口臭，便秘，舌红苔黄不适于服该药。

2. 不宜与感冒药物同用。

3. 服药期间忌食不易消化食物。

4. 感冒发热病人不宜服用。

5. 高血压、心脏病、肝病、糖尿病、肾病等慢性病严重者应慎用。

6. 儿童、孕妇、哺乳期妇女应慎用。

7. 服药四周症状无缓解，应停药，酌情治疗。

【用法用量】 口服，一次1~3克，1日3次。

【规格】 每粒装（1）0.2克（2）0.5克。

固本咳喘片

【药物组成】 党参* 白术（麸炒） 补骨脂（盐水炒） 茯苓 麦冬 五味子（醋制） 炙甘草*

【功能与主治】 益气固表，健脾补肾。用于脾虚痰盛、肾气不固所致的咳嗽、痰多、喘息气促、动则喘剧；慢性支气管炎，肺气肿，支气管哮喘，见上述证候者。

【临床应用】 本品适用于慢性支气管炎，肺气肿，支气管哮喘，见咳嗽、痰多、喘息气促、活动后加重的患者。

【注意事项】

1. 本品仅用于慢性支气管炎缓解期，发作期不宜服用。

2. 服药期间忌不易消化的食物。

3. 感冒发热病人不宜服用。

4. 高血压、心脏病、肝病、糖尿病、肾病等慢性病严重者应慎用。

5. 儿童、孕妇、哺乳期妇女应慎用。

6. 服药期间，若患者发热体温超过38.5℃，或出现喘促气急，或咳嗽加重、痰量明显增多者应停药，酌情治疗。

7. 服药四周症状无缓解，应停药，酌情治疗。

8. 对本品过敏者禁用，过敏体质者慎用。

【用法用量】 口服，一次3片，1日3次。

【规格】 每片重0.4克。

苏子降气丸

【药物组成】紫苏子（炒） 厚朴 前胡 甘草* 姜半夏* 陈皮 沉香 当归

【功能与主治】降气化痰，温肾纳气。用于上盛下虚、气逆痰阻之咳嗽、喘息、胸膈痞塞。

【临床应用】本品适用于慢性阻塞性肺疾病，见呼吸急促、胸胁满闷、痰多色白、粘稠易咳，舌淡红苔白的患者。

【注意事项】

1. 本方偏于温燥，若支气管炎患者表现为干咳少痰、咽干咽痛、口干舌燥、舌红无苔或痰黄，且粘稠，舌红苔黄腻者忌服。

2. 有支气管扩张肺脓疡、肺结核、肺心病等咯吐黄白粘痰、咯血的患者慎用。

3. 孕妇慎用。

4. 用药期间忌烟、酒及辛辣、生冷、油腻食物。

5. 服用三天，症状无改善，应停药，酌情治疗。

【用法用量】口服，一次6克，1日1~2次。

【规格】每13粒重1克。

蛤蚧定喘胶囊（丸）

【药物组成】蛤蚧 紫菀 麻黄 瓜蒌子* 紫苏子（炒） 苦杏仁（炒） 黄芩 黄连 鳖甲（醋） 百合 麦冬 石膏 石膏（煅） 甘草*

【功能与主治】滋阴清肺，止咳平喘。用于肺肾两虚、阴虚肺热所致的虚劳咳喘、气短胸闷、自汗盗汗。

【临床应用】

1. 本品适用于慢性阻塞性肺疾病，见咳喘，气短，动则加重，两颧色红，咽干，自汗，睡时汗出，舌红苔少的患者。

2. 同时应用强心苷类药物时需注意，本品含麻黄碱成分可增加地高辛、洋地黄等强心苷类药物的吸收与敏感性，使其毒性增强。

【注意事项】

1. 咳嗽新发者忌用本品。
2. 本品含有麻黄，高血压、心脏病、青光眼者及运动员慎用。
3. 服药期间忌食辛辣、油腻食物。
4. 服用三天病证无改善，应停止服用，酌情治疗。
5. 高血压、心脏病等慢性病患者应慎用。
6. 儿童、孕妇及脾胃虚寒者慎用。

【用法用量】 胶囊剂：口服，一次3粒，1日2次；丸剂：口服，小蜜丸：一次9克，1日2次；大蜜丸：一次1丸，1日2次。

【规格】 胶囊剂：每粒装0.5克；丸剂：小蜜丸每60粒重9克，大蜜丸每丸重9克。

小结

慢性阻塞性肺疾病（COPD）与中医病证如咳嗽、瘀证、肺胀、喘促、哮喘、痰饮、水肿、咯血等相关，病因病机较为复杂。应结合本病不同阶段的主要特点、主要症状按中医基础理论为指导，运用中医辨证论治原理，抓住不同阶段的重点施治，以及中西医结合研究本病辨病与辨证相结合的临床思维和施治经验。

苓桂咳喘宁胶囊、苏子降气丸为COPD发作期用药，百令胶囊、固本咳喘片、蛤蚧定喘胶囊（丸）为COPD缓解期常用药物。临床上可根据患者证候表现不同联合选择。应用中药汤剂，治疗效果更佳。

第八节　间质性肺疾病

间质性肺疾病（ILD）是以弥漫性肺实质、肺泡炎症和间质纤维化为基本病理改变，以活动性呼吸困难、胸片弥漫性浸润阴影、限制性通气障碍、弥散功能降低和低氧血症为临床主要表现的不同种类疾病群构成的临床—病理实体的总称。中医多属“咳嗽”、“肺痿”范畴。本病病位在肺、肾。基本病机为热在上焦，肺燥津伤，或肺气虚寒，气不化津，以致津气亏损，肺失濡养，肺叶枯萎。为本虚标实之证，临床中以虚实夹杂多，痰浊、瘀血既是病理产物，又是加重病情的重要因素。临床上常将本病分为肺气虚弱；气阴两虚，气滞血瘀；脾肾阳虚，气血凝滞；阴阳俱虚，血脉瘀阻四型。治疗应抓主病脏腑、虚实、寒热，辨证论治。

人参保肺丸

【药物组成】 人参* 罂粟壳 五味子（醋炙） 川贝母* 石膏 麻黄 陈皮 砂仁 苦杏仁（去皮炒） 玄参* 枳实 甘草*

【功能与主治】 益气补肺，止嗽定喘。用于肺气虚弱，津液亏损引起的虚劳久嗽，气短喘促等症。

【临床应用】 本品适用于间质性肺疾病，见咳嗽久不愈，气短，乏力，喘息，动则汗出，易感冒，舌胖，边有齿痕，苔薄白的患者。

【注意事项】

1. 服药期间不宜饮浓茶及同食萝卜，以免影响疗效。
2. 咳嗽伴怕冷怕风发热者忌服。
3. 本品含罂粟壳，易成瘾，不宜常服。
4. 本品含麻黄，高血压、心脏病患者及运动员慎用。
5. 服药期间忌食辛辣、油腻食物。
6. 儿童禁用。

【用法用量】 口服，一次2丸，1日2~3次。

【规格】 每丸重6克。

常用品牌：北京同仁堂。

小结

间质性肺疾病基本病机为热在上焦，肺燥津伤，或肺气虚寒，气不化津，以致津气亏损，肺失濡养，肺叶枯萎。为本虚标实之证，临床中以虚实夹杂多，痰浊、瘀血既是病理产物，又是加重病情的因素。临床中应辨虚实、分寒热对证用药。

人参保肺丸适用于肺气虚弱，津液亏损的患者；血府逐瘀口服液可活血化瘀，行气止痛，可用于间质性肺疾病气滞血瘀、血脉瘀阻证候的患者。临床中还可根据患者证候表现选用生脉散合止嗽散、桃红四物汤、真武汤等方剂对证服用，间质性肺疾病作为世界性疑难疾病，传统的激素、抗纤维化和细胞毒药研究没有实质性突破。现有研究结果已显示应用中西医结合治疗效果优于单纯西医治疗。

第九节　肺结核

肺结核是由结核杆菌引起的一种慢性呼吸道传染病。临床上以低热、乏力、食欲减退、消瘦、盗汗、咳嗽、咯血等为主要特点。属于中医学“肺痨”范畴。本病病因为正气虚弱，痨虫感染。阴虚为本病的基本病机。临床上常分为肺阴亏损、阴虚火旺、气阴耗伤、阴阳两虚四型，分别以滋阴润肺、滋阴降火、益气养阴、滋阴补阳为基本治法。

抗痨胶囊

【药物组成】矮地茶　百部　穿破石　五指毛桃　白及*　桑白皮

【功能与主治】散瘀止血，祛痰止咳。用于肺虚久咳，痰中带血。

【临床应用】

1. 本品适合与化疗药物联合治疗肺结核，能减少化疗中的不良副反应，并能提高化疗对耐药性结核病的疗效。

2. 本品治疗肺结核需与标准化疗方法联合应用。

【注意事项】

1. 孕妇及哺乳期妇女忌服。

2. 服药期间忌烟酒，忌食辛辣、温燥之品。

3. 对本品过敏者禁用。

【用法用量】口服，一次3粒，1日3次。

【规格】每粒装0.5克。

养阴清肺膏（丸、颗粒、口服液、糖浆）

【药物组成】地黄 麦冬 玄参* 川贝母* 白芍* 牡丹皮 薄荷 甘草*

【功能与主治】养阴润燥，清肺利咽。用于阴虚肺燥，咽喉干痛，干咳少痰。

【临床应用】本品适用于肺结核，见咳嗽痰少或痰中带血、口咽干燥、夜间汗出，舌红苔少的患者。

【注意事项】

1. 本品甘寒滋阴，咳嗽伴发热怕冷，或伴见痰多色白、胸闷腹胀者慎用。

2. 本品甘寒凉润，脾胃虚寒，见腹泻或大便不成形，不欲饮食，口淡无味，食后腹胀的患者慎用。

3. 孕妇慎用。

4. 忌烟、酒及辛辣食物。

5. 服药期间，若患者发热体温超过38.5℃，或出现喘促气急者，或咳嗽加重、痰量明显增多者应停药，酌情治疗。

【用法用量】膏剂：口服，一次10~20毫升，1日2~3次；丸剂：口服，一次1丸，1日2次；颗粒剂：口服，一次15克，1日2次；口服液：一次10毫升，1日2~3次；糖浆剂：一次20毫升，1 日 2 次。

【规格】膏剂：每瓶装（1）40 毫升（2）80 毫升、50 克（3）100 毫升、100 克（4）150 毫升、150 克（5）300 毫升；丸剂：每丸重 9 克；颗粒剂：每袋装 15 克；口服液：每支装 10 毫升；糖浆剂：每瓶装（1）10 毫升（2）60 毫升（3）120 毫升。

常用品牌：北京同仁堂。

结 核 丸

【药物组成】 龟甲（醋制）　百部（蜜炙）　鳖甲（醋制）　紫石英（煅）　地黄　熟地黄　天冬　北沙参*　牡蛎　阿胶　龙骨　麦冬　蜂蜡　熟大黄　白及*　川贝母*

【功能与主治】 滋阴降火，补肺止嗽。用于阴虚火旺引起的潮热盗汗，胸胁闷痛，骨蒸痨嗽。

【临床应用】

1. 本品适用于肺结核，见咳痰咳血，咽干，午后或夜间自觉身热，睡时汗出，心烦，手足心热，舌红苔少的患者。

2. 建议用本品治疗肺结核时与标准化疗方法联合应用。

【注意事项】

1. 外感引起的发热怕冷，咳嗽，咯痰色黄且粘者忌用。
2. 忌烟、酒及辛辣、生冷食物。
3. 孕妇及哺乳期妇女慎服。
4. 对本品过敏者禁用。

【用法用量】 口服，一次 3.5 克，1 日 2 次。

【规格】 每 20 丸重 3.5 克。

小结

肺结核是由结核杆菌引起的一种慢性呼吸道传染病。属于中医学“肺痨”范畴。本病病因为正气虚弱，痨虫感染。阴虚为本病的基本病机。中医在临床上常分肺阴亏损、阴虚火旺、气阴耗伤、阴阳两虚四型辨证治疗。抗痨胶囊用于肺结核久咳，痰中带血患者；结核丸用于肺结核阴虚火旺引起的潮热盗汗，咳痰咳血，胸胁闷痛患者；养阴清肺膏用于肺结核干咳少痰或痰中带血患者。

现代研究显示应用中药配合西医化疗方案治疗肺结核能减少化疗中的不良反应、提高化疗对治疗耐药性结核病的疗效、改善肺结核临床症状上有很好的效果。

第二章　循环系统疾病用药

第一节　慢性心力衰竭

心力衰竭是指各种原因引起的心脏舒缩功能异常的一种综合征，即伴有临床症状的心功能不全。中医多属“喘证”，“心慌”，“悬饮”等范畴。多为本虚标实夹杂之证，本虚以气虚、阳虚、阴虚、血虚、气阴两虚为主，标实以血瘀、痰饮多见。治疗多以益气、养阴、补虚、温阳、活血、化饮为法。

补益强心片

【药物组成】人参*　黄芪　香加皮　丹参*　麦冬　葶苈子

【功能与主治】益气养阴、活血利水。用于心慌，气短，乏力，胸闷、胸痛，面色苍白，汗出，口干，浮肿，口唇青紫等的气阴两虚兼血瘀水停型冠心病、高血压性心脏病所致的慢性充血性心力衰竭（心功能分级Ⅱ～Ⅲ级）。

【临床应用】

1. 本品适用于冠心病、高血压性心脏病所致慢性充血性心力衰竭，见心慌，气短，乏力，胸闷、胸痛，面色苍白，汗出，口干，浮肿，口唇青紫的患者。

2. 对于病情较轻者，（心功能Ⅰ～Ⅱ级者）可单独应用。

3. 病情较重者可配伍使用ACEI、ARB、利尿剂、地高辛及其它正性肌力药物。

【注意事项】

1. 病情严重者需配合其他治疗。

2. 严格按用法用量服用，年老体弱者应慎用。

3. 过敏体质者慎用。

4. Ⅱ°以上房室传导阻滞者禁用。对本品过敏者禁用。

5. 服用洋地黄制剂、β－受体阻滞剂，急性心肌梗塞、甲亢性心脏病导致的心力衰竭者，房室传导阻滞、心动过缓、低钾血症、阳亢患者慎用。

【用法用量】 一次4片，1日3次，两周为一疗程。

【规格】 每片重0.3克。

芪苈强心胶囊

【药物组成】 黄芪　人参*　附子*　丹参*　葶苈子　泽泻　玉竹　桂枝　红花　香加皮　陈皮

【功能与主治】 益气温阳，活血通络，利水消肿。用于心慌气短，动则加剧，夜间不能平卧，下肢浮肿，倦怠乏力，小便短少，口唇青紫，畏寒肢冷，咳吐稀白痰等阳气虚乏，络瘀水停型的冠心病、高血压病所致轻中度充血性心力衰竭。

【临床应用】

1. 本品适用于冠心病、高血压性心脏病所致。轻、中度充血性心力衰竭，见心慌气短，动则加剧，夜间不能平卧，下肢浮肿，倦怠乏力，小便量少，口唇青紫，畏寒肢冷，咳吐稀白痰的患者。

2. 对于病情较轻者，（心功能Ⅰ～Ⅱ级者），可单独应用。

3. 病情较重者可配伍使用ACEI、ARB、利尿剂、地高辛及其它正性肌力药物。

【注意事项】

1. 病情严重者需配合其他治疗。

2. 严格按用法用量服用，年老体弱者应慎用。

3. 过敏体质者慎用。

【用法用量】 一次4粒，1日3次。

【规格】每粒装 0.3 克。

参附强心丸

【药物组成】人参* 附子（制）* 桑白皮 猪苓 葶苈子 大黄

【功能与主治】益气助阳，强心利水。用于慢性心力衰竭而引起的心悸、气短、胸闷喘促、面肢浮肿等症，属于心肾阳衰者。

【临床应用】本品适用于冠心病、高血压性心脏病所致轻、中度慢性充血性心力衰竭，见胸闷气短，心慌，动则加剧，夜间不能平卧，下肢水肿，倦怠乏力，怕冷，四肢不温，尿少，大便不畅的患者。

【注意事项】

1. 忌油腻食物及大量钠盐。

2. 阴虚火旺，表现为五心烦热、潮热盗汗、口干喜饮，舌红少苔、脉细数的患者不宜服用此药。

3. 感冒病人不宜服用。

【用法用量】口服，一次 2 丸，1 日 2~3 次。

【规格】每丸重 3 克。

常用品牌：天津中新药业达仁堂。

小结

慢性心力衰竭中医多属“喘证”，“心悸”，“悬饮”等证的范畴。多为本虚标实夹杂症，本虚以气虚、阳虚、阴虚、血虚、气阴两虚为主，标实以血瘀、水泛多见。治疗多以益气、养阴、补虚、温阳、活血、利水为法。但心衰病情复杂，除注意证型相符外，还要注意病情轻重，中重度患者（心功能Ⅱ级～Ⅳ级）要配合其它治疗方法。

第二节 稳定型心绞痛

稳定型心绞痛是在冠状动脉狭窄的基础上，由于心肌负荷加重引起心肌急剧的、暂时的缺血与缺氧的临床综合征。其主要表现为阵发性前胸压榨性疼痛，主要位于胸骨后部，可放射至心前区和左上肢尺侧，常发生于劳力负荷增加时，疼痛持续数分钟，休息或服用硝酸酯类制剂后消失。中医多属“胸痹”范畴，其核心病机为心脉痹阻，其特点为本虚标实，虚实夹杂，发作期以标实为主，缓解期以本虚为主，故发作期治疗上应先治其标，后治其本，重视活血通脉和补益气血。临床上可分为心血瘀阻证、气滞心胸证、痰浊痹阻证、寒凝心脉证和气阴两虚证，分别以活血化瘀、行气活血、豁痰宣痹、温通散寒和益气养阴为基本治法。

补心气口服液

【**药物组成**】黄芪　人参*　石菖蒲　薤白

【**功能与主治**】补益心气，理气止痛。用于气短、心慌、乏力、头晕心气虚损型胸痹心痛。

【**临床应用**】

1. 本品适用于稳定劳力性心绞痛，见心慌、气短，伴有胸闷、胸痛，舌淡或舌暗，苔白的患者。
2. 疼痛明显者可配伍使用丹参胶囊或复方丹参片等制剂。
3. 气短，乏力明显者可配伍使用参芍片或益心舒胶囊。
4. 心绞痛不缓解可舌下含服速效救心丸或硝酸甘油。

【**文献报道**】本品对血液流变学、心功能和超氧化物歧化酶活性均有改善作用，尤其对左室功能改善明显，可用于老年难治性心力衰竭心气虚损型患者的辅助治疗。[1,2]

【注意事项】

1. 服药期间忌食辛辣、油腻。

2. 避免过度操劳、剧烈运动，保持身心舒畅，少吸烟、喝酒。

3. 服药一周后症状无明显改善，或症状加重者，应停药，酌情治疗。

【用法用量】 口服，一次10毫升，1日3次。

【规格】 每支装10毫升。

【参考文献】

[1] 沙树伟，张晓莉，刘淑荣，等．补心气口服液、滋心阴口服液115例临床观察疗效总结分析［J］．中国社区医师，2009，25（17）：35.

[2] 任建中，田广周，张春玲．补心气口服液辅助治疗老年难治性心力衰竭20例［J］．临床医学，2007，27（9）：93～94.

参桂胶囊

【药物组成】 红参* 川芎 桂枝

【功能与主治】 益气通阳，活血化瘀。用于胸痛，固定不移，入夜更甚，遇冷加重，或畏寒喜暖，面色少华的心阳不振，气虚血瘀型心绞痛。

【临床应用】

1. 本品适用于稳定劳力性心绞痛，见胸痛，疼痛部位固定不移，入夜更甚，遇冷加重，怕冷喜暖，舌暗有瘀斑的患者。

2. 疼痛明显者可配伍使用丹参胶囊或复方丹参片等制剂。

3. 乏力，气短明显者可配伍使用参芍片。

4. 心绞痛不缓解者可舌下含服速效救心丸或硝酸甘油。

【文献报道】 本品能够改善患者的心绞痛严重度分级，对血液流变学亦有一定程度的改善。[1]

【不良反应】 少数患者服药后可出现口干、口渴症状，一般不需特殊处理，症状可自行消失。

【注意事项】

1. 本品不宜单用于见痰多、烦热、易怒的心绞痛患者。

2. 症见心烦，手足心热，失眠多梦的心绞痛患者慎用此药。

【用法用量】口服，一次4粒，1日3次。

【规格】每粒装0.3克。

【参考文献】

［1］刘永昕，孙方毅. 参桂胶囊治疗冠心病不稳定型心绞痛113例［J］. 中西医结合心脑血管病杂志，2007，5（9）：879.

参芍胶囊（片）

【药物组成】人参茎叶皂苷* 白芍*

【功能与主治】补益心气，理气止痛。用于气短心慌、乏力头晕等心气虚损型胸痹心痛。益气活血，宣痹止痛。

【临床应用】

1. 本品适用于稳定劳力性心绞痛，见胸闷、胸痛，气短，乏力的患者。

2. 疼痛明显者可配伍使用丹参胶囊或复方丹参片等制剂。

3. 症状不缓解可配伍使用益心舒胶囊。

4. 心绞痛不缓解者可舌下含服速效救心丸或硝酸甘油。

5. 服药一周后症状无明显改善者可配合其它治疗。

【文献报道】

1. 能够改善心肌代谢，保护心肌，降低心肌耗氧量。[1]

2. 因含有白芍，有较好的缓急止痛作用，可用于胸闷胸痛症状稍明显者。

【不良反应】临床偶见服用后大便溏薄。

【注意事项】

1. 本品不宜使用于症见痰多、烦热、易怒的稳定劳力性心绞痛患者。

2. 在治疗期间，心绞痛持续发作者，应停药，酌情治疗。

【用法用量】 胶囊剂：口服，一次4粒，1日2次；片剂：口服，一次4片，1日2次。

【规格】 胶囊剂：每粒装0.25克；片剂：每片重0.3克。

【参考文献】

[1] 董永吉，王彦君．参芎胶囊治疗不稳定型心绞痛46例疗效观察［J］．中西医结合心脑血管病杂志，2007，5（12）：1179.

丹参片

【药物组成】 丹参*

【功能与主治】 活血化瘀。用于瘀血闭阻所致的胸痹，症见胸部疼痛、痛处固定，舌质紫暗。冠心病心绞痛，见上述证候者。

【临床应用】

1. 本品适用于稳定劳力性心绞痛，见胸痛，痛处固定，入夜尤甚，舌暗有瘀斑症状明显者。

2. 受凉后胸痛等症状加重的寒凝血瘀型心绞痛或见气短、乏力，劳累后症状加重的气虚血瘀型心绞痛均不能单用本药，应分别与温阳和益气活血的药物合用。

【注意事项】

1. 服药期间心绞痛症状加重或持续发作时应停药，酌情治疗。
2. 本品活血化瘀作用较强，有出血倾向、月经期及孕妇慎用。
3. 心绞痛不缓解可舌下含服速效救心丸或硝酸甘油。
4. 用药一周可配合其它治疗。

【用法用量】 口服，一次3~4片，1日3次。

【规格】 每片重0.28克。

复方丹参滴丸

【药物组成】丹参* 三七 冰片

【功能与主治】活血化瘀、理气止痛。用于气滞血瘀所致的胸痹，症见胸闷、心前区刺痛。冠心病心绞痛，见上述证候者。

【临床应用】

1. 本品适用于冠心病稳定型心绞痛，见胸痛，胸闷，受凉、情绪激动或夜间加重，舌暗或有瘀斑的患者。

2. 心绞痛急性发作时可舌下含服，可作为急性心肌梗死后二级预防用药长期服用。

【文献报道】

1. 本品治疗冠心病心绞痛与西药硝酸甘油片具有相似的高效、速效止痛作用[7]。

2. Meta 分析证明：本品能够显著缓解稳定型心绞痛疼痛，减少心绞痛发作次数，有效改善缺血性心电图，效果优于硝酸异山梨酯[1]。对降低胆固醇、三酰甘油有一定疗效，且不良反应轻微[2]。

4. 本品对心肌梗死后无症状心肌缺血疗效好且安全，并有改善血管内皮依赖性舒张功能的作用[8]。

5. 本品能有效地改善急性冠脉综合征患者 PCI 术后心肌微循环障碍，对心肌具有一定的保护作用，可减少 PCI 围手术期并发症的出现机率[9]。

6. 本品联合阿司匹林可以降低血小板聚集率，临床复方丹参滴丸可以作为阿司匹林抵抗患者的补充性治疗[10]。

7. 本品具有阻断钙通道，抑制内皮素基因表达，抗自由基损伤，改善左心室舒张功能不全和减轻缺血再灌注损伤的作用，同时对高血脂症和动脉粥样硬化亦有较好的治疗作用[14]。

8. 本品可以关活心肌耗氧，并改善能量代谢，保护心肌细胞[15]。可以抑制二磷酸腺苷（ADP）血小板的黏附和聚集，抑制血小板活化，改善纤溶活性，改善微循环[16,17]。

9. 本品对糖尿病性视网膜病变患者视力的改善有显著疗效，对视网膜微血管瘤和小出血斑有良好的控制作用，对视功能的恢复有积极作用[3]。对肾功能有明显改善作用，可以明显减轻肾脏病理变化，减少尿蛋白，改善肾功能[4]。可以改善血瘀型 DPN 的血瘀症状，提高周围神经传导速度，有治疗和延缓其发展的作用[5]。在初发Ⅱ型糖尿病病人中，本品可能通过调节 HDL－C 代谢对早期动脉粥样硬化有预防作用，可用于治疗糖尿病血管并发症[6]。

【不良反应】偶见胃肠道不适，停药后症状可消失。

【注意事项】孕妇慎用。

【用法用量】口服或舌下含服，一次 10 丸，1 日 3 次，4 周为一疗程。

【规格】每丸重 27 毫克。

常用品牌：天津天士力。

【参考文献】

[1] 张敏洲，王磊，陈伯钧．复方丹参滴丸治疗稳定型心绞痛 Meta 分析 [J]．中西医结合心脑血管病杂志，2004，2（6）：311～314.

[2] 张敏州．复方丹参滴丸治疗冠心病的系统评价 [J]．中国新药杂志，2009，18（6）：465～468.

[3] 戚朝秀．复方丹参滴丸治疗糖尿病性视网膜病变的临床研究．中药材，2007，30（3）：375～377.

[4] 肖文星．血管紧张素转化酶抑制剂加复方丹参滴丸治疗糖尿病肾病的疗效观察．现代中西医结合杂志，2006，15（19）：2631～2632.

[5] 牛巧云．复方丹参滴丸治疗血瘀型糖尿病周围神经病临床研究．山东医药，2009，49（13）：81～82.

[6] 汪耀．复方丹参滴丸对初诊Ⅱ型糖尿病病人动脉内中膜厚度的影响．中西医结合心脑血管病杂志，2008，6（5）：514～

516.

[7] 高峰. 复方丹参滴丸对冠心病心绞痛速效止痛的临床研究. 中国中医急症，1999，8（5）：205～206.

[8] 钱伟玲. 复方丹参滴丸改善心肌梗死后无症状心肌缺血及血管内皮依赖性舒张功能的效果评价. 中国中医急症，2009，18（7）：1089～1091.

[9] 赵学忠. 复方丹参滴丸对急性冠脉综合征患者经皮冠脉介入治疗后心肌微循环的研究. 中国新药杂志，2009，18（10）：903～906.

[10] 李江. 复方丹参滴丸在阿司匹林抵抗患者治疗中血小板聚集率的研究. 中国新药杂志，2009，18（15）：1424～1426.

[11] 施畅，吴纯启，马华智，廖明阳. 复方丹参滴丸对大鼠肝 CYP450 酶系诱导作用的研究. 解放军药学学报，2003，19（5）：344～346.

[12] 江思艳，童九翠，孙瑞元，谢海棠. 复方丹参滴丸治疗冠心病心绞痛 Meta 分析. 使用药物与临床，2007，10（6）：334～337.

[13] 王蕾，熊泽宇，王刚，李廷谦. 复方丹参滴丸治疗稳定型心绞痛随机对照试验的系统评价. 中国中西医结合杂志，2004，24（6）：500～504.

[14] 何兰香. 复方丹参滴丸的作用机制及临床应用 [J]. 现代中西医结合杂志，2010，19（8）：1030～1032.

[15] 李全凤，王孝铭，朱世军，等. 复方丹参滴丸对缺氧心肌细胞内钙离子平均荧光强度的影响 [J]. 中国病理生理杂志，2001，17（7）：690～691.

[16] 冯洁，王嗣岑. 复方丹参滴丸对大鼠血小板聚集功能的影响 [J]. 中国误诊学杂志，2006，6（12）：2261～2263.

[17] 韩晶岩，秋叶保忠，等. 复方丹参滴丸及其主要成分丹参、三七对缺血再灌注引起的大鼠肠系膜微循环障碍的多环节改善作用 [J]. 世界科学技术－中医药现代化，2008，10（3）：99～

105.

复方丹参片（胶囊、颗粒）

【药物组成】丹参*　三七　冰片

【功能与主治】活血化瘀，理气止痛。用于气滞血瘀所致的胸痹，症见胸闷、心前区刺痛；冠心病心绞痛，见上述证候者。

【临床应用】

1. 本品适用于稳定型心绞痛，见胸痛，痛处固定，入夜尤甚，舌暗有瘀斑症状明显者。

2. 心绞痛急性发作时可舌下含服，可作为急性心肌梗死后二级预防用药长期服用。

3. 疼痛明显者可配伍使用心可舒片等制剂。

【不良反应】本品无毒性，偶见胃肠道不适，停药后症状消失。

【注意事项】孕妇慎用。

【用法用量】片剂：口服，一次3片，1日3次；胶囊剂：口服，一次3粒，1日3次；颗粒剂：口服，一次1克，1日3次。

【规格】片剂（薄膜衣）：每片重0.32克；胶囊剂：每粒装0.3克；颗粒剂：每袋装1克。

常用品牌：北京同仁堂、远力健。

益心舒胶囊

【药物组成】人参*　黄芪　丹参*　麦冬　五味子　川芎　山楂。

【功能与主治】益气复脉，活血化瘀，养阴生津。用于气阴两虚，瘀血阻脉所致的胸痹，症见胸痛胸闷、心慌气短、脉结代。冠心病心绞痛，见上述证候者。

【临床应用】

1. 本品适用于稳定型心绞痛，见胸痛，痛处固定，气短，心律失常，舌暗有瘀斑症状明显者。

2. 疼痛明显者可配伍使用丹参胶囊等制剂。

3. 心绞痛不缓解可舌下含服速效救心丸或硝酸甘油。

【文献报道】

1. 本品可通过调节神经内分泌因子而发挥保护心肌，改善心功能的作用，对防治心力衰竭有确切疗效。[1]

2. 本品能够减少心功能不全患者心律失常的发生率，尤其是房性早搏。[2,3]

本品对心脏神经官能症有较好疗效。[4]

【注意事项】

1. 胸闷痛，痰多色黄而粘，舌红苔黄腻的稳定型心绞痛者不宜使用。

2. 本品中含有活血化瘀药，有碍胎气，孕妇及月经期妇女禁用。

3. 服用本品同时，忌食辛辣、油腻之物。

4. 在治疗期间，心绞痛持续发作者，宜加用硝酸酯类药。若出现剧烈心绞痛，心肌梗死，或见气促、汗出、面色苍白者应及时急诊救治。

【用法用量】口服，一次3粒，1日3次。

【规格】每粒装0.4克。

【参考文献】

[1] 何燕，汤诺，孙丽华．益心舒胶囊对心力衰竭患者神经内分泌因子的影响［J］．中西医结合心脑血管杂志，2009，7（3）：257~258.

[2] 黄红漫，孙璟．益心舒胶囊对慢性心力衰竭患者心功能及心律失常的影响［J］．中西医结合心脑血管杂志，2009，7（4）：502~503.

[3] 姜仲卓，梁晓光，王金桩．益心舒胶囊治疗房性早搏的疗效观察［J］．中西医结合心脑血管杂志，2006，4（1）：15～16.

[4] 曹振东，吴胜斌，戚清权．益心舒胶囊治疗心脏神经官能症临床观察［J］．中西医结合心脑血管杂志，2010，8（7）：783～784.

地奥心血康胶囊（软胶囊）

【药物组成】 甾体总皂苷

【功能与主治】 活血化瘀，行气止痛，扩张冠脉血管，改善心肌缺血。用于预防和治疗冠心病、心绞痛及瘀血内阻之胸痹、眩晕、气短、心慌、胸闷或痛。

【临床应用】

1. 本品适用于稳定型心绞痛，见胸痛，痛处固定，入夜尤甚，舌暗有瘀斑的患者。

2. 本品主要用于缓解冠心病心绞痛患者的胸闷、心慌、气短等症状。

3. 本品可与硝酸异山梨酯、硝苯地平缓释片等药联合用于治疗冠心病，也可与降压药、调脂药或抗凝血药联合使用。

【文献报道】

1. 本品能明显改善患者心肌供血（其疗程和疗效呈正相关）；减少冠心病患者心绞痛的发作频率、心绞痛持续时间及硝酸甘油的用量；长期服用能够减少患者心血管事件的发生率；改善患者血液流变学和血液动力学；减少无症状性心肌缺血患者的昼夜发作次数，减轻心肌缺血程度，提高患者生活质量；对高血脂症和冠心病患者血脂有一定的降低作用，同时具有轻度的降压和减慢心率的作用[1]。

2. 本品可用于长期服用硝酸酯类药物不能耐受或治疗无效的冠心病患者[2]。

3. 本品可用于治疗无症状性心肌缺血、室性早搏以及预防再发心肌梗死[3]。

4. 本品可用于改善冠心病患者的心电图的缺血表现[4]。

【不良反应】少数患者服药后偶有头晕、头痛，可自行缓解。

【注意事项】极少数病例空腹服用有胃肠道不适的症状。

【用法用量】胶囊剂：口服，一次1～2粒，1日3次，饭后服用。软胶囊剂：口服，一次1～2粒，1日3次，饭后服用。

【规格】胶囊剂：每粒含甾体总皂苷100毫克（相当于甾体总苷元35毫克）；软胶囊剂：每粒含甾体总皂苷100毫克。

常用品牌：成都地奥。

【参考文献】

[1] 国家天然药物工程技术研究中心．地奥心血康胶囊主要成分－甾体总皂苷的药理及临床［J］．中国社区医师，2010，8：16.

[2] 刘忠荣等．地奥心血康十年临床应用概述及疗效分析．中国医药学报，2004，19（10）：620～622.

[3] 吕尚平，程桂俊．地奥心血康胶囊治疗冠心病临床观察．实用中医药杂志，1997，13（4）：32～34.

[4] 曾群英．地奥心血康胶囊治疗急性心肌梗死．新药与临床，1995，14（6）：343～346.

【药物组成】丹参* 葛根 延胡索（醋制） 郁金 血竭 乳香（炒） 没药（炒） 桃仁（炒） 红花 当归 鸡血藤 制何首乌 黄精（蒸） 冰片

【功能与主治】活血化瘀，行气止痛。用于胸痛、胸闷，心慌，舌质紫暗，脉沉弦的气滞血瘀心绞痛。

【临床应用】

1. 本品适用于稳定型心绞痛，见胸闷、胸痛，心慌，舌质紫暗有瘀斑的患者。

2. 疼痛明显者可配伍使用丹参胶囊或复方丹参片等制剂。

3. 症状不缓解时可配伍使用益心舒胶囊。

4. 心绞痛不缓解者可舌下含服速效救心丸或硝酸甘油。

【文献报道】本品可减少冠心病心绞痛的发作次数、缩短疼痛的持续时间，减少硝酸甘油的用量，能改善心电图 ST 段 T 波缺血性改变，对血液流变学指标也有明显的改善作用，同时还有明显降血脂的作用。[1]

【不良反应】据文献报道，部分患者有口干、便秘、面红身热的症状，偶有自觉胃中不适，味觉异常者。

【注意事项】

1. 不宜单用于气短、乏力症状明显的稳定劳力性心绞痛患者。

2. 脾胃虚弱、年老体衰，见腹泻或大便不成形，不欲饮食，口淡无味，食后腹胀的患者不宜长期服用。

3. 有出血倾向或出血性疾病者慎用。

4. 本品含有活血化瘀之药，孕妇禁用。

5. 饮食宜清淡、低盐、低脂，勿食过饱。忌食生冷、辛辣、油腻之品，忌烟酒、浓茶。

6. 在治疗期间，心绞痛持续发作者，宜加用硝酸酯类药。如果出现剧烈心绞痛、心肌梗死等，应停药，酌情治疗。

7. 本品含有乳香、没药，胃弱者慎服。

8. 用药一周不减轻者可配合其它治疗。

【用法用量】一次 5 片，1 日 3 次，口服。

【规格】每片重 0.5 克。

【参考文献】

[1] 陈兴华．冠脉宁片合黄芪注射液治疗冠心病不稳定型心绞痛 52 例疗效观察［J］．中国中医急症，2010，19（7）：1095～1096.

麝香保心丸

【药物组成】麝香　人参*　人工牛黄　肉桂　苏合香　蟾酥　冰片

【功能与主治】芳香温通，益气强心。用于气滞所瘀所致的胸痹，症见心前区疼痛，固定不移；心肌缺血所致的心绞痛、心肌梗塞，见上述证候者。

【临床应用】

1. 本品适用于稳定型心绞痛，见胸闷，胸痛，痛处固定，心慌，舌暗有瘀斑的患者。
2. 本品偏温，适合平时喜食热饮、大便易稀溏的脾胃虚寒者或遇寒受凉后易心绞痛发作的患者使用。
3. 疼痛明显者可配伍使用丹参胶囊等制剂。
4. 气短明显者可配伍使用补心气口服液或益心舒胶囊。
5. 心绞痛不缓解可舌下含服速效救心丸或硝酸甘油。

【文献报道】本品具有促进治疗性血管新生，保护血管内皮，改善心肌缺血部位血液灌注，扩张冠状动脉、减少心梗面积、预防心室重构等作用，长期服用能够减少急性冠脉综合征患者终点事件的发生率和提高心肌梗死患者的生存率。[1]

【不良反应】本品舌下含服者有舌体麻木感。

【注意事项】

1. 孕妇及过敏体质者慎用。
2. 用药期间，心绞痛频繁发作或持续发作者，应及时就医。
3. 用药一周不减轻者可配合其它治疗。

【用法用量】口服，微丸：一次1～2丸，1日3次；或症状发作时服用。

【规格】微丸每丸重22.5毫克。

【参考文献】

[1] 戴瑞鸿．麝香保心丸的作用机制研究进展和临床评价

[J]. 中国医院用药评价与分析，2006，6（1）：15～16.

速效救心丸

【药物组成】 川芎　冰片

【功能与主治】 行气活血，祛瘀止痛，增加冠脉血流量，缓解心绞痛。用于气滞血瘀型冠心病、心绞痛。

【临床应用】

1. 本品适用于稳定劳力性心绞痛，见胸痛，痛处固定，胸闷，舌暗有瘀斑症状明显者。

2. 疼痛明显者可配伍使用丹参胶囊等制剂。

3. 心绞痛不缓解时可舌下含服速效救心丸或硝酸甘油。

【文献报道】 本品能够降低冠脉阻力，有效改善心肌缺血再灌注损伤，清除氧自由基，适当加大剂量能减少心肌缺血再灌注后快速性室性心律失常的发生率。[1]

【不良反应】 临床偶有引发口腔溃疡，口唇肿胀，急性荨麻疹，全身性皮疹。

【注意事项】

1. 平时喜热食、大便易稀溏的脾胃虚寒者或遇寒受凉后易出现心绞痛发作的患者不宜服用；舌红苔少，心烦，手足心热，失眠多梦的患者不宜服用。

2. 有过敏史者慎用。

3. 本品含有活血化瘀之药，孕妇禁用。

4. 饮食宜清淡、低盐、低脂，勿食过饱。忌食生冷、辛辣、油腻之品，忌烟酒、浓茶。

5. 伴有中重度心力衰竭（心功能Ⅱ级～Ⅳ级）的心肌缺血者慎用。

6. 在治疗期间，心绞痛持续发作，宜加用硝酸酯类药。如果出现剧烈心绞痛、心肌梗死等，应停药，酌情治疗。

7. 用药一周不减轻者可配合其它治疗。

【用法用量】含服，一次4~6粒，1日3次；急性发作时，一次10~15粒。

【规格】每粒装40毫克。

【参考文献】

［1］郭进建，张富．速效救心丸对急诊PTCA后再灌注心律失常的疗效观察［J］．福建中医药，2006，37（2）：6~8.

通心络胶囊

【药物组成】人参* 水蛭 土鳖虫 赤芍* 乳香 降香 全蝎 蜈蚣 檀香 冰片 蝉蜕 酸枣仁

【功能与主治】益气活血，通络止痛。用于冠心病心绞痛症属于心气虚乏，血瘀络阻者。症见胸部憋闷、刺痛、绞痛、固定不移，心慌自汗、气短乏力，舌质紫暗或有瘀斑、脉细涩或结代；亦用于气虚血瘀络阻型中风病。症见半身不遂或偏身麻木、口舌㖞斜、言语不利。

【临床应用】

1. 本品适用于稳定型劳力性心绞痛，见胸部憋闷、疼痛、固定不移，心慌失眠，气短乏力，心律失常，舌质紫暗或有瘀斑症状明显者。

2. 疼痛明显者可配伍使用丹参胶囊等制剂。

3. 症状不缓解者可配伍使用益心舒胶囊。

4. 心绞痛不缓解时可舌下含服速效救心丸或硝酸甘油。

【文献报道】

1. 本品能改善心脏泵血功能，增加心输出量，并扩张冠脉，改善冠脉血流量，降低心肌耗氧量，调整心肌对氧的供求平衡，改善左室功能，适合冠心病合并心功能不全患者。[1]

2. 本品能抑制血小板集聚、降低血液粘度，降低血清总胆固醇和低密度脂蛋白含量，防治血栓形成，适合冠心病合并高脂血症患者。[2]

3. 本品具有调节肺源性心脏病患者血浆内皮素、心钠素的功能，可降低肺动脉高压。[3]

4. 本品改善椎基底动脉系统循环、减轻脊髓压迫症状，适合颈心综合征患者。[4]

【注意事项】

1. 孕妇、月经期妇女及有出血倾向者禁用。

2. 方中活血破瘀、通窍行气之品均能伤及脾胃，一般宜饭后服用。

3. 保持心情舒畅。忌过度思虑、避免恼怒、抑郁等不良情绪。

4. 在治疗期间，心绞痛持续发作者，应停药，酌情治疗。

5. 用药一周不减轻者可配合其它治疗。

【用法用量】 口服，一次 2～4 粒，1 日 3 次，4 周为一疗程；对轻度、中度心绞痛患者可一次 2 粒，1 日 3 次；对较重度、重度患者一次 4 粒，1 日 3 次为优，心绞痛等症状明显减轻或消失，心电图改善后，可改为一次 2 粒，1 日 3 次。

【规格】 每粒装 0.38 克。

【参考文献】

[1] 吴以岭，吴正图，袁国强，等．通心络对实验性大脑中动脉闭塞大鼠的保护作用 [J]．中华神经科杂志，2007：54～58.

[2] 吴以岭．络病理论科学求证 [M]．北京：中国科学技术出版社，2007.90.

[3] 万勇，张念．通心络胶囊对肺源性心脏病患者血浆内皮素，心钠素及 D－二聚体的影响 [J]．中华实用诊断与治疗杂志，2009，23（6）：596～597.

[4] 王周．通心络胶囊治疗颈心综合征临床观察 [J]．湖北中医杂志，2007，29（10）：26.

心元胶囊

【药物组成】制何首乌 丹参* 麦冬等

【功能与主治】滋肾养心，活血化瘀。用于胸闷不适，胸部疼痛，固定不移，入夜更甚，心慌盗汗，口干咽燥，心烦不寐，腰酸膝软，耳鸣头晕等心肾阴虚、心血瘀阻型心绞痛。

【临床应用】

1. 本品适用于稳定劳力性心绞痛，见腰膝酸软，气短，乏力，伴胸痛，痛处固定，心律失常，舌暗有瘀斑苔少的患者。

2. 疼痛明显者可配伍使用丹参胶囊等制剂。

3. 乏力，气短明显者可配伍使用补心气口服液或益心舒胶囊。

4. 心绞痛不缓解可舌下含服速效救心丸或硝酸甘油。

【文献报道】

1. 本品能够抗氧化，改善血管内皮依赖性舒张功能，从而有效增加冠状动脉血流量，改善心肌缺血，降低心肌耗氧量，显著改善血管内皮功能，修复和保护血管内皮。[1,2]

2. 本品能有效调节血脂，抗动脉硬化，稳定斑块。[3,4]

3. 本品能改善冠心病患者心率变异，对冠心病合并心律失常者有一定疗效。[5]

【注意事项】用药一周后症状不减轻者，应停药，酌情治疗。

【用法用量】口服，一次3~4粒，1日3次。

【规格】每粒装0.3克。

【参考文献】

[1] 郭春艳，李虹伟，郑平渝，等．心元胶囊对冠心病患者血管内皮功能的影响［J］．中国临床医生，2008，36（11）：32~34.

[2] 谢文，姜莉，贾秀兰．心元胶囊对高血压病患者血管内皮氧化性损伤干预作用的研究［J］．中国中医药科技，2010，17

(3)：190～191.

[3] 曾晓琼，刘淘真．心元胶囊对老年冠心病血脂及C反应蛋白影响的观察 [J]．中国中医急症，2006，15（8）：826～827.

[4] 王会丽，刘文红．心元胶囊对急性冠脉综合征患者炎性因子的影响 [J]．中国中医急症，2008，17（9）：1193～1194.

[5] 张大勇，李德才，胡腾，等．心元胶囊对冠心病心率变异性的影响 [J]．四川医学，2009，30（3）：330～331.

血府逐瘀口服液（胶囊）

【药物组成】 桃仁（炒）　红花　地黄　川芎　赤芍*　当归　牛膝　柴胡　桔梗　枳壳（麸炒）　甘草*

【功能与主治】 活血化瘀，行气止痛。用于瘀血内阻，头痛或胸痛，内热憋闷，失眠多梦，心悸怔忡，急躁善怒。

【临床应用】 本品适用于稳定型心绞痛，见胸痛，痛处固定，急躁善怒，心律失常，舌暗有瘀斑症状明显者。

【文献报道】

1. 本品能够改善心绞痛症状、缺血心电图改变，并降低血胆固醇、低密度脂蛋白胆固醇及动脉硬化指数[1]。

2. 本品可增加急性心肌梗死患者的心率变异性，降低恶性心律失常的发生率[2]。

【注意事项】

1. 体质虚弱，而见气短，乏力，易感冒，舌淡苔薄者不宜应用。

2. 忌食生冷、辛辣、油腻食物。

3. 宜饭后服用。

4. 孕妇忌用。

5. 在治疗期间，心绞痛持续发作，宜加用硝酸酯类药。如果出现剧烈心绞痛、心肌梗死等，应停药，酌情治疗。

【用法用量】 口服液：口服，一次 10 毫升，1 日 3 次；胶囊剂：口服，一次 6 粒，1 日 2 次。

【规格】 口服液：每支装 10 毫升；胶囊剂：每粒装 0.4 克。

常用品牌：吉林敖东延边。

【参考文献】

[1] 廖周华，梁岩．血府逐瘀口服液治疗冠心病心绞痛临床观察［J］．医药产业资讯，2006，3（5）：17～18.

[2] 唐耀平，刘鹰，方显明．血府逐瘀口服液对急性心肌梗死心率变异性的影响［J］．医学文选，2004，23（5）：574.

脉平片

【药物组成】 银杏叶提取物　维生素 C　芦丁　何首乌　当归

【功能与主治】 活血化瘀。用于胸闷，胸痛，心慌，舌暗或有瘀斑等的瘀血闭阻型心绞痛。

【临床应用】

1. 本品适用于稳定型劳力性心绞痛，见胸痛，痛处固定，气短，心律失常，舌暗有瘀斑症状明显者。
2. 疼痛明显者可配伍使用丹参胶囊等制剂。
3. 症状不缓解者可配伍使用复方丹参片或心可舒片。
4. 心绞痛不缓解时可舌下含服速效救心丸或硝酸甘油。
5. 用药一周不减轻者可配合其它治疗。

【文献报道】 本品有较好的降血脂、扩张冠状动脉、防治血栓形成的作用，适合冠心病合并高脂血症患者。[1]

【注意事项】

1. 偶见食欲减退、便稀、腹胀等。
2. 孕妇忌服。

【用法用量】 一次 4 片，1 日 3 次，口服。

【规格】 薄膜衣片每片重 0.28 克。

【参考文献】

[1] 王飞. 脉平片治疗冠心病心绞痛的临床疗效观察 [J]. 中药药理与临床，2010，26（3）：59~61.

小结

冠心病心绞痛中医多属“胸痹”范畴，其核心病机为心脉痹阻，其特点为本虚标实，虚实夹杂。治疗以活血化瘀为基本治法，根据其夹杂证配以补气、理气、养阴、温阳、补肾等治法。总的基本原则：①同功能主治的中成药可以配伍使用。②可有侧重的加用不同功能主治的药物。③不可单用于不稳定性心绞痛。④心绞痛发作频繁时要及时配合其它西医治疗方法。

第三节　心律失常

心律失常是指心脏冲动传导的频率、节律、起源部位、传导速度或激动次序的异常。中医多属“心悸”范畴，其核心病机为气血阴阳亏虚和邪扰心神，以虚实错杂多见，故应以补虚泻实，安神定志为治疗原则。临床上可分为心血不足证、阴虚火旺证、心阳不振证、水饮凌心证、瘀阻心脉证和痰火扰心证，分别以补气养血安神、滋阴清火、振奋心阳、化气行水、活血化瘀和清热化痰为治法。

参松养心胶囊

【药物组成】桑寄生　山茱萸　酸枣仁（炒）　土鳖虫　甘松　黄连　龙骨　人参*　丹参*　赤芍*　麦冬　南五味子

【功能与主治】益气养阴，活血通络，清心安神。用于治疗冠心病室性早搏属气阴两虚、心络瘀阻证，症见心慌不安、气短乏力、动则加剧、胸部闷痛、失眠多梦、盗汗、神倦懒言。

【临床应用】

1. 本品适用于良性心律失常如房性或室性期前收缩，见心慌不安，气短乏力，失眠，心烦，手足心热，舌红苔少的患者。

2. 对于阵发性室性或室上性心动过速患者要考虑其它治疗措施。

3. 可与西药配伍使用减少其用量及毒副作用。

【文献报道】

1. 本品对室性早搏等心律失常具有较好疗效。[1,2,3]

2. 本品对脑心综合征心律失常患者有一定疗效。[4]

3. 本品含有酸枣仁，有助于改善失眠。

【注意事项】

1. 危重病人应结合其他治疗。

2. 孕妇慎用。

【用法用量】口服，一次2~4粒，1日3次。

【规格】每粒装0.4克。

【参考文献】

[1] 王吉龙. 参松养心胶囊治疗室性早搏临床观察 [J]. 上海中医药杂志, 2007, 41 (7): 20~21.

[2] 郭利平, 张伯礼, 高秀梅, 等. 参松养心胶囊治疗40例气阴两虚、心络瘀阻型窦性心动过缓 [J]. 中国中医基础学杂志, 2009, 15 (12): 966~967.

[3] 金振一, 张雪花, 金花, 等. 参松养心胶囊治疗缓慢型心律失常的疗效观察 [J]. 中成药, 2010, 32 (8): 1287~1291.

[4] 曾红莲, 张志民. 参松养心胶囊治疗脑心综合征的临床观察 [J]. 临床合理用药, 2009, 2 (9): 8~9.

稳心颗粒

【药物组成】黄精　党参*　三七　琥珀　甘松

【功能与主治】益气养阴，定悸复脉，活血化瘀。用于气阴两虚，心脉瘀阻所致的心慌不宁、气短乏力、胸闷胸痛。室性早搏、房性早搏等，见上述证候者。

【临床应用】

1. 本品适用于良性心律失常如房性或室性期前收缩，见心慌不安，气短乏力，胸闷，心烦，手足心热，舌红苔少的患者。

2. 对于阵发性室性或室上性心动过速者要考虑其它治疗措施。

3. 可与西药配伍使用减少其用量以降低毒副作用。

【文献报道】

1. 本品能减轻局部心肌复极不均一程度，降低心肌复极离散度，从而改善心肌细胞的代谢和心脏传导系统功能，同时具有降低心肌耗氧，抑制血小板聚集，提高冠状动脉血流，通过调节机体气血，进一步调整心脏自主神经的功能的整体作用，从而改善患者长期的愈后，减少猝死的发生。[1]

2. 本品可缩短慢性心力衰竭并发心房颤动和心室率达标时间，并在心室率控制后改善心房颤动患者的心功能。[2]

【注意事项】

1. 本品禁用于症见痰多色黄、烦热、易怒，舌红、苔黄腻的心律失常患者。

2. 保持心情舒畅，劳逸适度。忌过度思虑，避免恼怒、抑郁等不良情绪。

3. 进食营养丰富而易消化吸收的食物，饮食有节。服药期间忌食生冷食物，忌烟酒、浓茶。

4. 偶见轻度头晕恶心，一般不影响用药。

5. 用药时应将药液充分搅匀，勿将杯底药粉丢弃。

6. 危重病人应结合其它治疗方法。

7. 孕妇及月经期妇女慎用。

【用法用量】开水冲服，一次 1 袋，1 日 3 次。

【规格】每袋装（1）9 克（2）5 克（无糖型）。

【参考文献】

[1] 吴健. 稳心颗粒对不稳定性心绞痛患者心率震荡的影响[J]. 中国实用医药, 2010, 5 (26): 134~135.

[2] 赵静珊, 孙红梅. 稳心颗粒控制慢性心力衰竭并发心房颤动心室率疗效观察 [J]. 人民军医, 2010, 53 (9): 667~668.

心宝丸

【药物组成】附子* 鹿茸 人参* 肉桂 洋金花 三七 麝香 蟾酥 冰片

【功能与主治】温补心肾，活血通脉。用于心肾阳虚、心脉瘀阻所致的心慌，症见畏寒肢冷、动则喘促、心慌气短、下肢肿胀、脉结代。冠心病、心功能不全、病态窦房结综合征，见上述证候者。

【临床应用】

1. 本品主要适用于缓慢性心律失常，如窦性心动过缓，窦性停搏，窦房或房室传导阻滞等，见心慌气短，肢体怕冷，四肢末梢皮温偏低，动则喘促，或伴下肢肿胀，舌淡暗苔薄水滑的患者。
2. 病情较重者可配伍使用阿托品或普鲁本辛。
3. 必要时配合山莨菪碱或异丙肾上腺素静脉滴注。
4. 严重者安装临时或永久人工起搏器。

【文献报道】本品主药洋金花含东莨菪碱及莨菪碱，麝香、龙脑、肉桂有协同作用，附子、人参皂苷具有加强心肌收缩力，兴奋窦房结的作用，鹿茸具有加快窦房传导系统传导速度，增加心肌收缩力的作用，蟾酥能够拮抗洋金花的毒副作用而且是一种强有力的强心物质。[1]

【不良反应】有服用后出现颜面部潮红、硬肿，特别是下颚硬肿尤为明显的报道[2]。另外，本品含有蟾酥，可能会出现上腹部不适、恶心及呕吐等胃黏膜刺激现象。

【注意事项】

1. 本品所含洋金花有毒，不宜过服、久服；青光眼患者禁服。

2. 本品不宜用于症见痰多色黄、烦热、易怒，舌红，苔黄腻，或心烦失眠，手足心热，舌红少苔的心律失常患者。

3. 本品中蟾酥有强心作用，正在服用洋地黄类药物者慎用。

4. 孕妇、经期妇女禁用。

【用法用量】口服，慢性心功能不全按心功能Ⅰ、Ⅱ、Ⅲ级一次分别用120毫克、240毫克、360毫克，1日3次，疗程为2个月；心功能正常后改为日维持量60～120毫克。病窦综合征病情严重者一次300～600毫克，1日3次，疗程为3～6个月。其他心律失常（期外收缩）及房颤，心肌缺血或心绞痛患者一次120～240毫克，1日3次，疗程为1～2个月。

【规格】每丸重60毫克。

【参考文献】

[1] 心宝丸和活心丸临床疗效观察［J］. 中国处方药，2004，7（28）：34～35.

[2] 缪淑霞，缪明霞，苗洪志. 心宝丸致过敏反应1例［J］. 龙江医药科学，2006，29（5）：98.

心可宁胶囊

【药物组成】丹参　三七　红花　水牛角浓缩粉　人工牛黄　冰片　蟾酥　人参须

【功能与主治】活血散瘀，开窍止痛。用于冠心病，心绞痛，胸闷，心悸，眩晕。

【临床应用】本品适用于良性心律失常如房性或室性期前收缩，见胸闷、胸痛，痛处固定，心慌，气短，舌暗有瘀斑的患者。

【文献报道】

1. 有出现服药后皮肤瘙痒的报道[2]。另外，本品含有蟾酥，可能会出现上腹部不适、恶心及呕吐等胃黏膜刺激现象。

2. 本品能扩张冠状动脉，抑制血小板聚集、增加纤溶酶活性，降血脂，增强心肌收缩力，调整心律。[1]

【不良反应】有出现服药后皮肤瘙痒的报道[2]。另外，本品含有蟾酥，可能会出现上腹部不适、恶心及呕吐等胃黏膜刺激现象。

【注意事项】

1. 本品活血化瘀，孕妇慎用。出血性疾病及妇女月经期禁用。
2. 本方含蟾酥，辛温有毒，慎与洋地黄类药品同用。
3. 饮食宜清淡，忌食油腻。
4. 在治疗期间，心绞痛持续发作，宜加用硝酸酯类药物。若出现剧烈心绞痛，心肌梗死，应及时急诊救治。

【用法用量】口服，一次2粒，1日3次。

【规格】每粒装0.4克。

常用品牌：北京同仁堂。

【参考文献】

[1] 熊维政，陈元宏，夏辉．心可宁胶囊防治冠心病临床观察［J］．首都医药临床药学，2006，12：28.

[2] 刘炳周，于华．心可宁胶囊致变态反应1例［J］．医药导报，2004，23（10）：785.

小结

心律失常在中医多属“心悸”范畴，其核心病机为气血阴阳亏虚和邪扰心神，以虚实错杂多见，故应以补虚泻实，安神定志为总治疗原则。临床上可分为心血不足证、阴虚火旺证、心阳不振证、水饮凌心证、瘀阻心脉证和痰火扰心证，分别以补气养血安神、滋阴清火、振奋心阳、化气行水、活血化瘀和清热化痰为治法。

心律失常的病因及发病机制比较复杂，要注意良性与恶性的判断，以上中成药比较适用于良性心律失常。

第四节　高血压病

中医将高血压归入头痛、眩晕等范畴。中医认为，高血压的病因为风、火、痰、瘀、虚等。根据病证表现不同和发病特点，主要有肝火亢盛、肝阳上亢、阴虚阳亢、肝肾阴虚、肝郁气滞等证，其主要治法为清肝降火、平肝潜阳、滋补肝肾、疏肝理气等。

山菊降压片

【药物组成】山楂　菊花　泽泻（盐制）　夏枯草　小蓟　决明子（炒）

【功能与主治】平肝潜阳。用于阴虚阳亢型高血压病。症见头痛眩晕、耳鸣健忘、腰膝痠软、五心烦热、心慌失眠。

【临床应用】

1. 本品适用于高血压病一级及低危，见头痛眩晕、耳鸣、烦躁，易激惹状态的患者，也可用于辅助治疗高血压患者血压控制不佳，见上述症状者。

2. 对于头晕头痛等症状明显的高血压患者可以使用本药以改善症状。

【不良反应】偶见胃部不适，一般可自行缓解。

【注意事项】

1. 与降压药同服时注意间隔半小时以上。

2. 有慢性胃炎及消化性溃疡者，需注意服药后的胃肠道反应，不适感明显者需停药，酌情治疗。

3. 使用前需排除继发性血压升高。

4. 服药期间要注意监测血压，血压控制不佳时需停药，调整降压治疗方案。

5. 虚寒体质的高血压患者如有平时怕冷、食生冷易出现腹部不适、腹泻等情况者不宜使用本药降压。

【用法用量】口服，薄膜衣片，一次 5 片，1 日 2 次。

【规格】每片重 0.3 克。

杜仲降压片

【药物组成】杜仲　益母草　黄芩　夏枯草　钩藤

【功能与主治】补肾，平肝，清热。用于肾虚肝旺之高血压。

【临床应用】

1. 本品适用于高血压病一级及低危，见头痛眩晕、耳鸣、烦躁，易激惹状态的患者，也可用于辅助治疗高血压患者血压控制不佳，见上述症状者。

2. 对于头晕、头痛、腰痛等症状明显的高血压病患者可以使用本药以改善症状。

【注意事项】

1. 与降压药同服时注意间隔半小时。

2. 有慢性胃炎及消化性溃疡者，需关注服药后的胃肠道反应，不适感明显者需停药，酌情治疗。

3. 使用前需排除继发性血压升高。

4. 服药期间要注意监测血压，血压控制不佳时需停药，调整降压治疗方案。

5. 虚寒体质的高血压患者如有平时怕冷、食生冷易出现腹部不适、腹泻等情况者不宜使用本药降压。

【用法用量】口服，一次 5 片，1 日 3 次。

【规格】每素片重 0.3 克。

清肝降压胶囊

【药物组成】夏枯草　制何首乌　桑寄生　槐花（炒）　川牛膝　葛根　远志（去心）　丹参*　小蓟　泽泻（盐炒）

【功能与主治】清热平肝、补益肝肾。用于肝火上炎、肝肾阴虚所致的眩晕、头痛、面红耳赤、急躁易怒、口干口苦、腰膝酸软、心慌不寐、耳鸣健忘、便秘尿黄。

【临床应用】

1. 本品适用于高血压病一级及低危，见头痛眩晕、耳鸣、烦躁，易激惹状态，腰膝酸软的患者，也可用于辅助治疗高血压病患者血压控制不佳，见上述症状者。

2. 对于头晕、头痛、腰背酸痛等症状明显的高血压病患者可使用本药改善症状。

【注意事项】

1. 服药期间饮食宜清淡易消化之品，忌食辛辣油腻。

2. 气短，乏力，舌淡苔薄等症状明显的眩晕患者不宜服用。

3. 与其它降压药同服时注意间隔半小时以上。

4. 有慢性胃炎及消化性溃疡者，需关注服药后的胃肠道反应，如不适感明显者需停药，酌情治疗。

5. 使用前需排除继发性血压升高。

6. 服药期间要注意监测血压，血压控制不佳时需停药，调整降压治疗方案。

【用法用量】口服，一次3粒，1日3次。

【规格】每粒装0.5克。

山绿茶降压片

【药物组成】本品为山绿茶经加工制成的片

【功能与主治】清热解毒，平肝潜阳。用于眩晕耳鸣，头痛头胀，心烦易怒，少寐多梦及高血压、高血脂见有上述证候者。

【临床应用】

1. 本品适用于高血压病一级及低危，见眩晕、耳鸣、头胀痛，烦躁，易激惹状态，失眠的患者，也可用于辅助治疗高血压病患者血压控制不佳，见上述症状者。

2. 对于头晕、头痛等症状明显的高血压病患者可使用本药改善症状。

【注意事项】

1. 用药期间忌食酒酪、辛辣、肥甘等刺激性食物。

2. 与降压药同服时注意间隔半小时以上。

3. 使用前需排除继发性血压升高。

4. 服药期间要注意监测血压，血压控制不佳时需停药，调整降压治疗方案。

5. 虚寒体质的高血压患者如有平时怕冷、食生冷易出现腹部不适、腹泻等情况者不宜使用本药降压。

【用法用量】 口服，一次 2～4 片，1 日 3 次。

【规格】 每片相当于原药材 1.8 克。

心脉通胶囊

【药物组成】 当归　决明子　钩藤　牛膝　丹参*　粉葛　槐米　毛冬青　夏枯草　三七

【功能与主治】 活血化瘀，通脉养心，降压降脂。用于高血压、高脂血症等。

【临床应用】

1. 本品降压、降脂，尤其适合高血压合并高血脂患者。可作为高血压病一级及低危患者的初始治疗，也可作为高血压病患者血压控制不佳时的辅助治疗。

2. 对于有头晕，胸闷、胸痛，心慌等血热互结的高血压或合并稳定型心绞痛患者可使用本药改善症状。

【文献报道】

1. 本品明显通过改善血脂代谢和血液流变学，从而改善局部缺氧状态，可用于治疗高血压病和高粘滞综合症[1]。

2. 本品能够通过保护血管内皮和抗脂质过氧化损伤达到抗心

肌缺血的作用，可用于治疗缺血性心脏病[2]。

【注意事项】

1. 本品性味偏凉，建议饭后服用。

2. 孕妇禁用。

3. 脾胃虚寒见腹泻或大便不成形，不欲饮食，口淡无味，食后腹胀的患者慎用。

【用法用量】 口服，一次3粒，1日3次。

【规格】 每粒装0.48克。

常用品牌：贵州益佰。

【参考文献】

[1] 李雄根，龙益连，李秋云．心脉通片对高血压病患者血脂及血液流变学的影响［J］．中国中医急症，2006，15（11）：1204.

[2] 丘瑞香，贺静波，蓝军，等．心脉通胶囊对冠心病患者心肌缺血总负荷影响及其作用机制探讨［J］．中国中西医结合杂志，2000，20（1）：19～21.

牛黄降压丸（片、胶囊）

【药物组成】 羚羊角　珍珠　水牛角浓缩粉　人工牛黄　冰片　白芍　党参*　黄芪　决明子　川芎　黄芩苷　甘松　薄荷　郁金

【功能与主治】 清心化痰，平肝安神。用于心肝火旺、痰热壅盛所致的头晕目眩、头痛失眠、烦躁不安；高血压病，见上述证候者。

【临床应用】

1. 本品适用于高血压病一级及低危，见头晕目眩，烦躁不安，痰多，色黄而粘，舌红苔黄腻的患者。也可辅助治疗高血压患者血压病控制不佳，见上述症状者。

2. 对于头晕、头痛、烦躁不安等症状明显的高血压病患者可使用本药改善症状。

【不良反应】过量服用会导致腹泻。

【注意事项】

1. 用药期间忌食酒酪、辛辣、肥甘等刺激性食物。

2. 使用前需排除继发性血压升高。

3. 服药期间要注意监测血压，血压控制不佳时需停药，调整降压治疗方案。

4. 虚寒体质的高血压病患者如有平时怕冷、食生冷易出现腹部不适、腹泻等情况者不宜使用本药降压。

【用法用量】丸剂：口服，大蜜丸一次1~2丸，1日1次，水蜜丸一次20~40丸，1日1次；片剂：口服，一次2片，1日2次；胶囊剂：口服，一次2~4粒，1日1次。

【规格】丸剂：大蜜丸每丸重1.6克，水蜜丸每20丸重1.3克；片剂：每片重0.27克；胶囊剂：每粒装0.4克。

常用品牌：天津中新药业达仁堂。

复方杜仲片

【药物组成】复方杜仲流浸膏（按干膏汁）　钩藤

【功能与主治】补肾，平肝，清热。用于肾虚肝旺之高血压症。

【临床应用】

1. 本品适用于高血压病一级及低危，见头痛眩晕、耳鸣、烦躁，腰膝酸软，怕冷，尿频，舌淡苔薄白的患者，也可用于辅助治疗高血压病患者血压控制不佳，见上述症状者。

2. 对于有头晕、头痛、腰痛、怕冷等症状明显的高血压病患者可以使用本药以改善症状。

【注意事项】

1. 与其它降压药同服时注意间隔半小时以上。

2. 使用前需排除继发性血压升高。

3. 服药期间要注意监测血压，血压控制不佳时需停药，调整降压治疗方案。

【用法用量】口服，一次5片，1日3次。

【规格】每片重0.3克。

醒脑降压丸

【药物组成】黄芩　黄连　郁金　栀子　玄精石　珍珠母　辛夷　零陵香　朱砂　雄黄　冰片

【功能与主治】通窍醒脑，清心镇静，抗热消炎。用于高血压病，言语不清，痰涎壅盛。

【临床应用】本品适用于高血压病一级及低危，见头晕，言语不清，痰多，色黄且粘稠，舌红苔黄腻的患者。也可用于辅助治疗高血压病患者血压控制不佳，见上述症状者。

【不良反应】长期服用可能导致流产或胃溃疡。

【注意事项】

1. 与其它降压药同服时注意间隔半小时以上。

2. 有慢性胃炎及消化性溃疡者，需关注服药后的胃肠道反应。

3. 使用前需排除继发性血压升高。

4. 服药期间要注意监测血压，血压控制不佳时需停药，调整降压治疗方案。

5. 虚寒体质的高血压病患者如有平时怕冷、食生冷易出现腹部不适、腹泻等情况者不宜使用本药降压。

【用法用量】口服，一次10~15粒，1日1~2次。

【规格】每10粒重2.2克。

降压平片

【药物组成】夏枯草　葛根　珍珠母　菊花　淡竹叶　芦丁　槲寄生　黄芩　薄荷脑　地龙　地黄

【功能与主治】降压、清头目。用于高血压引起的头晕、目眩。

【临床应用】本品适用于高血压病一级及低危，见眩晕，烦躁，易激惹状态，舌边舌尖红，苔黄的患者。也可辅助治疗高血压病患者血压控制不佳，见上述症状者。

【不良反应】偶有引起恶心、头胀、乏力、鼻塞、嗜睡等，减少用量或停药后症状即可消失。

【注意事项】

1. 有慢性胃炎及消化性溃疡者忌用。

2. 使用前需排除继发性血压升高。

3. 服药期间要注意监测血压，血压控制不佳时需停药，调整降压治疗方案。

4. 虚寒体质的高血压病患者如有平时怕冷、食生冷易出现腹部不适、腹泻等情况者不宜使用本药降压。

【用法用量】口服，一次4片，1日3次。

【规格】每片重0.1克。

复方罗布麻颗粒（片）

【药物组成】罗布麻叶　菊花　山楂

【功能与主治】平肝泄热，镇静安神。用于肝阳上亢，肝火上攻所致的头晕、头胀、失眠，高血压、神经衰弱，见上述证候者。

【临床应用】

1. 本品适用于高血压一级及低危，见头晕，头胀，烦躁，易激惹状态的患者。

2. 可与其它类别的降压药合用。

【不良反应】罗布麻制剂口服常有肠鸣、腹泻，偶有胃痛、口干口苦等不良反应，个别病人出现气喘、肝区疼痛；心脏毒性主要是心动过缓和期前收缩。过量使用可引起镇静、嗜睡、乏力等，也可引起血尿酸增加。

【注意事项】

1. 本品不作为妇女及哺乳期妇女高血压病患者的首选药物。

2. 使用前需排除继发性高血压。

3. 对伴有糖尿病、痛风的高血压病患者应慎用。

4. 本品大剂量服用时有中枢镇静作用，驾驶车辆及高空作业者慎用。

【用法用量】 颗粒剂：开水冲服，一次1～2袋，1日2次；片剂：口服，一次2片，1日3次。维持量为1日2片。

【规格】 颗粒剂：每袋装15克；片剂：每片重0.126克。

小结

中成药治疗高血压病，要根据高血压病的情况使用：

（1）使用前需排除继发性高血压。

（2）对于轻、中型高血压，中成药作为首选药物，可长期服用。如果达不到控制高血压的目的，可再加用降压机制不同的降压药。

（3）重型高血压，与西药降压药联用，既减少其西药用药剂量，又有一定的增效作用。

（4）血压波动较大，血压控制不够理想的患者，可与钙离子拮抗剂合用，起到降压稳压作用。

（5）针对不同证候的高血压辨证论治，中成药对中医证属阴虚阳亢患者症状改善更为明显，并有效提高患者的生活质量。

（6）季节性用药。绝大多数高血压到了夏季，由于天气炎热，血管扩张，虽血压有所下降，但仍略微偏高，在此期间可在口服西药降压的基础上加服中成药辅助降压。

第五节　病毒性心肌炎

病毒性心肌炎是由于各种病毒引起的心肌局限性或弥漫性的急性、亚急性或慢性炎症，在中医学属于“心悸”、“怔忡”、“虚劳”、“胸痹”等范畴，本病主要由于正气不足，邪毒侵心，进一步耗气伤阴，累及五脏。本病急性期以热毒证较为明显，而慢性期则以气阴两虚证为主。多数学者认为，心气阴两虚是本病发病的关键，温毒内犯则是发病的必要条件，心脏气阴两虚贯穿于疾病的始终。初期热毒内犯较为显著，病至中、后期，瘀血证逐渐突出，若迁延日久失治，往往形成虚、毒、瘀三者相互交错之证。本病以虚为本，以实为标，故其治疗应以补虚扶正为主，泻实祛邪为辅。

荣心丸

【药物组成】 玉竹　丹参* 　降香　五味子　山楂　大青叶　苦参* 　炙甘草*

【功能与主治】 益气养阴，活血解毒。用于气阴两虚或气阴两虚兼心脉瘀阻所致的胸闷、心慌、气短、乏力、头晕、多汗、心前区不适或疼痛；轻、中型小儿病毒性心肌炎，见上述证候者。

【临床应用】

1. 本品适用于病毒性心肌炎，见胸闷、心前区不适或疼痛、心慌、气短、乏力、头晕、多汗的患者。
2. 急性期可与抗病毒药和心肌代谢促进药物配合使用。

【不良反应】 偶见纳差、恶心等胃肠不适症状，一般不影响治疗。

【注意事项】

1. 若存在发热怕冷等症状者，应暂停使用本药品。
2. 服药期间忌食辛辣、油腻。
3. 服用本药品一周，如症状无明显改善，应停药，酌情治疗。
4. 对本品过敏者禁用。对本药品任一种组成成分过敏者禁用。
5. 孕妇慎用。

【用法用量】 口服，一次4丸，1日3次。

【规格】 每丸重1.5克。

芪冬颐心口服液

【药物组成】黄芪　麦冬　生晒参　茯苓　地黄　龟甲（烫）　丹参*　郁金　桂枝　紫石英（煅）　淫羊藿　金银花　枳壳（炒）

【功能与主治】益气养心，安神止悸。用于肝肾不足，气血亏虚所致的心慌、胸闷、胸痛、气短乏力、失眠多梦、自汗、盗汗、心烦。病毒性心肌炎、冠心病心绞痛，见上述证候者。

【临床应用】

1. 本品适用于病毒性心肌炎、冠心病心绞痛，见心慌、气短乏力、胸闷、胸痛、失眠多梦、自汗、睡时汗出、心烦，舌苔薄的患者。
2. 急性期可与抗病毒药和心肌代谢促进药物配合使用。

【注意事项】

1. 若存在发热怕冷等症状者，应暂停使用本药品。
2. 服药期间忌食辛辣、油腻。
3. 服用本药品一周，如症状无明显改善者，应停药，酌情治疗。
4. 对本药品过敏者禁用。对本药品任何一种组成成分过敏者禁用。
5. 孕妇慎用本药品。

【用法用量】口服，一次20毫升，1日3次。

【规格】每支装10毫升。

冠心生脉口服液

【药物组成】人参*　麦冬　五味子（醋炙）　丹参*　赤芍*　郁金　三七

【功能与主治】益气生津，活血通脉。用于心气不足，心阴虚引起的心慌气短，胸闷作痛，自汗乏力。脉微结代。

【临床应用】

1. 本品适用于病毒性心肌炎，见气短、乏力、心慌、胸闷作痛、多汗，舌淡苔薄白的患者。

2. 服药期间如有口干口苦咽痛者，可加服少量清火药或停药数日。

3. 急性期可与抗病毒药和心肌代谢促进药物配合使用。

【注意事项】

1. 节房事，切忌气恼、劳累过度。

2. 若存在发热怕冷咳嗽等症状者，应暂停使用本药品。

【用法用量】 口服，一次10~20毫升，1日2次。

【规格】 每支装10毫升。

小结

心肌炎的症状可能出现在原发病的症状期或恢复期。如在原发病的症状期出现，其表现可被原发病掩盖。多数患者在发病前有发热、全身酸痛、咽痛、腹泻等前驱症状，反映了全身性病毒感染，但也有部分患者原发病症状较轻而不显著，而心肌炎症状比较显著。心肌炎患者常诉胸闷、心前区隐痛、心慌、乏力、恶心、头晕。临床上诊断的心肌炎患者中，90%左右以心律失常为主诉或首见症状，其中少数患者可由此而发生昏厥或阿-斯综合征。极少数患者起病后发展迅速，出现心力衰竭或心源性休克。急性期要配伍使用抗病毒和心肌促代谢药。

第六节　血脂异常

血脂异常，主要指血液总胆固醇（TC）、低密度脂蛋白胆固醇（LDL-C）、甘油三酯过高，高密度脂蛋白胆固醇（HDL-C）过低。中医认为血脂异常多属“痰湿”“浊阻”范畴，其核心病机为阳气虚衰，痰湿偏盛。可分为胃热滞脾证、痰湿内盛证、脾虚不运证，分别以清胃泻热、燥湿化痰、健脾益气为治法。

血脂康胶囊

【药物组成】红曲

【功能与主治】化浊降脂，活血化瘀，健脾消食。用于痰阻血瘀所致的高脂血症。症见气短、乏力、头晕、头痛、胸闷、腹胀、食少纳呆；也可用于由高脂血症及动脉粥样硬化引起的心脑血管疾病的辅助治疗。

【临床应用】

1. 本品适用于高脂血症及动脉粥样硬化引起的心脑血管疾病，见腹胀、食少纳呆、胸闷的患者。

2. 血脂康胶囊能降低胆固醇、甘油三酯、低密度脂蛋白等，还可以升高对人体有益的高密度脂蛋白胆固醇，如无特殊理由不应停药，应坚持长期服用。

3. 作为冠心病的二级预防用药，可用于血脂水平边缘升高或不高的冠心病患者；同时也用于高危患者的调脂治疗，治疗糖尿病、高血压、代谢综合征及老年人群的血脂异常。

【不良反应】偶可引起肠胃不适，如胃部灼热、胃肠胀气、胃痛，偶有血清谷丙转氨酶轻度升高（0.06%）和磷酸肌酸激酶轻度升高（0.12%），均为短暂、可逆性改变，一般无需停药。

【注意事项】

1. 用药期间应定期检查血脂、血清氨基转移酶和磷酸肌酸激酶，如发生血清氨基转移酶增高达正常高限3倍以上，或血清磷酸肌酸激酶显著增高时，应停用本品。

2. 首次服用血脂康胶囊后每4～8周复查肝功能及肌酶，以后根据检测结果延长监测时间，若肝功能及肌酶正常者可每半年复查1次。有肝病史者服用本品尤其要注意肝功能的监测。

3. 孕妇及哺乳期妇女慎用。

【用法用量】 口服，一次2粒，1日2次，早晚饭后服用；轻、中度患者1日2粒，晚饭后服用。

【规格】 每粒装0.3克。

绞股蓝总苷片（胶囊）

【药物组成】 绞股蓝总苷

【功能与主治】 养心益脾，益气和血，除痰化瘀，降低血脂。用于高血脂症，见有心慌气短、胸闷肢麻、眩晕头痛、健忘耳鸣、自汗乏力或脘腹胀满等心脾气虚、痰阻血瘀者。

【临床应用】

1. 本品适用于高脂血症，见心慌气短，胸闷，肢体麻木，眩晕头痛，健忘耳鸣，自汗乏力或脘腹胀满的患者。

2. 此药可用于各种原因引起的免疫功能低下症、白粒细胞减少症，以及长期使用糖皮质激素和进行化疗的肿瘤患者。对合并血脂异常的肿瘤患者效果更佳。

【不良反应】 长期服用对肝肾可能有影响，也可以引起肝硬化等改变，长期服用应注意肝肾功能检测。

【注意事项】

1. 伴有其他严重的慢性病，或在治疗期间又新患其他疾病者，应停药，酌情治疗。

2. 服药后症状无改善者，应停药，酌情治疗。

3. 对本品过敏者禁用，过敏体质者慎用。

4. 本品性状发生改变时禁止使用。

【用法用量】 片剂：口服，一次1～2片，1日3次，一疗程3个月；胶囊剂：口服，一次2粒，1日3次。

【规格】 片剂：每片含绞股蓝总苷60毫克；胶囊剂：每粒含绞股蓝总苷30毫克。

降脂宁颗粒

【药物组成】山楂　制何首乌　决明子　荷叶

【功能与主治】降血脂，软化血管。用于增强冠状动脉血液循环，抗心律不齐及高血脂症。

【临床应用】

1. 本品适用于高脂血症，见腹胀、食少纳呆、胸闷的患者。

2. 广泛适用于心脑血管供血不足，也可以用于血管闭塞性疾病，还可软化血管，增强冠状动脉血液循环。显著改善患者因高血脂引起的头晕、胸闷、胸痛、心慌、四肢麻木及心律不齐等症状，有治疗和预防的双重功效。

3. 长期服用还可以延缓衰老，老年患者获益更多。

4. 气血亏虚症状明显者应加用补气养血类药物。

5. 与降脂类西药合用可增强降脂效果。

【注意事项】

服药期间及停药后应尽量避免高脂饮食，如肥肉、禽肉皮、内脏、蛋黄等。

【用法用量】口服，一次 10 克，1 日 3 次。

【规格】每袋装 10 克。

地奥脂必泰胶囊

【药物组成】　红曲　山楂　泽泻　白术

【功能与主治】消痰化瘀、健脾和胃。主治痰瘀互结、气血不利所致的高脂血症。症见头昏、胸闷、腹胀、食欲减退、神疲乏力等。

【临床应用】

1. 本品适用于高脂血症，见头晕，常伴有食欲减退，食后腹胀满，或食后痰多者。

2. 本品适用于高胆固醇血症患者；胆固醇升高为主的混合性血脂异常患者；甘油三酯升高及高密度脂蛋白胆固醇降低的患者；血脂水平边缘升高或不高的冠心病中、高危患者；糖尿病、高血压、代谢综合征及老年人群的血脂异常患者；其他他汀类药物不能耐受或服用其它降脂药而引起肝酶或肌酶升高的血脂异常患者。

【文献报道】

1. 本品含有天然他汀成分，又配伍了多种作用明确的调脂中药，具有综合全面的调脂功效和极高的安全性，常规治疗能够明显降低甘油三酯，总胆固醇，低密度脂蛋白胆固醇及动脉硬化指数，升高高密度脂蛋白胆固醇，且无明显毒副作用[1]。

2. 使用地奥脂必泰胶囊治疗（一次2粒，1日2次）能有效改善冠心病中、高危患者血脂水平并使低密度脂蛋白胆固醇降至标准以下，有效降低血脂异常患者的炎症因子水平，提高患者顺从性，临床应用安全[2,3]。

【注意事项】

服药期间及停药后均应尽量避免高脂饮食，如肥肉、禽肉皮、内脏、蛋黄等。

【用法用量】 口服，一次1粒，1日2次。对于需要加大调脂幅度的患者，可加大剂量至一次2粒（0.48克），1日2次，饭后服用。

【规格】 每粒装0.24克。

常用品牌：成都地奥。

【参考文献】

［1］鲁卫星，王俊显等．脂必泰胶囊治疗高脂血症多中心临床试验［J］．中国新药与临床杂志，1999，18（6）：365～367.

［2］ZHAO Shui～ping. Evaluation of the lipid lowering ability, anti－inflammatory effects and clinical safety of intensive therapy with Zhibitai, a Chinese traditional medicine［J］. Atherosclerosis, 2010, 21（1）：237～241.

[3] 许丹焰，舒君黄，全跃，等. 脂必泰与阿托伐他汀疗效及安全性对比研究 [J]. 中华内科杂志，2010，49 (5)：392～395.

心安宁片

【药物组成】葛根　山楂　制何首乌　珍珠粉

【功能与主治】养阴宁心，化瘀通络，降血脂。用于血脂过高，心绞痛以及高血压引起的头痛，头晕，耳鸣，心慌。

【临床应用】

1. 本品适用于高脂血症、心绞痛以及高血压病，见头胀痛，头晕，耳鸣，心慌的患者，合并高血压及睡眠异常者效果更佳。

2. 头胀痛症状较重者可用菊花水送服。

3. 舌红苔黄，大便干结者需加用清热药物。

【注意事项】孕妇忌服。

【用法用量】口服，一次4～5片，1日3次。

【规格】每片重0.25克。

通脉降脂片

【药物组成】笔管草　川芎　荷叶　三七　花椒

【功能与主治】降脂化浊，活血通脉。用于治疗高血脂症，防治动脉粥样硬化。

【临床应用】

1. 本品适用于高脂血症，见舌暗有瘀斑的患者。

2. 若舌红苔黄者加用清热药物。

【注意事项】本品不宜用于高脂血症，而见气短乏力，舌淡苔薄白者。

【用法用量】口服，一次4片，1日3次。

【规格】每片重（1）0.21克（糖衣片）（2）0.3克（薄膜

衣片）。

降脂通络软胶囊

【药物组成】姜黄提取物

【功能与主治】活血行气，降脂祛浊。适用于高脂血症，症见胸胁胀痛、心前区刺痛、胸闷，舌尖边有瘀点或瘀斑、脉弦或涩等属血瘀气滞者。

【临床应用】

1. 本品适用于高脂血症见胸胁胀痛、心前区刺痛、胸闷、舌尖边有瘀点或瘀斑症状者。

2. 心前区刺痛明显者可合用山楂、丹参、绞股蓝等化瘀药物。

【注意事项】本品不宜用于高脂血症见气短乏力，舌淡苔薄白者。

【用法用量】口服，一次2粒，1日3次，饭后服用。

【规格】每粒装50毫克。

小结

中成药治疗血脂异常关键要区分实证和虚证。本病多属本虚标实之候。本虚多为脾肾气虚，或兼心肺气虚；标实为痰湿膏脂内停，或兼水湿、血瘀、气滞等。

上述血脂康胶囊、地奥脂必妥片、绞股蓝总苷胶囊、降脂通络软胶囊为中药单体提取制剂，血脂康胶囊、地奥脂必妥片主要成分为红曲，功善活血化瘀，健脾消食，故适用于痰瘀互结、气血不利之血脂异常。绞股蓝总苷胶囊适合心脾气虚型，降脂通络软胶囊用于血瘀气滞型。降脂宁颗粒、心安宁片、通脉降脂片为复方制剂，降脂宁颗粒、心安宁片分别对应于气滞血瘀、肝肾亏虚型，而通脉降脂片适合于痰瘀久蕴型。降脂治疗要配合饮食、生活习惯及体育锻炼等综合治疗。当通过合理调整饮食结构，改变不良生活习惯，加强体育锻炼后，仍不能使血脂降至理想水平时，就必须开始药物治疗。降脂类中成药与西药合并应用可减少降脂西药的用量，根据血脂异常类型选择中成药降脂治疗可显著降低血脂水平，并可减少西药降脂药物的不良反应。

第七节　心脏神经官能症

心脏神经官能症是神经官能症的一种特殊类型，临床以心血管系统功能紊乱为主要表现，可兼有神经官能症的其他表现。中医没有直接对应病名，根据临床表现往往归于“心悸”、“胸痹”、“郁证”、“脏躁”等范畴，其核心病机为肝失疏泻，应采用疏肝解郁的治疗原则。肝郁脾虚的同时，并见气血两虚、痰火扰心、心脉痹阻，在疏肝健脾的基础上，辅以益气养血、清热化痰、活血化瘀为治法。

益心宁神片

【药物组成】人参茎叶总皂苷*　藤合欢　五味子　灵芝

【功能与主治】补气生津，养心安神。用于心慌气短，多梦失眠，记忆力减退，神经衰弱等症。

【临床应用】

1. 本品适用于心脏神经官能症，见心慌，气短，多梦失眠，记忆力减退，神经衰弱，舌淡苔薄白的患者。

2. 若合并胸闷痞满，口干口苦，舌红苔黄腻等症状者，可与温胆汤配合用。

【注意事项】

1. 外感发热怕冷者禁服。

2. 服药期间忌辛辣、生冷、油腻食物。

3. 合并高血压、心脏病、肝病、糖尿病、肾病等慢性病患者应慎用。

4. 如平时怕冷、食生冷易出现腹部不适、腹泻等情况者不宜使用。

5. 本品宜餐后服。

6. 服本品一周后症状未见改善，或症状加重者，应立即停药，酌情治疗。

【用法用量】 口服，一次5片，1日3次。

【规格】 每片重（1）0.3克（糖衣片）（2）0.31克（薄膜衣片）（3）每片重0.3克。

柏子养心丸（片）

【药物组成】 柏子仁　炙黄芪　川芎　当归　茯苓　党参*　半夏曲*　酸枣仁　醋五味子　朱砂　肉桂　制远志　炙甘草

【功能与主治】 补气，养血，安神。用于心气虚寒，心悸易惊，失眠多梦，健忘。

【临床应用】本品适用于睡眠障碍，见多梦，心慌易惊，神疲气短，健忘、多汗，身体乏力，舌质淡红，舌苔薄白的患者。

【注意事项】

1. 烦热汗出，手足心热，口燥咽干，两颧潮红，便秘尿黄，舌红少苔者，或眩晕耳鸣，头目胀痛，面红，烦躁，腰膝酸软者禁用。

2. 本品含朱砂，不可过服、久服，不可与溴化物、碘化物等药物同服。

3. 宜饭后服用。

4. 服药期间忌食辛辣食物，失眠伴头胀痛者不宜服用。

【用法用量】 丸剂：口服，水蜜丸一次6克，大蜜丸一次1丸，1日2次，饭后服用；片剂：口服，一次3~4片，1日2次。

【规格】 丸剂：大蜜丸每丸重9克，水蜜丸每100粒重10克；片剂：每片重0.3克。

常用品牌：北京同仁堂。

安神补心丸（颗粒、胶囊）

【药物组成】丹参* 五味子（蒸） 石菖蒲 首乌藤 地黄 旱莲草 女贞子 菟丝子 合欢皮 珍珠母

【功能与主治】养血安神。用于心血不足，虚火内扰引起的心慌失眠，头晕耳鸣。

【临床应用】本品适用于心脏神经官能症见心慌失眠，头晕耳鸣，舌红苔少的患者。

【注意事项】

1. 平时虚寒如平时怕冷、食生冷易出现腹部不适、腹泻等情况者不宜服用。
2. 外感发热怕冷患者忌服。
3. 孕妇慎用。
4. 本品宜餐后服。
5. 服本药一周后症状未见改善，或症状加重者，应立即停药，酌情治疗。
6. 对本品过敏者禁用，过敏体质者慎用。

【用法用量】丸剂：口服，一次 15 丸，1 日 3 次；颗粒剂：口服，一次 1.5 克，1 日 3 次；胶囊剂：口服，一次 4 粒，1 日 3 次。

【规格】水丸剂：每 15 丸重 2 克；颗粒剂：每袋装 1.5 克；胶囊剂：每粒装 0.5 克。

血府逐瘀口服液（胶囊）

【药物组成】桃仁（炒） 红花 当归 川芎 地黄 赤芍* 牛膝 柴胡 枳壳（麸炒） 桔梗 甘草*

【功能与主治】活血化瘀，行气止痛。用于瘀血内阻，头痛或胸痛，内热憋闷，失眠多梦，心悸怔仲，急躁善怒。

【临床应用】本品适用于心脏神经官能症，见头痛或胸痛反复发作，疼痛部位较固定，夜间加重，心慌，失眠，舌暗，瘀斑者。

【注意事项】

1. 体质虚弱，见气短，乏力，易感冒，舌淡苔薄者不宜应用。

2. 服药期间忌食生冷、辛辣、油腻食物。

3. 宜饭后服用。

4. 孕妇忌用。

【用法用量】 口服液：一次10毫升，1日3次；胶囊剂：一次6粒，1日2次。

【规格】 口服液：每支装10毫升；胶囊剂：每粒装0.4克。

常用品牌：吉林敖东延边。

刺五加胶囊

【药物组成】 刺五加浸膏

【功能与主治】 益气健脾，补肾安神。用于脾肾阳虚，体虚乏力，食欲不振，腰膝酸痛，失眠多梦。

【临床应用】本品适用于心脏神经官能症见疲倦乏力、食欲不振、腰膝酸软、失眠多梦，舌淡苔薄白的患者。

【注意事项】

1. 外感发热怕冷者忌用。

2. 服药期间忌油腻食物。

3. 服药期间保持情绪稳定。

4. 本品宜饭前服用。

5. 服药两周或服药期间症状未明显改善，或症状加重者，应立即停药，酌情治疗。

6. 对本品过敏者禁用，过敏体质者慎用。

【用法用量】 口服，一次2~3粒，1日3次。

【规格】 每粒装2.25克。

参芪五味子片

【药物组成】南五味子 党参* 黄芪 酸枣仁（炒）

【功能与主治】健脾益气，宁心安神。用于心气血不足，心脾两虚所致的失眠、多梦、健忘、乏力、心慌、气短、自汗。

【临床应用】

1. 本品适用于心脏神经官能症，见失眠、多梦、健忘、乏力、心慌、气短、自汗，舌淡胖有齿痕，苔薄白的患者。

2. 失眠严重者可配伍使用刺五加胶囊。

【注意事项】

1. 本品不宜用于口干口苦，舌红苔黄腻或苔少的患者。

2. 本品宜饭前服用。

3. 服药期间忌不易消化食物。

4. 感冒发热病人不宜服用此药。

5. 高血压、心脏病、肝病、糖尿病、肾病等慢性病严重者应慎用。

6. 儿童、孕妇、哺乳期妇女应慎用。

7. 服药四周症状无缓解者，应停药，酌情治疗。

8. 对本品过敏者禁用，过敏体质者慎用。

【用法用量】口服，一次3~5片，1日3次。

【规格】每片重0.25克。

小结

心脏神经官能症在中医归于“心慌”、“胸痹”、“郁证”、“脏躁”等范畴，其核心病机为肝失疏泄，应采用疏肝解郁的治疗原则。证见肝郁脾虚，合并气血两虚、痰火扰心、心脉痹阻，在疏肝健脾的基础上，配以益气养血、清热化痰、活血化瘀。胸痛明显者宜活血化瘀，通络止痛；胸闷明显者宜舒肝理气；心慌明显者宜养心定悸；失眠明显者宜养心安神。

第八节　外周血管病

外周血管疾病，中医称之为脉管疾病。其发病率近年有明显上升趋势，常见的如动脉硬化性闭塞症、动静脉血栓形成、动脉瘤等。其核心病机为风、寒、湿、热、痰、瘀等邪气滞留肢体筋脉、关节、肌肉，经脉闭阻，不通则痛，其治疗以祛邪通络为原则。可分为行痹、痛痹、着痹、风湿热痹、痰湿痹阻、肝肾两虚，治疗上分别以散寒除湿、散寒通络、除湿通络、清热通络、化痰行瘀、培补肝肾为治法。

通塞脉片

【药物组成】 当归　牛膝　黄芪　党参*　石斛　玄参*　金银花　甘草*

【功能与主治】 培补气血，养阴清热，活血化瘀，通经活络。用于气血两虚、瘀毒阻络。用于气血两虚，瘀毒阻络所致的脱疽，症见趾节肿痛。皮色发暗。血栓闭塞性脉管炎，见上述证候者。

【临床应用】

1. 本品适用于轻中度动脉粥样硬化性血栓性脑梗死（中风中经络）恢复期，见半身不遂、偏身麻木、口眼歪斜、言语不利、肢体感觉减退或消失，舌暗红苔薄的患者。

2. 本品适用于血栓闭塞性脉管炎，见发热，局部红暗肿胀，舌暗红苔薄黄的患者。

3. 对于慢性低血压患者可与甜梦胶囊联合应用，效果较好。

4. 对于骨折或手术所致的下肢深静脉血栓形成，可加用补阳还五汤治疗。

【注意事项】

1. 血栓性脉管炎，见局部皮色不变，舌淡苔薄白者慎用。

2. 服药期间忌油腻食物。

3. 糖尿病人应用此药时应注意监测血糖的变化情况；脂肪肝病人注意监测 ALT 变化情况。

4. 孕妇慎用。

【用法用量】口服，一次 5~6 片，1 日 3 次。

【规格】每片重 0.35 克。

脉络宁口服液

【药物组成】牛膝　玄参*　石斛　金银花

【功能与主治】养阴清热、活血祛瘀。用于阴虚内热、血脉瘀阻所致的脱疽，症见患者红肿热痛、破溃、持续性静止痛、夜间为甚，兼见腰膝酸软、口干欲饮及血栓闭塞性脉管炎、动脉硬化性闭塞症，见上述证候者。亦用于脑梗塞阴虚风动、瘀毒阻络证，见半身不遂、口舌㖞斜、偏身麻木、语言不利。

【临床应用】

1. 本品适用于Ⅰ、Ⅱ期动脉硬化性闭塞症及血栓闭塞性脉管炎，见肢体温度升高、烧灼感、酸胀、麻木、间歇性跛行、静息痛，舌红苔黄的患者，与黄芪类中成药合用相辅相成，可使气血通畅，明显改善微循环。

2. 本品适用于急性和亚急性期下肢深静脉血栓形成，见局部肿胀、疼痛、皮肤温度升高、皮色异常，舌红苔黄的患者。

3. 可用于轻中度脑梗塞恢复期，见半身不遂、口舌歪斜、偏身麻木、语言不利、舌红苔黄者。

【不良反应】少数患者服药后出现恶心、上腹饱满、便溏等胃肠道反应。

【注意事项】

1. 不宜用于平时怕冷，四肢末梢凉，舌淡苔薄白者。

2. 孕妇忌用。

3. 脑出血患者慎用。

4. 有出血性疾病或有出血倾向的患者慎用。

【用法用量】 口服，一次20毫升，1日3次。

【规格】 每支装（1）10毫升（2）20毫升。

小结

中成药治疗外周血管病关键要区分风、寒、湿、热、痰、瘀等致病邪气的不同。

第三章　消化系统疾病用药

第一节　胆汁返流性胃炎

胆汁返流性胃炎，也称碱性返流性胃炎，系指由于胆汁返流入胃所引起的上腹痛、呕吐胆汁、腹胀、体重减轻等一系列表现的综合征，常见于胃切除、胃肠吻合术后，总发病率约5%左右，其中BillrothⅡ式胃切除术后的发病率为BillrothI术式的2~3倍。鉴于其症状、病理变化以及治疗反应与其他胃切除后综合征有所不同，Roberts等将本病从胃切除后并发症中分出，列为一种独立的病症。本病多属中医“胃部痛”范畴。临床中主要病机为虚实寒热夹杂，肝脾不和，气机不畅。以攻补兼施，温清并用为治则。首先要益气健脾，斡旋胃气，使脾气上升，胃气下降，疏肝利胆，上下通调，以至升降平衡。

良附丸

【药物组成】高良姜　醋香附

【功能与主治】温胃理气。用于寒凝气滞，脘痛吐酸，胸腹胀满。

【临床应用】　本品适用于胆汁返流性胃炎，见胃痛，胸腹胀满，喜温喜按，舌淡苔薄白者。

【注意事项】

1. 服药期间忌愤怒、忧郁，保持心情舒畅。
2. 胃部灼痛，口苦便秘，舌红苔黄者不适用此药。
3. 症状表现为口干，急躁易怒，头晕，血压高的患者不适用此药。

4. 胃痛严重者，应及时停药，酌情治疗。

5. 服药期间饮食宜清淡，忌酒及辛辣、生冷、油腻食物。

6. 高血压、心脏病、肝病、糖尿病、肾病等慢性病严重者应慎用。

7. 儿童、孕妇、哺乳期妇女、年老体弱者应慎用。

8. 服药三天症状无缓解者，应停药，酌情治疗。

9. 对本品过敏者禁用，过敏体质者慎用。

【用法用量】口服，一次3~6克，1日2次。

【规格】每100粒重6克。

常用品牌：北京同仁堂。

三九胃泰胶囊（颗粒）

【药物组成】三桠苦　黄芩　九里香　两面针　木香　茯苓　白芍*　地黄

【功能与主治】清热燥湿，行气活血，柔肝止痛。用于湿热内蕴、气滞血瘀所致的胃痛。症见上腹隐痛，饱胀反酸、恶心呕吐、嘈杂纳减；浅表性胃炎糜烂性胃炎、萎缩性胃炎等慢性胃炎，见有上述证候者。

【临床应用】本品适用于胆汁返流性胃炎，见上腹隐痛，饱胀感，反酸，恶心呕吐，食少，胃中不适，舌红苔黄的患者。

【不良反应】有文献报道患者服用三九胃泰胶囊或颗粒后有皮肤瘙痒、面部潮红、丘疹等过敏反应。还有报道1例患者服用三九胃泰颗粒三个月后出现巩膜黄染、尿色变深等肝损伤表现，保肝治疗一个月后，肝功能回复正常。

【注意事项】

1. 胃痛表现为胸腹胀满，喜温喜按，舌淡苔薄白者忌用。

2. 服药期间，忌食辛辣、油炸、过酸及酒类等刺激性食品。

3. 忌情绪激动或生气。

4. 孕妇慎用。

5. 慢性胃炎患者服药两周症状无改善者，应立即停药，酌情治疗。

6. 对本品过敏者禁用。

【用法用量】 颗粒剂：开水冲服，一次1袋，1日2次；胶囊剂：一次2~4粒，1日2次。

【规格】 颗粒剂：每袋装（1）20克（2）每袋装2.5克（无糖型）；胶囊剂：每粒装0.5克。

香砂平胃颗粒

【药物组成】 苍术　陈皮　厚朴（姜制）　砂仁　木香　甘草*

【功能与主治】 理气化湿，和胃止痛。用于湿浊中阻、脾胃不和所致的胃部疼痛，胸膈满闷、恶心呕吐，纳呆食少。

【临床应用】 本品适用于胆汁返流性胃炎，见胃痛，胃胀，胸闷，恶心呕吐，饮食量少，舌淡苔腻的患者。

【注意事项】

1. 平时脾胃虚弱，见食后腹胀，大便稀或腹泻，腹痛，喜温喜按，舌淡胖齿痕苔薄白者不适合应用本品。

2. 表现为食欲不振，口干舌燥，手足心热等症状突出者慎用。

3. 颗粒剂含蔗糖，糖尿病患者不宜服用。

4. 服药期间忌食生冷、油腻食物和海腥发物。

5. 孕妇不宜服用此药。

6. 服药三天症状未改善者，应停止服用，酌情治疗。

7. 对本品过敏者禁用，过敏体质者慎用。

【用法用量】 开水冲服，一次10克，1日2次。

【规格】 每袋装10克。

香砂养胃丸（颗粒）

【药物组成】白术　木香　砂仁　豆蔻（去壳）　广藿香　陈皮　姜厚朴　醋香附　茯苓　枳实（炒）　姜半夏*　甘草*

【功能与主治】温中和胃。用于不思饮食，胃部满闷或泛吐酸水。

【临床应用】

本品适用于胆汁返流性胃炎，见胃隐隐作痛、胃胀闷不舒、呕吐酸水、烧心、不思饮食、四肢倦怠。舌胖大有齿痕苔薄腻的患者。

【注意事项】

1. 服用香砂养胃丸宜用温开水送服，并且服药期间不要吃生冷食物，以免加重寒湿，不利于药效发挥。

2. 如果出现胃部灼热，隐隐作痛，口干舌燥等热症表现的患者不宜服用本药。

3. 不宜长期连续服用本药。

4. 服药期间忌生冷油腻食物。

5. 服药三天后症状无改善，或服药期间症状加重者，应停药，酌情治疗。

6. 小儿及年老体虚的患者应慎用。

7. 对本品过敏者禁用，过敏体质者慎用。

【用法用量】丸剂：口服，大蜜丸一次 9 克，1 日 2 次；浓缩丸：一次 8 丸，1 日 3 次；水丸：一次 9 克，1 日 2 次；颗粒剂：开水冲服，一次 1 袋，1 日 2 次。

【规格】丸剂：大蜜丸每丸重 9 克；浓缩丸：每 8 丸相当于原药材 3 克；水丸：水丸每 100 粒重 6 克；颗粒剂：每袋装 5 克。

常用品牌：北京同仁堂。

舒肝平胃丸

【药物组成】 苍术　厚朴（姜炙）　陈皮　法半夏*　枳壳（麸炒）　槟榔（炒焦）　炙甘草*

【功能与主治】 疏肝和胃，化湿导滞。适用于胸胁胀痛，倒饱嘈杂，呕吐酸水，胃部疼痛，食滞不消。

【临床应用】 本品适用于胆汁反流性胃炎，见胁肋胀痛，胃部不适，恶心、呕吐，反酸，舌淡苔白腻的患者。

【注意事项】

1. 不适用于脾胃阴虚证患者，主要表现为口干、舌红少津、大便干等。
2. 肝寒犯胃，症见头顶疼痛，咳吐清水者不宜服用。
3. 宜空腹服用。
4. 可用白芍煎水送服以增强柔肝养肝作用。
5. 服药期间忌食生冷油腻不易消化食物。忌情绪激动。
6. 对本品过敏者禁用，过敏体质者慎用。
7. 孕妇忌服。

【用法用量】 口服，一次 4.5 克，1 日 2 次。

【规格】 每 100 粒重 6 克。

胃药胶囊

【药物组成】 延胡索（醋制）　枯矾　海螵蛸（漂）　鸡蛋壳（炒）　青木香　珍珠母（煅）

【功能与主治】 制酸止痛。用于肝胃不和，瘀热阻络所致的胃部疼痛、嗳气、吞酸、嘈杂、饮食不振，躁烦易怒、口干口苦等，以及胃溃疡、慢性浅表性胃炎，见上述证候者。

【临床应用】 本品适用于胆汁反流性胃炎，见胃部疼痛，反酸明显，常伴烦躁易怒，口苦口干的患者。

【注意事项】

1. 不适用于脾胃阴虚证患者，主要表现为口干、舌红少津、大便干等。

2. 胃痛而胃酸缺乏者不宜使用。

3. 宜空腹服用。

4. 可用白芍煎水送服，以养护肝阴。

5. 服药期间忌食辛辣刺激性食物。

6. 孕妇慎用。

7. 对本品过敏者禁用，过敏体质者慎用。

【用法用量】 口服，一次2~3粒，1日3次。

【规格】 每粒装0.5克。

养胃舒颗粒（胶囊）

【药物组成】 党参* 陈皮 黄精（蒸） 山药 干姜 菟丝子 白术（炒） 玄参* 乌梅 山楂 北沙参*

【功能与主治】 益气养阴，健脾和胃，行气导滞。用于脾胃气阴两虚所致的胃痛，症见胃部灼热疼痛、痞胀不适、口干口苦、纳少消瘦、手足心热；慢性萎缩性胃炎、慢性胃炎，见上述证候者。

【临床应用】 本品适用于胆汁反流性胃炎，见胃部隐隐胀痛，烧灼感，反酸，口干口苦，遇热疼痛明显或加重，食欲减退等症状，伴神疲乏力，手足心热，舌红苔少者。

【注意事项】

1. 胃部隐隐冷痛，喜温喜按，遇寒疼痛加重，倦怠乏力，手足不温，大便稀或不成形，舌淡苔白的患者不宜使用。

2. 胃部灼热胀痛，反酸明显者慎用。

3. 服药期间饮食宜清淡，忌食辛辣食物。

4. 孕妇慎用。

5. 服本药三天症状未改善者，应停止服用，酌情治疗。

【用法用量】 颗粒剂：开水冲服，一次10~20克，1日2次；胶囊剂：口服，一次3粒，1日2次。

【规格】 颗粒剂：每袋装10克；胶囊剂：每粒装0.4克。

常用品牌：神鹿牌。

小结

胆汁返流性胃炎单纯西医治疗效果不甚令人满意，配合中成药治疗对改善炎症，缓解症状，都有着令人满意的疗效。故应发挥中西医结合治疗优势。其基本病机为肝脾不和，气机不畅，胃膜受伤，临床治疗多以行气调肝，养护胃膜为主。治疗期间，患者宜食清淡、富营养、易消化食品，忌烟酒、辛辣、灼热、冰冷、肥甘厚味、过酸咸腥等刺激性食物，忌发怒，劳逸结合，则易痊愈且不易复发。

第二节 溃疡性结肠炎

溃疡性结肠炎又称慢性非特异性溃疡性结肠炎，系原因不明的大肠黏膜的慢性炎症和溃疡性病变，临床以腹泻、黏液脓血便、腹痛为特征。中医属“泄泻”、“痢疾”、“便血”、“腹痛”、“肠风”等范畴。临床常分湿热内蕴、寒湿阻滞、气滞血瘀、脾肾虚寒、寒热错杂、阴血亏虚、脾胃虚弱等证型。临床中分别以清热利湿、行瘀导滞，温化寒湿、活血理气，温补脾肾、涩肠止泻，温中清肠、养血滋阴、清肠止痢、健脾运湿为治法。

小建中颗粒（胶囊、合剂）

【药物组成】 饴糖 桂枝 白芍* 大枣 生姜 炙甘草*

【功能与主治】 温中补虚，缓急止痛。用于脾胃虚寒，脘腹疼痛，喜温喜按，嘈杂吞酸，食少。胃及十二指肠溃疡等，见上述证候者。

【临床应用】本品适用于溃疡性结肠炎，见腹泻、腹痛较轻，腹胀、肠鸣，受凉加重，喜温喜按，舌淡苔薄白的患者。

【注意事项】

1. 可与人参等益气健脾温中类中药合用。

2. 不适用于脾胃阴虚的患者，主要表现为口干，舌红少津，大便干等。

3. 不适用于肝肾阴虚的患者，主要表现为口干、急躁易怒、头晕血压升高等。

4. 外感风热表证未愈患者及脾胃湿热或明显胃肠道出血症状者不宜服用。

5. 服药期间饮食宜清淡，忌烟、酒及辛辣、生冷、油腻食物。

6. 服药期间忌愤怒、忧郁，保持心情舒畅。

7. 糖尿病患者及高血压、心脏病、肝病、肾病等慢性病严重者应慎用。

8. 对本品过敏者禁用，过敏体质者慎用。

【用法用量】颗粒剂：口服，一次15克，1日3次；胶囊剂：口服，一次2~3粒，1日3次；合剂：口服，一次20~30毫升，1日3次，用时摇匀。

【规格】颗粒剂：每袋装15克；胶囊剂：每粒装0.4克；合剂：每瓶装（1）10毫升（2）100毫升（3）120毫升（4）150毫升（5）180毫升。

补脾益肠丸

【药物组成】黄芪　党参*（米炒）　砂仁　白芍*　当归（土炒）　白术（土炒）　肉桂　延胡索（制）　荔枝核　干姜（炮）　甘草*（炙）　防风　木香　补骨脂（盐制）　赤石脂（煅）

【功能与主治】益气养血，温阳行气，涩肠止泻。用于脾虚气滞所致的泄泻，症见腹胀疼痛、肠鸣泄泻、黏液血便；慢性结肠炎、溃疡性结肠炎、过敏性结肠炎，见上述证候者。

【临床应用】 本品适用于溃疡性结肠炎，见腹泻腹痛，腹胀，肠鸣，有粘液脓血便或便秘的患者。

【注意事项】

1. 泄泻时有腹部热胀痛者忌服，胃肠实热，感冒发热者慎用。服药期间忌食生冷、辛辣油腻之物。

2. 泄泻次数较多，且为水样便，服药一日症状未见改善者应速到医院诊治。

3. 一般症状在三日内未见改善，或伴有腹痛、发热、呕吐的患者，应停药，酌情治疗。

4. 过敏体质者慎用。

【用法用量】口服，一次 6 克，1 日 3 次，重症加量。30 天为一疗程，一般连服 2～3 个疗程。

【规格】每瓶装（1）72 克（2）90 克（3）130 克。

固肠止泻丸（结肠炎丸）

【药物组成】乌梅（或乌梅肉）　黄连　干姜　木香　罂粟壳　延胡索

【功能与主治】调和肝脾，涩肠止痛。用于肝脾不和所致的泄泻，症见腹痛泄泻，两胁胀满；慢性非特异性溃疡性结肠炎，见上述症候者。

【临床应用】 本品适用于溃疡性结肠炎及慢性非特异性溃疡性结肠炎，见腹痛腹泻，两胁胀满，情绪紧张时腹痛腹泻加重者。

【注意事项】

1. 本品为收涩之品，急性感染性腹泻者不宜使用。

2. 本品适于肝脾不和所致的泄泻，若属湿热或伤食泄泻者慎用，其表现为口干口渴，不喜饮，脘腹胀满不舒，食欲欠佳，小便色黄，大便黏滞不爽，或腹泻伴有不消化的食物。

3. 建议用温开水送服，空腹服用。

4. 本品含罂粟壳，不可过用、久用。

5. 服用期间忌食生冷、辛辣、油腻等刺激性食物。

6. 运动员慎用。

7. 儿童慎用，孕妇忌用。

【用法用量】 口服，浓缩丸：一次4克；水丸：一次5克，1日3次。

【规格】 浓缩丸：每9粒重1克；水丸：每12粒重1克。

四神丸

【药物组成】 补骨脂（盐炒）　肉豆蔻（煨）　五味子（醋制）　吴茱萸（制）　大枣（去核）

【功能与主治】 温肾散寒，涩肠止泻。用于肾阳不足所致的泄泻。症见肠鸣腹胀、五更泄泻、食少不化、久泻不止、面黄肢冷。

【临床应用】

1. 本品适用于溃疡性结肠炎，见身体怕凉或脘腹怕凉，肠鸣，喜温，纳差，腹泻，泄下含不消化的食物，常于凌晨或清晨脐腹作痛，泻后痛减，腰部怕凉的患者。

2. 建议用姜枣煎水送服，饭前服用。

【注意事项】

1. 泄泻时腹部热痛胀痛者忌服；胃肠实热，表现为口气热臭，口渴喜饮，口苦，面赤，多食，小便色黄，大便干者慎用；感冒发热者慎用。

2. 伴有腹痛、发热、呕吐的患者，应停止服用，酌情治疗。

3. 服用期间忌食生冷、辛辣、油腻等刺激性食物。

4. 过敏体质者慎用。

【用法用量】 口服，一次9克，1日1~2次。

【规格】 水丸每袋装9克。

麻仁润肠丸（胶囊）

【药物组成】火麻仁　炒苦杏仁　大黄　木香　陈皮　白芍*

【功能与主治】润肠通便。用于肠胃积热，胸腹胀满，大便秘结。

【临床应用】本品适用于溃疡性结肠炎，见胸腹胀满，脘腹灼热，口干口苦，口渴喜饮，小便量多，大便秘结的患者。

【注意事项】

1. 本品属泻下剂，主要用于治疗肠燥致大便秘结者，体虚者和老年人不宜长期服用，以免耗伤正气。
2. 不宜在服药期间同时服用滋补性中药。
3. 服药后出现胸腹胀满严重者应及时停药，酌情治疗。
4. 忌酒、忌食辛辣及燥性食品。
5. 高血压、心脏病、肝病、糖尿病、肾病等慢性病严重者应慎用。
6. 孕妇忌服。
7. 对本品过敏者禁用，过敏体质者慎用。
8. 本品不宜长期服用。

【用法用量】丸剂：口服，一次1～2丸，1日2次；胶囊剂：口服，一次8粒，1日2次。

【规格】丸剂：每丸重6克；胶囊剂：每粒装0.5克。

常用品牌：北京同仁堂。

小结

溃疡性结肠炎中医归属“泄泻”、“痢疾”、“便血”、“腹痛”、“肠风”等病范畴。本病治疗的主要目的是控制其急性发作；缓解病情，减少复发；防治并发症的产生。临床以正虚邪恋、虚实夹杂多见，治疗总体以扶正祛邪、标本兼顾为原则。急性发作期应选用中药汤剂效果较好，针对湿热壅盛患者，芍药汤、白头翁汤、香连丸、葛根芩连汤多被选用以清热燥湿。而胃苓汤、当归四逆汤、香砂六君子、不换金正气散多在临床用以温散寒湿。连理汤、乌梅丸、薏苡附子败酱散、半夏泻心汤多用以温中清肠。部分肝郁脾虚患者，采用痛泻要方、小柴胡汤、四君子汤、逍遥散等以达调和肝脾之目的。结合本病反复发作，迁延日久难愈，久之伤气血、损脾肾的特点，补涩兼施在治疗中突显重要性，十全大补汤、参苓白术散、真人养脏汤、温脾汤、黄土汤、四神丸、附子理中丸、驻车丸、四君子汤较多被选用，以补脾益肾、调整脏腑功能。主张活血化瘀治疗的医家多选用桃红四物汤、血府逐瘀汤、少腹逐瘀汤等。中药治疗溃疡性结肠炎主要采用口服剂型配以灌肠剂（煎剂灌肠）。两者结合疗效更佳。

第三节　腹　泻

腹泻是一种常见症状，是指排便次数明显超过平日习惯的频率，粪质稀薄，水分增加，每日排便量超过200克，或含未消化食物或脓血、粘液。腹泻常伴有排便急迫感、肛门不适、失禁等症状。腹泻分急性和慢性两类。急性腹泻发病急剧，病程在2～3周之内。慢性腹泻指病程在两个月以上或间歇期在2～4周内的复发性腹泻。中医属“泄泻”、“痢疾”范畴。本病主要病位在脾胃及大肠，湿邪内胜、脾胃及大肠传导功能失调是主要病机。临床上按病因可分为外邪侵袭及脏腑失调等类型。治疗多以清热、利湿、健脾、补虚为主要治法。

藿香正气水（口服液、滴丸、软胶囊、胶囊、丸）

【药物组成】苍术　陈皮　厚朴（姜制）白芷　茯苓　大腹皮　生半夏*　甘草浸膏*　广藿香油　紫苏叶油（水、口服液、滴丸、软胶囊由上述药物组成）；广藿香　紫苏叶　苍术　陈皮　厚朴

（姜制）　白芷　茯苓　大腹皮　法半夏*　甘草*（丸、胶囊由上述药物组成）

【功能与主治】解表化湿，理气和中。主治外感风寒，内伤湿滞或夏伤暑湿所致的感冒，症见头痛昏重、胸膈痞闷、脘腹胀痛、呕吐泄泻；胃肠型感冒见上述证候者。

【临床应用】

1. 本品适用于腹泻，见大便如水样，常伴恶心呕吐，轻度发热，头昏沉不爽，腹胀，舌淡红苔薄白腻的患者。

2. 频繁呕吐、腹泻患者在使用本药同时，应同时服用口服补液盐以补充水分和电解质。

3. 滴丸剂不含乙醇，无刺激味道，口感较好，服用方便。

【不良反应】

个别患者服用本品后出现过敏性皮疹、过敏性休克、过敏性紫癜以及心动过速等不良反应，患者使用时注意用药安全，特别是有过敏体质者，最好在医生的指导下服用本药。

【注意事项】

1. 不宜在服药期间同时服用滋补性中药。

2. 服药期间宜食清淡易消化食物，忌食油腻鱼虾海鲜类食物。

3. 高血压、心脏病、肝病、糖尿病、肾病等慢性病严重者、孕妇或正在接受其它治疗的患者，均应慎用。

4. 严格按照用法用量服用，小儿、年老体虚者应慎用。

5. 服药三天后症状无改善，或出现吐泻明显，并有其他严重症状时应停药，酌情治疗。

【用法用量】酊剂、口服液：口服，一次 5～10 毫升，1 日 2 次，用时摇匀；滴丸剂：口服，一次 1～2 袋，1 日 2 次；软胶囊：口服，一次 2～4 粒，1 日 2 次；胶囊剂：口服，一次 4 粒，1 日 2 次；丸剂：口服，一次 6 克，1 日 2 次。

【规格】酊剂：每瓶装 10 毫升；口服液：每瓶装 10 毫升；滴丸：每袋装 0.25 克；软胶囊：每粒装 0.45 克；胶囊剂：每粒装

0.3 克；丸剂：每 8 丸相当于原生药 3 克。

常用品牌：北京同仁堂、天津天士力、天津中新药业达仁堂。

葛根金连片（丸）

【药物组成】葛根　黄芩　黄连　炙甘草*

【功能与主治】解肌透表，清热解毒，利湿止泻。用于湿热蕴结所致的泄泻腹痛、便黄而黏、肛门灼热及风热感冒所致的发热恶风、头痛身痛。

【临床应用】

1. 本品适用于身热，心烦，口苦，口中黏腻，口渴不喜饮，恶心，腹痛腹泻，泄下臭秽，小便色黄的患者。
2. 可与喹诺酮、氨基糖甙类抗生素合用。

【注意事项】

1. 本品对治疗因滥用抗菌素造成菌群紊乱的腹泻病人疗效欠佳。
2. 本品苦寒，易伤胃气，不可长期服用。
3. 脾胃虚寒、慢性腹泻患者忌用，表现为脘腹喜温喜按，受凉后易腹胀不舒，大便不成形。
4. 泄泻腹冷凉痛者忌服。
5. 服药期间饮食宜清淡，禁食生硬、油腻、难消化食物。
6. 高血压、心脏病、肾脏病、浮肿的患者，孕妇或正在接受其他治疗的患者应慎用。
7. 小儿及年老体虚者应慎用。
8. 服药三天后症状未改善，或出现其他严重症状者，应停药，酌情治疗。

【用法用量】片剂：口服，一次 3～4 片，1 日 3 次；丸剂：口服，一次 3 克，1 日 3 次。

【规格】片剂：每片相当于总药 2.0 克；丸剂：每袋装 1 克。

复方黄连素片

【药物组成】盐酸小檗碱　木香　吴茱萸　白芍*

【功能与主治】清热燥湿，行气止痛，止痢止泻。用于大肠湿热，赤白下痢，里急后重或暴注下泻，肛门灼热。肠炎、痢疾，见上述证候者。

【临床应用】

1. 本品适用于腹泻、肠炎、痢疾，见腹痛腹泻，泄下脓血或腥臭，伴急迫欲泄，肛门坠胀灼热，小便短色黄，舌红苔黄腻的患者。

2. 可与喹诺酮、氨基糖甙类抗生素合用。

【不良反应】有出现过敏反应报道。

【注意事项】

1. 脾胃虚寒、慢性腹泻，泄泻伴腹部冷痛者忌用。

2. 严重脱水者，应采取相应治疗措施。

3. 本品为苦寒之品，慢性虚寒性腹泻不宜使用，具体表现为腹部喜温，受凉后腹泻易发作者。

4. 易伤胃气，不可过服、久服。

5. 服药期间饮食宜清淡，忌食辛辣油腻之品。

6. 服药三天后症状未改善，或出现其他严重症状者，应停药，酌情治疗。

【用法用量】口服，一次 4 片，1 日 3 次。

【规格】每片含盐酸小檗碱 30 毫克。

胃肠宁片

【药物组成】布渣叶　辣蓼　番石榴叶　火炭母　功劳木

【功能与主治】清热祛湿，健脾止泻。用于急性胃肠炎。

【临床应用】　本品适用于急性胃肠炎，见腹部疼痛，泻下急迫，或泻后不爽，气味臭秽，肛门灼热，烦热口渴，小便短色黄，舌红苔黄腻的患者。

【注意事项】

1. 脾胃虚寒患者禁用，其表现为脘腹喜温，大便时稀时泻，食少，食后胃部不舒，受凉后大便次数增加，面白，身怕冷，疲倦乏力，舌淡。

2. 不宜在服药期间同时服用滋补性中药。

3. 本品为大肠湿热所设，年老体虚者应慎重应用。

4. 服药期间饮食宜清淡，禁食辛辣油腻之品。

5. 孕妇禁用。

6. 高血压、心脏病、糖尿病、肝病、肾病等慢性病严重者应慎用。

7. 服药三天症状无缓解者，应停药，酌情治疗。

8. 对本品过敏者禁用，过敏体质者慎用。

【用法用量】 口服，一次 6 片，1 日 3 次。

【规格】 每片相当于总药材 4.2 克。

补中益气丸（口服液、合剂）

【药物组成】 炙黄芪　党参*　炙甘草*　白术（炒）　当归　升麻　柴胡　陈皮　辅料　生姜　大枣

【功能与主治】 补中益气，升阳举陷。用于脾胃虚弱、中气下陷所致的体倦乏力、食少腹胀、便溏久泻、肛门下坠。

【临床应用】

1. 本品适用于腹泻，伴倦怠乏力，少气懒言，面色少华，食少腹胀，长期大便稀溏或泄泻，肛门下坠感，舌淡的患者。

2. 若黎明前肠鸣欲泄者，可合用四神丸。

3. 若腹部疼痛较重者，可合用虚寒胃痛颗粒、气滞胃痛颗粒等。

4. 若呕吐物为清水、肠鸣频繁、小便不畅者，可合用五苓散。

【注意事项】

1. 该品不适用于有恶寒发热表证，或暴饮暴食脘腹胀满实证者。

2. 不宜与感冒药同时服用。

3. 高血压、心脏病、肝病、糖尿病、肾病等慢性病严重者应慎用。

4. 服药期间忌食生冷油腻、不易消化食物。

5. 对本品过敏者禁用，过敏体质者慎用。

【用法用量】 丸剂：口服，大蜜丸一次1丸，小蜜丸一次9克，水蜜丸一次6克，水丸一次6克，1日2~3次；合剂：口服，一次10~15毫升，1日3次；口服液：口服，一次10毫升，1日2~3次。

【规格】 丸剂：大蜜丸每丸重9克，小蜜丸每100丸重20克，水丸每100粒6克；合剂：每支装10毫升；口服液：每支装10毫升。

常用品牌：北京同仁堂。

六君子丸

【药物组成】 党参*　半夏*（制）　白术（麸炒）　陈皮　茯苓　炙甘草*

【功能与主治】 补脾益气，燥湿化痰。用于脾胃虚弱，食量不多，气虚痰多，腹胀便溏。

【临床应用】　本品适用于腹泻，伴饮食减少，食后胃部不舒，倦怠乏力，咳嗽痰多，大便稀或不成形，泻下清稀的患者。

【注意事项】

1. 不适用于脾胃阴虚胃痛者，主要表现为口干、舌少津、大便干等。

2. 湿热泄泻者不适宜应用本品，主要表现为泻下臭秽，肛门灼热，烦热口渴，小便色黄。

3. 咳嗽痰黄者不适宜应用本品。

4. 服药期间忌食生冷油腻不易消化食物。

5. 孕妇慎服。

【用法用量】口服，一次9克，1日2次。

【规格】每包重9克。

参苓白术丸（散）

【药物组成】人参* 茯苓 白术（麸炒） 山药 白扁豆（炒） 莲子 薏苡仁（炒） 砂仁 桔梗 甘草*

【功能与主治】健脾、益气。用于体倦乏力，食少便溏。

【临床应用】本品适用于腹泻，见大便时稀时泻，时间较长，食少，食后胃部不舒，进食油腻食物，后大便次数增加，面色黄，倦怠乏力，舌淡苔白的患者。

【注意事项】

1. 本方稍偏温燥，阴虚火旺者慎用，其主要表现为手足心热，心烦失眠，口渴喜饮，急躁易怒，大便干等。

2. 不宜与感冒类药物同用。

3. 服药期间不宜喝茶和食用萝卜以免影响药效。

4. 湿热泄泻，表现为口苦口干，大便臭秽不爽，肛门灼热；水肿；厌食及痰火咳嗽，主要表现为咳嗽咳痰，痰粘色黄，面色红，身热患者忌服。

5. 高血压、心脏病、肾脏病、糖尿病患者及孕妇应慎用。

6. 服药两周后症状未改善者，应停药，酌情治疗。

7. 孕妇慎用。

8. 服药期间忌食油腻荤腥等不易消化食品。

【用法用量】丸剂：口服，一次6克，1日3次；散剂：口服，一次6~9克，1日2~3次。

【规格】丸剂：每100粒重6克；散剂：每袋装（1）3克（2）6克（3）9克。

常用品牌：北京同仁堂。

理中丸（党参理中丸）

【药物组成】党参* 白术（土炒） 甘草*（蜜炙） 炮姜

【功能与主治】温中散寒，健胃。用于脾胃虚寒，呕吐泄泻，胸满腹痛，消化不良。

【临床应用】

1. 本品适用于腹泻，伴胃部隐痛喜温喜按，受凉后腹胀腹泻，或呕吐，长期大便稀，消化不良，泻下未消化的食物，倦怠的患者。

2. 可与其他健脾类中药同用。

【注意事项】

1. 不宜与感冒药物同用。

2. 服本药时不宜饮浓茶，服萝卜等食品。

3. 服药期间忌食生冷、辛辣油腻之物。

4. 感冒发热及阴虚内热患者慎用。

5. 孕妇慎用。

6. 有慢性结肠炎、溃疡性结肠炎伴脓血等慢性病史者，应慎用。

7. 过敏体质者慎用。

【用法用量】大蜜丸：一次1丸，1日2次；浓缩丸：一次8丸，1日3次。

【规格】大蜜丸：每丸重9克；浓缩丸：每8丸相当于原药材3克。

小结

腹泻分急性和慢性两类。急性腹泻发病急剧，病程在2~3周之内。慢性腹泻指病程在两个月以上或间歇期在2~4周内的复发性腹泻。急性腹泻常以湿热为主，多见于现代医学感染因素导致的腹泻。慢性腹泻以脾虚为主，或病久及肾，脾肾同病。藿香正气水、葛根芩连片、葛根芩连丸、复方黄连素片、胃肠宁片以祛邪为主，常用治疗感染因素导致的急性腹泻。而补中益气丸、六君子丸、参苓白术散、理中丸（党参理中丸）以扶正为主，常用来治疗慢性腹泻。注意临床应分清邪盛正衰主次用药。

第四节　消化性溃疡

消化性溃疡是胃溃疡和十二指肠溃疡的概称，常见病因有胃酸与胃蛋白酶、幽门螺杆菌、非甾体类抗炎药等攻击因子过强，粘膜屏障、粘液、前列腺素、粘膜血流等保护因子减弱。中医多属于“胃痛”范畴，其基本病机是胃气阻滞，胃失和降，不通则痛。治疗以理气和胃止痛为大法，实证者包括寒邪客胃、饮食伤胃、肝气犯胃、湿热中阻和瘀血停胃证，分别给予温胃散寒、消食导滞、疏肝解郁、清化湿热和化瘀通络，虚证者包括脾胃虚寒和胃阴亏耗证，分别给予温中健脾和养阴益胃。

四方胃片（胶囊）

【药物组成】海螵蛸　浙贝母*　吴茱萸　川楝子　延胡索　黄连　苦杏仁　柿霜　沉香

【功能与主治】调肝和胃，制酸止痛。用于肝胃不和型胃痛。症见胃部胀痛、痛连两胁，遇烦恼则痛作或痛甚，胸闷嗳气，呕吐吞酸，舌淡，苔薄白，脉弦。

【临床应用】

1. 本品适用于消化性溃疡的患者，主要表现为胃部胀痛，痛及两胁，气急或情绪紧张时胀痛明显或加重，胸闷不舒，嗳气，反酸呕吐，舌淡。

2. 若痛势急迫，反酸较重，口干口苦，舌红苔黄者，可与胃热清胶囊、丹栀逍遥散颗粒配合服用。

3. 若胃痛较甚、嗳气明显，或痛如针刺，痛处固定，舌质紫暗或有瘀斑者，可与金佛止痛丸、元胡止痛片配合服用。

【注意事项】

1. 不适用于脾胃阴虚证的患者，主要表现为口干，舌红少津、大便干等。

2. 本方有一定降气活血作用，孕妇慎用。

3. 不宜与滋补类药物同用。

4. 服药期间饮食宜清淡，忌食生冷油腻辛辣及不易消化食物。

5. 服药期间应保持心情舒畅，忌情绪激动或生闷气，以免加重病情。

【用法用量】片剂：一次3片，1日2~3次，口服；胶囊剂：一次3粒，1日2~3次，口服。

【规格】片剂：每片重0.52克；胶囊剂：每粒装0.5克。

健胃愈疡片

【药物组成】柴胡　党参*　白芍*　延胡索　白及*　珍珠层粉　青黛　甘草*

【功能与主治】疏肝健脾，生肌止痛。用于肝郁脾虚、肝胃不和所致的胃痛，症见脘腹胀痛、嗳气吞酸、烦躁不适、腹胀便溏，舌淡嫩，苔薄白，脉弦细。

【临床应用】

1. 本品适用于消化性溃疡，见两胁不适，脘腹胀痛，反酸嗳气，烦躁，腹胀，大便稀或不成形，舌淡的患者。

2. 消化性溃疡疼痛明显，痛如针刺，痛处固定，夜晚较重者，可与复方田七胃痛胶囊配合使用。

3. 消化性溃疡治疗后期出现胃痛隐隐，喜温喜按，纳差，便稀者，可与香砂养胃丸、温胃舒颗粒配合服用。

【注意事项】

1. 若服用本品过程中，突然出现腹部剧痛难忍，按之加剧，腹如板状，属急腹症，须立即停药，酌情治疗。

2. 服药期间避免与辛辣、酸性及油腻刺激性食物同用，戒烟酒，以免加重病情，降低药效。

【用法用量】 口服，一次4～5片，1日4次。

【规格】 每片重0.5克。

复方田七胃痛胶囊

【药物组成】 三七　延胡索　香附（醋制）　川楝子　吴茱萸（醋制）　白芍*　甘草*　白及*　枯矾　瓦楞子（煅）　氧化镁　碳酸氢钠　颠茄（流浸膏）

【功能与主治】 制酸止痛，理气化瘀，温中健脾，收敛止血。用于阳虚胃寒、气滞血瘀所致的胃痛，症见胃部冷痛、痛处不移、喜温喜按、泛酸嘈杂。

【临床应用】

1. 本品适用于消化性溃疡，见胃部冷痛不适，痛处固定，喜温喜按，反酸的患者。

2. 若有胃部冷痛，喜温喜按，倦怠乏力者可与温胃舒胶囊、香砂养胃丸等配合服用。

3. 若胃痛连及两胁，生气时明显，可与气滞胃痛颗粒、逍遥散合用。

【不良反应】 偶有口干、便秘、出汗减少、口鼻咽喉及皮肤干燥、视力模糊、排尿困难（老人）。

【注意事项】

1. 前列腺肥大、青光眼患者禁用。

2. 孕妇及月经过多者禁用。

3. 哺乳期妇女禁用。

4. 与金刚烷胺、阿托品类药等同用时，本品的不良反应可加剧。

5. 胃热痛者不适用本品，其表现为口渴、口臭、易饥、大便秘结、甚则口腔糜烂、牙周肿痛。

6. 高血压、心脏病、返流性食管炎、胃肠道阻塞性疾患、甲状腺机能亢进、溃疡性结肠炎患者慎用。

7. 服药期间饮食宜清淡，忌食辛辣、生冷、油腻食物。忌情绪激动。

【用法用量】口服，一次3~4粒，1日3次。维持用量：症状消失后，继续用药15天，一次2粒，1日2次。

【规格】每粒装0.5克。

气滞胃痛颗粒（片）

【药物组成】柴胡　香附（炙）　白芍*　延胡索（炙）　枳壳　炙甘草*

【功能与主治】舒肝理气，和胃止痛。用于肝郁气滞，胸痞胀满，胃部疼痛。

【临床应用】

1. 本品适用于消化性溃疡，见胃部疼痛，恼怒时疼痛加重，气急，烦躁易怒，胸胁胀满不舒，饮食欠佳，苔薄白的患者。

2. 若有痛势急迫，反酸，口干口苦可与胃热清胶囊、四方胃片等药配合服用。

3. 若胃痛较甚、或痛如针刺，痛处固定，舌质紫暗或有瘀斑者，可与金佛止痛丸配合服用。

【注意事项】

1. 本品含活血行气之品，孕妇慎用。

2. 服药期间饮食宜清淡，忌酒及辛辣、生冷、油腻食物。

3. 服药期间忌愤怒、忧郁，保持心情舒畅。

【用法用量】片剂：口服，一次6片，1日3次；颗粒剂：开水冲服，一次5克，1日3次。

【规格】片剂：每片重0.25克；颗粒剂：每袋装5克。

胃逆康胶囊

【药物组成】柴胡（醋）　白芍*　黄连　法半夏*　陈皮　枳实　川楝子　吴茱萸　莪术　瓦楞子（煅）　蒲公英　甘草*

【功能与主治】疏肝泄热，和胃降逆，制酸止痛。用于肝热犯胃、肝胃不和所致的胸胁胀痛、嗳气反酸、胃部疼痛痞满、嘈杂呃逆、纳呆食少、口干口苦，舌红苔黄。

【临床应用】

1. 本品适用于消化性溃疡，见胸胁胀痛，嗳气反酸，胃部疼痛，恶心欲吐，胃中似有饥饿感，食欲欠佳，食少，口干口苦，舌红苔黄的患者。

2. 若胃部胀痛，两胁胀满，反酸频繁，心烦易怒，口干口苦等症状明显时，可与左金丸、四方胃片等药配合使用。

【不良反应】偶有患者服药后出现轻度腹泻。

【注意事项】

1. 本方含川楝子，不宜久服，肝功能异常者慎用。

3. 不宜在服药期间同时服用滋补性中药。

4. 脾虚便溏者慎用，主要表现为倦怠懒言，面色少华，食少，食后腹胀，大便稀；胃寒痛者不适用，主要表现为胃部冷痛，喜温，遇寒疼痛加重。

5. 本品含有破血消癥、克伐消导之品，孕妇禁用。

6. 服药期间忌食生冷油腻等不易消化食物。

7. 服药期间宜保持心情舒畅，以免郁怒加重病情。

【用法用量】口服，一次4粒，1日3次。1个月为一疗程。

【规格】每粒装 0.4 克。

胃热清胶囊

【药物组成】救必应　大黄　延胡索（醋制）　甘松　青黛　珍珠层粉　甘草*

【功能与主治】清热解郁，理气止痛，活血祛瘀。用于郁热或兼有气滞血瘀所致的胃部胀痛，有灼热感，痛势急迫，食入痛重，口干而苦，便秘易怒，舌红苔黄等症。

【临床应用】

1. 本品适用于消化性溃疡，见胃部胀痛，有灼热感，痛势急迫，食后疼痛加重，口中异味，口干口苦，口渴喜饮凉水，心烦易怒，大便干，小便色黄，舌红苔黄的患者。

2. 若胃部胀痛，两胁胀满，反酸频繁，心烦易怒，口干口苦等症状明显时，可与左金丸、四方胃片等药配合使用。

【注意事项】

1. 本品不宜与补益类中药同用。

2. 脾胃虚寒者慎用，主要表现为胃部隐痛，喜温喜按，遇寒疼痛加重或易致腹泻，长期大便稀或不成形，或有未消化的食物。

3. 服药期间忌生冷油腻饮食。

【用法用量】口服，一次 4 粒，1 日 4 次，6 周为一疗程。

【规格】每粒装 0.25 克。

金佛止痛丸

【药物组成】郁金　佛手　白芍*　延胡索　三七　姜黄　甘草*

【功能与主治】行气止痛，舒肝和胃，祛瘀。用于肝胃不和，气滞血瘀所致胃部胀痛，痛连两胁，嗳气，胸闷等。

【临床应用】

1. 本品适用于消化性溃疡，见胃部胀痛，痛处不定或固定，痛连及两胁，情绪低沉或易激动，激动时疼痛明显，嗳气，胸闷不舒，舌苔薄白的患者。

2. 若痛势急迫，伴反酸，胃部不适感难以形容，口干口苦者，可与胃热清胶囊、四方胃片等药配合服用。

【注意事项】

1. 不宜在服药期间同时服用滋补性中药。

2. 孕妇禁用；糖尿病患者及妇女月经过多者禁服。

3. 胃阴虚者不适用本品，主要表现为口渴咽干喜饮，心烦口苦，胃部隐隐灼痛，胃中似有饥饿感。

4. 服药期间饮食宜清淡，忌食辛辣、生冷、油腻食物。

5. 服药期间忌情绪激动及生闷气。

【用法用量】 口服，一次 5～10 克，1 日 2～3 次。

【规格】 每袋装 5 克。

荆花胃康胶丸

【药物组成】 土荆芥　水团花

【功能与主治】 理气散寒，清热化瘀。用于寒热错杂证、气滞血瘀所致的胃部胀闷疼痛、嗳气、返酸、嘈杂、口苦；十二指肠溃疡，见上述证候者。

【临床应用】

1. 本品适用于消化性溃疡，见胃部胀痛不适，反酸，口苦的患者。

2. 还可用于胃炎及消化性不良等。

【文献报道】

1. 本品有效缓解胃炎[1]、消化性溃疡[2]、消化不良[3]引起的胃痛、胃胀等胃部不适症状。

2. 本品具有多靶点胃粘膜保护作用[6]。

3. 体外实验显示荆花胃康胶丸有杀灭 HP 作用[4]，和西药联合使用能有效提高 HP 根除率[5]。

【不良反应】 少数患者出现恶心、呕吐、腹痛、腹泻、胃部不适等，一般可自行缓解，严重者可停药对症处理。

【注意事项】

1. 过敏体质及对本品过敏者不宜服用。
2. 孕妇忌服。
3. 服药期间饮食宜清淡，忌烟、酒及辛辣、生冷、油腻食物。
4. 服药期间忌情绪激动及生闷气。

【用法用量】 口服，一次 2 粒，1 日 3 次；4 周为一疗程。

【规格】 每粒装 80 毫克。

常用品牌：天津天士力。

【参考文献】

[1] 曾娟，左秀丽，魏玮，等．荆花胃康胶丸治疗慢性浅表性胃炎临床研究［J］．中国中西医结合杂志，2006，26（6）.

[2] 窦艳，王向东，梁浩，等．荆花胃康胶丸治疗幽门螺杆菌相关性消化性溃疡的疗效和安全性［J］．中国新药杂志，2004，13（7）.

[3] 盛剑秋，晨智敏，吴爱东，等．荆花胃康胶丸对功能性消化不良疗效的观察［J］．胃肠病学，2007，12（7）.

[4] 谢振家，黄美星．荆花胃康胶丸对实验性胃溃疡及幽门螺杆菌的抑制作用［J］．中国新药杂志，2001，10（3）.

[5] 周洋．荆花胃康胶丸与三联用药联合治疗消化性溃疡疗效观察［J］．现代中西医结合杂志，2008，17（28）.

[6] 曹名波，苌新明．荆花胃康胶丸对胃溃疡大鼠胃黏膜的促愈合作用［J］．中国新药杂志，2006，15（16）.

元胡止痛片（胶囊、颗粒、口服液、滴丸）

【药物组成】 元胡（醋制）　白芷

【功能与主治】 理气，活血，止痛。用于气滞血瘀所致的胃痛、胁痛、头痛及月经痛。

【临床应用】

1. 本品适用于消化性溃疡，见胃痛明显，按之疼痛加重，或伴两胁疼痛的患者。

2. 若出现胃部胀痛、痛连两胁，嗳气明显者，可与气滞胃痛颗粒、胃苏颗粒配合使用。

3. 若胃部冷痛，得温痛减者，可与虚寒胃痛颗粒、温胃舒、理中丸合用。

【不良反应】

1. 偶有患者服用后可出现上腹不适，恶心，一般停药后可自行缓解。

2. 偶见皮疹，胸闷，憋气等过敏症状。

【注意事项】

1. 脾胃虚寒者不宜单用本品，主要表现为胃部隐痛，喜温喜按，倦怠乏力，食欲欠佳，食后不舒，遇寒疼痛加重或腹泻。

2. 胃阴不足胃痛者不宜使用本品，主要表现为口渴喜饮，口干咽燥，胃部隐隐灼痛，似有饥饿感。

3. 方中含有活血，行气之品，故孕妇慎用。

4. 服药期间忌生冷辛辣食物。

【用法用量】 片剂：口服，一次4～6片，1日3次；软胶囊：口服，一次2粒，1日3次；颗粒剂：开水冲服，一次5克，1日3次；口服液：口服，一次10毫升，1日3次；滴丸：口服，一次20～30丸，1日3次。

【规格】 片剂：每片重0.25克；软胶囊：每粒装0.5克；颗粒剂：每袋装5克；口服液：每支装10毫升；滴丸：每10丸重0.5克。

温胃舒颗粒（胶囊）

【药物组成】 党参* 附子（制）* 炙黄芪 白术（炒） 山

药　肉桂　肉苁蓉（制）补骨脂　砂仁　乌梅　山楂（炒）　陈皮

【功能与主治】温中养胃，行气止痛。用于中焦虚寒所致的胃痛，症见胃部冷痛、腹胀嗳气、纳差食少、畏寒无力；慢性萎缩性胃炎、浅表性胃炎见上述证候者。

【临床应用】本品适用于消化性溃疡，见胃部隐隐冷痛，喜温喜按，遇寒疼痛加重，食欲减退，倦怠乏力，手足不温，大便稀或不成形，舌淡苔白的患者。

【文献报道】

1. 本品对产毒幽门螺杆菌培养上清液所致的小鼠胃黏膜损伤有明显的预防和保护作用[1]。

2. 本品联合标准三联疗法能够明显缓解慢性胃炎及消化性溃疡患者腹痛及腹胀等症状，显著提高溃疡愈合质量，还可以提高部分患者的 HP 根除率[2]。

3. 本品联合三联疗法能够提高脾胃虚寒型消化性溃疡患者愈合获得率、HP 根除率及畏寒、便溏等症状缓解率[3]。

【注意事项】

1. 湿热中阻型胃痛者忌用，主要表现为胃部灼热疼痛，痛势急迫，口干口苦，口渴不喜饮，食欲欠佳，恶心欲吐，小便色黄，大便不畅，舌红苔黄腻。

2. 本品含大辛大热、活血通经之品，孕妇慎用。

3. 胃大出血时忌用本品。

4. 服药期间忌食生冷油腻及不易消化食物。

【用法用量】颗粒剂：开水冲服，一次 10～20 克，1 日 2 次；胶囊剂：口服，一次 3 粒，1 日 2 次。

【规格】颗粒剂：每袋装 10 克；胶囊剂：每粒装 0.4 克。

常用品牌：神鹿牌。

【参考文献】

[1] 牟方宏，杨桂彬．温胃舒、养胃舒预防幽门螺杆菌培养

上清液所致小鼠胃黏膜损伤［J］．世界华人消化杂志，2007，15（13）．

［2］王蔚虹，胡伏莲．温胃舒或养胃舒治疗幽门螺杆菌相关性慢性胃炎和消化性溃疡的全国多中心临床研究［J］．中华医学杂志，2010，90（2）：75～78．

［3］吕梦华，刘之武．温胃舒配合三联疗法治疗脾胃虚寒型消化性溃疡临床观察［J］．河北中医，2005，27（7）．

荜铃胃痛冲剂

【药物组成】荜茇　金铃子　延胡索　香橼　大黄

【功能与主治】舒肝解郁，行气通滞，和胃止酸，活血止痛。主治气滞血瘀的胃部疼痛，症见胃部胀痛，以痛为主，胃痛拒按，痛及两胁，痛有定处，疼痛持久，食后或入夜痛重，饮食不振，剧吐，嗳气、反酸、呕血或有黑便，舌质淡红，紫暗或有瘀斑瘀点，脉弦涩。

【临床应用】

1. 本品适用于消化性溃疡，见胃部胀痛，痛处固定，拒按，痛及两胁，痛时持久，食后或夜间疼痛加重，食欲不振，呕吐频繁，嗳气反酸，呕血或有黑便，舌淡红，或紫暗有瘀斑瘀点的患者。

2. 若出现胃部胀痛、痛连两胁，嗳气明显者，可与气滞胃痛颗粒、胃苏颗粒配合使用。

3. 若胃部冷痛，得温痛减者，可与虚寒胃痛颗粒、理中丸、温胃舒合用。

【注意事项】

1. 湿热中阻型胃痛者忌用本品，主要表现为胃部灼热疼痛，痛势急迫，口干口苦，口渴不喜饮，食欲欠佳，恶心欲吐，小便色黄，大便不畅，舌红苔黄腻。

2. 本品含理气活血通经之品，孕妇慎用。

3. 服药期间饮食宜清淡，忌食辛辣、生冷、油腻食物。

4. 服药期间忌情绪激动及生气。

【用法用量】开水冲服，一次1包，1日3次。

【规格】每袋装20克。

养胃舒颗粒（胶囊）

【药物组成】白术（炒）　北沙参*　陈皮　党参*　干姜　黄精（蒸）　山药　山楂　菟丝子　乌梅　玄参*

【功能与主治】益气养阴，健脾和胃，行气导滞。用于脾胃气阴两虚所致的胃痛，症见胃部灼热疼痛、痞胀不适、口干口苦、纳少消瘦、手足心热、慢性萎缩性胃炎、慢性胃炎见上述证候者。

【临床应用】本品适用于消化性溃疡，见胃部灼热胀痛，手足心热，心烦口苦，口渴喜饮，食欲减退，反酸，胃中似有饥饿感，消瘦乏力，大便干结，小便色黄，舌红少津的患者。

【文献报道】

1. 本品对产毒幽门螺杆菌培养上清液所致的小鼠胃黏膜损伤有明显的预防和保护作用[1]。

2. 本品联合标准三联疗法能够明显缓解慢性胃炎及消化性溃疡患者腹痛及腹胀等症状，显著提高溃疡愈合质量，还可以提高部分患者的HP根除率[2]。

【注意事项】

1. 胃部隐隐冷痛，喜温喜按，遇寒疼痛加重，倦怠乏力，手足不温，大便稀或不成形，舌淡苔白的患者不宜使用。

2. 胃部灼热胀痛，反酸明显者慎用。

3. 孕妇慎用。

4. 服药期间饮食宜清淡，忌食辛辣油腻刺激性食物。

【用法用量】颗粒剂：开水冲服，一次10～20克，1日2次；胶囊剂：口服，一次3粒，1日2次。

【规格】颗粒剂：每袋装 10 克；胶囊剂：每粒装 0.4 克。

常用品牌：神鹿牌。

【参考文献】

［1］牟方宏，杨桂彬．温胃舒、养胃舒预防幽门螺杆菌培养上清液所致小鼠胃黏膜损伤［J］．世界华人消化杂志，2007，15（13）．

［2］王蔚虹，胡伏莲．温胃舒或养胃舒治疗幽门螺杆菌相关性慢性胃炎和消化性溃疡的全国多中心临床研究［J］．中华医学杂志，2010，90（2）：75～78．

小结

中成药治疗消化性溃疡关键是要辨证准确，一般分为肝胃不和证、脾胃虚弱（寒）证、肝胃郁热证、胃阴不足证、气滞血瘀证五个证型，临床上当辨证选药。

上述四方胃片（胶囊）、气滞胃痛颗粒、胃苏冲剂用于治疗肝郁气滞证，香砂养胃丸、温胃舒胶囊（颗粒）用于治疗脾胃虚弱证，胃逆康胶囊、胃热清胶囊用于治疗肝胃郁热证。养胃舒颗粒用于治疗胃阴不足证。复方田七胃痛胶囊、金佛止痛丸、荆花胃康胶丸，元胡止痛片、荜铃胃痛冲剂用于治疗气滞血瘀证。

第五节　肠易激综合征

肠易激综合征（IBS）是一种以腹痛或腹部不适伴排便习惯改变为特征的功能性肠道疾病，该病缺乏可解释症状的形态学改变和生化异常指标。目前 IBS 的病因和发病机制尚不十分清楚，一般认为与胃肠动力、内脏感觉、精神心理、免疫紊乱、肠道感染等因素有关。中医多属于“腹痛”、“便秘”和“泄泻”范畴，其基本病机是肝脾不调，运化失常，大肠传导失司。治疗以调理肝脾气机为主，兼以健脾温肾。

固肠止泻丸

【药物组成】 乌梅（或乌梅肉）　黄连　罂粟壳　干姜　木香　延胡索

【功能与主治】 调和肝脾，涩肠止痛。用于肝脾不和所致的泄泻，症见泻利腹痛、两胁胀满；慢性非特异性溃疡性结肠炎，见上述证候者。

【临床应用】

1. 本品适用于肠易激综合征，见腹痛欲泻，泻后痛减，情绪紧张时腹痛泄泻易发作，伴两胁胀满不舒，舌淡红苔薄白的患者。
2. 若腹痛腹泻与情志不畅明显相关者，可合用逍遥散。
3. 若纳差乏力、自汗出，倦怠者，可合用参苓白术散。
4. 若胃部怕凉，或受凉后腹泻加重者，可合用理中丸。

【注意事项】

1. 本品含罂粟壳，不可过用，久用。
2. 有湿热者不宜使用，主要表现为脘腹灼热疼痛，口苦口干，口渴不喜饮，口中异味，腹痛欲泻，泻下不爽，大便黏滞，肛门灼热，舌红苔黄腻。
3. 伤食者不宜使用，主要表现为有明显伤食史，胃部胀满，恶心，呕吐，食欲不振，食少，泻下臭秽，多为不消化的食物。
4. 儿童慎用，孕妇忌用。
5. 服药期间宜清淡营养饮食，忌食生冷、辛辣、油腻等刺激性食物。

【用法用量】 口服，浓缩丸：一次 4 克；水丸：一次 5 克，1 日 3 次。

【规格】 浓缩丸：每 9 粒重 1 克；水丸：每 12 粒重 1 克。

补脾益肠丸

【药物组成】 黄芪　党参*（米炒）　白术（土炒）　肉桂　干姜（炮）　补骨脂（盐制）　白芍*　当归（土炒）　砂仁　木香　延胡索（制）　荔枝核　防风　赤石脂（煅）　炙甘草*

【功能与主治】 益气养血，温阳行气，涩肠止泻。用于脾虚气滞所致的泄泻。症见腹胀疼痛、肠鸣泄泻、黏液血便；慢性结肠炎、过敏性结肠炎，见上述症候者。

【临床应用】

1. 本品适用于肠易激综合征，见腹胀疼痛，痛处不定，喜温喜按，受寒则疼痛加重或泄泻，肠鸣泄泻，泻下黏液或脓血便，伴食少，倦怠嗜卧，身怕冷，四肢不温，舌淡的患者。

2. 泄泻日久，泻下物为不消化的食物，症见腹痛喜温喜按，形寒肢冷，腰膝酸软，可与四神丸，附子理中丸配合使用。

3. 若进食或饮食过多后发病者，可合用保和丸。

4. 若见纳差恶心、舌苔厚腻者，可合用藿香正气散。

【注意事项】

1. 大肠湿热泄泻者忌用，主要表现为腹部灼热疼痛急迫，口干口苦，口渴不喜饮，大便黏滞不爽，泻下臭秽，肛门灼热，小便色黄，舌红苔黄腻。

2. 服药期间宜食用易消化食物，忌生冷辛辣油腻之品。

3. 孕妇禁用。

4. 感冒发热者慎用。

【用法用量】 一次6克，1日3次；儿童酌减；重症加量。30天为一疗程，一般连服2～3个疗程。

【规格】 每瓶装（1）72克（2）90克（3）130克。

麻仁胶囊（软胶囊、丸）

【药物组成】 火麻仁　熟大黄　苦杏仁　白芍*（炒）　枳实

（炒）　厚朴（姜制）

【功能与主治】润肠通便。用于肠热津亏所致的便秘，症见大便干结难下，腹部胀满不舒；习惯性便秘，见上述证候者。

【临床应用】

1. 本品适用于便秘，见大便干结，腹胀腹痛，口干口臭，面红心烦，或身热，小便短少色黄，舌红苔黄而干的患者。

2. 若腹部胀满，疼痛明显，伴嗳气，恶心欲呕，可与木香顺气丸、四磨汤口服液配合使用。

【注意事项】

1. 本品含大黄制剂，不宜久用，以免出现大肠黑变病。

2. 虚寒性便秘者不宜服用，主要表现为大便干或不干，排出困难，四肢不温，腹中冷痛，小便频、色清。

3. 本品含攻下破积药，孕妇慎用。

4. 服药期间忌食辛辣香燥等刺激性食物。

【用法用量】胶囊剂：口服，一次2~4粒，早、晚各1次，或睡前服用；软胶囊：口服，一次3~4粒，早、晚各1次。急用时一次2粒，1日3次；丸剂：口服，大蜜丸一次1丸，小蜜丸一次9克，水蜜丸一次6克，1日1~2次。

【规格】胶囊剂：每粒装0.35克；软胶囊剂：每粒装0.6克；丸剂：大蜜丸每丸重9克，小蜜丸每瓶装60克，水蜜丸每袋装6克。

四神丸

【药物组成】补骨脂（盐炒）　肉豆蔻（煨）　吴茱萸（制）　五味子（醋制）　大枣（去核）

【功能与主治】温肾散寒，涩肠止泻。用于肾阳不足所致的泄泻，症见肠鸣腹胀、五更溏泻、食少不化、久泻不止、面黄肢冷。

【临床应用】

1. 本品适用于肠易激综合征，见黎明之前脐腹作痛，肠鸣腹胀作泻，泻下未消化的食物，腹部喜温，食少，身怕冷，腰膝酸软无力，面色黄、舌淡苔白的患者。

2. 若同时伴见大便稀，稍进油腻食物，则大便次数增加，倦怠乏力，可与参苓白术丸、补中益气丸配合使用。

3. 若泄泻日久，夹有未消化的食物，伴脐腹冷痛者，可与附子理中丸配合使用。

4. 若受凉后胃部疼痛、纳差乏力者，可合用虚寒胃痛颗粒。

【注意事项】

1. 本品不宜与滋阴类中成药同用。

2. 本品不宜与清热祛湿类中成药同用。

3. 湿热痢疾、湿热泄泻者忌用，主要表现为腹部疼痛，腹痛急迫欲泻，泻后痛势减轻，泻下黏液或脓血便，腥臭，肛门灼热，小便频、色黄，舌苔黄腻。

4. 服药期间宜选清淡饮食，忌食生冷油腻之品。

【用法用量】 口服，一次9克，1日1~2次。

【规格】 每袋装9克。

固肠胶囊

【药物组成】 赤石脂（煅） 黄连 黄柏 诃子（去核） 肉豆蔻（煨） 厚朴（炙） 建曲 吴茱萸（制） 肉桂 干姜 花椒 川芎 牡蛎（煅） 五倍子 乌梅（去核）

【功能与主治】 散寒清热、调和气血、涩肠止泻。用于寒热错杂、虚实互见的肠易激综合征。症见大便清稀或夹有少许白粘冻，或完谷不化，甚则滑脱不禁，腹痛肠鸣，畏寒肢冷，腰膝酸软。

【临床应用】本品适用于肠易激综合征，见腹痛肠鸣，大便清稀或夹有少许白粘冻，或夹有不消化食物，甚则泄泻不止，伴怕冷，四肢不温，腰酸的患者。

【文献报道】 本品能够促进肠道吸收功能，解痉止痛，抑制小肠推进运动而止泻消炎提高机体免疫功能，改善微循环和血液流变学状态，从而有利于慢性结肠炎的修复与痊愈。[1]

【注意事项】

1. 服药期间忌生冷、油腻、辛辣食物。

2. 孕妇慎用。

【用法用量】口服，一次 4 粒，1 日 3 次。四周为一疗程。

【规格】每粒装 0.375 克。

常用品牌：天津中新药业达仁堂。

【参考文献】

［1］葛文津，甘毓麟，陈瑜，等．固肠胶囊治疗慢性非特异性溃疡性结肠炎临床与实验研究［J］．中医杂志，1994，35（2）：92～93.

风蓼肠胃康颗粒

【药物组成】牛耳枫　辣蓼

【功能与主治】理气健胃，除湿化滞。用于中运不健、气滞湿困所致的泄泻，症见腹胀、腹痛、腹泻、消化不良等。

【临床应用】

1. 本品适用于肠易激综合征，见腹胀腹痛，腹泻含不消化的食物，食欲欠佳，食少纳差，倦怠乏力，身困重，口淡无味，舌淡的患者。

2. 若兼见怕冷，发热，头痛，肢体酸痛者，可与霍香正气散、保济口服液配合使用。

3. 若兼见腹痛肠鸣，泻下粪便臭秽不堪，泻后痛减，口气臭秽者，可与保和丸、枳实导滞丸配合使用。

【注意事项】

1. 本品不宜与滋补类中成药同用。

2. 脾胃虚寒泄泻者不宜单独应用本品，主要表现为胃部冷痛隐隐，喜温喜按，遇寒疼痛加重或泄泻，倦怠乏力，四肢不温，食少腹胀，舌淡。

3. 孕妇忌用。

4. 腹泻导致严重脱水者，不宜单独使用本品。

5. 服药期间宜选清淡饮食，忌食生冷辛辣油腻食物。

【用法用量】 口服，一次1袋，1日3次。

【规格】 每袋装8克。

六味安消胶囊（散）

【药物组成】 藏木香　大黄　山柰　北寒水石（煅）　诃子　碱花

【功能与主治】 和胃健脾，消积导滞，活血止痛。用于脾胃不和、积滞内停所致的胃痛胀满、消化不良、大便秘结，痛经。

【临床应用】

1. 本品适用于肠易激综合征，见胃部胀痛，拒按，口中有酸腐气味，恶心、呕吐不消化的食物，食后不舒，食欲欠佳，排气排便后腹痛腹胀减轻，大便秘结或不爽，舌苔厚腻的患者。

2. 若腹胀满明显，伴嗳气，恶心欲呕者，可与木香顺气丸、四磨汤口服液配合使用。

3. 若脘腹冷痛，或腹部喜温喜按，可合用虚寒胃痛颗粒或理中丸。

4. 若腹胀腹痛明显者，可加用气滞胃痛颗粒。

5. 若心情郁闷或易于生气者，可合用逍遥散。

6. 若服用本品后大便次数多者，可减少用量。

【注意事项】

1. 本品属消导之剂，脾胃虚寒、泄泻者忌用，主要表现为胃部冷痛隐隐，喜温喜按，遇寒疼痛加重或泄泻，四肢不温，倦怠食少，大便稀或不成形。

2. 方中含有活血之品，妇女月经期、妊娠应慎用。

3. 服药期间饮食宜清淡，忌食辛辣油腻之品，戒烟酒。

【用法用量】 胶囊剂：口服，一次3～6粒，1日2～3次；散剂：口服，一次1.5～3克，1日2～3次。

【规格】胶囊剂：每粒装0.5克；散剂：每袋装18克。

苁蓉通便口服液

【药物组成】何首乌　肉苁蓉　枳实（麸炒）　蜂蜜

【功能与主治】滋阴补肾，润肠通便。用于中老年人、病后产后等虚性便秘及习惯性便秘。

【临床应用】

1. 本品适用于肠易激综合征，见便秘，伴有面色无华，头晕目眩，口唇色淡，大便无力，腰酸，舌淡的患者。

2. 若用力排便则汗出短气，肢倦懒言者，可合用肠泰合剂、补中益气丸等。

3. 若烦热盗汗、舌红苔少者，可与益胃胶囊、六味地黄丸同服。

4. 若大便干如羊屎，口干舌燥，可合用麻仁软胶囊。

【不良反应】

1. 偶见肠道痉挛性腹痛。（《中华实用中西医杂志》，2000；13：9）

2. 偶见小便呈黑色。（《中成药》，2007；29（2）：10）

【注意事项】

1. 便秘，腹胀拒按，肛门灼热，属实热积滞者，不宜服用本品。

2. 孕妇慎用。

3. 服用本药疗效不佳时，应即时停药，酌情治疗。

4. 本药久贮后可能会出现少量振摇即散的沉淀，可摇匀后服用，不影响疗效。

5. 对本品过敏者禁用，过敏体质者慎用。

6. 饮食宜清淡，适当多食具有润肠作用食物，忌酒及辛辣食物。

【用法用量】口服，一次10~20毫升，1日1次，睡前或清晨空腹服用。

【规格】每支装10毫升。

补中益气丸（口服液、合剂）

【药物组成】炙黄芪　党参*　白术（炒）　炙甘草*　陈皮　当归　升麻　柴胡

【功能与主治】补中益气，升阳举陷。用于脾胃虚弱、中气下陷所致的体倦乏力、食少腹胀、便溏久泻、肛门下坠。

【临床应用】

1. 本品适用于肠易激综合征，见泄泻清稀，伴体倦乏力，头晕目眩，气短懒言，食少腹胀，肛门下坠感的患者。

2. 若泄泻较重，久泄不止，甚则脱肛，可合用补脾益肠丸等。

3. 若兼黎明前脐腹作痛，肠鸣即泻，泻下未消化的食物，身怕冷，四肢不温者，可与四神丸、附子理中丸配合使用。

【注意事项】

1. 该品宜空腹或饭前服为佳，亦可在进食同时服。

2. 本品不适用于恶寒发热表证者及暴饮暴食脘腹胀满实证者。

3. 不宜与感冒药同时服用。

4. 高血压、心脏病、肝病、糖尿病、肾病等慢性病严重者应慎用。

5. 忌食生冷油腻、不易消化食物。

【用法用量】丸剂：口服，大蜜丸一次1丸，小蜜丸一次9克，水丸一次6克，1日2~3次；口服液：口服，一次10毫升，1日2~3次；合剂：口服，一次10~15毫升，1日3次。

【规格】丸剂：大蜜丸每丸重9克，小蜜丸每100丸重20克，水丸每100粒重6克；口服液：每支装10毫升；合剂：每支装10毫升。

常用品牌：北京同仁堂。

四磨汤口服液

【药物组成】木香　枳壳　乌药　槟榔

【功能与主治】顺气降逆，消积止痛。中老年气滞、食积证、症见脘腹胀满、腹痛、便秘；以及腹部手术后促进肠胃功能的恢复。

【临床应用】

1. 本品适用于肠易激综合征，见便秘，伴有脘腹胀满或疼痛，排气后腹胀减轻，肠鸣，嗳气，纳差，舌苔薄腻。

2. 若腹胀满疼痛明显，伴嗳气，恶心欲呕，可与木香顺气丸配合使用。

3. 若食积明显，症见腹痛肠鸣，泻下粪便臭秽不堪，泻后痛减，口中气味酸腐，可与保和丸、枳实导滞丸配合使用。

4. 若脘腹冷痛，得温疼痛减轻者，可与虚寒胃痛颗粒、理中丸配合使用。

【注意事项】

1. 一般手术病人在手术后的 12 小时第一次服药，再隔 6 小时第二次服药，以后常法服用。

2. 冬天服用时，可将药瓶放置温水中加温 5～8 分钟后服用。

3. 药液如见有微量沉淀，属正常情况，可摇匀后服用，以保证疗效。

4. 饮食宜清淡，适当食用下气消食食物，避免生冷油腻食物。

【用法用量】成人一次 20 毫升，1 日 3 次，疗程一周。

【规格】每支装 10 毫升。

香连丸（片）

【药物组成】黄连（吴茱萸制）　木香

【功能与主治】清热化湿，行气止痛。用于大肠湿热所致的痢疾，症见大便脓血，里急后重，发热腹痛；肠炎、细菌性痢疾，见上述证候者。

【临床应用】

1. 本品适用于肠易激综合征，见腹胀腹痛，痛而欲泻，泻后或排气后疼痛减轻，口干口苦，口渴不喜饮，小便色黄，大便臭秽黏滞不爽，肛门灼热，舌红苔黄腻的患者。

2. 若湿热明显，症见泻下急迫，粪色黄褐，气味臭秽，肛门灼热，可与葛根芩连丸或肠胃康配合使用。

3. 若兼见恶寒发热、恶心欲吐、肢体酸痛，可与霍香正气散、保济口服液配合使用。

【注意事项】

1. 本品不宜与滋补类中成药同用。

2. 本品不宜长期服用。

3. 孕妇慎用。

4. 服药期间饮食宜清淡，忌食辛辣，油腻食物。

【用法用量】丸剂：口服，浓缩丸：一次6～12丸，1日2～3次；片剂：口服，一次5片（大片），1日3次。

【规格】丸剂：浓缩丸每6丸相当于原生药3克；片剂：每片重（1）46毫克（2）62毫克。

固本益肠片

【药物组成】党参* 白术 补骨脂 山药 黄芪 炮姜 当归 白芍*

【功能与主治】健脾温肾，涩肠止泻。用于脾肾阳虚所致慢性泄泻，症见慢性腹痛绵绵、大便清稀或黏液及粘液血便、食少腹胀、腰酸乏力、形寒肢冷、舌苔苔白，脉虚；慢性肠炎，见上述证候者。

【临床应用】

1. 本品适用于肠易激综合征，见脘腹冷痛，喜温喜按，腹泻，泻下清稀，食少，倦怠乏力，身怕冷，四肢不温，腰酸无力，舌淡的患者。

2. 若泄泻较重，久泄不止，可与固肠止泻丸配合使用。

3. 若兼见黎明前脐腹作痛，肠鸣即泻，泻下未消化的食物，身怕冷，四肢不温者，可与四神丸、附子理中丸配合使用。

【注意事项】

1. 腹胀痛伴发热、泄泻者忌服本品。

2. 服用本品后出现口渴欲饮、咽喉、牙龈痛、舌红者，应及时停用。

3. 服药三天症状未改善，或症状加重者，应立即停药，酌情治疗。

4. 有溃疡性结肠炎等慢性病史者，应慎用。

5. 服药期间宜食用性味温和食物，忌食生冷、辛辣油腻之物。

【用法用量】 一次 8 片，1 日 3 次，30 天为一疗程，连服 2 ~ 3 个疗程。

【规格】 每片重 0. 32 克。

小结

中成药治疗肠易激综合征关键是要区分亚型及辨证论治，腹泻为主者中医辨证多属脾虚湿阻证、肝郁脾虚证、脾肾阳虚证、脾胃湿热证，而便秘为主型中医辨证多属肝郁气滞证、肠道燥热证。

以腹泻为主要表现者，固肠止泻丸、补脾益肠丸、固本益肠片、补中益气丸用于脾虚湿阻证，肠胃康、香连丸用于脾胃湿热证，四神丸用于脾肾阳虚证。以便秘为主要表现者，四磨汤口服液用于肝郁气滞证，麻仁胶囊（丸）、六味安消胶囊（散）用于肠道燥热证。苁蓉通便口服液用于阴虚肠燥证。

第六节 慢性胃炎

慢性胃炎是胃黏膜在各种致病因素作用下所发生的慢性炎症性病变或萎缩性病变。一般分为慢性浅表性和慢性萎缩性胃炎。其病因迄今尚未完全明确，已明确的病因包括胃粘膜损伤因子、幽门螺杆菌感染、免疫因素、十二指肠胃液反流、胃窦内容物潴留、细菌病毒和其毒素、年龄因素和遗传因素。中医多属于“痞满”范畴，基本病位在胃，与肝、脾关系密切，其基本病机是中焦气机不利，脾胃升降失职。治疗总以调理脾胃升降，行气除痞消满为基本法则，根据虚、实分治，扶正重在健脾益胃，补中益气，或养阴益胃，祛邪由视具体证候，分别施以消食导滞，除湿化痰，理气解郁，清热祛湿。

气滞胃痛颗粒（片）

【药物组成】柴胡　香附（炙）　白芍*　延胡索（炙）　枳壳　炙甘草*

【功能与主治】舒肝理气，和胃止痛。用于肝郁气滞，胸痞胀满，胃部疼痛。

【临床应用】

1. 本品适用于慢性胃炎，见胃部胀痛，痛无定处，连及两胁，生气或情绪激动时胀痛明显或加重，胸闷不舒，嗳气或排气后胀痛减轻，舌红苔薄白的患者。

2. 若痛势急迫，反酸频频，胃中似有饥饿感，口干口苦，可与胃热清胶囊、四方胃片、健胃愈疡片等配合服用。

3. 若胃痛较甚、或痛如针刺，痛处固定，舌质紫暗或有瘀斑，可与金佛止痛丸配合服用。

4. 若胃部冷痛，得温痛减者，可与理中丸、虚寒胃痛颗粒合用。

【注意事项】

1. 本品含活血行气之品，孕妇慎用。

2. 饮食宜清淡，忌酒及辛辣、生冷、油腻食物。

3. 忌愤怒、忧郁，保持心情舒畅。

【用法用量】颗粒剂：开水冲服，一次5克，1日3次；片剂：口服，一次6片，1日3次。

【规格】颗粒剂：每袋装5克；片剂：每片重0.25克。

木香顺气丸（颗粒）

【药物组成】木香　醋香附　厚朴　青皮（炒）　枳壳（炒）　槟榔　陈皮　砂仁　苍术（炒）　甘草*　生姜

【功能与主治】行气化湿，健脾和胃。用于脘腹胀痛、恶心、嗳气。

【临床应用】

1. 本品适用于慢性胃炎，见胸膈满闷不舒，脘腹胀痛，恶心呕吐，纳差食少，嗳气，口淡不渴，舌淡苔白腻。

2. 若兼见痛势急迫，反酸频频，胃中似有饥饿感，口干口苦者，可与四方胃片、健胃愈疡片配合使用。

3. 若兼见脘闷灼热，口干口苦，纳呆恶心，小便色黄，可与胃热清胶囊配合使用。

【不良反应】有文献报道偶见面色潮红、口干、视物模糊、心慌、烦躁不安，停药后症状消失。

【注意事项】

1. 肝胃郁火胃痛痞满表现为胃部胀痛灼热，连及两胁，生气或情绪激动时胀痛明显或加重，口苦口干，口渴喜饮，大便干，小便色黄，舌红者，应当慎用。

2. 口干舌燥，手心足心发热感的阴液亏损者慎用。

3. 本品含降气破积之品，孕妇忌用。

4. 服药期间，饮食要清淡，忌油腻厚味。

5. 服药期间保持心情舒畅。

【用法用量】 丸剂：口服，一次6~9克，1日2~3次；颗粒剂：开水冲服，一次15克，1日2次，3天为一疗程。

【规格】 丸剂：每50粒重3克；颗粒剂：每袋装15克。

常用品牌：北京同仁堂。

香砂养胃丸（颗粒）

【药物组成】 白术　木香　砂仁　豆蔻（去壳）　广藿香　陈皮　姜厚朴　醋香附　茯苓　枳实（炒）　姜半夏*　甘草*

【功能与主治】 温中和胃。用于脾胃虚弱所致的脘闷不舒、胃痛隐隐、呕吐酸水、嘈杂不适、不思饮食、四肢倦怠。

【临床应用】

1. 本品适用于慢性胃炎，见胃痛隐隐，胃部不舒，反酸呕吐，胃中似有饥饿感，不思饮食，倦怠乏力，口淡无味，舌淡的患者。

2. 若出现胃中冷痛，喜温喜按，手足不温等脾胃虚寒，可配合理中丸、温胃舒颗粒等药配合使用。

3. 若胃部疼痛甚，四肢及胃部寒凉，可与附子理中丸合用。

【注意事项】

1. 手足心热，舌红苔少的胃阴不足者或胃部灼热，恶心，舌红苔黄腻的湿热中阻者慎用。

2. 孕妇、糖尿病患者慎用。

3. 忌食生冷油腻及酸性食物，宜选清淡易消化之品。

【用法用量】 丸剂：口服，大蜜丸一次9克，1日2次，浓缩丸一次8丸，1日3次，水丸一次9克，1日2次；颗粒剂：开水冲服，一次1袋，1日2次。

【规格】 丸剂：大蜜丸每丸重9克，浓缩丸每8丸相当于原药材3克，水丸每100粒重6克；颗粒剂：每袋装5克。

常用品牌：北京同仁堂。

三九胃泰颗粒（胶囊）

【药物组成】 三桠苦　黄芩　九里香　两面针　木香　茯苓　白芍*　地黄

【功能与主治】 清热燥湿，行气活血，柔肝止痛。用于湿热内蕴、气滞血瘀所致的胃痛，症见上腹隐痛，饱胀反酸，恶心呕吐，嘈杂纳减；浅表性胃炎、糜烂性胃炎、萎缩性胃炎等慢性胃炎，见有上述证候者。

【临床应用】

1. 本品适用于慢性胃炎，见胃部隐痛或胀痛，食后不舒，反酸食少，恶心呕吐，胃中似有饥饿感，口苦口干，口渴不喜饮，舌淡红苔薄黄或薄腻的患者。

2. 若胃部胀痛明显，牵及两胁，喜叹气，舌质淡红，苔薄白，可与气滞胃痛颗粒、胃苏颗粒合用。

3. 若胃部胀痛，反酸频频，两胁胀满，口干口苦，舌红，苔黄，可与左金丸、四方胃片合用。

【不良反应】 有文献报道患者服用本品后偶有面部潮红、皮肤瘙痒、药疹、水疱等，经抗过敏治疗后症状消失。

【注意事项】

1. 虚寒性胃痛及寒凝血瘀型胃痛者忌用，前者主要表现为胃部冷痛，喜温喜按，遇寒疼痛加重，后者主要表现为胃部冷痛甚或痛如针刺，遇寒痛甚或夜间痛甚。

2. 慢性胃炎患者服药一周症状无改善者，应停药，酌情治疗。

3. 忌食油腻生冷难消化及辛辣刺激食物。

4. 忌情绪激动或生闷气。

【用法用量】 颗粒剂：开水冲服，一次 1 袋，1 日 2 次；胶囊剂：口服，一次 2~4 粒，1 日 2 次。

【规格】 颗粒剂：每袋装 20 克，每袋装 2.5 克（无糖型）；胶囊剂：每粒装 0.5 克。

温胃舒颗粒（胶囊）

【药物组成】党参* 附子（制）* 炙黄芪 白术（炒） 山药 肉桂 肉苁蓉（制） 补骨脂 砂仁 乌梅 山楂（炒） 陈皮

【功能与主治】温中养胃，行气止痛。用于中焦虚寒所致的胃痛，症见胃部冷痛、腹胀嗳气、纳差食少、畏寒无力；慢性萎缩性胃炎、浅表性胃炎，见上述证候者。

【临床应用】本品适用于慢性胃炎、浅表性胃炎，尤其是慢性萎缩性胃炎，见胃部冷痛隐隐，喜温喜按，遇寒疼痛明显或加重，食后不舒，食少纳差，倦怠怕冷，乏力喜卧，四肢不温，口淡不渴，舌淡苔白者。

【文献报道】

1. 本品对产毒幽门螺杆菌培养上清液所致的小鼠胃黏膜损伤有明显的预防和保护作用[1]。

2. 本品可显著增加慢性胃炎大鼠消化酶活性和促进胃酸分泌[2]。

3. 本品联合标准三联疗法能够明显缓解慢性胃炎及消化性溃疡患者腹痛及腹胀等症状，显著提高溃疡愈合质量，还可以提高部分患者的HP根除率[3]。

4. 本品治疗慢性胃炎、萎缩性胃炎，上腹部胀痛、胃部灼热，隐隐作痛，消瘦，食欲不振等症的显效率为66.23%，总有效率为96.11%，萎缩性胃炎逆转率达18.03%，胃镜疗效为65.17%，治疗前后差异显著，还能够使胃腺体萎缩减轻，部分消失，肠上皮化生有好转[4]。

5. 本品治疗慢性胃炎脾胃阳虚证患者60例，总体综合疗效为86.67%，其中32例复查胃镜患者总有效率为71.88%[5]。

【注意事项】

1. 湿热中阻型胃痛者忌用，主要表现为胃部胀痛灼热，食后不舒，口干口苦，口渴不喜饮，大便臭秽或粘滞不爽，肛门灼热，舌红苔黄腻。

2. 本品含大辛大热、活血通经之品，孕妇慎用。

3. 胃大出血时忌用。

4. 忌食生冷油腻及不易消化食物。

【用法用量】胶囊剂：口服，一次3粒，1日2次；颗粒剂：开水冲服，一次10~20克，1日2次。

【规格】胶囊剂：每粒装0.4克；颗粒剂：每袋装10克。

常用品牌：神鹿牌。

【参考文献】

[1] 牟方宏，杨桂彬．温胃舒、养胃舒预防幽门螺杆菌培养上清液所致小鼠胃黏膜损伤［J］．世界华人消化杂志，2007，15(13).

[2] 汪远金，何革非，杨柳红，等．温胃舒对慢性胃炎大鼠消化酶和胃酸影响的实验研究［J］．中国中西医结合脾胃杂志，1995，3（3）.

[3] 王蔚虹，胡伏莲．温胃舒或养胃舒治疗幽门螺杆菌相关性慢性胃炎和消化性溃疡的全国多中心临床研究［J］．中华医学杂志，2010，90（2）：75~78.

[4] 金乃时．中西医结合防治萎缩性胃炎［M］．安徽科学技术出版社，1994，2.

[5] 赵阿娜，徐琳莉．温胃舒胶囊治疗慢性胃炎60例疗效观察［J］．中华今日医学杂志，2003，3（22）.

养胃舒颗粒（胶囊）

【药物组成】党参*　陈皮　黄精（蒸）　山药　干姜　菟丝子　白术（炒）　玄参*　乌梅　山楂　北沙参*

【功能与主治】益气养阴，健脾和胃，行气导滞。用于脾胃气阴两虚所致的胃痛，症见胃部灼热疼痛、痞胀不适、口干口苦、纳少消瘦、手足心热；慢性萎缩性胃炎、慢性胃炎，见上述证候者。

【临床应用】本品适用于慢性胃炎、浅表性胃炎，尤其是慢性萎缩性胃炎，见胃部隐隐胀痛，烧灼感，反酸，口干口苦，遇热疼痛明显或加重等症状，伴神疲乏力，手足心热，舌红苔少者。

【文献报道】

1. 本品对产毒幽门螺杆菌培养上清液所致的小鼠胃黏膜损伤有明显的预防和保护作用[1]。

2. 本品联合标准三联疗法能够明显缓解慢性胃炎及消化性溃疡患者腹痛及腹胀等症状，显著提高溃疡愈合质量，还可以提高部分患者的 HP 根除率[2]。

3. 本品治疗慢性胃炎、萎缩性胃炎，上腹部胀痛、胃部灼热，隐隐作痛，消瘦，食欲不振等症的显效率为 66.23%，总有效率为 96.11%，萎缩性胃炎逆转率达 18.03%，胃镜疗效为 65.17%，治疗前后差异显著，还能够使胃腺体萎缩减轻，部分消失，肠上皮化生有好转[3]。

【注意事项】

1. 胃部隐隐冷痛，喜温喜按，遇寒疼痛加重，倦怠乏力，手足不温，大便稀或不成形，舌淡苔白的患者不宜使用。

2. 胃部灼热胀痛，反酸明显者慎用。

3. 服药期间饮食宜清淡，忌食辛辣食物。

4. 孕妇慎用。

5. 服本药三天症状未改善，应停止服药，并停药，酌情治疗。

【用法用量】颗粒剂：开水冲服，一次 10～20 克，1 日 2 次；胶囊剂：口服，一次 3 粒，1 日 2 次。

【规格】颗粒剂：每袋装 10 克；胶囊剂：每粒装 0.4 克。

常用品牌：神鹿牌。

【参考文献】

[1] 牟方宏，杨桂彬. 温胃舒、养胃舒预防幽门螺杆菌培养

上清液所致小鼠胃黏膜损伤［J］．世界华人消化杂志，2007，15（13）．

［2］王蔚虹，胡伏莲．温胃舒或养胃舒治疗幽门螺杆菌相关性慢性胃炎和消化性溃疡的全国多中心临床研究［J］．中华医学杂志，2010，90（2）：75～78．

［3］金乃时．中西医结合防治萎缩性胃炎［M］．安徽科学技术出版社，1994，2．

胃苏颗粒

【药物组成】紫苏梗　香附　陈皮　香橼　佛手　枳壳　槟榔　鸡内金（制）

【功能与主治】疏肝理气，和胃止痛。主治肝胃气滞所致的胃部痛，症见胃部胀痛，窜及两肋，得嗳气或矢气则舒，情绪郁怒则加重，胸闷食少，排便不畅，舌苔薄白，脉弦；慢性胃炎及消化性溃疡，见上述证候者。

【临床应用】

1. 本品适用于慢性胃炎，见胃部胀痛，连及两胁，痛处不固定，喜嗳气，嗳气或排气后胀痛减轻，生气或情绪激动时胀痛明显或加重，胸闷不舒，食少，食后胃部不舒，排便不畅，舌淡红苔薄白的患者。

2. 若痛势急迫，反酸频频，胃中似有饥饿感，口干口苦等，可与胃热清胶囊、四方胃片等药配合服用。

3. 若胃痛较甚，痛如针刺，痛处固定，舌质紫暗或有瘀斑，可与金佛止痛丸配合服用。

【注意事项】

1. 胃部隐痛，手足心热，舌红苔少的胃阴虚者慎用。

2. 孕妇慎用。

3. 服药期间要保持情志舒畅，切勿生气、恼怒。

4. 少吃生冷及油腻难消化的食品。

【用法用量】口服，一次15克，1日3次，15天为一疗程，可服1~3个疗程。

【规格】每袋装15克。

四方胃片（胶囊）

【药物组成】海螵蛸　浙贝母*　吴茱萸　川楝子　延胡索　黄连　苦杏仁　柿霜　沉香

【功能与主治】调肝和胃，制酸止痛。用于肝胃不和型胃痛。症见胃部胀痛、痛连两胁，遇烦恼则痛作或痛甚，胸闷嗳气，呕吐吞酸，舌淡，苔薄白，脉弦。

【临床应用】

1. 本品适用于慢性胃炎，见胃部胀痛，连及两胁，生气或情绪激动时疼痛明显或加重，胸闷不舒，反酸嗳气，恶心呕吐，舌淡苔薄白的患者。

2. 若痛势急迫，反酸频频，胃中似有饥饿感，口干口苦，舌红苔黄，可与胃热清胶囊、丹栀逍遥散颗粒配合服用。

3. 若胃痛较甚、嗳气明显，或疼痛如针刺，痛处固定，舌质紫暗或有瘀斑，可与金佛止痛丸、元胡止痛片配合服用。

【注意事项】

1. 不适用于脾胃阴虚者，主要表现为口干，舌红少津、大便干。

2. 本方有一定降气活血作用，孕妇慎用。

3. 不宜与滋补类药物同用。

4. 饮食宜清淡，忌食生冷油腻辛辣及不易消化食物。

5. 应保持心情舒畅，忌情绪激动或生闷气，以免郁怒，加重病情。

【用法用量】片剂：口服，一次3片，1日2~3次；胶囊剂：口服，一次3粒，1日2~3次。

【规格】片剂：每片重0.52克；胶囊剂：每粒装0.5克。

胃乃安胶囊

【药物组成】黄芪　人参*（粉）　三七　珍珠层粉　人工牛黄

【功能与主治】补气健脾，宁心安神，行气活血。用于脾胃气虚，瘀血阻滞所致的胃痛，症见胃部隐痛或刺痛、痛有定处、神疲纳呆，四肢倦怠、便溏，舌淡或紫暗瘀斑，苔白，脉细涩。

【临床应用】

1. 本品适用于慢性胃炎，见胃部隐痛或刺痛，痛处固定，倦怠乏力，四肢无力懒动，食少腹胀，大便稀或泄泻，舌淡或紫暗有瘀斑的患者。

2. 若胃痛隐隐，喜温喜按，遇冷加重，畏寒肢冷，舌质淡嫩，边有齿痕，可与理中丸、温胃舒颗粒配合使用。

3. 若疼痛明显，如针刺，痛处固定，夜间较重，可与复方田七胃痛胶囊配合使用。

【注意事项】

1. 不适用于肝气郁滞证患者，主要表现为急躁易怒，两胁作胀，嗳气。

2. 不适用于脾胃阴虚证患者，主要表现为口干，舌红少津、大便干。

3. 孕妇慎用。

4. 忌食生冷油腻、不易消化食物，戒烟酒。

【用法用量】口服，一次4粒，1日3次。

【规格】每粒装0.3克。

摩罗丹

【药物组成】百合　茯苓　白术（麸炒）　延胡索（醋炙）

乌药 鸡内金（炒香） 川芎 蒲黄 当归 白芍* 麦冬 石斛 玄参* 三七 地榆 石菖蒲 茵陈 泽泻

【功能与主治】和胃降逆，健脾消胀，通络定痛。用于脾胃虚弱、健运失职所致的胃痛、胀满、痞闷、纳呆、嗳气、烧心。慢性萎缩性胃炎及胃痛，见上述证候者。

【临床应用】

1. 本品适用于慢性胃炎，见胃部胀满疼痛，食少纳差，食后不舒，胸闷不舒，恶心呕吐，嗳气反酸烧心及舌淡的患者。

2. 若胃部冷痛、喜温喜按，便溏、纳差等明显，可与理中丸合用。

3. 若口干欲饮、舌红少津者，可与养胃舒合用。

【注意事项】

1. 湿热中阻型胃痛、痞满者慎用，主要表现为胃部胀痛灼热，食后不舒，口干口苦，口渴不喜饮，纳呆食少，口中异味或黏腻，小便色黄，大便臭秽或黏滞不爽，舌红苔黄腻。

2. 孕妇慎用。

3. 饮食宜清淡，忌辛辣刺激性食物。

4. 宜保持心情舒畅，以免加重病情。

【用法用量】口服，大蜜丸：一次1～2丸；小蜜丸：一次55～110粒，1日3次，饭前用米汤或温开水送下。

【规格】大蜜丸：每丸重9克；小蜜丸：每55粒重9克。

金佛止痛丸

【药物组成】郁金 佛手 白芍* 延胡索 三七 姜黄 甘草*

【功能与主治】行气止痛，舒肝和胃，祛瘀。用于肝胃不和，气滞血瘀所致胃部胀痛，痛连两胁，嗳气，胸闷等。

【临床应用】

1. 本品适用于慢性胃炎，见胃部胀痛，连及两胁，痛处不定或痛处固定，夜间较重，生气或情绪激动时胀痛明显或加重，胸闷不舒，嗳气或排气后胀痛减轻。苔薄白。

2. 若痛势急迫，反酸频频，胃中似有饥饿感，口干口苦，可与胃热清胶囊、四方胃片、健胃愈疡片等药合用。

3. 若口干欲饮、舌红少津，可与摩罗丹、养胃舒合用。

【注意事项】

1. 孕妇禁用。

2. 糖尿病患者及妇女月经过多者禁服。

3. 饮食宜清淡，忌食辛辣、生冷、油腻食物。

4. 忌情绪激动及生闷气。

【用法用量】一次 5～10 克，1 日 2～3 次。

【规格】每袋装 5 克。

胃复春片

【药物组成】红参* 　香茶菜　枳壳（炒）

【功能与主治】健脾益气，活血解毒。用于治疗慢性萎缩性胃炎，肠上皮不典型增生，胃癌手术后辅助治疗。

【临床应用】

1. 本品适用于慢性胃炎、胃癌前期病变、胃癌手术后辅助治疗，见胃部隐痛或痛如针刺，痛处固定，夜间较重，食后不舒，食少纳差，倦怠乏力，少气懒言，舌淡或有瘀斑的患者。

2. 对胃癌前期病变、胃癌手术后辅助的治疗，需在辨证准确的前提下，长期服用本品才能取得满意疗效。

3. 若胃中冷痛，喜温喜按，手足不温症状明显，可配合理中丸、温胃舒颗粒等药配合使用。

4. 若胃部隐痛、口干欲饮、舌红少苔，可与摩罗丹、养胃舒合用。

【注意事项】

1. 本品药性偏于温燥，胃阴不足或湿热中阻所致痞满、胃痛者不宜单独应用。

2. 孕妇忌服。

3. 忌食生冷油腻及酸性食物，宜选清淡易消化之品。

【用法用量】口服，一次4片，1日3次。

【规格】每片重0.35克。

胃力康颗粒

【药物组成】柴胡（醋炙） 赤芍* 枳壳（麸炒） 木香 丹参* 延胡索 莪术 黄连 吴茱萸 大黄（酒炙） 党参* 甘草*

【功能与主治】行气活血，泄热和胃。用于气滞血瘀兼肝胃郁热证胃部痛，症见胃部疼痛、胀闷、灼热、嗳气、泛酸、烦躁易怒、口干口苦等。

【临床应用】

1. 本品适用于慢性胃炎，见胃部胀痛灼热或刺痛，痛处不定或固定，反酸嗳气，心烦易怒，口干口苦，口渴喜饮，大便干，小便色黄，舌红或紫暗有瘀斑。

2. 若反酸频频，心烦易怒，口干口苦症状明显时，可与左金丸、四方胃片等药配合使用。

【注意事项】

1. 脾虚便溏主要表现为食少纳呆，食后不舒，大便稀或不成形的患者慎用。

2. 饮食宜清淡，忌烟、酒及辛辣、生冷、油腻食物。

3. 忌情绪激动。

【用法用量】口服，一次10克，1日3次，6周为一疗程。

【规格】每袋装10克。

荆花胃康胶丸

【药物组成】土荆芥 水团花

【功能与主治】理气散寒，清热化瘀。用于寒热错杂证、气滞血瘀所致的胃部胀闷疼痛、嗳气、返酸、嘈杂、口苦，十二指肠溃疡，见上述证候者。

【临床应用】本品适用于慢性胃炎及各型胃痛，见胃部胀满疼痛，嗳气或排气后胀痛减轻，能食，食后不舒，反酸嗳气，胃中似有饥饿感，口苦，口渴喜热饮，舌淡红苔薄黄的患者。

【文献报道】

1. 本品有效缓解胃炎[1]、消化性溃疡[2]、消化不良[3]引起的胃痛、胃胀、胃部不适症状。

2. 本品具有多靶点胃粘膜保护作用[6]。

3. 体外实验显示荆花胃康胶丸有杀灭 HP 作用[4]，与西药联合使用能提高 HP 根除率[5]。

【不良反应】少数患者出现恶心、呕吐、腹痛、腹泻、胃部不适等，一般可自行缓解，严重者应停药并对症处理。

【注意事项】

1. 过敏体质及对本品过敏者不宜服用。

2. 孕妇忌服。

3. 饮食宜清淡，忌烟、酒及辛辣、生冷、油腻食物。

4. 忌情绪激动及生闷气。

【用法用量】口服，一次 2 粒，1 日 3 次，4 周为一疗程。

【规格】每粒装 80 毫克。

常用品牌：天津天士力。

【参考文献】

[1] 曾娟，左秀丽，魏玮，等. 荆花胃康胶丸治疗慢性浅表性胃炎临床研究 [J]. 中国中西医结合杂志，2006，26（6）.

[2] 窦艳，王向东，梁浩，等. 荆花胃康胶丸治疗幽门螺杆菌相关性消化性溃疡的疗效和安全性 [J]. 中国新药杂志，2004，13 (7).

[3] 盛剑秋，晨智敏，吴爱东，等. 荆花胃康胶丸对功能性消化不良疗效的观察 [J]. 胃肠病学，2007，12 (7).

[4] 谢振家，黄美星. 荆花胃康胶丸对实验性胃溃疡及幽门螺杆菌的抑制作用 [J]. 中国新药杂志，2001，10 (3).

[5] 周洋. 荆花胃康胶丸与三联用药联合治疗消化性溃疡疗效观察 [J]. 现代中西医结合杂志，2008，17 (28).

[6] 曹名波，苌新明. 荆花胃康胶丸对胃溃疡大鼠胃黏膜的促愈合作用 [J]. 中国新药杂志，2006，15 (16).

保和丸

【药物组成】 山楂（焦） 六神曲（炒） 莱菔子（炒） 麦芽（炒） 半夏*（制） 陈皮 茯苓 连翘

【功能与主治】 消食，导滞，和胃。用于食积停滞，脘腹胀满，嗳腐吞酸，不欲饮食。

【临床应用】

1. 本品适用于慢性胃炎，有明显伤食史，脘腹胀满或胀痛，口中酸腐气味，恶心欲呕，食欲减退，消化不良，大便泄泻，泻下不消化的食物、臭秽、舌苔厚腻的患者。

2. 若腹痛急剧而拒按，伴见苔黄燥，便秘者，为积滞形成，可与枳实导滞丸、木香槟榔丸配合使用。

【注意事项】

1. 不宜在服药期间同时服用滋补性中药。

2. 不适用于脾胃阴虚，主要表现为口干、舌红少津、大便干者。

3. 孕妇慎用。

4. 服药期间饮食宜清淡，忌酒及辛辣、生冷、油腻食物。

【用法用量】 口服，大蜜丸：一次 1～2 丸，1 日 2 次；水丸：

一次 6~9 克，1 日 2 次。

【规格】大蜜丸：每丸重 9 克；水丸：每支装 3 克。

理中丸(党参理中丸)

【药物组成】党参　白术(土炒)　甘草(蜜炙)　炮姜

【功能与主治】温中散寒，健胃。用于脾胃虚寒，呕吐泄泻，胸满腹痛，消化不良。

【临床应用】

1. 本品适用于慢性胃炎，见胃部冷痛隐隐，喜温喜按，胸膈满闷，口淡不渴，呕吐物清冷，食后不舒，食少倦怠，大便稀或泄泻，泻下多为不消化的食物，舌淡的患者。

2. 若伴有身冷，四肢不温，腰膝酸软无力，可改为附子理中丸。

3. 后期无呕吐清水，无手足不温者，可改用香砂养胃丸继服以巩固疗效。

【注意事项】

1. 本品不宜与滋阴类中成药同用。

2. 本品不宜与清热祛湿类中成药同用。

3. 本品药性偏于温燥，故阴虚内热者，主要表现为手足心热，心烦易怒，失眠盗汗，口渴喜饮，大便干，及感冒发热者忌用。

4. 忌食生冷油腻、酸性及不易消化食物。

【用法用量】口服，大蜜丸：一次 1 丸，1 日 2 次；浓缩丸：一次 8 丸，1 日 3 次。

【规格】大蜜丸：每丸重 9 克；浓缩丸：每 8 丸相当于原药材 3 克。

小结

中成药治疗慢性胃炎关键是要辨证准确，一般分为肝胃不和证、脾胃虚弱、脾胃虚寒、脾胃湿热证、胃阴不足证五个证型，临床上当辨证选药。

上述四方胃片、木香顺气丸（颗粒）、气滞胃痛颗粒、胃力康颗粒、胃苏冲剂用于治疗肝胃不和证，胃乃安胶囊、摩罗丹、胃复春片、香砂养胃丸用于治疗脾胃虚弱证，理中丸、温胃舒胶囊（颗粒）用于治疗脾胃虚寒证。养胃舒颗粒用于治疗胃阴不足证。三九胃泰颗粒用于治疗脾胃湿热证。金佛止痛丸、荆花胃康胶丸用于治疗气滞血瘀证，保和丸用于治疗饮食停滞证。

第七节　功能性消化不良

功能性消化不良是指具有上腹胀、上腹痛、早饱、嗳气、食欲不振、恶心等上腹不适症状，经检查排除引起这些症状的器质性疾病的一组临床综合征。功能性消化不良是临床上最常见的一种功能性胃肠病，同时多伴有全身性精神症状，如失眠、焦虑、抑郁、注意力涣散、健忘、神经过敏、头痛等。属中医学“胃部痛”、“痞满”等病范畴。病位在胃，涉及肝脾两脏，情志不畅和饮食积滞存在整个发病过程，病机是脾虚气滞，应采用健脾和胃，调理气机治疗原则。可分为脾虚气滞、肝胃不和、脾胃湿热、脾胃虚寒、寒热错杂，分别以健脾理气、疏肝和胃、清热化湿、温中散寒、和胃消痞为治法。

香砂六君丸

【药物组成】木香　砂仁　党参　炒白术　茯苓　炙甘草*　陈皮　姜半夏　辅料：生姜　大枣

【功能与主治】益气健脾，和胃。用于脾虚气滞，消化不良，嗳气食少，脘腹胀满，大便溏泄。

【临床应用】

本品适用于功能性消化不良，见胃部胀闷不舒甚或隐隐作痛，呕吐酸水，食欲减退，四肢倦怠，舌胖大舌边有齿痕，苔薄腻的患者。

【注意事项】

1. 不适用于口干、舌少津、大便干者。

2. 呕吐伴胃部灼热疼痛，口干，大便干者忌用。

3. 忌食生冷油腻、不易消化及刺激性食物，宜食清淡易消化之品，戒烟酒。

4. 对本品过敏者禁用，过敏体质者慎用。

【用法用量】口服，一次6~9克，1日2~3次。

【规格】每100粒重6克。

常用品牌：北京同仁堂。

香砂枳术丸

【药物组成】木香　砂仁　白术（麸炒）　枳实（麸炒）

【功能与主治】健脾开胃，行气消痞。用于脾虚气滞，脘腹痞闷，食欲不振，大便溏软。

【临床应用】

1. 本品适用于功能性消化不良，见脘腹胀满不舒，喜嗳气，嗳气后胀满减轻，食欲欠佳，食少，食后不舒，大便稀或不成形，舌淡的患者。

2. 若胃部冷痛，喜温喜按，可与理中丸同服。

3. 若患者平时情志不畅，生气或郁闷时易于发病，可与逍遥散同服。

【注意事项】

1. 若便秘口苦、舌红苔黄脉滑者，不宜服用本品。

2. 本品方中有破气之枳实，孕妇慎用。

3. 便秘患者慎用。

4. 服药期间忌食生冷、油腻食物，宜食清淡易消化之品。

5. 舌红无苔、口干咽燥，手足心热，心烦失眠等患者忌服。

【用法用量】口服，一次10克，1日2次。

【规格】每袋装10克。

胃苏颗粒（冲剂）

【药物组成】香附　陈皮　枳壳　佛手　香橼　鸡内金（制）紫苏梗　槟榔

【功能与主治】理气消胀，和胃止痛。用于肝胃气滞所致的胃部痛，症见胃部胀痛，窜及两胁，得嗳气或矢气则舒，情绪郁怒则加重，胸闷食少，排便不畅，舌苔薄白，脉弦；慢性胃炎及消化性溃疡，见上述证候者。

【临床应用】

1. 本品适用于功能性消化不良，见胃部胀痛，连及两胁，痛处不固定，喜嗳气，嗳气或排气后胀痛减轻，生气或情绪激动时胀痛明显或加重，胸闷不舒，食少，食后不舒，排便不畅，舌淡红苔薄白。

2. 若反酸烧心明显者，可合用左金丸。

3. 若胃痛甚，或胃部刺痛、舌质瘀斑者，可合用玄胡止痛片或失笑散。

4. 消化性溃疡患者，可合用西药质子泵抑制剂。

【不良反应】个别患者服用本品后可出现面部、颈部潮红伴有瘙痒性皮疹（资料来源于海峡药学2001，13：73）。

【注意事项】

1. 孕妇慎用。

2. 服药期间情绪稳定，切忌恼怒、抑郁。

3. 服药期间偶有口干、嘈杂，不影响服药。

4. 服药期间，宜选清淡易消化之品。

5. 忌食辛辣油腻及刺激性食品，戒烟酒。

6. 肝胃郁热或胃阴亏虚患者慎用本品，前者主要表现为胃部灼热胀痛，生气或情绪激动时疼痛明显或加重，嗳气或排气后减轻，口苦口干；后者主要表现为胃部灼热隐痛，似有饥饿感，口渴喜饮，手足心热，心烦，或口腔溃疡易发，舌红少津。

【用法用量】 口服，一次15克，1日3次，15天一疗程，可服1~3个疗程。

【规格】 每袋装15克。

金佛止痛丸

【药物组成】 白芍* 延胡索 三七 郁金 佛手 姜黄 甘草*

【功能与主治】 行气止痛，舒肝和胃，祛瘀生新。用于胃部气痛，消化道溃疡，慢性胃炎引起的疼痛。

【临床应用】

1. 本品适用于功能性消化不良、消化道溃疡，慢性胃炎，见胃部胀痛或痛如针刺，痛无定处，连及两胁，拒按，生气或情绪激动时胀痛加重，喜嗳气，嗳气或排气后胀痛减轻，舌苔薄白的患者。

2. 若反酸烧心明显者，可合用左金丸。

3. 若情绪不佳诱发者，可合用逍遥散。

4. 若胃部冷痛，得温痛减者，可合用理中丸或虚寒胃痛颗粒。

5. 消化性溃疡患者，可合用西药质子泵抑制剂。

【注意事项】

1. 孕妇及妇女月经过多者禁用。

2. 胃阴虚者表现为唇燥口干、喜饮、大便干结，不宜服用本品。

3. 不宜在服药期间同时服用滋补性中药。

4. 忌食辛辣、生冷、油腻食物。

【用法用量】 口服，一次5~10克，1日2~3次。

【规格】 每袋装5克。

中满分消丸

【药物组成】 厚朴（姜炙） 枳实 姜黄 黄芩 黄连 半夏*（制） 知母 猪苓 茯苓 白术（麸炒） 泽泻 陈皮 砂仁 党参* 甘草*

【功能与主治】 健脾行气，利湿清热。用于脾虚气滞、湿热郁结所致的脘腹胀痛、烦热口苦、嘈杂、二便不利。

【临床应用】

1. 本品适用于功能性消化不良，见脘腹胀痛灼热，烦热，口干口苦，口渴不喜饮，食少腹胀，纳差气短，小便短色黄，大便秘结或稀而不爽，臭秽，舌边尖红，苔黄腻。

2. 对于食欲不佳，纳差乏力，口苦口渴不喜饮，大便黏滞不爽较重者，选用本品疗效突出。

【注意事项】

1. 本品祛湿热为主，不宜久用。
2. 不宜在服药期间同时服用滋补性中药。
3. 本药内含破气活血之品，孕妇、儿童慎用。
4. 本品为中满热胀、二便不利而设，若寒湿困脾者不宜使用。
5. 服药期间饮食宜用清淡易消化之品，慎食辛辣肥腻之物。

【用法用量】 口服，一次6克，1日2次。

【规格】 每100粒重6克。

附子理中丸

【药物组成】 附子（制）* 党参* 白术（炒） 干姜 甘草*

【功能与主治】 温中健脾。用于脾胃虚寒，脘腹冷痛，呕吐泄泻，手足不温。

【临床应用】

1. 本品适用于功能性消化不良，见胃部冷痛隐隐，喜温喜按，遇寒后疼痛明显或加重或泄泻，呕吐物清冷，身冷喜暖，四肢不温，大便稀或泻下未消化的食物，口淡不渴，面色白，舌淡的患者。

2. 若黎明前肠鸣欲泄者，可合用四神丸。

3. 若腹部疼痛较重者，可合用虚寒胃痛颗粒、气滞胃痛颗粒。

4. 若呕吐物为清水、肠鸣频繁、小便不畅者，可合用五苓散。

【不良反应】偶见服药后呼吸急促、心律失常等报道。

【注意事项】

1. 感冒发热病人不宜服用。

2. 高血压、心脏病、肝病、糖尿病、肾病等慢性病严重者应慎用。

3. 孕妇、哺乳期妇女、儿童慎用。

4. 不宜过量或长期服用。

5. 对本品过敏者禁用，过敏体质者慎用。

6. 不宜在服药期间同时服用性味苦寒的中药。

7. 服药期间宜食用易消化食物，忌生冷油腻之品。

【用法用量】口服，水蜜丸：一次 6 克；大蜜丸：一次 1 丸，1 日 2～3 次。

【规格】大蜜丸：每丸重 9 克；水蜜丸：每 100 粒重 10 克。

常用品牌：北京同仁堂。

香砂养胃丸（颗粒）

【药物组成】白术 木香 砂仁 豆蔻（去壳） 广藿香 陈皮 姜厚朴 醋香附 茯苓 枳实（炒） 姜半夏* 甘草*

【功能与主治】温中和胃。用于胃阳不足、湿阻气滞所致的胃痛、痞满，症见胃痛隐隐、脘闷不舒、呕吐酸水、嘈杂不适、不思饮食、四肢倦怠。

【临床应用】

本品适用于功能性消化不良，见胃部胀闷不舒甚或隐隐作痛，呕吐酸水，胃部烧灼感，食欲减退、四肢倦怠。舌胖大舌边有齿痕，苔薄腻的患者。

【注意事项】

1. 如果出现胃部灼热，隐隐作痛，口干舌燥等热症表现的患者不宜服用本药。

2. 不宜长期连续服用本药。

3. 忌生冷油腻食物。

4. 本品宜用温开水送服。

5. 对本品过敏者禁用，过敏体质者慎用。

【用法用量】 丸剂：口服，大蜜丸一次 9 克，1 日 2 次，浓缩丸一次 8 丸，1 日 3 次，水丸一次 9 克，1 日 2 次；颗粒剂：开水冲服，一次 1 袋，1 日 2 次。

【规格】 丸剂：大蜜丸每丸重 9 克，浓缩丸每 8 丸相当于原药材 3 克，水丸每 100 粒重 6 克；颗粒剂：每袋装 5 克。

常用品牌：北京同仁堂。

六味木香胶囊（散）

【药物组成】 木香　豆蔻　荜茇　石榴皮　闹羊花　栀子

【功能与主治】 开郁行气止痛。用于胃部痞满疼痛、腹痛、腹胀、嗳气、呕吐。

【临床应用】

1. 本品适用于功能性消化不良，见胃部堵闷胀满疼痛，或腹胀腹痛，痛无定处，生气或情绪激动时胀痛明显或加重，喜嗳气，恶心欲吐，嗳气或排气后胀痛减轻，情绪郁闷，舌边尖红的患者。

2. 本品用于中焦气滞、寒热错杂之胃痛效果最佳，主要表现为脘腹胀满，痛处不定，食后腹胀，口渴喜饮，或口中异味，大便稀或不成形，或大便中有未消化的食物，舌淡苔薄黄。

3. 若大便不通或便秘者，可合用六味安消胶囊。

4. 若大便稀或不成形、舌苔厚者，可合用枫蓼肠胃康颗粒。

5. 若反酸烧心，胃部似有饥饿感者，可合用健胃愈疡片。

【注意事项】

1. 按照规定的用法用量服用，不宜长期服用。

2. 本品药性偏于温燥，胃阴不足或湿热中阻所致痞满、胃痛者慎用。

3. 孕妇禁用，儿童、体虚者慎用。

4. 本品含闹羊花（有毒），不宜长期或过量服用。一旦出现中毒表现，可按《本草求原》记载以绿豆解毒。

5. 宜少量多餐，饮食清淡，忌食生冷油腻、辛辣刺激及不易消化食物。

【用法用量】胶囊剂：口服，一次4~6粒，1日1~2次；散剂：口服，一次2~3克，1日1~2次。

【规格】胶囊剂：每粒装0.42克；散剂：每袋装15克。

荆花胃康胶丸

【药物组成】土荆芥　水团花

【功能与主治】理气散寒，清热化瘀。用于寒热错杂证、气滞血瘀所致的胃部胀闷疼痛、嗳气、返酸、嘈杂、口苦；十二指肠溃疡，见上述证候者。

【临床应用】

1. 本品适用于功能性消化不良，见胃部胀满疼痛，嗳气或排气后胀痛减轻，能食，食后不舒，反酸嗳气，胃中似有饥饿感，口苦，口渴喜热饮，舌淡红苔薄黄的患者。

2. 本品对于上述症状兼有形体肥胖，胸膈堵闷，常咳嗽咳痰，痰多色白者疗效较佳。

3. 若症见口干口苦、胁胀胁痛而兼气急易怒，口渴喜凉饮者，可合并应用丹栀逍遥散。

4. 抗幽门螺旋杆菌治疗时，联合应用荆花胃康胶丸可增强杀菌作用。

【文献报道】

1. 本品能有效缓解胃炎[1]、消化性溃疡[2]、消化不良[3]引起的胃痛、胃胀、胃部不适症状。

2. 本品具有多靶点胃粘膜保护作用[4]。

【不良反应】少数患者出现恶心、呕吐、腹痛、腹泻、胃部不适等，一般可自行缓解，严重者应停药并对症处理。

【注意事项】

1. 过敏体质及对本品过敏者不宜服用。

2. 孕妇忌服。

3. 饮食宜清淡，忌烟、酒及辛辣、生冷、油腻食物。

4. 忌情绪激动及生闷气。

【用法用量】口服，一次 2 粒，1 日 3 次，4 周为一疗程。

【规格】每粒装 80 毫克。

常用品牌：天津天士力。

【参考文献】

[1] 曾娟，左秀丽，魏玮，等．荆花胃康胶丸治疗慢性浅表性胃炎临床研究［J］．中国中西医结合杂志，2006，26（6）.

[2] 窦艳，王向东，梁浩，等．荆花胃康胶丸治疗幽门螺杆菌相关性消化性溃疡的疗效和安全性［J］．中国新药杂志，2004，13（7）.

[3] 盛剑秋，晨智敏，吴爱东，等．荆花胃康胶丸对功能性消化不良疗效的观察［J］．胃肠病学，2007，12（7）.

[4] 曹名波，苌新明．荆花胃康胶丸对胃溃疡大鼠胃黏膜的促愈合作用［J］．中国新药杂志，2006，15（16）.

小结

中成药治疗功能性消化不良关键要区分虚、实，寒、热、湿、食、积，因饮食、情绪和平时差异等不同，临床上要对症用药。从证型来说可分为：香砂枳术丸用于脾虚气滞，胃苏颗粒用于肝郁气滞，中满分消丸用于湿热食积，附子理中丸用于脾胃虚寒，香砂养胃颗粒（丸）用于胃阳不足、湿阻气滞，六味木香胶囊、荆花胃康胶丸用于寒热错杂。

按症状分类使用：

上腹胀痛伴平时纳差，面色㿠白往往用香砂枳术丸；

以上腹部冷胀、痛为主，喜暖、喜按者用附子理中丸；

上腹胀或痛，伴舌苔黄厚腻，大便腐臭用中满分消丸；

胃痛隐隐、呕吐酸水用香砂养胃丸；

上腹胀痛、吞酸嘈杂往往用六味木香颗粒；

上腹胀痛与情绪有关，郁怒加重者用胃苏颗粒。

第八节　功能性便秘

便秘是指每周排便少于三次，排便困难或费力，排便不畅，便次太少、粪便干结且量少，如能排除引起便秘的器质性疾病，则称为功能性便秘。临床分为三型：慢传输型、出口梗阻型、混合型便秘。中医属“便秘”范畴，其核心病机为大肠传导功能失常。应采用通下的治疗原则。可分为肠道实热、肠道气滞、肺脾气虚、脾肾阳虚、津亏血少，分别以清热润肠、顺气导滞、益气润肠、温润通便和滋阴养血润燥通便为治法。

麻仁润肠丸（胶囊）

【药物组成】火麻仁　炒苦杏仁　大黄　木香　陈皮　白芍*

【功能与主治】润肠通便。用于肠胃积热，胸腹胀满，大便秘结。

【临床应用】本品适用于溃疡性结肠炎，见胸腹胀满，脘腹灼热，口干口苦，口渴喜饮，小便量多，大便秘结的患者。

【注意事项】

1. 本品属泻下剂，治疗肠燥致大便秘结者，体虚和老年人不宜长期服用，以免耗伤正气。

2. 不宜在服药期间同时服用滋补性中药。

3. 出现胸腹胀满严重者应及时停药，酌情治疗。

4. 忌酒、忌食辛辣及燥性食品。

5. 高血压、心脏病、肝病、糖尿病、肾病等慢性病严重者应慎用。

6. 孕妇忌服。

7. 对本品过敏者禁用，过敏体质者慎用。

8. 本品不宜长期服用。

【用法用量】 丸剂：口服，一次1～2丸，1日2次；胶囊剂：口服，一次8粒，1日2次。

【规格】 丸剂：每丸重6克；胶囊剂：每粒装0.5克。

常用品牌：北京同仁堂。

木香槟榔丸

【药物组成】 木香　槟榔　牵牛子（炒）　大黄　芒硝　黄连　黄柏（酒炒）　青皮（醋炒）　香附（醋制）　枳壳（炒）　三棱（醋炙）　莪术（醋炙）　陈皮

【功能与主治】 行气导滞，泻热通便。用于湿热壅滞所致的赤白痢、里急后重、胃肠积滞、脘腹胀痛，大便不通。

【临床应用】 本品适用于功能性便秘，见脘腹胀痛明显，自觉腹胀大，大便干结，口渴喜凉饮，口干口苦，口中异味，食后腹胀明显，喜嗳气，嗳气或排气后胀痛减轻，舌红苔黄腻的患者。

【注意事项】

1. 体虚非实热证的虚胀及津亏大便燥结者，主要表现为腹胀，喜按，排便用力方能排出，便后乏力，倦怠懒言或大便干结，口渴喜饮，口唇干燥，心烦，舌红少津者不宜使用。

2. 服用后每日大便次数较多者，适当减量。

3. 年老体弱及脾胃虚弱，表现为气短懒言，乏力倦怠，食少，食后不舒者慎用。

4. 本品方中有泻下药，孕妇禁用。

5. 饮食宜清淡，忌酒及辛辣油腻食物。

【用法用量】口服，一次3~6克，1日1~2次。

【规格】每袋装6克。

苁蓉通便口服液

【药物组成】何首乌　肉苁蓉　枳实（麸炒）　蜂蜜

【功能与主治】滋阴补肾，润肠通便。用于中老年人、病后产后等虚性便秘及习惯性便秘。

【临床应用】

1. 本品适用于功能性便秘，见大便干结，排出费力，便后乏力，伴有面色无华，头晕目眩，口唇色淡，腰酸，舌淡的患者。

2. 若用力排便则汗出短气，肢倦懒言者，可合用肠泰合剂、补中益气丸等。

3. 若烦热盗汗、舌红苔少者，可与益胃胶囊、六味地黄丸同服。

4. 若大便干如羊屎，口干舌燥，可合用麻仁软胶囊。

【不良反应】

1. 偶见肠道痉挛性腹痛。（《中华实用中西医杂志》，2000；13：9）

2. 偶见小便呈黑色。[《中成药》，2007；29（2）：10]

【注意事项】

1. 便秘，腹胀拒按，肛门灼热，属实热积滞者，不宜服用本品。

2. 孕妇慎用。

3. 服用本药疗效不佳时，应及时停药，酌情治疗。

4. 本药久贮后可能会出现少量振摇即散的沉淀，可摇匀后服用，不影响疗效。

5. 对本品过敏者禁用，过敏体质者慎用。

6. 饮食宜清淡，适当多食具有润肠作用食物，忌酒及辛辣食物。

【用法用量】口服，一次10~20毫升，1日1次，睡前或清晨服用。

【规格】每支装10毫升。

麻仁胶囊(软胶囊、丸)

【药物组成】火麻仁　熟大黄　苦杏仁　白芍*（炒）　枳实（炒）　厚朴（姜制）

【功能与主治】润肠通便。用于肠热津亏所致的便秘，症见大便干结难下，腹部胀满不舒。习惯性便秘，见上述证候者。

【临床应用】

1. 本品适用于功能性便秘，见大便干结，腹胀腹痛，口干口臭，口渴喜凉，面红热或身热，心烦，小便短色黄，舌红苔黄而干的患者。

2. 若腹胀满疼痛明显，伴嗳气，恶心欲呕，可与木香顺气丸、四磨汤口服液配合使用。

【注意事项】

1. 本品含大黄制剂，不宜久用，以免出现大肠黑变病。

2. 虚寒性便秘，主要表现为大便干或不干，排出困难，四肢不温，腹中冷痛，小便色清的患者不宜服用。

3. 本品含攻下破积药，孕妇慎用。

4. 忌食辛辣香燥刺激性食物。

【用法用量】胶囊剂：口服，一次2~4粒，早、晚各1次，或睡前服用；软胶囊：口服，一次3~4粒，早、晚各1次，急用时一次2粒，1日3次；丸剂：口服，大蜜丸一次1丸，小蜜丸一次9克，水蜜丸一次6克，1日1~2次。

【规格】 胶囊剂：每粒装0.35克；软胶囊剂：每粒装0.6克；丸剂：大蜜丸每丸重9克，小蜜丸每瓶装60克，水蜜丸每袋装6克。

胃肠复原膏

【药物组成】 大黄　黄芪　太子参　桃仁　赤芍*　枳壳（麸炒）　紫苏梗　木香　莱菔子（炒）　蒲公英

【功能与主治】 益气活血，理气通下。用于胃肠术后腹胀，胃肠活动减弱，症见体乏气短、脘腹胀满、大便不下；亦可用于老年性便秘及虚性便秘。

【临床应用】 本品适用于功能性便秘、肠术后腹胀或老年性便秘及虚性便秘，见倦怠乏力，气短喜卧，懒言，脘腹胀满，食少，食后腹胀，大便排出无力，便后乏力，舌淡。

【注意事项】

1. 孕妇及腹泻患者禁用。
2. 有益气养血作用，对气血不足或年老体虚患者尤其适用。
3. 服用本品后大便次数过多者，应适量减少用药。
4. 积滞或气滞等实性便秘者不宜单独应用本品。
5. 饮食清淡，适当多食具有补气养血及润肠作用食物，忌生冷、辛辣及油腻食物。

【用法用量】 口服，腹部手术前1~3天，一次15~30克，1日2次；术中胃肠吻合完成前，经导管注入远端肠管40~60克（用水稀释2~3倍）；术后6~8小时，口服，一次20~30克，1日2次；老年性便秘，一次10~20克，1日2次。

【规格】 每瓶装100克。

小结

中成药治疗功能性便秘关键要区分虚、实，寒、热、气、血、燥、湿、食、积，因饮食、情绪和平时差异等不同，临床多分为肠道燥热、脾气亏虚、脾肾阳虚、肠道气滞、津亏血少等，临床上要对症用药。

麻仁润肠丸用于胃肠积热所致大便秘结，胸腹胀满，口苦，尿黄。

木香槟榔用于肠道气滞型便秘，症见大便秘结，腹部胀满，疼痛时作。

苁蓉通便用于中老年人、病后、产后等虚性便秘及习惯性便秘。

麻仁胶囊用于肠热津亏型便秘，症见大便干结难下，腹部胀满，小便短赤，身热，心烦，口咽干燥，舌红苔黄，脉数。

胃肠复元膏用于气血不足型便秘或手术前后促进排便。

第九节　胆 囊 炎

胆囊炎是细菌性感染或化学性刺激（胆汁成分改变）引起的胆囊炎性病变，为胆囊的常见病。胆囊炎分为急性胆囊炎和慢性胆囊炎。急性胆囊炎是指胆囊的急性化脓性炎性病变。而慢性胆囊炎是指胆囊有慢性炎症，病情呈慢性迁延，临床上有反复急性发作等特点。二者中医多属“胁痛”范畴，其核心病机为外邪侵袭，或肝气郁结，致瘀血内阻，或肝阴不足，辨证当辨外感内伤。外感胁痛，应采用利湿清热解毒；内伤胁痛，应以理气疏肝，祛瘀通络的治疗原则。常见证候可分为肝胆湿热证和肝郁气滞证，分别以清热利湿、疏肝理气为各自治法。

龙胆泻肝丸（颗粒、口服液）

【药物组成】龙胆 黄芩 栀子（炒） 盐车前子 泽泻 木通 酒当归 地黄 柴胡 炙甘草*

【功能与主治】清肝胆，利湿热。用于肝胆湿热，头晕目赤，耳鸣耳聋，胁痛口苦，尿赤，湿热带下。

【临床应用】

1. 本品适用于胆囊炎，见两胁胀痛或灼热疼痛，口苦口中黏腻，胸闷，食欲不振，食少，恶心呕吐，小便黄，大便不爽，舌红苔黄腻的患者。

2. 剧痛，甚至呕吐蛔虫者，可先以乌梅丸安蛔，继以柴胡舒肝丸除蛔。

3. 胁痛，伴见大便秘结，腹部胀满者，可合用六味安消胶囊。

【注意事项】

1. 本品清肝胆实火，若脾胃虚寒，胃部冷痛，大便稀者慎用。

2. 本品含有活血、淡渗利湿之品，有碍胎气，孕妇慎用。

3. 本品苦寒，易伤正气，儿童、体弱年迈者慎服，即使体质壮实者，不可过量服用，长期服用。

4. 原发性高血压患者服药后出现高血压危象者，应立即停药并采取相应急救措施。

5. 肾功能不全患者慎用。

6. 对本品过敏者禁用，过敏体质者慎用。

7. 不宜在服药期间同时服用滋补性中药。

8. 服药后大便次数增多且不成形者，应酌情减量。

9. 服药期间饮食宜清淡，食用易消化之品，忌食烟、酒及辛辣、油腻之品，以免助热生湿。

【用法用量】丸剂：口服，水丸一次 3～6 克，1 日 2 次，大蜜丸一次 1～2 丸，1 日 2 次；颗粒剂：开水冲服，一次 4～8 克，1 日 2 次；口服液：一次 10 毫升，1 日 3 次。

【规格】丸剂：大蜜丸每丸重6克，水丸每100粒重6克；颗粒剂：每袋装4克；口服液：每支装10毫升。

常用品牌：北京同仁堂。

消炎利胆片（颗粒、胶囊）

【药物组成】穿心莲　溪黄草　苦木

【功能与主治】清热，祛湿，利胆。用于肝胆湿热引起的口苦、胁痛。急性胆囊炎，胆管炎，见上述证候者。

【临床应用】本品适用于急慢性胆囊炎及胆管炎，见两胁灼热胀痛，口苦口干，口渴不喜饮，脾气急躁易怒，食欲不振，食少腹胀，恶心欲吐，小便短色黄，大便黏滞不爽，舌红苔黄腻的患者。

【不良反应】

1. 长期、大剂量服药，可导致胆囊萎缩，胆囊收缩功能降低。[《家庭中医药》，2010.1：(1)]

2. 个别患者可出现皮肤瘙痒、皮疹的过敏现象。(《青海医药杂志》，2010，2)

【注意事项】

1. 在有适应症时，需从小剂量开始服用，无症状时勿服药，不可作预防药用。

2. 此药对胆道疾病并无根治作用，属于保守疗法，有手术指征患者应早日手术以求根治，不能盲目依赖该药而延误手术时机，酿致不良后果。

3. 对于治疗急性胆囊炎感染时，应密切观察病情变化，若发热、黄疸、上腹痛等症状加重时，应停药，酌情治疗。

4. 本品含有苦木，有一定毒性，不宜过量、久服。

5. 服药期间饮食宜清淡易消化之品，忌食辛辣、油腻之品，并戒酒。

6. 本品药性苦寒，脾胃虚寒者慎用。

7. 孕妇慎用。

【用法用量】片剂：口服，一次6片，1日3次；颗粒剂：一次1袋，1日3次；胶囊剂：一次4粒，1日3次。

【规格】片剂：每片重0.26克；颗粒剂：每袋装2.5克；胶囊剂：每粒装0.45克。

益胆片

【药物组成】郁金　金银花　白矾　甘草*　硝石　滑石粉　玄参*

【功能与主治】行气散结，清热通淋。用于胆结石，肾结石，膀胱结石，阻塞性黄疸，胆囊炎等病，见胸脘满闷，恶心呕吐，小便短少黄赤，舌苔黄腻的湿热蕴结之证者。

【临床应用】

1. 本品适用于胆囊炎，见胁肋胀痛，恶心，进食油腻食物后症状加重或明显，口苦口干，口中粘腻，口渴不喜饮水，小便色黄或有血，尿热，大便粘腻不爽，舌红苔黄腻的患者。

2. 本品具有清热利胆，消炎镇痛的功效，能够较好地减轻腹胀、恶心、呕吐等症状。

【注意事项】

1. 孕妇忌用。

2. 服药期间饮食宜清淡，易消化之品，忌食辛辣、油腻之品，并戒酒。

3. 服药过程若出现黄疸加剧，或发热，或上腹剧痛者，应立停药即请外科按急症处理。

【用法用量】口服，一次3片，1日2次。

【规格】每片重0.5克。

常用品牌：神鹿牌。

柴胡舒肝丸

【药物组成】柴胡　青皮　陈皮　防风　香附　枳壳　木香

乌药 姜半夏* 茯苓 厚朴 紫苏梗 桔梗 豆蔻 甘草* 山楂 槟榔 六神曲 大黄 白芍* 当归 三棱 莪术 黄芩 薄荷

【功能与主治】 疏肝理气，消胀止痛。用于肝气不舒，胸胁痞闷，食滞不清，呕吐酸水。

【临床应用】

1. 本品适用于胆囊炎，见两胁及胸膈堵闷不舒，食后腹胀，反酸烧心，恶心呕吐，脾气急躁易怒，生气时堵闷感加重或胀痛，食油腻食物不易消化，舌边尖红。

2. 若患者以情志因素所致胁肋疼痛，可首选本品。

3. 若胁肋疼痛，兼见刺痛，舌质紫黯，可联用元胡止痛片或血府逐瘀口服液。

4. 若胁肋胀痛，兼见胃部痞闷，嗳气满闷不减，食欲减退者，可联用香砂养胃颗粒，疏肝健脾和胃止痛。

【注意事项】

1. 本品不适用于肝胆湿热、食滞胃肠、脾胃虚弱诸证，其表现为口苦口干，口渴喜饮，口中黏腻，大便不爽或有伤食史，食后腹胀，食少，口中酸腐气味或倦怠乏力，食少，食欲下降。

2. 饮食宜清淡易消化之品，忌食辛辣、油腻之品，以免助湿伤脾，阻碍气机。

3. 本品含有行气、破血之品，有碍胎气，孕妇忌用。

4. 应保持心情舒畅。

【用法用量】 一次 1 丸，1 日 2 次。

【规格】 每丸重 10 克。

胆乐胶囊（片）

【药物组成】 连钱草 山楂 郁金 猪胆汁酸 陈皮

【功能与主治】 理气止痛，利胆排石。用于肝郁气滞所致的胁痛、胆胀，症见胁肋胀痛、纳呆尿黄；慢性胆囊炎、胆石症，见上述证候者。

【临床应用】

1. 本品适用于胆囊炎，见两胁胀痛，胆囊区不适，生气时胀痛加重，食少，喜叹气，小便黄，大便不畅，舌边尖红的患者。

2. 若肝郁气滞明显者，可配伍逍遥散、柴胡疏肝散。

【文献报道】胆乐胶囊用于胆囊炎急性发作期的消炎和镇痛具有较好作用。[《中国药学现代应用杂志》，2003. 20：（5），355～357.]

【注意事项】

1. 因本品中含有连钱草，阴疽、血虚者及孕妇禁服。

2. 肝阴不足所致胁痛者不宜应用。

3. 应忌油腻等高脂饮食，并应忌酒，以免助热生痰。

4. 服用过程中如发生黄疸，或发热，或剧烈上腹痛者，应立即停药请外科按急症处理。

【用法用量】胶囊剂：口服，一次 4 粒，1 日 3 次；片剂：一次 4～5 片，1 日 3 次。

【规格】胶囊剂：每粒装 0. 3 克；片剂：每片重 0. 18 克。

小结

中成药治疗胆囊炎关键要区分肝胆湿热证和肝郁气滞证的不同，肝胆湿热证以胁痛口苦、恶心呕吐，目赤或目黄，身黄、小便黄赤为表现，而肝郁气滞证以胁肋部胀痛为主，走窜不定，疼痛每因情绪而增减。又有兼夹血瘀证候、阴虚证候之分，临床上要对症用药。

上述龙胆泻肝丸、消炎利胆片和柴胡舒肝丸、胆乐胶囊分别用于治疗肝胆湿热证和肝郁气滞证，其中兼见气滞血瘀证候可联用元胡止痛片和血府逐瘀口服液；兼见肝郁脾虚气滞证常合用香砂养胃颗粒和人参健脾丸等。另外，龙胆泻肝汤，肾功能不全者慎用；消炎利胆片不宜久服，长期或大剂量服药或可导致胆囊萎缩，或出现皮肤过敏现象；柴胡舒肝丸含有半夏，与含有乌头的中成药不可连用。

第十节 胆石症

胆石症是由于胆管或胆囊产生胆石而引起剧烈的腹痛、黄疸、发热等症状之疾病，称为“胆石症”。中医多属“黄疸”、“胁痛”、“腹痛”范畴，其核心病机为感受外邪，饮食不节，情志不畅，或脾胃失调，积聚日久不消所致，治疗以舒肝理气、清热利湿、利胆止痛、通里攻下为主要治疗原则。可分为阳黄、急黄和阴黄三种。分别以清热利湿退黄、清热解毒，凉血开窍、健脾和胃，温化寒湿为各自治法。

利胆排石颗粒（片、散）

【药物组成】金钱草　茵陈　大黄　槟榔　芒硝　黄芩　郁金　木香　枳实（麸炒）　厚朴（姜制）

【功能与主治】清热利湿，利胆排石。用于湿热蕴毒、腑气不通所致的胁痛，症见胁肋胀痛、发热、尿黄、大便不通，胆囊炎、胆石症，见上述证候者。

【临床应用】

1. 本品适用于胆石症，见胁肋胀痛灼热，身热口渴，口渴不喜饮，口干口苦，恶心呕吐，小便色黄，大便黏滞不爽或秘结，进食油腻食物胀痛加重，舌边尖红苔黄腻的患者。

2. 若黄疸、烦热，伴见小便色黄，大便秘结，腹部胀满者，可首选本品。

3. 若伴见神志不清，谵语者可联用安宫牛黄丸、至宝丹。

【文献报道】

1. 术后可服用本品，可促进胆汁排泄，改善肝功能。[《中国中西医结合外科杂志》，1996，2（2）：124]

2. 胆结石术后服用本品，可降低胆结石复发，提高远期疗效。

［《中医药学刊》，2006，24（8）：1581］

【注意事项】

1. 本品含泻下破气之品，孕妇禁用。

2. 本药苦寒，易伤正气，体弱年迈者慎服，即使体质壮实者，不可过量服用，长久服用。

3. 本品苦寒通便，既往平时脾胃虚弱、寒湿体质或便溏患者忌用。

4. 服药期间饮食宜清淡易消化之品，忌食辛辣、油腻之品，并戒烟酒。

【用法用量】颗粒剂：口服，排石一次 2 袋，1 日 2 次；炎症一次 1 袋，1 日 2 次；片剂：口服，排石一次 6～10 片，1 日 2 次，炎症一次 4～6 片，1 日 2 次；散剂：口服，排石一次 3～5 袋。1 日 2 次，炎症一次 2～3 袋，1 日 2 次。

【规格】颗粒剂：每袋装 3 克；片剂：每片相当于总药材的 1.1 克；散剂：每袋装 0.76 克。

胆宁片

【药物组成】大黄　虎杖　郁金　青皮　陈皮　山楂　白茅根

【功能与主治】疏肝利胆，清热通下。用于肝郁气滞、湿热未清所致的右上腹隐隐作痛，食入作胀，胃纳不香，嗳气，便秘，口不干，舌苔薄腻、脉平或弦慢性胆囊炎，见上述证候者。

【临床应用】

1. 本品适用于胆石症，见右上腹隐隐胀痛，食后或生气后胀痛明显，食欲不振，食少，食后腹胀，喜叹气，口不渴，大便干或不通，舌苔薄腻。

2. 若胆结石，见胁肋胀痛甚者，兼见腹胀、便秘可首选本品。

【文献报道】针对胆结石初起的生化代谢和感染阶段，可起到抗炎作用；在致石胆汁、成核和结石形成阶段则能改变胆汁成分，减少促核因子含量和保持胆汁通畅。在临床期，可缓解症状，防止

结石再生。[《中国社区医师杂志》，临床论坛，2010，6（18）]

【注意事项】

1. 肝肾不足，血虚肝旺所致胁痛者不宜使用。

2. 孕妇忌用。

3. 本品主要适用于泥沙样或较小的结石，若结石较大，或出现梗阻以致药物排石无效时，应采取碎石或手术等相应治疗措施，密切监测病情变化，必要时外科紧急处理。

4. 饮食宜清淡易消化之品，忌食辛辣、油腻之品，并戒烟酒。

5. 忌恼怒忧郁，情志刺激，切勿过于劳碌。

【用法用量】 口服，一次5片，1日3次。饭后服。

【规格】 每片重0.36克。

胆石通胶囊

【药物组成】 蒲公英　水线草　溪黄草　绵茵陈　广金钱草　大黄　黄芩　鹅胆干膏粉　枳壳　柴胡

【功能与主治】 清热利湿，利胆排石。用于肝胆湿热所致的胁痛、胆胀，症见右胁胀痛、痞满呕恶、尿黄口苦。胆石症、胆囊炎，见上述证候者。

【临床应用】

1. 本品适用于胆石症，见两胁胀痛，右上腹胀痛不舒，胸膈脘腹堵闷不适，恶心呕吐，口苦口干，口渴喜饮，小便色黄，大便黏滞不爽，舌红苔黄腻的患者。

2. 若患者久病，出现身黄，黄色晦暗或无光泽，身寒倦怠，口淡不渴，配伍人参养荣丸或四君子丸、六君子丸益气补血，利胆排石。

【文献报道】 本品不仅能降低成石率，此外还能减轻肝细胞脂肪变性和水样变性[1]。

【注意事项】

1. 气滞血瘀、肝阴不足所致胁痛，表现为两胁胀痛或刺痛或拘急，痛处不定或痛处固定，气急易怒，心烦盗汗，失眠健忘，女子月经量少，经前乳房胀痛，口渴喜饮者不宜使用。

2. 本品含通下破气药物，有伤胎气，孕妇忌用。

3. 严重消化道溃疡、心脏病及重症肌无力者忌服。

4. 饮食宜清淡易消化之品，忌食辛辣、油腻之品，并戒烟酒。

5. 服药过程若出现黄疸加剧，或发热，或上腹剧痛者，应立即停药请外科按急症处理。

【用法用量】 口服，一次4~6粒，1日3次。

【规格】 每粒装0.65克。

【参考文献】

[1] 胆石通胶囊防治胆石症的实验研究。中国中医药科技，2004，11（1）：28.

胆舒胶囊

【药物组成】 薄荷油等

【功能与主治】 舒肝解郁，利胆溶石。主要用于慢性结石性胆囊炎、慢性胆囊炎及胆结石。

【临床应用】

1. 本品适用于胆石症，慢性结石性胆囊炎、慢性胆囊炎及胆结石，见两胁胀痛，右上腹胀痛不适，生气或进食油腻食物后胀痛明显加重，喜叹气，叹气后胀痛减轻，食欲不佳，食少腹胀的患者。

2. 本品具有利胆、镇痛和抗炎作用，适用于治疗胆固醇类混合结石，尤其对肝内胆管结石的形成具有一定抑制作用。[1]

3. 胆舒胶囊具有抗炎镇痛、舒肝解郁、利胆溶石和解除平滑肌痉挛的作用，用于治疗急性胆囊炎疗效确切，仅有个别口渴、便秘、腹泻外，无其他不良反应。(《外科学》［M］. 北京：人民卫生出版社，2005：567~581)

4. 肝郁症状明显者，可与胆宁片合用，增强疏肝解郁利胆排石功效。

【注意事项】

1. 气滞血瘀、肝阴不足所致胁痛者，表现为两胁胀痛或刺痛或拘急，痛处不定或痛处固定，气急易怒，心烦盗汗，失眠健忘，女子月经量少，经前乳房胀痛，口渴喜饮者不宜使用。

2. 孕妇忌用。

3. 服药期间饮食宜清淡易消化之品，忌食辛辣、油腻之品，并戒烟酒。

4. 服药过程若出现黄疸加剧，或发热，或上腹剧痛者，应立即停药请外科按急症处理。

【用法用量】饭后服，一次1~2粒，1日3次。

【规格】每粒装0.45克。

【参考文献】

[1] 在胆管结石术后的临床疗效观察。临床消化病杂志，2007，19（6）：378~379.

益胆片

【药物组成】郁金　金银花　白矾　甘草*　硝石　滑石粉　玄参*

【功能与主治】行气散结，清热通淋。用于胆结石，肾结石，膀胱结石，阻塞性黄疸，胆囊炎等病，见满闷，恶心呕吐，小便短少，黄赤，舌苔黄腻的湿热蕴结之证者。

【临床应用】

1. 本品适用于胆石症，见胁肋胀痛，恶心，进食油腻食物后加重或明显，口苦口干，口中粘腻，口渴不喜饮水，小便色黄或有血，尿热，大便粘腻不爽，舌红苔黄腻的患者。

2. 本品具有清热利胆，消炎镇痛的功效，能够较好地减轻腹胀、恶心、呕吐等症状。

【文献报道】本品能够降低胆石形成率，降低胆汁间接胆红素和 Ca 含量，增加胆汁流量和收缩胆总管括约肌[1]。

【注意事项】

1. 若出现梗阻性黄疸，合并急腹症情况不宜使用本品，应立即外科手术治疗。

2. 孕妇忌用。

3. 饮食宜清淡易消化之品，忌食辛辣、油腻之品，并戒烟酒。

4. 服药过程若出现黄疸加剧，或发热，或上腹剧痛者，应立即停药请外科按急症处理。

【用法用量】 口服，一次 3 片，1 日 2 次。

【规格】 每片重 0.5 克。

常用品牌：神鹿牌。

【参考文献】

[1] 李平，季俊虬，韩明向．益胆片对豚鼠胆石形成的影响[J]．安徽中医学院学报，1995，14（1）：55～56.

小结

中成药治疗胆石症，关键要区分阳黄、急黄和阴黄三种。分别以清热利湿退黄、清热解毒，凉血开窍、健脾和胃，温化寒湿为各自治法，临床上要对症用药。

上述利胆排石颗粒、胆宁片、胆石通胶囊、胆舒胶囊及益胆片用于治疗胆石症，各有侧重。若湿热夹毒，热毒炽盛，伴见神昏谵语、热结肠腑，即急黄者，可应用利胆排石颗粒联用安宫牛黄丸、至宝丹，治以清热解毒，凉血开窍。胆宁片更侧重于疏肝理气，清泄肝热；而胆石通胶囊配伍人参养荣丸或四君子丸、六君子丸健脾和胃，温化寒湿，治疗阴黄，不仅降低成石率，此外还能减轻肝细胞脂肪变性和水样变性。胆舒胶囊治以疏肝解郁，具有解除平滑肌痉挛、尤其对肝内胆管结石的形成具有一定抑制作用。益胆片用于治疗胆结石之湿热蕴结证，侧重疏肝而清利胆腑郁热，达到利湿通淋的功用，可联用清利下焦湿热的中成药，增强利湿通淋的作用；也可用于配合治疗下焦湿热所致泌尿系结石患者。

第四章 肝病用药

第一节 病毒性肝炎

急性病毒性肝炎是由肝炎病毒引起的，以肝脏急性损害为主要病变的一组全身性传染病。目前已确定的肝炎病毒有五型，即甲型肝炎病毒、乙型肝炎病毒、丙型肝炎病毒、丁型肝炎病毒和戊型肝炎病毒。甲型和戊型肝炎病毒经粪~口途径传播，乙型、丙型、丁型主要经血液、体液等胃肠外途径传播。各型急性病毒性肝炎临床表现相似，一般急性起病，以疲乏、食欲减退、厌油、肝大、肝功能异常和病毒抗原抗体系统的特异性标志阳性为主，部分病例可出现黄疸。慢性病毒性肝炎是指由不同肝炎病毒引起、病程超过半年、肝脏组织病理学呈现慢性炎症的一组疾病。

急性病毒性肝炎可参照中医学黄疸、胁痛、郁证、肝着及肝瘟等病证进行治疗。慢性病毒性肝炎可参照中医学黄疸、胁痛、癥积、虚劳等病证治疗。

急性病毒性肝炎病因病机的特点，从外邪来说，是以湿热或疫毒之邪为主。从内因来说，主要责之于肝胆脾胃功能失调。湿热为急性病毒性肝炎的主要病因，故祛湿清热是其基本治则。可分为湿热蕴蒸证、寒湿困脾证、湿浊中阻证、肝郁气滞证，分别以清热解毒、利湿退黄，健脾和胃、温化寒湿，清热利湿、健脾和胃及疏肝理气为治法。慢性肝炎病机在于湿热疫毒隐伏血分，肝阴不足，或脾肾两亏等。其中疫毒内侵为首要因素，正气虚弱是内在条件，饮食、情志与起居为诱发因素。主要病机表现为肝胆湿热、肝郁脾虚、肝肾阴虚，大多为虚实夹杂、瘀血并现。因此治疗上宜注意辨别邪气在气与在血；病性正虚与邪实，而相应选用清热利湿、疏肝健脾、滋补肝肾为主，并注重补虚泻实、行气活血等治法。其基本治法为清热利湿、健脾补肾。可分为湿热蕴结证、肝郁气滞证、肝郁脾虚证、肝肾阴虚证、脾肾阳虚证、瘀血阻络证、正虚邪恋证，分别以清热利湿解毒，疏肝解郁，理气和中，疏肝解郁，健脾和中，养血柔肝，滋阴补肾，温补脾肾，活血化瘀，通络散结，益气补阴、温阳托毒为治法。

双虎清肝冲剂

【药物组成】金银花　虎杖　黄连　白花蛇舌草　蒲公英　丹参*　野菊花　紫花地丁　法半夏*　甘草*　瓜蒌*　枳实

【功能与主治】清热利湿，化痰宽中，理气活血。用于湿热内蕴所致的胃部痞闷，口干不欲饮，恶心厌油，食少纳差，胁肋隐痛，腹部胀满，大便粘滞不爽或臭秽，或身目发黄，舌质暗，边红，舌苔厚腻，脉弦滑或弦数者以及慢性乙型肝炎，见有上述证候者。

【临床应用】

1. 本品适用于急性病毒性肝炎、慢性乙型肝炎，见胃部堵闷不适，口干不喜饮，恶心，厌食油腻食物，食少，食欲不佳，两胁隐痛，腹胀，大便黏滞不爽或臭秽，或身目发黄舌暗边红，苔厚腻的患者。

2. 对上述症状中目黄、尿黄较重患者，有较好的退黄作用。

3. 对上述症状中属于的乙型肝炎、病毒 DNA 拷贝数较低者，在 HBVDNA 转阴方面有一定的作用。

4. 如谷丙转氨酶、胆红素等指标升高明显，应与甘利欣、谷胱甘肽等保肝降酶退黄药物联合应用。

【注意事项】

1. 如服药后胃部不适，可于餐后服药。

2. 不宜在服药期间同时服用滋补性中药。

3. 忌烟、酒及辛辣食物。

4. 脾虚便溏者，主要表现为倦怠食少，食欲不佳，食后腹胀，气短懒言，大便稀或不成形者不适用。

【用法用量】开水冲服，一次1~2袋，1日2次。

【规格】每袋装12克。

乙肝清热解毒片（颗粒、胶囊）

【药物组成】虎杖　白花蛇舌草　北豆根　拳参　茵陈　白茅根　茜草　淫羊藿　甘草*　土茯苓　蚕砂　野菊花　橘红

【功能与主治】清肝利胆，解毒。用于肝胆湿热所致的胁痛、黄疸或无黄疸、发热低热、口干口苦或黏臭、厌油、胃肠不适，舌红苔厚腻，脉弦滑数等及慢性病毒性乙型肝炎，见上述证候者。

【临床应用】

1. 本品适用于急慢性病毒性乙型肝炎初期或活动期，乙型肝炎病毒携带者，见黄疸，身热，口干口苦，口中黏腻，厌食油腻食物，脘腹胀满灼痛，大便黏滞不爽，肛门灼热，小便色黄，舌红苔厚腻的患者。

2. 本品对口干口苦或口粘臭、厌油等症状有改善作用。

3. 本品对于乙型肝炎、病毒DNA拷贝数较低者，在HBVDNA的转阴方面有一定的效果。

4. 若谷丙转氨酶、胆红素等指标升高明显，应与甘利欣、谷胱甘肽等保肝降酶退黄药物联合应用。

【注意事项】

1. 不宜在服药期间同时服用滋补性中药。

2. 忌烟、酒、油腻及辛辣食物。

3. 脾虚便泄者慎用或减量服用。

【用法用量】片剂：一次4~8片，1日3次；颗粒剂：开水冲服，一次2袋，1日3次；胶囊剂：一次6粒，1日3次。

【规格】片剂：每片重0.3克；颗粒剂：每袋装10克；胶囊剂：每粒装0.4克。

垂盆草冲剂

【药物组成】 鲜垂盆草

【功能与主治】 清利湿热，有降低谷丙转氨酶作用。用于急性肝炎、迁移性肝炎及慢性肝炎活动期。

【临床应用】

1. 本品适用于急性肝炎、迁移性肝炎及慢性肝炎活动期，见黄疸，两胁胀痛灼热，口干口苦，口中黏腻，厌食油腻食物，大便黏滞不爽，肛门灼热，小便色黄，舌红苔厚腻。

2. 对各种肝炎引起的谷丙转氨酶异常，都有较好的降酶作用。

3. 对肝炎患者的口苦、体倦、恶心、纳差、腹胀厌食、肝区疼痛、小便不利等症状有改善效果。

4. 如谷丙转氨酶、胆红素等指标升高明显，应与甘利欣、谷胱甘肽等保肝降酶退黄药物联合应用。

【注意事项】

1. 不宜在服药期间同时服用滋补性中药。

2. 服药期间忌食辛辣、油腻。

3. 服药三天后症状无改善，应及时停药，酌情治疗。

4. 孕妇及过敏体质者慎用。

【用法用量】 口服，一次 1 袋，1 日 2～3 次。

【规格】 每袋装 10 克。

肝苏颗粒

【药物组成】 赶黄草

【功能与主治】 降酶、退黄、保肝、健脾。主治慢性活动性肝炎、乙型肝炎，急性病毒性肝炎。

【临床应用】

1. 本品适用于慢性活动性肝炎、乙型肝炎，急性病毒性肝炎，见黄疸，两胁胀痛或灼热，食少腹胀，厌食油腻，肝功能异常，倦怠乏力。

2. 对各种肝炎引起的谷丙转氨酶异常，胆红素升高都有一定的降酶退黄作用。

3. 对于脾虚伴黄疸，主要表现为黄疸伴倦怠乏力，食少纳差，气短懒言者，可以首先选择服用本品。

4. 如谷丙转氨酶、胆红素等指标升高明显，应与甘利欣、谷胱甘肽等保肝降酶退黄药物联合应用。

【注意事项】

1. 不宜在服药期间同时服用滋补性中药。

2. 服药期间忌食辛辣、油腻。

3. 服药三天后症状无改善，应及时停药，酌情治疗。

【用法用量】 口服，一次3克，1日3次。

【规格】 每袋3克。

当飞利肝宁胶囊

【药物组成】 水飞蓟　当药

【功能与主治】 清利湿热，益肝退黄。用于湿热郁蒸而致身目俱黄如橘的黄疸，急性黄疸性肝炎，传染性肝炎，慢性肝炎而见湿热证候者。另还可用于非酒精性单纯性脂肪湿热内蕴证者。症见脘腹痞闷、口苦口干、右胁胀痛或不适、身重困倦、恶心、大便、秘结、小便黄，舌质红苔黄腻，脉滑数。

【临床应用】

1. 本品急性黄疸型肝炎，传染性肝炎，慢性肝炎，见身热，口干口苦，口中黏腻，胸闷，腹胀满，灼热感，恶心呕吐，小便短少，黄赤，肛门灼热，大便臭秽，舌红，舌苔黄腻的患者。

2. 本品对有上述症状表现的各项肝炎均有保肝作用。

3. 如谷丙转氨酶、胆红素等指标升高明显，应与甘利欣、谷胱甘肽等保肝降酶退黄药物联合应用。

【注意事项】

1. 服药期间忌食辛辣、油腻。

2. 面色晦暗的黄疸患者不宜服用。

3. 服药三天后症状无改善，应及时停药，酌情治疗。

【用法用量】 黄疸、急性黄疸型肝炎，传染性肝炎和慢性肝炎：口服，一次4粒，1日3次；非酒精性单纯性脂肪肝：一次4粒，1日3次，疗程十二周。

【规格】 每粒装0.25克。

常用品牌：四川美大康。

护肝宁片

【药物组成】 垂盆草　虎杖　丹参*　灵芝

【功能与主治】 清热利湿，益肝化瘀，舒肝止痛，退黄、降低丙氨酸氨基转移酶。用于急、慢性肝炎。

【临床应用】

1. 本品适用于急、慢性肝炎，见黄疸，身热，口干口苦，口中黏腻，厌食油腻食物，脘腹胀满灼痛，大便黏滞不爽，肛门灼热，小便色黄，舌质红或有瘀斑，苔黄腻的患者。

2. 本品对出现上述症状的各项肝炎有一定的降酶作用。

3. 如谷丙转氨酶、胆红素等指标升高明显，应与甘利欣、谷胱甘肽等药物联合应用。

【注意事项】

1. 服药期间忌食辛辣、油腻。

2. 服药三天后症状无改善，应及时停药，酌情治疗。

【用法用量】 口服，一次4~5片，1日3次。

【规格】 每片重0.3克。

鸡骨草胶囊

【药物组成】鸡骨草　茵陈　栀子　三七　人工牛黄　猪胆汁　白芍*　枸杞子　大枣

【功能与主治】舒肝利胆，清热解毒。用于急、慢性肝炎和胆囊炎属肝胆湿热症者。

【临床应用】

1. 本品适用于急、慢性肝炎和胆囊炎，见黄疸，身热，口干口苦，口中黏腻，厌食油腻食物，脘腹胀满灼痛，大便黏滞不爽，肛门灼热，小便色黄，舌红或有瘀斑，苔黄腻。

2. 本药对肝胆湿热型的各项肝炎有一定的降酶作用。

3. 如谷丙转氨酶、胆红素等指标升高明显，应与甘利欣、谷胱甘肽等保肝降酶退黄药物联合应用。

【注意事项】

1. 忌烟、酒及辛辣食物。
2. 不宜在服药期间同时服用滋补性中药。
3. 服药三天症状无缓解，应停药，酌情治疗。
4. 儿童、年老体弱者应慎用。
5. 对本品过敏者禁用，过敏体质者慎用。
6. 孕妇禁用。

【用法用量】口服，一次4粒，1日3次。

【规格】每粒装0.5克。

八宝丹

【药物组成】牛黄　蛇胆　羚羊角　珍珠　三七　麝香

【功能与主治】清利湿热，活血解毒，去黄止痛。适用于湿热蕴结所致发热，黄疸，小便黄赤，恶心呕吐，纳呆，胁痛腹胀，舌苔黄腻或厚腻干白，或湿热下注所致尿道灼热刺痛、小腹胀痛，以及传染性病毒性肝炎、急性胆囊炎、急性泌尿系感染等，见有上述证候者。

【临床应用】

1. 本品适用于传染性病毒性肝炎、急性胆囊炎、急性泌尿系感染，见黄疸，小便色黄，恶心呕吐，食少，食后腹胀，两胁胀痛，或尿热尿急尿痛，小腹胀痛，小便淋漓不尽，舌红苔黄腻。

2. 本药对出现上述症状，身黄、目黄、尿黄明显或较重者有较好的改善作用。

3. 如谷丙转氨酶、胆红素等指标升高明显，应与甘利欣、谷胱甘肽等保肝降酶退黄药物联合应用。

【注意事项】

1. 忌烟、酒及辛辣食物。

2. 不宜在服药期间同时服用滋补性中药。

3. 服药三天症状无缓解，应停药，酌情治疗。

4. 孕妇禁用。

【用法用量】 口服，一次 0.6 克，1 日 2~3 次，温开水送服。

【规格】 每粒装 0.3 克。

参芪肝康胶囊

【药物组成】 当归 党参* 水飞蓟 五味子 茵陈 黄芪 刺五加浸膏

【功能与主治】 祛湿清热，调和肝脾。用于湿热内蕴、肝脾不和所致的急、慢性肝炎。

【临床应用】

1. 本品适用于急、慢性肝炎，见黄疸，身热，口干口苦，口中黏腻，食少倦怠，厌食油腻食物，脘腹胀满灼痛，大便黏滞不爽，肛门灼热，小便色黄，舌质红或有瘀斑，苔黄腻。

2. 本药对湿热型各型肝炎有一定的保肝作用。

3. 如谷丙转氨酶、胆红素等指标升高明显，应与甘利欣、谷胱甘肽等保肝降酶退黄药物联合应用。

【注意事项】

1. 忌烟、酒及辛辣食物。

2. 不宜在服药期间同时服用滋补性中药。

3. 服药三天症状无缓解，应停药，酌情治疗。

4. 孕妇慎服。

【用法用量】 口服，一次5粒，1日3次。

【规格】 每粒装0.4克。

熊胆胶囊

【药物组成】 熊胆粉

【功能与主治】 清热，平肝，明目。用于惊风抽搐，咽喉肿痛，目赤眼涩。该药同时具有清热解毒、抗菌消炎、保肝利胆、消炎化石、降血脂、分解胆固醇、解痉平喘、镇咳化痰之功效，也用于治疗急慢性肝炎（尤其是乙肝）、脂肪肝、肝纤维化、肝硬化，辅助治疗高血压、高血脂和糖尿病等。

【临床应用】

1. 本品适用于急慢性肝炎（尤其是乙肝）、脂肪肝、肝纤维化、肝硬化，辅助治疗高血压、高血脂和糖尿病，症状主要表现为两胁胀痛，气急易怒，四肢抽搐，角弓反张，咽喉肿痛，目赤眼涩，口渴喜饮的患者。

2. 本药对各型黄疸型肝炎有较好的退黄作用。

3. 如谷丙转氨酶、胆红素等指标升高明显，应与甘利欣、谷胱甘肽等保肝降酶退黄药物联合应用。

【不良反应】 少数病人服药后出现腹痛、腹泻及胃部刺激等症状。

【注意事项】

1. 忌烟、酒及辛辣食物。

2. 不宜在服药期间同时服用滋补性中药。

3. 服药三天症状无缓解，应停药，酌情治疗。

4. 孕妇慎服。

【用法用量】 口服，一次2~3粒，1日3次。

【规格】 每粒装0.25克（含熊胆粉50毫克）。

三白草甘炎颗粒

【药物组成】 三白草 地耳草 黄芩 茯苓

【功能与主治】 清热利湿，舒肝解郁，祛瘀退黄，利胆降酶。用于急性黄疸和无黄疸型肝炎，慢性肝炎等。

【临床应用】

1. 本品适用于急性黄疸和无黄疸型肝炎，慢性肝炎，见黄疸，两胁胀痛或刺痛，气急易怒，口中黏腻，口苦口干，口渴不喜饮，食少，食后不舒，小便色黄，大便黏腻臭秽不爽，舌红苔黄腻的患者。

2. 本药对有上述症状的各型肝炎有一定的降酶退黄作用。

3. 如谷丙转氨酶、胆红素等指标升高明显，应与甘利欣、谷胱甘肽等保肝降酶退黄药物联合应用。

【注意事项】

1. 忌烟、酒及辛辣食物。

2. 不宜在服药期间同时服用滋补性中药。

3. 服药三天症状无缓解，应停药，酌情治疗。

【用法用量】 开水冲服，一次1袋，1日3次。

【规格】 每袋装4.5克。

护肝片（颗粒、胶囊）

【药物组成】 柴胡 茵陈 板蓝根 五味子 猪胆粉 绿豆

【功能与主治】 疏肝理气，健脾消食。具有降低转氨酶作用。

用于慢性肝炎及早期肝硬化等。

【临床应用】

1. 本品适用于急性肝炎及慢性肝炎，见黄疸，身热，口干口苦，口中黏腻，厌食油腻食物，脘腹胀满灼痛，大便黏滞不爽，肛门灼热，小便色黄，舌红或有瘀斑，苔黄腻的患者。

2. 对慢性肝炎引起的谷丙转氨酶异常，有较好的降酶作用。

3. 若谷丙转氨酶、胆红素等指标升高明显，应与甘利欣、谷胱甘肽等保肝降酶退黄药物联合应用。

4. 可与干扰素或核苷类药物联合应用。

【注意事项】

1. 伴有其他严重的慢性病，或在治疗期间又患有其他疾病，应停药，酌情治疗。

2. 服药后症状无改善，应停药，酌情治疗。

3. 对本品过敏者禁用，过敏体质者慎用。

【用法用量】 片剂：口服，一次 4 片，1 日 3 次；颗粒剂：口服，一次 1 袋，1 日 3 次；胶囊剂：口服，一次 4 粒，1 日 3 次。

【规格】 片剂：薄膜衣片每片重 0.36 克；颗粒剂：每袋装（1）1.5 克（2）2.0 克；胶囊剂：每粒装 0.35 克。

肝达片

【药物组成】 山茱萸　何首乌　黄芪　太子参　酸枣仁　丹参*　刺蒺藜　忍冬藤

【功能与主治】 滋补肝肾、健脾活血。用于慢性迁延性、活动性肝炎，见肝肾亏损、脾虚挟淤证候者，症见胁肋疼痛，腹胀纳差，倦怠乏力，头晕目涩，五心烦热，腰膝酸软等。

【临床应用】

1. 本品适用于慢性迁延性、活动性肝炎，见两胁疼痛，腹胀，食欲不振，食少，倦怠乏力，头晕，双目干涩，手足心热，腰膝算酸软无力，舌淡的患者。

2. 本药对各型黄疸型肝炎有较好的退黄作用。

3. 如谷丙转氨酶、胆红素等指标升高明显，应与甘利欣、谷胱甘肽等保肝降酶退黄药物联合应用。

4. 可与干扰素或核苷类药物联合应用。

【不良反应】 偶见服药后腹胀、腹泻，一般可自行缓解。

【注意事项】

1. 忌烟、酒及辛辣食物。

2. 不宜在服药期间同时服用滋补性中药。

3. 孕妇慎用。

【用法用量】 口服，一次5片，1日3次，疗程三个月。

【规格】 每片重0.27克。

九味肝泰胶囊

【药物组成】 三七　郁金　蜈蚣（不去头足）　大黄（酒制）　黄芩　山药　蒺藜　姜黄　五味子

【功能与主治】 化淤通络，疏肝健脾，用于肝郁脾虚，气滞血淤所致的胁肋胀痛或刺痛，抑郁烦闷，食欲不振，食后腹胀，大便不调，或胁下痞块等。

【临床应用】

1. 本品适用于慢性乙肝，见两胁胀痛或刺痛，情绪抑郁不舒，生气时胀痛明显，食欲不振，食后腹胀，倦怠乏力，大便不畅，或胁下按之有肿块，或肝脾肋下可及，舌淡或有瘀斑，舌边有齿痕的患者。

2. 本药对上述症状以胁肋胀痛或刺痛明显者效果较好。

3. 如谷丙转氨酶、胆红素等指标升高明显，应与甘利欣、谷胱甘肽等保肝降酶退黄药物联合应用。

4. 可与干扰素或核苷类药物联合应用。

【注意事项】

1. 忌烟、酒及辛辣食物。

2. 不宜在服药期间同时服用滋补性中药。

3. 孕妇忌用。

【用法用量】 口服，一次4粒，1日3次。

【规格】 每粒装0.35克。

逍遥丸（颗粒）

【药物组成】 柴胡　当归　白芍*　白术（炒）　茯苓　薄荷　炙甘草*

【功能与主治】 疏肝健脾，养血调经。用于肝郁脾虚所致的郁闷不舒、胸胁胀痛、头晕目眩、食欲减退、月经不调。

【临床应用】

1. 本品适用于慢性肝炎，见月经不调，两胁胀痛，月经前乳房胀痛，情绪郁闷，胸胁不舒，头晕目眩，食欲不振，食少腹胀，月经期提前或推后，舌边尖红。

2. 本药对出现上述症状以胁肋胀痛不适明显者有较好疗效。

3. 如肝功能异常病毒感染，应与其他保肝、抗病毒药物联合应用。

【注意事项】

1. 忌食寒凉、生冷食物。

2. 孕妇慎用。

3. 感冒时不宜服用本药。

4. 月经过多者不宜服用本药。

【用法用量】 丸剂：口服，大蜜丸一次1丸，1日2次，水蜜丸一次6~9克，1日1~2次；浓缩丸：一次8丸，1日3次；颗粒剂：开水冲服，一次6克，1日2~3次。

【规格】 丸剂：大蜜丸每丸重9克，水蜜丸每100丸重20克；浓缩丸：每8丸相当于原药材8克；颗粒剂：每袋装6克。

强肝胶囊

【药物组成】白芍*　板蓝根　丹参*　当归　党参*　地黄　甘草*　黄精　黄芪　秦艽　山药　山楂　神曲　茵陈　郁金　泽泻

【功能与主治】清热利湿、补脾养血、益气解郁。用于慢性肝炎、早期肝硬化、中毒性肝病、脂肪肝等。

【临床应用】

1. 本品适用于慢性肝炎、早期肝硬化、中毒性肝病、脂肪肝，见两胁胀痛或灼热，生气或情绪激动时胀痛明显，倦怠乏力，食欲不振，食少腹胀，头晕目眩，气短懒言，喜叹气，大便干或不爽，舌淡苔黄腻。

2. 本药对口干口苦，口渴不喜饮，口中黏腻，大便黏滞兼倦怠乏力，气短懒言，食欲不振，食少腹胀患者有较好疗效。

3. 如肝功能异常病毒感染，应与其他保肝、抗病毒药物联合应用。

【注意事项】

1. 有胃、十二指肠溃疡或高酸性慢性胃炎者应减量服用。

2. 妇女经期暂停服用。

3. 孕妇禁止服用。

【用法用量】口服，一次5粒，1日2次，每服6日停1日，8周为一疗程，停一周，再进行第二疗程。

【规格】每粒装0.4克。

复方鳖甲软肝片

【药物组成】鳖甲　莪术　赤芍*　当归　三七　党参*　黄芪　紫河车　冬虫夏草　板蓝根　连翘

【功能与主治】软坚散结，化瘀解毒，益气养血，用于慢性肝炎肝纤维化，以及早期肝硬化属瘀血阻络，气血亏虚，兼热毒未尽证。症见胁肋隐痛或胁下痞块，面色晦黯，脘腹胀满，纳差便溏，神疲乏力，口干口苦，赤缕红丝等。

【临床应用】

1. 本品适用于慢性肝炎肝纤维化，以及早期肝硬化，见两胁隐痛、刺痛或于胁下可触及肿大的肝脏，面色青黑，脘腹胀满，食少，倦怠乏力，口干口苦，大便稀或不成形，舌淡暗，有瘀斑。

2. 如肝功能异常病毒感染，应与其他保肝、抗病毒药物联合应用。

【不良反应】偶见轻度消化道反应，一般可自行缓解。

【注意事项】

1. 忌食寒凉、生冷食物。

2. 孕妇禁服。

3. 月经过多者不宜服用本药。

【用法用量】口服，一次4片，1日3次，6个月为一疗程。

【规格】每片重0.5克。

扶正化瘀胶囊

【药物组成】丹参* 发酵虫草菌粉 桃仁 松花粉 绞股蓝 五味子（制）

【功能与主治】活血祛瘀，益精养肝。用于乙型肝炎肝纤维化属瘀血阻络，肝肾不足证者，症见胁下痞块，胁肋疼痛，面色晦暗，或见赤缕红斑，腰膝酸软，疲倦乏力，头晕目涩，舌质暗红或有瘀斑。苔薄或微黄，脉弦细。

【临床应用】

1. 本品适用于乙型肝炎肝纤维化，胁下可触及肿大的肝脏，两胁疼痛，夜间较重，面色青或面部血丝隐隐，腰膝酸软无力，倦怠乏力，头晕，双目干涩，舌暗或有瘀斑。

2. 肝功能异常，应联合应用保肝降酶药物。

3. 如 HBVDNA 高，应与抗病毒药物联合应用。

【不良反应】偶见服药后胃中有不适感。

【注意事项】

1. 忌烟、酒及辛辣食物。

2. 孕妇忌用。

3. 湿热盛者慎用。

【用法用量】口服，一次 5 粒，1 日 3 次，24 周为一疗程。

【规格】每粒装 0.3 克。

小结

中成药治疗急性病毒性肝炎关键在于祛湿清热，临床又有湿热蕴蒸证、寒湿困脾证、湿浊中阻证、肝郁气滞证之分。慢性乙型肝炎基本治法为清热利湿、健脾补肾。临床可分为湿热蕴结证、肝郁气滞证、肝郁脾虚证、肝肾阴虚证、脾肾阳虚证、瘀血阻络证、正虚邪恋证。需辨证用药。

上述双虎清肝冲剂、乙肝清热解毒颗粒（胶囊）、垂盆草冲剂、当飞利肝宁胶囊、护肝宁片、鸡骨草胶囊、八宝丹、参芪肝康胶囊、熊胆胶囊、三白草肝炎颗粒用于治疗湿热蕴蒸证，其中谷丙转氨酶升高明显，可用垂盆草冲剂、当飞利肝宁胶囊、护肝宁片、鸡骨草胶囊、参芪肝康胶囊、三白草肝炎颗粒，黄疸升高明显可用八宝丹、熊胆胶囊，HBVDNA 升高可予双虎清肝冲剂、乙肝清热解毒颗粒（胶囊）。肝苏颗粒可用于湿热兼脾虚患者。强肝胶囊可用于湿热兼脾虚者。护肝片、逍遥丸用于肝郁脾虚证，扶正化瘀、复方鳖甲软肝片、九味肝泰胶囊用于瘀血阻络证。肝达片用于肝肾阴虚证。

第二节 非酒精性脂肪性肝病

非酒精性脂肪性肝病是一种无过量饮酒史的肝实质细胞变性和肝细胞内脂肪蓄积（主要为三酰甘油）为特征的临床病理综合征，是肝脏脂肪代谢功能发生障碍，脂类物质动态平衡失调，致使肝细胞内脂肪蓄积过多的一种病理状态。非酒精性脂肪肝病可以是一个独立的原发疾病，也可以是某一全身性疾病在肝脏的表现。在不同时期、不同国家和地区以及不同的人群中脂肪肝的发病率及其病因构成比不同。NAFLD 主要包括单纯性脂肪肝、脂肪性肝炎和脂肪性肝硬化三种不同病理阶段的类型。

本病的发病机理与中医理论中的痰、湿、瘀、积等密切相关，其病因多为饮食失节，或过度肥胖，或情志失调，或久病体虚等。其病机主要为肝失疏泄，脾失健运，湿热内蕴，痰浊内结，瘀血阻滞，最终形成痰瘀互结，痹阻于肝脏脉络。因此，本病以痰瘀互结为基本病机特点，且多虚实夹杂，而气血亏虚、肝失调养及肾精亏耗、水不涵木是左右脂肪肝预后转归的关键。本病病位在肝，涉及脾、肾两脏。可分为肝郁脾虚、痰湿阻滞证，痰阻血瘀、湿郁化热证，湿郁血瘀、肝阴不足证，分别治以疏肝活血、健脾化湿，活血化瘀、清热化痰，祛湿化瘀、活血滋阴。

强肝胶囊

【药物组成】 白芍* 板蓝根 丹参* 当归 党参* 地黄 甘草* 黄精 黄芪 秦艽 山药 山楂 神曲 茵陈 郁金 泽泻

【功能与主治】 清热利湿，补脾养血，益气解郁。用于慢性肝炎、早期肝硬化、中毒性肝病、脂肪肝等。

【临床应用】

1. 本品适用于慢性肝炎、早期肝硬化、中毒性肝病、脂肪肝，见两胁胀痛或灼热，生气或情绪激动时胀痛明显，倦怠乏力，食欲不振，食少腹胀，头晕目眩，气短懒言，喜叹气，大便干或不爽，舌淡苔黄腻。

2. 本药对口干口苦，口渴不喜饮，口中黏腻，大便黏滞兼倦怠乏力，气短懒言，食欲不振，食少腹胀患者有较好疗效。

3. 如肝功能、病毒异常，应与其他保肝、抗病毒药物联合应用。

【注意事项】

1. 有胃、十二指肠溃疡或高酸性慢性胃炎者应减量服用。

2. 妇女经期暂停服用。

3. 孕妇禁止服用。

【用法用量】 口服，一次5粒，1日2次，每服6日停1日，8周为一疗程，停一周，再进行第二疗程。

【规格】 每粒装0.4克。

壳脂胶囊

【药物组成】 甲壳　制何首乌　茵陈　丹参*　牛漆

【功能与主治】 清化湿浊、活血散结、补益肝肾。用于治疗非酒精性脂肪肝湿浊内蕴、气滞血瘀或兼有肝肾不足郁热证，症见肝区闷胀不适或闷痛、耳鸣、胸闷气短、肢麻体重、腰膝酸软、口苦口粘、尿黄，舌质暗红、舌苔黄腻，脉或弦数或弦滑等。

【临床应用】

1. 本品适用于非酒精性脂肪肝，见两胁胀闷不适或闷痛，耳鸣，胸膈满闷，气短，肢体麻木沉重，腰膝酸软无力，口苦口中黏腻，口渴不喜饮，黏滞不爽，舌质暗，苔黄腻。

2. 本药对肝肾不足兼湿浊血瘀型脂肪肝患者有较好疗效。

3. 如肝功能异常明显，可与其他保肝降酶药物如双环醇片等联合应用。

【不良反应】 临床试验过程中，试验组有1例大便次数增多，每日2~3次，轻度，经判断可能与药物有关。

【注意事项】

1. 妊娠及哺乳期妇女禁用。
2. 对本药过敏者禁用。
3. 应嘱患者节制饮食、加强运动。

【用法用量】 口服，一次5粒，1日3次，疗程3~6个月。

【规格】 每粒装0.25克。

熊胆胶囊

【药物组成】 熊胆粉

【功能与主治】 清热，平肝，明目。用于惊风抽搐，咽喉肿痛，目赤眼涩。该药同时具有清热解毒、抗菌消炎、保肝利胆、消炎化石、降血脂、分解胆固醇、解痉平喘、镇咳化痰之功效，也用于治疗急慢性肝炎（尤其是乙肝）、脂肪肝、肝纤维化、肝硬化，辅助治疗高血压、高血脂和糖尿病等。

【临床应用】

1. 本品适用于急慢性肝炎（尤其是乙肝）、脂肪肝、肝纤维化、肝硬化，辅助治疗高血压、高血脂和糖尿病，症状主要表现为两胁胀痛，气急易怒，四肢抽搐，角弓反张，咽喉肿痛，目赤眼涩，口渴喜饮。

2. 本品能够调节血脂并对脂肪肝患者有较好的降谷氨酰转肽酶及胆红素作用。

3. 如谷丙转氨酶升高明显，可与其他保肝降酶药物如双环醇片等联合应用。

【不良反应】 少数病人服药后出现腹痛、腹泻及胃部刺激症状。

【注意事项】

1. 忌烟、酒及辛辣食物。
2. 不宜在服药期间同时服用滋补性中药。
3. 服药三天症状无缓解，应停药，酌情治疗。

4. 孕妇慎服。

【用法用量】 口服，一次2~3粒，1日3次。

【规格】 每粒装0.25克（含熊胆粉50毫克）。

当飞利肝宁胶囊

【药物组成】 水飞蓟　当药

【功能与主治】 清利湿热，益肝退黄。用于湿热郁蒸而致身目俱黄如橘的黄疸，急性黄疸型肝炎，传染性肝炎，慢性肝炎而见湿热证候者。

【临床应用】

1. 本品急性黄疸型肝炎，传染性肝炎，慢性肝炎，见身热，口干口苦，口中黏腻，胸闷，腹胀满，灼热感，恶心呕吐，小便短少色黄，肛门灼热，大便臭秽，舌红，舌苔黄腻的患者。

2. 本品对有上述症状表现的各项肝炎均有保肝作用。

3. 如谷丙转氨酶、胆红素等指标升高明显，应与甘利欣、谷胱甘肽等保肝降酶退黄药物联合应用。

【注意事项】

1. 服药期间忌食辛辣、油腻。

2. 面色晦暗的黄疸性肝炎患者不宜服用。

3. 服药三天后症状无改善，应及时停药，酌情治疗。

【用法用量】 黄疸、急性黄疸型肝炎、传染性肝炎和慢性肝炎，口服，一次4粒，1日3次；非酒精性脂肪肝一次4粒，1日3次，疗程十二周。

【规格】 每粒装0.25克。

常用品牌：四川美大康。

小结

非酒精性脂肪肝可分为肝郁脾虚、痰湿阻滞证，痰阻血瘀、湿郁化热证，湿郁血瘀、肝阴不足证，临床治疗需辨证用药。

上述当飞利肝宁胶囊、熊胆胶囊可用于湿热内蕴者，强肝胶囊用于湿热兼有脾虚证者。壳脂胶囊用于湿郁血瘀、肝肾不足。

第三节 肝硬化

肝硬化是由不同病因引起的肝脏弥漫性纤维化并伴肝小叶结构破坏和假小叶形成，为多种慢性肝病的晚期阶段。临床上主要表现为肝细胞功能障碍和门静脉高压症。随着病情的发展可并发消化道出血、自发性细菌性腹膜炎、肝性脑病、肝肾综合征以及原发性肝细胞癌等。引起肝硬化的病因很多，如病毒、细菌与血吸虫感染、慢性酒精中毒、药物与毒物损伤、胆汁淤积、肝瘀血、遗传代谢缺陷、自身免疫性损伤等。我国以慢性乙型肝炎多见，近年来酒精性肝硬化明显增多。另外，临床上有少部分病因尚不清楚，称为隐源性肝硬化。

根据临床表现，代偿期肝硬化多属于中医癥积的范围，失代偿期出现腹水者则属于臌胀范畴。此外，尚涉及黄疸、胁痛、水肿、血证等病症。肝硬化基本病机是正虚邪恋。气虚血滞为肝硬化之本，而湿毒热邪稽留血分是为标；肝阴虚、湿热之邪留恋不去及血脉瘀阻为肝硬化所共有的三个基本因素，肝硬化的主要病机是阴血亏虚，瘀热与湿毒互结、肝与脾同病，治宜虚中求实为要。肝硬化病程长，正虚邪恋，本虚标实，病机错杂，在治疗时宜虚中求实，补泻兼施。根据本病气虚血瘀的基本病机特点，以益气化瘀为基本治法。可分为湿热内阻证、肝脾血瘀证、肝郁脾虚证、脾虚湿盛证、肝肾阴虚证、脾肾阳虚证，分别治以清热利湿、通腑泄下，活血祛瘀、通络软坚，疏肝健脾、行气活血，健脾益气、利湿行水，滋养肝肾、养阴活血，温脾暖肾、行气活血。

强肝胶囊

【药物组成】 白芍* 板蓝根 丹参* 当归 党参* 地黄

甘草*　黄精　黄芪　秦艽　山药　山楂　神曲　茵陈　郁金　泽泻

【功能与主治】清热利湿，补脾养血，益气解郁。用于慢性肝炎、早期肝硬化、中毒性肝病、脂肪肝等。

【临床应用】

1. 本品适用于慢性肝炎、早期肝硬化、中毒性肝病，脂肪肝，见两胁胀痛或灼热，生气或情绪激动时胀痛明显，倦怠乏力，食欲不振，食少腹胀，头晕目眩，气短懒言，喜叹气，大便干或不爽，舌淡苔黄腻的患者。

2. 本品对口干口苦，口渴不喜饮，口中黏腻，大便黏滞兼倦怠乏力，气短懒言，食欲不振，食少腹胀患者有较好疗效。

3. 如肝功能异常、病毒性肝炎，应与其他保肝、抗病毒药物联合应用。

【注意事项】

1. 有胃、十二指肠溃疡或高酸性慢性胃炎者应减量服用。

2. 妇女经期暂停服用。

3. 孕妇禁止服用。

【用法用量】口服，一次5粒，1日2次，每服6日停1日，8周为一疗程，停一周，再进行第二疗程。

【规格】每粒装0.4克。

复方鳖甲软肝片

【药物组成】鳖甲　莪术　赤芍*　当归　三七　党参*　黄芪　紫河车　冬虫夏草　板蓝根　连翘

【功能与主治】软坚散结，化瘀解毒，益气养血，用于慢性肝炎肝纤维化，以及早期肝硬化属瘀血阻络，气血亏虚，兼热毒未尽证。症见胁肋隐痛或肋下痞块，面色晦黯，脘腹胀满，纳差便溏，神疲乏力，口干口苦，赤缕红丝等。

【临床应用】

1. 本品适用于慢性肝炎肝纤维化，以及早期肝硬化，见两胁隐痛、刺痛或于胁下可触及肿大的肝脏，面色青黑，脘腹胀满，食少，倦怠乏力，口干口苦，大便稀或不成形，舌淡暗，有瘀斑的患者。

2. 如肝功能异常、病毒感染，应与其他保肝、抗病毒药物联合应用。

【不良反应】 偶见服药后轻度消化道反应，一般可自行缓解。

【注意事项】

1. 忌食寒凉、生冷食物。

2. 孕妇禁服。

3. 月经过多者不宜服用本药。

【用法用量】 口服，一次4片，1日3次，6个月为一疗程。

【规格】 每片重0.5克。

扶正化瘀胶囊

【药物组成】 丹参* 发酵虫草菌粉 桃仁 松花粉 绞股蓝 五味子（制）

【功能与主治】 活血祛瘀，益精养肝。用于乙型肝炎肝纤维化属瘀血阻络，肝肾不足证者，症见胁下痞块，胁肋疼痛，面色晦暗，或见赤缕红斑，腰膝酸软，疲倦乏力，头晕目涩，舌质暗红或有瘀斑，苔薄或微黄，脉弦细。

1. 本品适用于乙型肝炎肝纤维化，见胁下可触及肿大的肝脏，两胁疼痛，夜间较重，面色青或面部血丝隐隐，腰膝酸软无力，倦怠乏力，头晕，双目干涩，舌暗或有瘀斑的患者。

2. 肝功能异常，应联合应用保肝降酶药物。

3. 如HBVDNA阳性率高，应与抗病毒药物联合应用。

【不良反应】偶见服药后胃中有不适感。

【注意事项】

1. 忌烟、酒及辛辣食物。

2. 孕妇忌用。

3. 湿热盛者慎用。

【用法用量】口服，一次5粒，1日3次，24周为一疗程。

【规格】每粒装0.3克。

鳖甲煎丸

【药物组成】鳖甲胶　阿胶　蜂房（炒）　鼠妇虫　土鳖虫　蜣螂　硝石（精制）　柴胡　黄芩　半夏*（制）　丹参*　干姜　厚朴（姜制）　桂枝　白芍*（炒）　射干　桃仁　牡丹皮　大黄　凌霄花　葶苈子　石韦　瞿麦

【功能与主治】活血化瘀、软坚散结。用于胁下癥块。

【临床应用】

1. 本品疼痛适用于肝硬化，见胁下胀痛，或在胁下可触及肿大的肝脏，夜间较重，生气时胀痛明显，饮食减少，消瘦，面色青黑，舌暗或有瘀斑的患者。

2. 如谷丙转氨酶、胆红素等指标升高明显，应与甘利欣、谷胱甘肽等保肝降酶退黄药物联合应用。

【注意事项】

1. 忌烟酒、生冷、油腻及辛辣食物。

2. 孕妇忌用。

【用法用量】口服，一次3克，1日2~3次。

【规格】大蜜丸每丸3克。

大黄䗪虫丸

【药物组成】熟大黄　土鳖虫（炒）　水蛭（制）　虻虫

（去翅足，炒） 蛴螬（炒） 干漆（煅） 桃仁 炒苦杏仁 黄芩 地黄 白芍* 甘草*

【功能与主治】活血破瘀，通经消癥。用于瘀血内停所致的癥瘕、闭经。症见腹部肿块、肌肤甲错、面色黯黑、潮热羸瘦，经闭不行。

【临床应用】

本品适用于肝硬化，脾大，见胁下可触及肿大的肝脏和脾脏，胁下疼痛，夜间疼痛较重，皮肤弹性差，皮肤因营养不良而干燥裂口，眼眶黑，定时发热，身体消瘦，女性月经量少或闭经，舌暗有瘀斑者的患者。

【注意事项】

1. 忌烟酒、生冷、油腻及辛辣食物。
2. 孕妇禁用。
3. 若出现皮肤过敏者停服。
4. 临证用药时，需注意患者的凝血酶原时间、血小板数目及食道静脉曲张的情况，避免引起出血。
5. 本药破血攻伐之力较强，易耗伤正气，体弱年迈者慎用；体质壮实者也当中病及止，不可过量服用，长久服用。

【用法用量】口服，水蜜丸：一次3克，大蜜丸：一次1~2丸，1日1~2次。

【规格】大蜜丸：每丸3克；水蜜丸：每100粒重10克。

常用品牌：北京同仁堂。

小结

肝硬化临床可分为湿热内阻证、肝脾血瘀证、肝郁脾虚证、脾虚湿盛证、肝肾阴虚证、脾肾阳虚证，需辨证用药。

上述强肝胶囊可用于脾虚兼有湿热者，扶正化瘀、复方鳖甲软肝片用于肝脾血瘀证。鳖甲丸、大黄䗪虫丸用于瘀血较重者。

第五章　泌尿系统疾病用药

第一节　肾小球肾炎

急性肾小球肾炎简称急性肾炎，是以急性肾炎综合征为主要临床表现的一组疾病。其特点为急性起病，患者出现血尿、蛋白尿、水肿和高血压，并可伴有一过性氮质血症。慢性肾小球肾炎简称慢性肾炎，系指蛋白尿、血尿、高血压、水肿为基本临床表现，起病方式各有不同，病情迁延，病变缓慢进展，可有不同程度的肾功能减退，最终发展为慢性肾衰竭的一组肾小球疾病。中医多属“水肿”范畴。其基本病机为肺失通调，脾失传输，肾失开阖。发汗、利尿、泻下逐水为基本治疗原则。病证首先须辨阳水、阴水。阳水以祛邪为主，阴水当以扶正为主。可分为风水相搏、水湿浸渍、湿热壅盛、脾阳虚衰、肾阳衰微、瘀水互结证，分别以疏风解热，宣肺利水；运脾化湿，通阳利水；清热利湿，补气健脾；健脾温阳利水；温肾助阳，化气行水；活血祛瘀，化气行水为治法。

肾炎解热片

【药物组成】白茅根　连翘　荆芥　蝉蜕　茯苓　泽泻（盐制）　车前子（炒）　赤小豆　蒲公英　大腹皮　陈皮　石膏（生）　杏仁（炒）　桂枝

【功能与主治】疏风解热，宣肺利水。用于风热犯肺所致的水肿，症见发热恶寒、头面浮肿、咽喉干痛、肢体酸痛、小便短赤，舌苔薄黄、脉浮数。急性肾炎，见上述证候者。

【临床应用】

1. 本品适用于肾小球肾炎，见发热，怕冷，头面眼睑浮肿，咽干咽痛，口渴不喜饮，肢体酸痛沉重，小便短少色黄，舌苔薄黄的患者。

2. 高血压者要配合使用降压药物。

3. 水肿明显者可配合使用利尿剂。

4. 不宜与麻黄、桂枝等辛温药物同用。

【注意事项】

1. 本品疏风清热，宣肺利水，对外感风寒、阳气亏虚所致的水肿，主要表现为身冷喜暖，头面四肢浮肿，咳嗽，痰多清稀，四肢不温，食少，小便清稀，大便稀或不成形，舌淡苔薄腻者不宜使用。

2. 为避免助热生湿，服药期间饮食宜用清淡易消化、低盐之品，忌食辛辣油腻之品。

3. 本品含滑利通窍之品，孕妇慎用。

【用法用量】口服，一次4~5片，1日3次。

【规格】每片重0.32克。

肾炎消肿片

【药物组成】桂枝　苍术　陈皮　茯苓　香加皮　大腹皮　姜皮　冬瓜皮　益母草　泽泻　椒目　黄柏

【功能与主治】健脾渗湿，通阳利水。用于脾虚气滞、水湿内停所致的水肿。症见肢体浮肿、晨起面肿甚、按之凹陷、身体重倦、尿少、脘腹胀满，舌苔白腻，脉沉缓。急、慢性肾炎，见上述证候者。

【临床应用】

1. 本品适用于肾小球肾炎及急、慢性肾炎，见肢体浮肿，晨起面部浮肿较重，按之有凹陷，肢体沉重倦怠，脘腹胀满，食少不舒，乏力，面色少华，小便量少，大便稀或不成形，舌淡苔白腻。

2. 有高血压者要配合使用降压药物。

3. 水肿明显可配合使用利尿剂。

【注意事项】

1. 风水水肿主要表现为眼睑浮肿，继而全身四肢浮肿，怕冷发热，肢体酸困，小便短少，咳嗽者不宜使用。

2. 孕妇慎用。

3. 本品所含香加皮有一定的心脏毒性，心脏病患者慎用。

4. 服药期间饮食宜清淡、低盐、低脂，忌食荤腥辛辣油腻及烟酒刺激物品。

5. 不宜与石膏等寒凉药物同用。

【用法用量】口服，一次4~5片，1日3次。

【规格】片重0.32克。

复方石韦片

【药物组成】石韦　萹蓄　苦参*　黄芪

【功能与主治】清热燥湿，利尿通淋。用于下焦湿热所致的热淋，症见小便不利、尿频、尿急、尿痛、下肢浮肿。急性肾小球肾炎，见上述证候者。

【临床应用】

1. 本品适用于慢性肾小球肾炎及急性肾小球肾炎，见小便不利，尿急尿痛尿频，小腹胀痛，下肢浮肿，口干口渴，不喜饮，大便黏腻不爽，舌红苔黄腻的患者。

2. 高血压者要配合使用降压药物。

3. 水肿明显可配合使用利尿剂。

【注意事项】

1. 凡水肿由外感引发，眼睑先肿继而累及全身，腰膝酸软无力，倦怠乏力，食少腹胀，大便稀或不成形者不宜使用。

2. 不宜与麻黄、桂枝等辛温药物同用。

3. 本品苦寒，易伤正气，体质虚寒者慎用。

4. 服药期间饮食宜清淡、低盐、低脂，忌食油腻、烟酒及辛辣食品，以免助湿生热。

【用法用量】口服，一次5片，1日3次，15天为一疗程，可连服两个疗程。

【规格】每片重0.4克。

肾炎四味片

【药物组成】细梗胡枝子　黄芪　石韦　黄芩

【功能与主治】清热利尿，补气健脾。用于湿热内蕴兼气虚所致的水肿，症见浮肿、腰痛、乏力、小便不利。慢性肾炎，见上述证候者。

【临床应用】

1. 本品适用于肾小球肾炎及慢性肾炎，见全身浮肿，小腹胀痛，腰痛，倦怠乏力，小便不畅，尿频尿急尿痛，舌苔黄腻的患者。

2. 有高血压者要配合使用降压药物。

3. 水肿明显可配合使用利尿剂。

【注意事项】

1. 肝肾阴虚、脾肾阳虚所致水肿以及风水水肿，主要表现为手足心热，心烦，腰膝酸软无力或食少腹胀，腹部喜温喜按，或由于外感引发者不宜使用。

2. 孕妇忌用。

3. 为避免助热生湿，服药期间饮食宜用清淡易消化、低盐、低脂之品，忌食辛辣油腻之品。

4. 本品不宜与附子、肉桂等温热类药物同用。

【用法用量】一次8片，1日3次。

【规格】片芯重0.36克。

肾炎灵胶囊

【药物组成】 猪苓　茯苓　车前子（盐炒）　赤芍*　栀子　大蓟　小蓟　地榆　马齿苋　茜草　当归　川芎　旱莲草　女贞子　狗脊（烫）　地黄　山药

【功能与主治】 清热利尿，凉血止血，滋阴补肾。用于下焦湿热、热迫血行、肾阴不足所致的浮肿、腰痛、尿频、尿血。慢性肾炎，见上述证候者。

【临床应用】

1. 本品适用于肾小球肾炎及慢性肾炎，见全身浮肿，小腹胀痛灼热，腰痛，小便色黄或尿血，小便频数，口渴喜饮，口干口苦，心烦失眠，面色红，舌红少苔少津。

2. 有高血压者要配合使用降压药物。

3. 水肿明显可配合使用利尿剂。

【注意事项】

1. 脾肾阳虚型水肿，主要表现为全身浮肿，病程较长，腰以下水肿较重，按之凹陷，脘腹胀闷，纳差，大便稀或不成形，倦怠乏力，四肢喜温者忌用。

2. 脾肾两亏，血失统摄所致尿血者，主要表现为倦怠乏力，小便带血，尿时无痛，气短头晕，心慌纳差，食少腹胀者忌用。

3. 孕妇慎用。

4. 服药期间饮食宜清淡、低盐、低脂，忌烟酒及辛辣油腻食品，以免助湿生热。

5. 本品不宜与麻黄、桂枝等温热类药物同用。

【用法用量】 一次 6~7 粒，1 日 3 次。

【规格】 每粒装 0.25 克。

五苓散

【药物组成】泽泻　茯苓　猪苓　白术（炒）　肉桂

【功能与主治】温阳化气，利湿行水。用于阳不化气、水湿内停所致的水肿。症见小便不利、水肿腹胀、呕逆泄泻、渴不思饮。

【临床应用】

1. 本品适用于肾小球肾炎及慢性肾炎，见全身或下肢浮肿，按之凹陷，小腹胀满，恶心欲吐，口渴不喜饮，四肢不温，倦怠喜温，小便不利，大便稀或不成形，舌淡苔上津液满布的患者。

2. 有高血压者要配合使用降压药物。

3. 水肿明显者可配合使用利尿剂。

【注意事项】

1. 湿热下注，气滞水停、风水泛滥所致水肿，主要表现为尿急尿痛尿频，口渴不喜饮，小腹胀满，下肢浮肿按之凹陷，或因外感引发，怕冷发热者不宜服用。

2. 孕妇慎用。

3. 服药期间，不宜进食辛辣、油腻和煎炸类食物，以免助湿生热。

4. 不宜与肾炎解热片、复方石韦片等同用。

【用法用量】口服，一次6~9克，1日2次。

【规格】（1）每袋装6克（2）每袋装9克。

济生肾气丸

【药物组成】肉桂　附子*（制）　牛膝　熟地黄　山茱萸（制）　山药　茯苓　泽泻　车前子　牡丹皮

【功能与主治】温肾化气，利水消肿。用于肾阳衰弱、气化不利所致的面浮身肿、畏寒神疲，心慌气促，腰膝酸重，小便不利，慢性肾炎，见上述证候者。

【临床应用】

1. 本品适用于肾小球肾炎及慢性肾炎，见面目浮肿，肢体浮肿，怕冷倦怠，心慌气短，腰膝酸软沉重，喜暖，小便不畅，小便清冷，舌淡。

2. 有高血压者要配合使用降压药物。

3. 水肿明显可配合使用利尿剂。

【不良反应】有文献报道约5.7%的患者服药后可出现恶心等消化道不适症状，药物减量后症状消失。

【注意事项】

1. 本品含钾量高，与保钾利尿药螺内酯、氨苯蝶啶合用时，应防止高血钾症[1]；应避免与磺胺类药物同时服用[2]。

2. 本品主治肾虚水肿，若湿热壅盛，风水泛溢水肿者不宜。

3. 孕妇慎用。

4. 本品含附子有毒，不可过量服、长期服。

5. 服药期间饮食宜清淡，宜低盐低脂饮食。

7. 本品不宜与肾炎解热片等同用。

【用法用量】口服，一次1丸，1日2~3次。

【规格】每丸重9克。

强肾片

【药物组成】鹿茸　人参茎叶总皂苷*　补骨脂　盐杜仲　枸杞子　桑椹　熟地黄　山茱萸　山药　茯苓　泽泻　牡丹皮　益母草　丹参*

【功能与主治】补肾填精，益气壮阳。用于阴阳两虚所致的肾虚水肿、腰痛、遗精、阳痿、早泄、夜尿频数；慢性肾炎和久治不愈的肾盂肾炎，见上述证候者。

【临床应用】

1. 本品适用于肾小球肾炎，见全身或下肢浮肿，按之凹陷，腰痛腰酸，神疲倦怠，夜尿多，舌淡苔上津液满布的患者。

2. 有高血压者要配合使用降压药物。

3. 水肿明显可配合使用利尿剂。

【注意事项】

1. 湿热壅遏、膀胱气化不利之水肿，主要表现为小腹胀痛，尿频尿急尿痛，口干口苦，口渴不喜饮者不宜。

2. 服药期间饮食宜清淡、低盐、低脂，忌食生冷食品，以免损伤阳气。

3. 服药期间忌房事。

4. 本品不宜与肾炎解热片等同用。

【用法用量】口服，糖衣片、薄膜衣片：一次 4～6 片；薄膜衣片：一次 2～3 片，1 日 3 次。

【规格】（1）糖衣片：片芯重 0.30 克（2）薄膜衣片：每片重 0.31 克（3）薄膜衣片：每片重 0.63 克。

肾炎舒片

【药物组成】人参*（去芦）　菟丝子　黄精　枸杞子　苍术　茯苓　防己　白茅根　金银花　蒲公英

【功能与主治】益肾健脾，利水消肿。用于脾肾阳虚、水湿内停所致的水肿，症见浮肿、腰痛、乏力、怕冷、夜尿多。慢性肾炎，见上述证候者。

【临床应用】

1. 本品适用于慢性肾小球肾炎，见浮肿、腰痛、乏力、怕冷、夜尿多，尿频尿急或尿少，舌淡苔腻的患者。

2. 有高血压者要配合使用降压药物。

3. 水肿明显可配合使用利尿剂。

【注意事项】

1. 本品益肾健脾，利水消肿，对于急性肾炎所致水肿忌用。

2. 服药期间饮食宜清淡、低盐、低脂，忌烟酒及辛辣油腻食品，以免加重病情。

3. 不宜与解表发汗类药物（如麻黄、桂枝等）同用。

【用法用量】 口服，一次6片，1日3次。

【规格】 每片重0.25克。

肾炎康复片

【药物组成】 人参* 西洋参 山药 地黄 杜仲（炒） 土茯苓 白花蛇舌草 黑豆 泽泻 白茅根 丹参* 益母草 桔梗

【功能与主治】 益气养阴，健脾补肾，清解余毒。用于气阴两虚、脾肾不足、水湿内停所致的水肿，症见神疲乏力、腰膝酸软、面目四肢浮肿、头晕耳鸣，舌偏红边有齿痕，苔薄白腻脉细弱或细数。慢性肾炎，见上述证候者。

【临床应用】

1. 本品适用于慢性肾小球肾炎，见疲倦乏力、腰膝酸软、面目四肢浮肿、头晕耳鸣，舌色偏红，舌边有齿痕，舌苔薄白腻者。

2. 有高血压者要配合使用降压药物。

3. 水肿明显可配合使用利尿剂。

【文献报道】 本品与雷公藤多苷片配伍可以减少蛋白尿和血尿。[1]

【注意事项】

1. 急性肾炎所致的水肿不宜。

2. 本品含活血祛瘀，利湿通窍之品，有碍胎气，孕妇忌用。

3. 服药期间饮食宜清淡、低盐，忌烟酒及辛辣油腻食品，以免加重病情。

【用法用量】 口服，一次8片，1日3次。

【规格】 糖衣片：每素片重0.3克。

【参考文献】

[1] 黄智勇，刘玉．肾炎康复片治疗肾小球肾炎的作用机理

及疗效观察．河南中医学院学报，2005，120（5）：22～23.

肾康宁片

【药物组成】 黄芪　淡附片　山药　锁阳　丹参* 　益母草　泽泻　茯苓

【功能与主治】 补脾温肾，渗湿活血。用于脾肾阳虚、血瘀湿阻所致的水肿，症见浮肿、乏力、腰膝冷痛。慢性肾炎，见上述证候者。

【临床应用】

1. 本品适用于慢性肾小球肾炎，见浮肿、乏力、腰膝冷痛，夜尿多，舌体胖大，色淡紫，苔薄白而润的患者。
2. 有高血压者要配合使用降压药物。
3. 水肿明显可配合使用利尿剂。

【注意事项】

1. 急性肾炎及症见烦热口渴、手足心热、潮热汗出、小便短赤、大便干结的水肿不宜使用本品。
2. 服药期间饮食宜清淡、低盐，忌烟酒及生冷油腻之品。
3. 不宜与清热利湿类药物（如肾炎解热片）等同用。

【用法用量】 口服，一次5片，1日3次。

【规格】 薄膜衣片：每片重0.33克。

小结

中成药治疗肾小球肾炎，应首先辨阳水，阴水。因本病病理变化复杂多变，累及脏腑众多，正确辨证尤为重要。阳水发病较急，肿多由面目开始，自上而下，肿处皮肤绷紧光亮，兼有寒热，怕冷，发热等表证，一般病程较短。阴水发病缓慢，肿多由足踝开始，自下而上，肿处皮肤松弛，病程较长。阳水应予发汗、利水或攻逐，同时配伍清热解毒、理气化湿等法，阴水当以扶正为主，健脾温肾，同时配以利水、养阴、活血祛瘀等法。

上述中成药中，若急性肾小球肾炎，见风热犯肺者可选用肾炎解热片；症见肢体浮肿、晨起面肿甚、按之凹陷、脘腹胀满、舌苔白腻、脉沉缓者选用肾炎消肿片；症见尿频、尿急、尿痛、下肢浮肿，湿热下注征象选用复方石韦片。慢性肾小球肾炎症，见浮肿，小便不利，舌苔黄腻，脉细数或滑数等湿热征象者选用肾炎四味片；因湿热流注下焦而见尿血者选用肾炎灵胶囊；症见肾虚水肿、腰膝酸重、小便不利等肾阳不足征象者，选用济生肾气丸；症见怕冷、夜尿多，尿频尿急或尿少，苔腻，脉细弱等脾肾阳虚征象者，选用肾炎舒颗粒；症见舌淡胖而紫，苔薄白而润，脉细弱或沉细等脾肾阳虚、血瘀湿阻征象者，选用肾康宁片；症见神疲乏力、腰膝酸软、面目四肢浮肿、头晕耳鸣，舌偏红边有齿痕，苔薄白腻脉细弱或细数等气阴两虚征象者，选用肾炎康复片。

第二节　肾病综合征

肾病综合征是由多种病因和多种病理类型引起的肾小球疾病的一组临床综合征，典型临床表现为①大量尿蛋白（>3.5 克/日）；②血浆白蛋白低于 30 克/升；③水肿；④血脂异常。其中①②两项为诊断所必须。临床根据本病不同阶段的不同表现，分别归于中医的“水肿”、“虚劳”或“腰痛”范畴。其基本病机为肺失通调，脾失传输，肾失开阖。治疗以利水消肿为治疗原则。临床多见于脾肾两虚证候，当治以健脾补肾利水。

雷公藤多苷片

【药物组成】 雷公藤多苷

【功能与主治】 祛风解毒，除湿消肿，舒筋通络。有抗炎及抑制细胞免疫和体液免疫等作用。用于风湿热瘀，毒邪阻滞所致肾病综合征。

【临床应用】

1. 本品适用于肾病综合征各型。

2. 可配合激素应用。

【文献报道】本品可合肾炎康复片以提高疗效。[1]

【不良反应】

1. 消化系统损害：呕吐、腹泻、肝脏损害、转氨酶升高，甚至出现消化道出血。

2. 生殖内分泌系统损害：女子月经紊乱，月经不规则或闭经，男子精子密度下降和活动能力减弱，部分患者性功能减退。

3. 皮肤、粘膜损害：皮疹或皮肤色素沉着、瘀点、紫癜。

4. 血液系统损害：红细胞、白细胞或血小板减少。

【注意事项】

1. 孕妇忌用。

2. 白细胞和血小板减少、贫血者慎用；肝病、严重心血管病及老年患者慎用。

3. 服药期间可引起月经紊乱，精子活力及数目减少，有生育要求的患者慎用。

4. 有电解质紊乱者要及时予以纠正。

5. 有肝肾功能损害者慎用。

【用法用量】口服，按体重每1千克，1日1~1.5毫克。分3次饭后服用。

【规格】每片重10毫克。

【参考文献】

[1] 赵亚青．肾炎康复片和雷公藤多苷片联合治疗难治性肾病综合征的疗效观察．中国中西医结合肾病杂志，2004.5（12）：725~726.

肾炎康复片

【药物组成】人参* 西洋参 山药 地黄 杜仲（炒） 土

茯苓 白花蛇舌草 黑豆 泽泻 白茅根 丹参* 益母草 桔梗

【功能与主治】益气养阴，健脾补肾，清解余毒。用于气阴两虚、脾肾不足、水湿内停所致的水肿，症见神疲乏力、腰膝酸软、面目四肢浮肿、头晕耳鸣，舌偏红边有齿痕，苔薄白腻脉细弱或细数；肾病综合征所致的蛋白尿、血尿，见上述证候者。

【临床应用】

1. 本品适用于肾病综合征，见疲倦乏力、腰膝酸软、面目四肢浮肿、头晕耳鸣，舌色偏红，舌边有齿痕，舌苔薄白腻者。

2. 必要时要配合激素、细胞毒制剂使用。

【注意事项】

1. 急性肾炎所致的水肿不宜。

2. 孕妇忌用。

3. 服药期间饮食宜清淡、低盐、低脂，忌烟酒及辛辣油腻食品，以免加重病情。

4. 有电解质紊乱者要及时予以纠正。

【用法用量】口服，一次8片，1日3次。

【规格】糖衣片：每片芯重0.3克。

小结

肾病综合征病程较长，病情复杂。一般主张中药与激素及细胞毒药物联合应用。

第三节 尿路感染

尿路感染简称尿感，是指各种病原微生物在尿路中生长、繁殖而引起的尿路感染性疾病。中医属“淋证”范畴，其基本病理变化为湿热蕴结下焦，肾与膀胱气化不利。实则清利，虚则补益为基本治则。可分为热淋、血淋、气淋、劳淋等。分治以清热利湿通淋，清热通淋、凉血止血，理气疏导、通淋利尿，补脾益肾等法。

八正合剂

【药物组成】川木通　车前子（炒）　萹蓄　瞿麦　滑石　大黄　栀子　灯心草　甘草*

【功能与主治】清热，利尿，通淋。用于湿热下注，小便短赤，淋沥涩痛，口燥咽干。

【临床应用】

1. 本品适用于尿路感染，见小便黄赤短数、灼热刺痛、口燥咽干、大便秘结，舌红苔黄的患者。

2. 血象升高者，可以配合使用抗菌药物。

3. 体温升高者，可以酌情使用退热药物。

【注意事项】

1. 本品不宜与附子、肉桂等温热药同用。

2. 颜面色白、神疲乏力、腰膝酸软、小腹胀满或坠胀、心情不畅或劳累后小便不畅加重者不宜使用。

3. 孕妇忌用。

4. 服药期间饮食宜清淡，忌油腻之品及烟酒等刺激物品，以免加重病情。

5. 胃肠不适、便稀、腹泻者忌用。

6. 久病体虚者、儿童及老年人慎用。

7. 不可过量、久服，以免损伤消化系统。

8. 注意多饮水，避免过度劳累。

【用法用量】口服，一次15~20毫升，1日3次。用时摇匀。

【规格】每瓶装（1）100毫升（2）120毫升（3）200毫升。

导赤丸

【药物组成】黄连　栀子（姜炒）　黄芩　连翘　木通　大黄　玄参*　赤芍*　滑石　天花粉*

【功能与主治】 清热泻火，利尿通便。用于火热内炽所致的口舌生疮、咽喉疼痛、心胸烦热、小便短赤、大便秘结。

【临床应用】

1. 本品适用于尿路感染，见口舌生疮、咽喉疼痛、心胸烦热、小便黄赤短数、灼热刺痛、大便秘结，舌红苔黄的患者。
2. 血象升高者，可以配合使用抗菌药物。
3. 体温升高者，可以酌情使用退热药物。

【注意事项】

1. 本品不宜与附子、肉桂等温热药同用。
2. 胃肠不适、便稀、腹泻者忌用。
3. 孕妇慎用。
4. 久病体弱、儿童及老年人慎服。
5. 服药期间饮食宜选清淡易消化之品，忌食辛辣油腻之品，以免加重病情。

【用法用量】 口服，一次1丸，1日2次。

【规格】 每丸重3克。

三金片（颗粒、胶囊）

【药物组成】 金刚刺（菝葜） 羊开口 积雪草 金沙藤 金樱根

【功能与主治】 清热解毒，利湿通淋，益肾。用于下焦湿热所致的热淋、小便短赤、淋漓涩痛、尿急频数；急慢性肾盂肾炎、膀胱炎、尿路感染，见上述证候者。

【临床应用】

1. 本品适用于泌尿系感染，见尿频，尿急，尿道灼痛，小便黄或红，或伴有发热，量少或点滴而下，舌红苔黄者。
2. 本品具有较好的抑菌、利尿、提高免疫力作用，可用于各型尿路感染，见上述症状者。

【文献报道】 本品联合小剂量氧氟沙星片巩固治疗尿路感染可

显著降低复发和重新感染率[1]。

【注意事项】

1. 平时急躁易怒或情绪抑郁的肝郁气滞型或劳累后易诱发，疼痛不明显，神疲乏力，腰膝酸软的脾肾两虚型患者不宜使用。

2. 服药期间饮食宜清淡，忌食辛辣油腻食品及烟酒刺激物品。

3. 注意多饮水，避免过度劳累。

【用法用量】 片剂：口服，一次 3 片，1 日 3～4 次；颗粒剂：开水冲服，一次 14 克，1 日 3～4 次；胶囊剂：口服，一次 2 粒，1 日 3～4 次。

【规格】 片剂：相当于原药材 3.5 克；颗粒剂：每袋装 14 克（相当于原药材 10.5 克）；胶囊剂：每粒装 0.35 克（相当于原药材 5.25 克）。

常用品牌：桂林三金。

【参考文献】

[1] 徐晏玲. 小剂量氧氟沙星联合三金片巩固治疗尿路感染 56 例临床观察 [J]. 现代临床医学，2007，33（5）：330～331.

龙胆泻肝丸(颗粒、口服液)

【药物组成】 龙胆　黄芩　栀子（炒）　盐车前子　泽泻　木通　酒当归　地黄　柴胡　炙甘草*

【功能与主治】 清肝胆，利湿热。用于肝胆湿热，头晕目赤，耳鸣耳聋，胁痛口苦，尿赤，湿热带下。

【临床应用】

本品适用于尿路感染，见小便黄赤，灼热刺痛，常伴头晕，双目红肿，耳鸣耳聋，耳肿疼痛，胸胁疼痛，口苦，白带量多色黄，舌红苔黄腻的患者。

【注意事项】

1. 清肝胆实火，若脾胃虚寒，胃部冷痛，大便稀者慎用。

2. 含有活血、淡渗利湿之品，有碍胎气，孕妇慎用。

3. 苦寒，易伤正气，儿童、体弱年迈者慎服，即使体质壮实者，不可过服、久服。

4. 原发性高血压患者服药后出现高血压危象者，应立即停药并采取相应急救措施。

5. 肾功能不全患者慎用。

6. 对本品过敏者禁用，过敏体质者慎用。

7. 不宜在服药期间同时服用滋补性中药。

8. 服药后大便次数增多且不成形者，应酌情减量。

9. 服药期间饮食宜清淡易消化之品，忌烟酒及辛辣、油腻之品，以免助热生湿。

【用法用量】 丸剂：口服，水丸一次 3~6 克，1 日 2 次，大蜜丸一次 1~2 丸，1 日 2 次；颗粒剂：开水冲服，一次 4~8 克，1 日 2 次；口服液：口服，一次 10 毫升，1 日 3 次。

【规格】 丸剂：大蜜丸每丸重 6 克；水丸：每 100 粒重 6 克；颗粒剂：每袋装 4 克；口服液：每支装 10 毫升。

常用品牌：北京同仁堂。

癃清片

【药物组成】 败酱草　白花蛇舌草　金银花　黄连　黄柏　泽泻　车前子　牡丹皮　赤芍*　仙鹤草

【功能与主治】 清热解毒，凉血通淋。用于下焦湿热所致的热淋，症见尿频、尿急、尿痛、腰痛、小腹坠胀；亦用于慢性前列腺炎湿热蕴结兼瘀血证，症见小便频急，尿后余沥不尽，尿道灼热，会阴少腹腰骶部疼痛或不适等。

【临床应用】

1. 本品适用于尿路感染，见小便黄赤、尿急频数、灼热刺痛，舌红苔黄的患者。

2. 体温升高者，可以酌情使用退热药物。

3. 血象升高者，可以配合使用抗菌药物。

【注意事项】

1. 本品不宜与附子、肉桂等温热药同用。

2. 颜面色白、神疲乏力、食欲不振、怕冷、腰膝酸软、或伴阳痿、脏器下垂、小腹胀满或坠胀、心情不畅或劳累后小便不畅加重者不宜使用。

3. 服药期间饮食宜清淡，忌烟酒及辛辣油腻食品，以免加重病情。

【用法用量】口服，一次6片，1日2次；重症：一次8片。1日3次。

【规格】每片重0.6克。

复方石韦片

【药物组成】石韦　萹蓄　苦参*　黄芪

【功能与主治】清热燥湿，利尿通淋。用于下焦湿热所致的热淋，症见小便不利、尿频、尿急、尿痛、下肢浮肿。急性肾小球肾炎、肾盂肾炎、膀胱炎、尿道炎，见上述证候者。

1. 本品适用于肾盂肾炎、膀胱炎、尿道炎，见小便黄赤、尿急频数、灼热刺痛、下肢浮肿，舌红苔黄的患者。

2. 血象升高者，可以配合使用抗菌药物。

3. 体温升高者，可以酌情使用退热药物。

【注意事项】

1. 本品不宜与附子、肉桂等温热药同用。

2. 颜面色白、神疲乏力、腰膝酸软、小腹胀满或坠胀、心情不畅或劳累后小便不畅加重者不宜使用。

3. 胃肠不适，大便稀者慎用。

4. 服药期间饮食宜清淡、低盐，忌烟酒、油腻及辛辣食品，以免加重病情。

【用法用量】口服，一次5片，1日3次。

【规格】薄膜衣片：每片重0.4克；糖衣片：片芯重0.4克。

复肾宁片

【药物组成】车前子　萹蓄　栀子　黄柏（盐）　知母（盐）　大黄（制）　益母草　附子*（炙）　甘草*

【功能与主治】清热利湿，通阳化淋。用于湿热下注、瘀血阻滞所致的热淋，症见尿频、尿急、尿痛、腰痛。急慢性尿路感染、急慢性膀胱炎、急慢性肾盂肾炎，见上述证候者。

【临床应用】

1. 本品适用于急慢性尿路感染、急慢性膀胱炎、急慢性肾盂肾炎，见小便黄赤、尿急频数、灼热刺痛、腰痛，舌红苔黄者。

2. 血象升高者，可以配合使用抗菌药物。

3. 体温升高者，可以酌情使用退热药物。

【注意事项】

1. 本品不宜与附子、肉桂等温热药同用。

2. 颜面色白、神疲乏力、腰膝酸软、小腹胀满或坠胀、心情不畅或劳累后小便不畅加重者不宜使用。

3. 胃肠不适、大便稀者慎用。

4. 孕妇慎用。

5. 服药期间饮食宜清淡，忌烟酒、油腻及辛辣食品。

6. 注意多饮水，避免过度劳累。

【用法与用】口服，一次6片，1日3次。

【规格】每片重0.3克。

荷叶丸

【药物组成】荷叶　藕节　大蓟炭　小蓟炭　茅根炭　棕榈炭　栀子(焦)　知母　黄芩炭　地黄炭　玄参*　当归　白芍*　香墨

【功能与主治】 凉血止血。用于血热所致的咳血、尿血、便血、崩血。

【临床应用】

1. 本品适用于尿路感染，见小便热痛，尿血，或夹有血块，舌红苔黄的患者。

2. 血象升高者，可以配合使用抗菌药物。

3. 体温升高者，可以酌情使用退热药物。

【注意事项】

1. 本品不宜与附子、肉桂等温热药同用。

2. 面色无华、神疲乏力、声低气短、腹部冷痛，便稀，四肢不温者忌用。

3. 服药期间，饮食宜选清淡，忌食辛辣之品。

4. 体弱、儿童及年迈者慎服。

【用法用量】 口服，一次1丸，1日2~3次。

【规格】 每丸重9克。

尿感宁颗粒

【药物组成】 海金沙藤　连钱草　凤尾草　紫花地丁　葎草

【功能与主治】 清热解毒，利尿通淋。用于膀胱湿热所致淋证，症见尿频、尿急、尿道涩痛、尿色偏黄、小便淋沥不尽。急慢性尿路感染，见上述证候者。

【临床应用】

1. 本品适用于急慢性尿路感染，见尿频、尿急、尿道涩痛、尿色偏黄、小便淋漓不尽，舌红苔黄的患者。

2. 血象升高者，可以配合使用抗菌药物。

3. 体温升高者，可以酌情使用退热药物。

【注意事项】

1. 本品不宜与附子、肉桂等温热药同用。

2. 颜面色白、神疲乏力、腰膝酸软、小腹胀满或坠胀、心情不畅或劳累后小便不畅加重者不宜使用。

3. 胃肠不适、便稀者慎用。

4. 服药期间饮食宜清淡，忌烟酒、油腻及辛辣食品。

5. 注意多饮水，避免过度劳累。

【用法用量】开水冲服，一次1袋，1日3~4次。

【规格】（1）每袋装15克（2）每袋装5克（无蔗糖）。

强肾颗粒（片）

【药物组成】鹿茸　人参茎叶总皂苷*　补骨脂　盐杜仲　枸杞子　桑椹　熟地黄　山茱萸　山药　茯苓　泽泻　牡丹皮　益母草　丹参*

【功能与主治】补肾填精，益气壮阳。用于阴阳两虚所致的肾虚水肿、腰痛、遗精、阳痿、早泄、夜尿频数。慢性肾炎和久治不愈的肾盂肾炎，见上述证候者。

【临床应用】

1. 本品适用于慢性肾盂肾炎，见水肿、腰痛、遗精、阳痿、早泄、夜尿频数，舌淡苔薄白或白腻的患者。

2. 血象升高者，可以配合使用抗菌药物。

3. 体温升高者，可以酌情使用退热药物。

【注意事项】

1. 本品不宜与附子、肉桂等温热药同用。

2. 服药期间饮食宜清淡、低盐、低脂，忌食生冷食品。

3. 服药期间忌房事。

【用法用量】片剂：口服，一次4~6片，1日3次，用淡盐水或温开水送下，30天为一疗程；颗粒剂：口服，一次3克，1日3次。

【规格】片剂：每片重0.3克（相当于原药材1.08克）；颗粒剂：每袋装3克。

荡涤灵颗粒

【药物组成】石韦　车前子（炒）　猪苓　虎杖　知母　黄连　地龙　琥珀　赤芍*　黄芪　当归　地黄　甘草*

【功能与主治】清热祛湿，利水通淋。用于下焦湿热所致的热淋，症见尿频、尿急、尿痛，口干口苦，舌苔黄腻，脉滑数。尿路感染，见上述证候者。

【临床应用】

1. 本品适用于尿路感染，见小便色黄，尿频尿急尿灼痛，口干口苦，舌苔黄腻的患者。

2. 血象升高者，可以配合使用抗菌药物。

3. 体温升高者，可以酌情使用退热药物。

【注意事项】

1. 本品不宜与附子、肉桂等温热药同用。

2. 颜面色白，神疲乏力，腰膝酸软，小腹胀满或坠胀、心情不畅或劳累后小便不畅加重者不宜使用。

3. 胃肠不适、便稀者慎用。

4. 孕妇忌用。

5. 服药期间饮食宜清淡，忌食油腻、煎炸食品。

6. 注意多饮水，避免过度劳累。

【用法用量】口服，一次20克，1日3次。

【规格】每袋装20克。

金钱草颗粒

【药物组成】金钱草

【功能与主治】清热利湿，通淋，消肿。用于热淋，砂淋，尿色作痛，黄疸赤尿，痈肿疔疮，蛇毒咬伤。肝胆结石、尿路结石，见上述证候者。

【临床应用】

1. 本品适用于下尿路感染，见小便色黄、尿频尿急尿灼痛、腰痛，舌红苔黄的患者。

2. 血象升高者，可以配合使用抗菌药物。

3. 体温升高者，可以酌情使用退热药物。

【注意事项】

1. 本品不宜与附子、肉桂等温热药同用。

2. 颜面色白、神疲乏力、腰膝酸软、小腹胀满或坠胀、心情不畅或劳累后小便不畅加重者不宜使用。

3. 胃肠不适、便稀者慎用。

4. 服药期间饮食宜清淡，禁饮酒及辛辣油腻食品。

5. 注意多饮水，避免过度劳累。

【用法用量】开水冲服，一次10克，1日3次。

【规格】每袋装10克。

泌尿宁颗粒

【药物组成】黄柏　苘麻子　萹蓄　桑寄生　续断　五味子　柴胡　白芷　甘草*

【功能与主治】清热利尿，通淋止痛。用于下焦湿热所致的热淋，症见小便赤涩热痛。泌尿系感染，见上述证候者。

【临床应用】

1. 本品适用于泌尿系感染，见小便色黄、尿频尿急尿灼痛、舌红苔黄者。

2. 血象升高者，可以配合使用抗菌药物。

3. 体温升高者，可以酌情使用退热药物。

【注意事项】

1. 本品不宜与附子、肉桂等温热药同用。

2. 颜面色白、神疲乏力、腰膝酸软、小腹胀满或坠胀、心情不畅或劳累后小便不畅加重者不宜使用。

3. 服药期间饮食宜清淡，忌烟酒及辛辣油腻食品。

4. 注意多饮水，避免过度劳累。

【用法用量】开水冲服，一次12克，1日3次。

【规格】每袋装12克。

清淋颗粒

【药物组成】瞿麦　木通　萹蓄　车前子（盐炒）　滑石　大黄　栀子　炙甘草*

【功能与主治】清热泻火，利水通淋。用于膀胱湿热所致的淋证、癃闭，症见尿频涩痛，淋沥不畅，小腹胀满、口干咽燥。

【临床应用】

1. 本品适用于下尿路感染，见小便色黄不畅，频急刺痛，口干咽燥，大便干结，舌苔黄腻的患者。

2. 血象升高者，可以配合使用抗菌药物。

3. 体温升高者，可以酌情使用退热药物。

【注意事项】

1. 本品不宜与附子、肉桂等温热药同用。

2. 颜面色白、神疲乏力、腰膝酸软、小腹胀满或坠胀、心情不畅或劳累后小便不畅加重者不宜使用。

3. 孕妇忌用。

4. 体质虚弱者及老年人慎用。

5. 服药期间饮食宜清淡，忌烟酒及辛辣油腻食品。

【用法用量】开水冲服，一次10克，1日2次。

【规格】每袋装10克。

热淋清颗粒

【药物组成】头花蓼

【功能与主治】清热泻火，利尿通淋。用于下焦湿热所致的热淋，症见尿频、尿急、尿痛。尿路感染、肾盂肾炎，见上述证候者。

【临床应用】

1. 本品适用于尿路感染、肾盂肾炎，见小便色黄、尿频尿急尿灼痛，舌红苔黄的患者。

2. 血象升高者，可以配合使用抗菌药物。

3. 体温升高者，可以酌情使用退热药物。

【注意事项】

1. 本品不宜与附子、肉桂等温热药同用。

2. 颜面色白、神疲乏力、腰膝酸软、小腹胀满或坠胀、心情不畅或劳累后小便不畅加重者不宜使用。

3. 服药期间饮食宜清淡，忌烟酒及辛辣油腻食品。

4. 注意多饮水，避免过度劳累。

【用法用量】 开水冲服，一次1~2袋，1日3次。

【规格】 每袋装（1）4克（无糖型）（2）8克（含糖型）。

五淋丸

【药物组成】 海金沙　石韦（去毛）　木通　琥珀　茯苓皮　栀子（姜制）　黄连　川芎　当归　白芍*　地黄　甘草*

【功能与主治】 清热利湿，分清止淋。用于下焦湿热所致的淋证，症见尿频、尿急、小便涩痛、浑浊不清。尿路感染，见上述证候者。

【临床应用】

1. 本品适用于尿路感染，见小便色黄、尿急、尿频、尿涩痛、浑浊不清，舌红苔黄者。

2. 血象升高者，可以配合使用抗菌药物。

3. 体温升高者，可以酌情使用退热药物。

【注意事项】

1. 本品不宜与附子、肉桂等温热药同用。

2. 宜多饮水，勿憋尿；治疗期间宜节制房事，避免劳累。

3. 颜面色白、神疲乏力、腰膝酸软、小腹胀满或坠胀、心情不畅或劳累后小便不畅加重者不宜使用。

4. 不可过量、久服。

5. 治疗期间不宜进食辛辣、油腻和煎炸类食物。

6. 孕妇慎用。

【用法用量】 口服，一次6克，1日2次。

【规格】 每100粒重6克。

小结

中成药治疗尿路感染，辨证时先辨淋证类别，再审证候虚实，三别标本缓急。上述药物中，证属热淋，小便短赤，淋沥涩痛明显可选用八正合剂；火热内炽所致的口舌生疮、咽喉疼痛、心胸烦热、小便短赤、大便秘结，可选用导赤丸。

肝胆湿热下注而见头晕目赤，耳鸣耳聋，胁痛口苦，尿赤涩痛，选用龙肝泻胆丸；以血热所致小便热涩刺痛，尿色深红，表现为血淋选用荷叶丸；久治不愈的肾盂肾炎，见腰痛、遗精、阳痿、早泄、夜尿频数，选用强肾颗粒。血象升高者，可以配合使用抗菌药物；体温升高者，可以酌情使用退热药物。

第四节 泌尿系结石

泌尿系结石又称尿石症，包括肾结石、输尿管结石、膀胱结石和尿道结石，前两者与后两者分别有上尿路结石和下尿路结石之称，通常上尿路结石以草酸钙、磷酸钙为主、下尿路结石以尿酸钙结石、磷酸镁铵结石为主。本病中医属“石淋”范畴，其核心病机是湿热蕴结下焦，湿热久蕴，熬尿成石，膀胱气化失司。应以清热利湿，排石通淋为治法。

八正合剂

【药物组成】川木通　车前子（炒）　萹蓄　瞿麦　滑石　大黄　栀子　灯心草　甘草*

【功能与主治】清热，利尿，通淋。用于湿热下注，小便短赤，淋沥涩痛，口燥咽干。

【临床应用】

1. 本品适用于泌尿系结石，见小便短赤，淋沥涩痛，口燥咽干，舌红苔黄的患者。

2. 疼痛难耐时，可以使用解痉止痛或镇痛药。

【注意事项】

1. 本品不宜与附子、肉桂等温热药同用。

2. 颜面色白、神疲乏力、腰膝酸软、小腹胀满或坠胀、心情不畅或劳累后小便不畅加重者不宜使用。

3. 孕妇忌用。

4. 服药期间饮食宜清淡，忌油腻之品及烟酒等刺激物品。

5. 久病体虚者、儿童及老年人慎用。

6. 不可过量、久服。

7. 注意多饮水，避免过度劳累。

【用法用量】口服，一次15~20毫升，1日3次，用时摇匀。

【规格】每瓶装（1）100毫升（2）120毫升（3）200毫升。

复方石淋通片

【药物组成】广金钱草　海金沙　石韦　滑石粉　忍冬藤

【功能与主治】清热利湿，通淋排石。用于下焦湿热所致的热淋、石淋，症见肾区绞痛、尿频、尿涩痛；尿路结石，见上述证候者。

【临床应用】

1. 本品适用于尿路结石，见肾区绞痛、小便色黄、尿频、尿涩痛，舌红苔黄者。

2. 疼痛难耐时，可以使用解痉止痛或镇痛药。

【注意事项】

1. 不宜与附子、肉桂等温热药同用。

2. 通常结石直径≤0.5 厘米药物排石成功率较高；双肾结石或结石直径≥1.5 厘米或结石嵌顿时间长的患者忌用。

3. 颜面色白、神疲乏力、腰膝酸软、小腹胀满或坠胀、心情不畅或劳累后小便不畅加重者不宜使用。

4. 胃肠不适、便稀者忌用。

5. 孕妇忌用。

6. 服药期间饮食宜清淡，忌烟酒、油腻及辛辣食品。

7. 注意多饮水，避免过度劳累。

【用法用量】 口服，一次 6 片，1 日 3 次。

【规格】 每片重 0.35 克。

金钱草颗粒

【药物组成】 金钱草

【功能与主治】 清热利湿，通淋，消肿。用于湿热下注所致的热淋、砂淋，尿涩作痛，黄疸尿赤，痈肿疔疮，毒蛇咬伤。肝胆结石、尿路结石，见上述证候者。

【临床应用】

1. 本品适用于尿路结石，见肾区绞痛、小便色黄、尿频、尿急、尿赤涩痛，舌红苔黄的患者。

2. 疼痛难耐时，可以使用解痉止痛或镇痛药。

【注意事项】

1. 不宜与附子、肉桂等温热药同用。

2. 通常结石直径≤0.5 厘米排石成功率较高：双肾结石或结石直径≥1.5 厘米或结石嵌顿时间长的患者忌用。

3. 颜面色白、神疲乏力、腰膝酸软、小腹胀满或坠胀、心情不畅或劳累后小便不畅加重者不宜使用。

4. 胃肠不适、便稀者忌用。

5. 服药期间饮食宜清淡，忌烟酒、油腻及辛辣食品。

6. 注意多饮水，避免过度劳累。

【用法用量】 开水冲服，一次 1 袋，1 日 3 次。

【规格】 每袋装 10 克。

排石颗粒

【药物组成】 连钱草　车前子（盐水炒）　苘麻子　木通　石韦　瞿麦　滑石　徐长卿　忍冬藤　甘草*

【功能与主治】 清热利水，通淋排石。用于下焦湿热所致的石淋，症见腰腹疼痛、排尿不畅或伴有血尿。泌尿系结石，见上述证候者。

【临床应用】

1. 本品适用于泌尿系结石，见腰腹疼痛、排尿不畅或伴有血尿、小便色黄，舌红苔黄的患者。

2. 疼痛难耐时，可以使用解痉止痛或镇痛药。

3. 血尿明显可以配合使用止血药。

【注意事项】

1. 不宜与附子、肉桂等温热药同用。

2. 双肾结石或结石直径≥1.5 厘米或结石嵌顿时间长的患者忌用。

3. 久病体弱，兼见颜面色白、神疲乏力、气短懒言、腰膝酸软、手足心热者不宜单用本品。

4. 治疗期间，不宜进食辛辣、油腻和煎炸类食物。

5. 孕妇忌用。

【用法用量】 开水冲服，一次 1 袋，1 日 3 次。

【规格】 每袋装（1）20 克（2）5 克（无糖型）。

五淋化石丸

【药物组成】广金钱草 海金沙 车前子 石韦 琥珀 沙牛 鸡内金 泽泻 延胡索（醋制） 黄芪 甘草*

【功能与主治】利湿通淋，化石止痛。用于石淋湿热蕴结下焦，煎熬尿液所致，症见小便淋沥不畅，尿中时夹砂石，或排尿时突然中断，少腹拘急，或腰腹绞痛难忍，尿中带血，舌红，苔薄黄，脉弦或弦数。尿路结石，见上述证候者。

【临床应用】

1. 本品适用于尿路结石，见小便不畅，尿中时夹砂石，或排尿时突然中断，小腹拘急，或腰腹绞痛难忍，尿中带血，舌色红，舌苔薄黄者。

2. 疼痛难耐时，可以使用解痉止痛或镇痛药。

3. 血尿明显可以配合使用止血药。

【注意事项】

1. 不宜与附子、肉桂等温热药同用。

2. 双肾结石或结石直径≥1.5 厘米或结石嵌顿时间长的患者忌用。

3. 治疗期间不宜进食辛辣、油腻和煎炸类食物。

【用法与用最】口服，一次 5 丸，1 日 3 次。

【规格】每 10 丸重 2.5 克（相当于处方总药量 3 克）。

净石灵胶囊

【药物组成】黄芪 淫羊藿 巴戟天 广金钱草 萹蓄 海金沙 车前子 滑石 冬葵子 茯苓 鸡内金 当归 桃仁 赤芍* 延胡索（醋制） 夏枯草 甘草*

【功能与主治】益气温阳，利尿排石。用于下焦湿热、脾肾亏虚所致的石淋、热淋。症见腰痛、腹痛、乏力、尿频、尿急、尿痛。泌尿系统结石，见上述证候者。

【临床应用】

1. 本品适用于泌尿系统结石，见腰膝酸软、神疲乏力、气短懒言、尿频、尿急、尿痛，舌淡苔薄白或白腻者。

2. 疼痛难耐时，可以使用解痉止痛或镇痛药。

【注意事项】

1. 不宜与黄连、黄柏等寒凉药同用。

2. 双肾结石或结石直径≥1.5 厘米或结石嵌顿时间长的患者忌用。

3. 小便黄赤、灼热刺痛、口干舌燥、大便秘结者忌用。

4. 孕妇忌用。

5. 治疗期间忌食生冷。

【用法用量】 口服，一次 5 粒，1 日 3 次。饭后 1 小时饮水 300～500 毫升，并做跳跃运动 10～15 次，体弱者酌减。每次排尿注意结石排出情况。

【规格】 每粒装 0.3 克。

复方金钱草颗粒

【药物组成】 广金钱草　车前草　石韦　玉米须

【功能与主治】 清热利湿，通淋排石。用于石淋，湿热蕴结下焦，煎熬尿液成石所致，症见小便艰涩，或排尿时小便突然中断，少腹拘急，或腰腹绞痛难忍，尿中带血，舌红，苔薄黄，脉弦或弦数；泌尿系结石，见上述证候者。

【临床应用】

1. 本品适用于泌尿系结石，见小便不畅，或排尿时突然中断，小腹紧胀，或腰腹绞痛难忍，尿中带血，舌色红，舌苔薄黄者。

2. 疼痛难耐时，可以使用解痉止痛或镇痛药。

3. 血尿明显可以配合使用止血药。

【注意事项】

1. 不宜与肉桂、附子等温热药同用。

2. 双肾结石或结石直径≥1.5 厘米或结石嵌顿时间长的患者忌用。

3. 颜面色白、神疲乏力、气短懒言、腰膝酸软、四肢不温、小腹胀满或坠胀、心情不畅或劳累后小便不畅加重者不宜使用。

4. 治疗期间不宜进食辛辣、油腻和煎炸类食物。

【用法用量】开水冲服，一次 1~2 袋，1 日 3 次。

【规格】颗粒剂：每袋装（1）3 克（无糖型）（2）10 克（均相当于总药材 4.9 克）。

尿路通片

【药物组成】金钱草　海金沙　冬葵子　鸡内金（炒）　泽泻　小蓟　郁金　延胡索（醋制）　芒硝

【功能与主治】清热利湿，通淋排石。用于下焦湿热所致的石淋，症见腰痛、尿频、尿急、尿痛、淋沥不爽。苔黄腻、脉弦滑或滑数。泌尿系结石，见上述证候者。

【临床应用】

1. 本品适用于泌尿系结石，见小便色黄不畅、尿频、尿急、尿痛、腰痛，舌红苔黄腻的患者。

2. 疼痛难耐时，可以使用解痉止痛或镇痛药。

【注意事项】

1. 不宜与附子、桂枝等温热药同用。

2. 久病体弱，兼见颜面色白、神疲乏力、气短懒言、腰膝酸软、手足心热者不宜单用本品。

3. 双肾结石或结石直径≥1.5 厘米或结石嵌顿时间长的患者忌用。

4. 治疗期间不宜食用辛辣、油腻和煎炸食品。

5. 孕妇及哺乳期妇女慎用。

【用法用量】口服，一次4~6片，1日3次。

【规格】每素片重0.3克。

肾石通颗粒

【药物组成】金钱草　王不留行（炒）　萹蓄　瞿麦　海金沙　鸡内金（烫）　丹参*　牛膝　延胡索（醋制）　木香

【功能与主治】清热通淋，化瘀排石。用于湿热下注、瘀血内阻所致的石淋，症见腰腹疼痛、尿血、尿频、尿急、尿痛。泌尿系统结石，见上述证候者。

【临床应用】

1. 本品适用于泌尿系结石，见腰腹疼痛、小便色黄、尿血、尿频、尿急、尿痛，舌红苔黄者。

2. 疼痛难耐时，可以使用解痉止痛或镇痛药。

3. 血尿明显可以配合使用止血药。

【注意事项】

1. 不宜与附子、桂枝等温热药同用。

2. 通常结石直径≤0.5厘米排石成功率较高；双肾结石或结石直径≥1.5厘米或结石嵌顿时间长者忌用。

3. 久病体弱，兼见颜面色白、神疲乏力、气短懒言、腰膝酸软、手足心热者不宜单用本品。

4. 孕妇及有出血倾向者忌用。

5. 服药期间，不宜进食辛辣、油腻和煎炸类食物。

【用法用量】开水冲服，一次1袋，1日2次。

【规格】每袋装15克。

消石片

【药物组成】半边莲　郁金　铁线草　猪苓　琥珀　核桃　穿破石　水河剑　威灵仙　乌药

【功能与主治】清热利尿，通淋排石。用于湿热下注所致的石淋，症见尿频、尿急、尿涩痛、腰痛。泌尿系统结石，见上述证候者。

【临床应用】

1. 本品适用于泌尿系统结石，见小便色黄、尿频、尿急、尿涩痛、腰痛，舌红苔黄者。

2. 疼痛难耐时，可以使用解痉止痛或镇痛药。

【注意事项】

1. 不宜与附子、肉桂等温热药同用。

2. 通常结石直径≤0.5厘米排石成功率较高；双肾结石或结石直径≥1.5厘米或结石嵌顿时间长者忌用。

3. 若久病体弱，兼见神疲乏力、气短懒言、腰膝酸软、手足心热者不宜单用。

4. 孕妇及有活动性出血者慎用。

5. 治疗期间，不宜食用辛辣、油腻和煎炸食品。

【用法用量】口服，一次4~6片，1日3次。

【规格】每片相当于总药材3克。

石淋通片

【药物组成】广金钱草

【功能与主治】清热利尿，通淋排石。用于湿热下注所致的热淋，石淋，症见尿频、尿急、尿痛，或尿中有砂石。尿路结石、肾盂肾炎，见上述证候者。

【临床应用】

1. 本品适用于尿路结石，见小便色黄、尿频、尿急、尿痛，或尿有砂石，舌红苔黄的患者。

2. 疼痛难耐时，可以使用解痉止痛或镇痛药。

【注意事项】

1. 不宜与附子、肉桂等温热药同用。

2. 通常结石直径≤0.5厘米排石成功率较高；双肾结石或结石直径≥1.5厘米或结石嵌顿时间长者忌用。

3. 颜面色白、神疲乏力、气短懒言、腰膝酸软、四肢不温、小腹胀满或坠胀、心情不畅或劳累后小便不畅加重者不宜使用。

4. 治疗期间，不宜进食辛辣、油腻和煎炸类食物。

【用法用量】 口服，一次5片，1日3次。

【规格】 每片含干浸膏0.12克。

结石通片

【药物组成】 广金钱草　鸡骨草　白茅根　海金沙草　车前草　玉米须　石韦　茯苓

【功能与主治】 清热利湿，通淋排石，止痛止血。用于石淋，因湿热蕴结下焦，煎熬尿液结为砂石所致。症见小便淋沥不畅，尿中时有砂石，或排尿时小便突然中断，少腹拘急，或腰腹绞痛难忍，尿中带血，舌红，苔薄黄，脉弦或弦数。尿路结石，见上述证候者。

【临床应用】

1. 本品适用于尿路结石，见小便色黄不畅，尿中时火砂石，或排尿时突然中断，少腹紧胀，或腰腹绞痛难忍，尿中带血，舌红，苔薄黄者。

2. 疼痛难耐时，可以使用解痉止痛或镇痛药。

3. 血尿明显可以配合使用止血药。

【注意事项】

1. 不宜与附子、肉桂等温热药同用。

2. 通常结石直径≤0.5厘米排石成功率较高；双肾结石或结石直径≥1.5厘米或结石嵌顿时间长的病例忌用。

3. 久病体虚、颜面色白、神疲乏力、气短懒言、腰膝酸软、四肢不温、小腹胀满或坠胀、心情不畅或劳累后小便不畅加重者不宜使用。

4. 孕妇忌用。

5. 服药期间，不宜进食辛辣、油腻和煎炸类食物。

【用法用量】口服，一次5片，1日3次。

【规格】每片含干浸膏0.25克（相当于原药材2克）

分清五淋丸

【药物组成】木通　盐车前子　萹蓄　瞿麦　栀子　黄芩　黄柏　大黄　茯苓　泽泻　滑石　猪苓　知母　甘草*

【功能与主治】清热泻火，利尿通淋。用于湿热下注所致的淋证。症见小便黄赤、尿频尿急、尿道灼热涩痛。

【临床应用】

本品适用于尿路结石，见小便黄赤或排尿时小便突然中断，尿频尿急，尿中有时挟有砂石，甚或尿中带血，腰腹疼痛，舌色如常的患者。

【注意事项】

1. 通常结石直径≤0.5厘米排石成功率较高；双肾结石或结石直径≥1.5厘米或结石嵌顿时间长的患者忌用。

2. 颜面色白、神疲乏力、气短懒言、腰膝酸软、四肢不温、小腹胀满或坠胀、心情不畅或劳累后小便不畅加重者不宜使用。

3. 本品苦寒通利，有碍胎气，孕妇忌用。

4. 服药期间饮食宜清淡，忌烟酒及辛辣食品，以免助湿生热。

5. 本品苦寒，不宜过量、久服，不宜与附子、肉桂等温热药同用。

6. 注意多饮水，避免过度劳累。

【用法用量】口服，一次6克，1日2~3次。

【规格】每100粒重6克。

常用品牌：北京同仁堂。

小结

中成药治疗泌尿系结石，应以排石通淋为主，正确掌握标本缓急。对石淋的治疗，使用利水通淋、排石消坚的中药同时，可加用行气活血、化瘀软坚的中药，疗效更佳。石淋日久不愈者，或石淋兼有瘀象者，可以配以理气活血化瘀之品；湿热明显，可参照热淋，用八正合剂；绞痛缓解，多无明显自觉症状，可用金钱草煎汤代茶；疼痛难耐时，可以使用解痉止痛或镇痛药，血尿明显可以配合使用止血药。结石过大，阻塞尿路，肾盂严重积水者，宜手术治疗。

第五节　慢性肾功能衰竭

广义的慢性肾功能衰竭则是指慢性肾脏病引起的肾小球滤过率下降及与此相关的代谢紊乱和临床症状组成的综合征，简称慢性肾衰。慢性肾衰可分为以下四个阶段：①肾功能代偿期；②肾功能失代偿期；③肾功能衰竭期（尿毒症前期）；④尿毒症期。本病多属“关格”、“癃闭”范畴。“关格”基本病理变化为脾肾衰惫，气化不利，湿浊毒邪内蕴三焦。治以温补脾肾，化湿降浊为治疗原则。

尿毒清颗粒

【药物组成】大黄　黄芪　丹参*　川芎　何首乌（制）　党参*　白术　茯苓　桑白皮　苦参*　车前草　半夏*（姜制）　柴胡　白芍*　菊花　甘草*

【功能与主治】通腑降浊，健脾利湿，活血化瘀。用于脾肾亏损，湿浊内停，瘀血阻滞所致的少气乏力，腰膝酸软，恶心呕吐，肢体浮肿，面色萎黄；慢性肾功能衰竭（氮质血症期或尿毒症早期），见上述证候者。

【临床应用】

1. 本品适用于慢性肾功能衰竭（氮质血症期或尿毒症早期），见少气乏力，腰膝酸软，恶心呕吐，肢体浮肿，面色萎黄者，舌质淡暗，舌体胖大，舌苔白腻而滑的患者。

2. 高血压者要控制血压在正常范围。

3. 电解质紊乱者要及时纠正。

4. 贫血者要酌情使用促红细胞生成素。

【注意事项】

1. 咽干口燥、手脚心热、小便黄赤，舌质暗略红，苔黄腻的患者慎用。

2. 因服药每日大便超过 2 次，可酌情减量，以避免营养吸收不良和脱水。

3. 对 24 小时尿量 <1500 毫升患者，服药时应监测血钾。

4. 慢性肾功能衰竭尿毒症晚期本品不宜。

5. 避免与肠道吸附剂同时服用。

6. 忌食肥肉、动物内脏、豆类及坚果果实等高植物蛋白食物。

7. 应服用低盐饮食，并严格控制入水量。

【用法用量】 开水冲服，1 日 4 次，6，12，18 时各服 1 袋；22 时服 2 袋，每日最大服用量为 8 袋，也可另定服药时间，但两次服药间隔勿超过 8 小时。

【规格】 每袋装 5 克。

尿毒灵灌肠液

【药物组成】 大黄　土茯苓　连翘　栀子　白茅根　桂枝　金银花　地榆　青黛　黄柏　龙骨（煅）　牡蛎（煅）　槐米　钩藤　蒺藜　丹参*　红花　生晒参　麦冬　枸杞子

【功能与主治】 通腑泄浊，通利消肿。用于湿浊内阻、脾肾衰败所致的全身浮肿、恶心呕吐、大便不通、无尿或少尿、头痛烦躁，舌黄、苔腻、脉实有力。慢性肾衰竭尿毒症，见上述证候者。

【临床应用】

1. 本品适用于慢性肾衰竭、尿毒症，见全身浮肿、恶心呕吐、大便不通、无尿少尿、头痛烦躁，舌黄、苔腻者。

2. 高血压者要控制血压近正常范围。

3. 电解质紊乱者要及时纠正。

4. 贫血者要酌情使用促红细胞生成素。

【注意事项】

1. 若倦怠乏力、腰膝酸软、恶心呕吐较重者，可酌与补肾健脾口服药同用。

2. 本品为灌肠制剂，孕妇忌用。

3. 用药期间饮食宜清淡、低盐，忌烟酒及辛辣油腻食品。用药期间宜配合优质低蛋白饮食，若出现营养不良时，可适当制定合理营养方案，并注意补充水溶性维生素、矿物质及微量元素。

4. 有直肠疾病或腹泻每日3次以上者慎用；年老体虚者慎用。

5. 本品外用灌肠，是治疗慢性肾衰竭的辅助措施之一，不单独使用，临床常配合其他相关药物治疗。若灌肠后症状无明显改善，须及时停药，必要时采取透析治疗。

【用法用量】将甲、乙组（甲组10克、乙组100毫升）混合，摇匀，一次灌肠，1日1~2次。

【规格】（1）甲组每瓶装20克（2）乙组每瓶装200毫升。

肾衰宁胶囊

【药物组成】太子参　大黄　茯苓　法半夏*　陈皮　黄连　丹参*　红花　牛膝　甘草*

【功能与主治】益气健脾，活血化瘀，通腑泄浊。用于脾胃气虚、浊瘀内阻、升降失调所致的面色萎黄、腰痛倦怠、恶心呕吐、食欲不振、小便不利、大便粘滞。慢性肾功能衰竭，见上述证候者。

【临床应用】

1. 本品适用于慢性肾功能衰竭，见面色萎黄、腰痛倦怠、恶心呕吐、食欲不振、小便不利、大便粘滞的患者。

2. 高血压者要控制血压近正常范围。

3. 电解质紊乱者要及时纠正。

4. 贫血者要酌情使用促红细胞生成素。

【注意事项】

1. 手足心热、腰膝冷痛、夜尿频多者不宜。

2. 孕妇忌用。

3. 服药期间饮食宜清淡、低盐，忌烟酒及辛辣油腻食品。服药期间宜配合优质低蛋白饮食，若出现营养不良时，可适当制定合理营养方案，并注意补充水溶性维生素、矿物质及微量元素。

4. 服药后每日大便次数在2~3次为宜，超过4次以上者慎用。有出血症状者忌用。

【用法用量】口服，一次4~6粒，1日3~4次。

【规格】每粒装0.35克。

金水宝胶囊

【药物组成】发酵虫草菌粉（Cs~4）

【功能与主治】补肾保肺，秘精益气。用于肺肾两虚，精气不足，久咳虚喘，神疲乏力，不寐健忘，腰膝酸软，月经不调，阳痿早泄。慢性支气管炎、慢性肾功能不全、高脂血症、肝硬化，见上述证候者。

【临床应用】

1. 本品适用于慢性肾功能不全，见久咳虚喘，神疲乏力，失眠健忘，腰膝酸软，月经不调，阳痿早泄，舌淡苔白的患者。

2. 高血压者要控制血压近正常范围。

3. 电解质紊乱者要及时纠正。

4. 贫血者要酌情使用促红细胞生成素。

【注意事项】

1. 不宜与麻黄、桂枝等解表类药物同用。

2. 身重困倦、汗出粘腻、小便黄赤、舌红苔黄腻的患者不宜使用。

3. 呼吸系统感染者忌用。

4. 服药期间忌辛辣食物。

【用法用量】口服，一次 3 粒，1 日 3 次；用于慢性肾功能不全者一次 6 粒，1 日 3 次。

【规格】每粒装 0.33 克。

小结

中成药治疗慢性肾功能衰竭，应紧抓脾肾衰惫，浊瘀内阻这一主要病机特点，方能执简驭繁，提高疗效。本病脾肾虚衰是本，浊瘀是标，治疗上应从急则治标，缓则治本出发，重在泄浊排毒，邪气不除，正虚难复。

因本病处于不断发展的过程，临床可见不同症候，常常需要配合中成药的治疗，主证为脾肾气虚者，可用参苓白术散合右归丸加减；肝肾阴虚者，可用六味地黄丸合二至丸加减；气阴两虚者可用参芪地黄汤加减；脾肾阳虚者，可用真武汤加减；阴阳俱虚可用肾气丸加减。高血压者要控制血压近正常范围，电解质紊乱者要及时纠正，贫血者要酌情使用促红细胞生成素。

第六章　内分泌系统疾病用药

第一节　甲状腺功能亢进

甲状腺功能亢进症定义：是指由各种原因导致甲状腺功能增强，甲状腺激素分泌过多或因甲状腺激素（T3、T4）在血液中水平增高所导致的机体神经系统、循环系统、消化系统、心血管系统等多系统的一系列高代谢症候群以及高兴奋症状和眼部症状。

单纯性甲状腺肿：单纯性甲状腺肿是以缺碘，存在致甲状腺肿物质或酶缺陷所致的代偿性甲状腺增生，肥大和退行性变的一种疾病，此病甲状腺呈弥漫性肿大，可伴有结节形成。本病可为地方性或散发性，一般不伴有甲状腺功能改变。

亚急性甲状腺炎

亚急性甲状腺炎：又称病毒性甲状腺炎或肉芽肿性甲状腺炎或大小胞性甲状腺炎。

桥本氏甲状腺炎即桥本氏炎（Hashimoto thyroiditis）又名慢性淋巴细胞性甲状腺炎（chronic lymphocytic thy - roiditis）通常也叫桥甲炎，桥本病，是一种自体免疫性疾病。

以上几种病皆属于中医瘿瘤的范畴，核心病机为气滞痰凝，应采用理气化痰的治则。可分为气郁痰阻，痰结血瘀，肝火旺盛，心肝阴虚等证型，分别以理气舒郁，理气活血，清肝泻火，滋养阴精等为治法。

逍遥丸（颗粒）

【药物组成】柴胡　当归　白勺　白术（炒）　茯苓　薄荷

炙甘草*

【功能与主治】疏肝健脾，养血调经。用于肝郁脾虚所致的郁闷不疏、胸胁胀痛、头晕目眩、食欲减退、月经不调。

【临床应用】本品适用于甲状腺功能亢进症，见两胁作痛、头痛目眩、口燥咽干、神疲食少、月经不调、乳房作胀，舌淡红苔薄白的患者。

【注意事项】

1. 不宜合用的西药：奎尼丁、氯霉素。
2. 忌食寒凉、生冷食物。
3. 孕妇慎用。
4. 感冒时不宜服用本药。
5. 胃肠冷痛、便稀者忌服。
6. 目干、肢体麻木、失眠多梦、遗精、腰膝酸痛、耳鸣、烦热汗出、手足心热、舌无津液，舌红无苔者慎用。
7. 月经过多者不宜服用本药。
8. 平时月经正常，突然出现月经量少，或月经错后，或阴道不规则出血不宜单用本品，须综合治疗。

【用法用量】丸剂：口服，大蜜丸一次 1 丸，1 日 2 次，水蜜丸一次 6～9 克，1 日 1～2 次；浓缩丸：一次 8 丸，1 日 3 次；颗粒剂：开水冲服，一次 6 克，1 日 2～3 次。

【规格】丸剂：大蜜丸每丸重 9 克，水蜜丸每 100 丸重 20 克；浓缩丸：每 8 丸相当于原药材 8 克；颗粒剂：每袋装 6 克。

丹栀逍遥丸

【药物组成】牡丹皮　栀子（炒焦）　柴胡（酒制）　白芍*（酒炒）　当归　薄荷　白术（土炒）　茯苓　甘草*（蜜制）

【功能与主治】疏肝解郁，清热调经。用于肝郁化火、胸闷胁胀、烦躁易怒、颊赤口干、食欲不振或有潮热，以及妇女月经先期，经行不畅，胸乳与少腹胀痛。

【临床应用】本品适用于甲状腺功能亢进症，见胸闷胁胀、烦躁易怒、潮热、头痛目赤、食欲不振、口干口苦、胃痛、小腹重坠、月经不调、乳房胀痛的患者。

【注意事项】

1. 少吃生冷及油腻难消化的食品。
2. 服药期间要保持情绪乐观，切忌生气恼怒。
3. 孕妇慎用。
4. 对本品过敏者禁用，过敏体质者慎用。

【用法用量】口服，水丸：一次6~9克，1日2次。

【规格】水丸每袋装9克。

九味肝泰胶囊

【药物组成】三七 郁金 蜈蚣（不去头足） 大黄（酒制） 黄芩 山药 蒺藜 姜黄 五味子

【功能与主治】化淤通络，疏肝健脾，用于肝郁脾虚，气滞血淤所致的胁肋胀痛或刺痛，抑郁烦闷，食欲不振，食后腹胀，大便不调，或胁下痞块，面色晦暗或萎黄，舌质暗或有淤斑，或淡紫有齿痕，苔白或微黄腻，脉沉弦或细涩等症。

【临床应用】本品适用于甲状腺功能亢进症，见胁肋胀痛或刺痛，抑郁烦闷，食欲不振，食后腹胀，大便不正常，或胁下肿块，面色晦暗或萎黄，舌质暗或有淤斑，或淡紫有齿痕，苔白或微黄腻的患者。

【注意事项】

1. 孕妇禁用。
2. 用药期间忌烟、酒、辛辣。
3. 避免过度疲劳。

【用法用量】口服，一次4粒，1日3次。

【规格】每粒装0.35克。

生脉饮（党参方）

【药物组成】红参*（党参方中为党参*）　麦冬　五味子

【功能与主治】益气，养阴生津。用于气阴两虚，心慌气短，自汗。

【临床应用】本品适用于甲状腺功能亢进症，见心慌气短，自汗者。

【注意事项】

1. 忌油腻食物。
2. 呕吐，腹胀，便稀，咳嗽痰多者慎用。
3. 感冒发热病人不宜服用。
4. 生脉饮应于饭前服用。

【用法用量】口服，一次10毫升，1日3次。

【规格】每支装10毫升。

常用品牌：北京同仁堂。

龙胆泻肝丸（颗粒、口服液）

【药物组成】龙胆　黄芩　栀子（炒）　盐车前子　泽泻　木通　酒当归　地黄　柴胡　炙甘草*

【功能与主治】清肝胆，利湿热。用于肝胆湿热，头晕目赤，耳鸣耳聋，胁痛口苦，尿赤，湿热带下。

【临床应用】

本品适用于甲状腺功能亢进症，见胸胁疼痛，口苦，头晕，双目红肿，伴耳鸣耳聋，耳肿疼痛，尿黄灼痛，白带色黄量多，舌红苔黄腻的患者。

【注意事项】

1. 清肝胆实火，若脾胃虚寒，胃部冷痛，大便稀者慎用。
2. 含有活血、淡渗利湿之品，有碍胎气，孕妇慎用。

3. 苦寒，易伤正气，儿童、体弱年迈者慎服，即使体质壮实者，不可过服、久服。

4. 原发性高血压患者服药后出现高血压危象者，应立即停药并采取相应急救措施。

5. 肾功能不全患者慎用。

6. 对本品过敏者禁用，过敏体质者慎用。

7. 不宜在服药期间同时服用滋补性中药。

8. 服药后大便次数增多且不成形者，应酌情减量。

9. 服药期间饮食宜清淡易消化之品，忌烟酒及辛辣、油腻之品，以免助热生湿。

【用法用量】 丸剂：口服，水丸：一次3~6克，1日2次；大蜜丸：一次1~2丸，1日2次；颗粒剂：开水冲服，一次4~8克，1日2次；口服液：口服，一次10毫升，1日3次。

【规格】 丸剂：大蜜丸每丸重6克；水丸：每100粒重6克；颗粒剂：每袋装4克；口服液：每支装10毫升。

常用品牌：北京同仁堂。

天王补心丹

【药物组成】 生地黄　五味子　当归身　天冬　麦冬　柏子仁　酸枣仁　人参*　玄参*　丹参*　白茯苓　远志　桔梗

【功能与主治】 阴亏血少。症见虚烦心慌、睡眠不安、精神衰疲、梦遗健忘、思虑过度、大便干燥、口舌生疮，舌红少苔、脉细而数。现代常运用于治疗神经衰弱、精神分裂症、心脏病、甲状腺功能亢进（甲亢）及复发性口腔炎、荨麻疹等属上述证候者。

【临床应用】 本品适用于甲状腺功能亢进症，见烦躁心慌、睡眠不安、精神衰弱、梦遗健忘、思虑过度、大便干燥、口舌生疮、舌红少苔者。

【注意事项】

1. 本品处方中含朱砂，不宜过量久服，肝肾功能不全者慎用。

2. 服用期间应禁食辛辣和刺激性食物。

【用法用量】口服，水丸：一次6克；小蜜丸：一次9克；大蜜丸：一次1丸，1日2次。

【规格】水丸：每100粒重6克；小蜜丸：每8丸相当于原生药3克；大蜜丸：每丸重9克。

越鞠丸

【药物组成】香附（醋制）　川芎　苍术（炒）　栀子（炒）　六神曲（炒）

【功能与主治】理气解郁，宽胸除痞。用于胸膈痞闷，腹中涨满，饮食停滞，嗳气吞酸。

【临床应用】本品适用于甲状腺亢进症见胸胁或小腹胀闷窜痛，情志抑郁或易怒，咽部异物感，乳房胀痛的患者。

【注意事项】

1. 神曲含淀粉酶，不宜与四环素、水杨酸钠、阿司匹林、鞣酸、蛋白烟酸合用。

2. 忌生冷及油腻难消化的食物。

3. 服药期间要保持情绪乐观，切忌生气恼怒。

4. 高血压、心脏病、肝病、糖尿病、肾病等慢性病严重者应慎用。

5. 儿童、孕妇、哺乳期妇女、年老体弱者应慎用。

6. 午后烦热汗出，手足心热，两颧潮红，咽干口燥，舌红少苔者慎用。

【用法用量】口服，一次6~9克，1日2次。

【规格】每100粒重6克。

柴胡舒肝丸

【药物组成】柴胡　青皮（炒）　陈皮　防风　香附（醋制）

枳壳（炒） 白芍*（酒炒） 甘草* 木香 乌药 半夏*（姜制） 茯苓 桔梗 厚朴（姜制） 紫苏梗 豆蔻 山楂（炒） 槟榔 六神曲（炒） 大黄（酒炒） 当归 三棱（醋制） 莪术 黄芩 薄荷

【功能与主治】疏肝理气，消胀止痛。用于肝气不舒，胸胁痞闷，食滞不消，呕吐酸水。

【临床应用】本品适用于甲状腺功能亢进症，见胸胁或小腹胀闷窜痛，情志抑郁或易怒，咽部异物感，嗳气，脘腹胀痛，乳房胀痛的患者。

【注意事项】

1. 忌气恼、生气。
2. 忌烟酒，辛辣油腻，寒凉、生冷食物。
3. 孕妇忌服。
4. 年老体弱者慎服。
5. 目干、肢体麻木、失眠多梦、遗精、腰膝酸痛、耳鸣、烦热汗出、手足心热、舌无津液、舌红无苔者慎用。
6. 服药过程如出现舌红少苔、口燥咽干、心烦失眠等症，则应停服。

【用法用量】口服，一次1丸，1日2次。

【规格】每丸重10克。

第二节 甲状腺功能减退

甲状腺功能减退症，简称甲减，是由于甲状腺激素缺乏或不足或对其不反应致机体代谢活动下降而引起的一种内分泌病。

原发肾上腺皮质功能减退症，原发性慢性肾上腺皮质功能减退症，又称艾迪生病，是因肾上腺本身的慢性疾病而致的肾上腺皮质激素分泌不足的一种较少见的内分泌疾病。多见于成年男性，儿童较少见。

属于中医虚劳病的范畴，本病的病机是禀赋薄弱，体质不强；烦劳过度，损及五脏；饮食不节，损伤脾胃；大病久病，失于调理。治则是补益脾肾，扶正祛邪。以补气养血，滋阴养阳为治法。

附子理中丸

【药物组成】附子*（制）　党参*　白术（炒）　,干姜　甘草*

【功能与主治】温中健脾。用于脾胃虚寒，脘腹冷痛，呕吐泄泻，手足不温。

【临床应用】　本品适用于甲状腺功能减退症，见腹部冷痛喜温，呕吐泄泻，口淡不渴，舌淡苔白的患者。

【注意事项】

1. 忌不易消化食物。

2. 感冒发热，手足心热，颧红，烦热汗多，咽干口燥者不宜服用。

3. 高血压、心脏病、肝病、糖尿病、肾病等慢性病严重者应慎用。

4. 不宜过量或长期服用。

5. 孕妇、哺乳期妇女、儿童慎用。

【用法用量】口服，水蜜丸：一次6克；大蜜丸：一次1丸，1日2～3次。

【规格】丸剂：大蜜丸每丸重9克；水蜜丸：每100粒重10克。

常用品牌：北京同仁堂。

归脾丸（合剂）

【药物组成】党参*　白术（炒）　炙黄芪　炙甘草*　茯苓　远志（制）　酸枣仁（炒）　龙眼肉　当归　木香

【功能与主治】益气健脾，养血安神。用于心脾两虚，气短心慌，失眠多梦，头昏头晕，肢倦乏力，食欲不振，崩漏便血。

【临床应用】本品适用于甲状腺功能减退症，见气短心慌，失眠多梦，头昏头晕，肢倦乏力，食欲不振，崩漏便血，舌淡苔白的患者。

【注意事项】

1. 忌不易消化食物。
2. 感冒发热病人不宜服用。
3. 高血压、心脏病、肝病、糖尿病、肾病等慢性病严重者应慎用。
4. 儿童、孕妇、哺乳期妇女应慎用。
5. 服药四周症状无缓解，应停药，酌情治疗。

【用法用量】丸剂：用温开水或生姜汤送服；大蜜丸一次1丸，小蜜丸一次9克，水蜜丸一次6克，浓缩丸：一次8~10丸，1日3次；合剂：口服，一次10~20毫升，1日3次。

【规格】丸剂：大蜜丸每丸重9克，小蜜丸每10丸重2克，水蜜丸每10丸重1.5克；浓缩丸：每8丸相当于原药材3克；合剂（1）每支装10毫升（2）每瓶装100毫升。

杞菊地黄丸（片、胶囊、口服液）

【药物组成】枸杞子　菊花　熟地黄　山茱萸（制）　牡丹皮　山药　茯苓　泽泻

【功能与主治】滋肾养肝。用于肝肾阴亏，眩晕耳鸣，羞明畏光，迎风流泪，视物昏花。

【临床应用】本品适用于甲状腺功能减退症，见眩晕耳鸣，羞明畏光，迎风流泪，视物昏花舌红苔少或无苔者。

【注意事项】

忌烟、酒及辛辣食物。

【用法用量】丸剂：口服，大蜜丸一次1丸，小蜜丸一次9克，水蜜丸一次 6 克，1 日 2 次；浓缩丸：口服，一次 8 丸，1 日 3 次；片剂：口服，一次 3～4 片，1 日 3 次；胶囊剂：口服，一次 5～6 粒，1 日 3 次；口服液：口服，一次 10 毫升，1 日 2 次。

【规格】 丸剂：大蜜丸每丸重 9 克，小蜜丸每 45 丸重 9 克，水蜜丸每 100 粒重 10 克；浓缩丸：每 8 丸相当于原药材 3 克；片剂：每片重 0.38 克（薄膜衣）；胶囊剂：每粒装 0.3 克；口服液：每支装 10 毫升。

常用品牌：北京同仁堂。

八珍丸（颗粒）

【药物组成】 党参* 白术（炒） 茯苓 熟地黄 当归 白芍*（炒） 川芎 炙甘草*

【功能与主治】 补气益血。用于气血两虚，面色萎黄，食欲不振，四肢乏力，月经过多。

【临床应用】 本品适用于甲状腺功能减退症，见面色苍白或萎黄，头晕目眩，心慌失眠，食欲不振，四肢乏力，舌淡苔薄白的患者。

【注意事项】

1. 忌不易消化食物。
2. 感冒发热病人不宜服用。
3. 高血压、心脏病、肝病、糖尿病、肾病等慢性病严重者应慎用。
4. 儿童、孕妇、哺乳期妇女应慎用。
5. 服药四周症状无缓解，应停药，酌情治疗。

【用法用量】 丸剂：口服，大蜜丸一次 1 丸，水蜜丸一次 6 克，1 日 2 次；颗粒剂：开水冲服，一次 1 袋，1 日 2 次。

【规格】 丸剂：大蜜丸每丸重 9 克，水蜜丸每 100 粒重 10 克；颗粒剂：每袋装（1）8 克（2）3.5 克（无蔗糖）。

左归丸

【药物组成】熟地黄　山药　枸杞子　山茱萸　牛膝　鹿角胶　龟版胶　菟丝子

【功能与主治】滋肾补阴。用于肾阴不足，腰酸腿软，盗汗遗精，神疲口燥。

【临床应用】本品适用于甲状腺功能减退症，见头晕目眩，耳鸣耳聋，失眠健忘，腰酸腿软，遗精，多汗，口燥舌干，舌红少苔的患者。

【注意事项】

1. 忌油腻食物。
2. 感冒病人不宜服用。
3. 服药两周或服药期间症状无改善，或症状加重，或出现新的严重症状，应停药酌情治疗。
4. 孕妇忌服，儿童禁用。

【用法用量】口服，一次 9 克，1 日 2 次。

【规格】每 10 粒重 1 克。

右归丸

【药物组成】山药　附子*（炮附片）　杜仲（盐炒）　熟地黄　当归　山茱萸（酒制）　枸杞子　菟丝子　鹿角胶　肉桂

【功能与主治】温补肾阳，填精止遗。用于肾阳不足，腰膝酸冷，精神不振，怯寒畏冷，阳痿遗精，大便溏薄，尿频而清。

【临床应用】本品适用于甲状腺功能减退症，见神疲气短，怕冷，四肢不温，阳痿遗精，不孕不育，腰膝酸软，遗尿，关节疼痛，头面四肢浮肿，腹部冷痛，食欲不振，恶心呕吐，腹胀泄泻，舌淡苔白的患者。

【注意事项】

1. 忌生冷饮食。

2. 头晕目眩，耳鸣耳聋，失眠健忘，腰酸腿软，遗精，多汗，口燥舌干，舌红少苔者忌用。

3. 孕妇忌服。

4. 儿童禁用。

【用法用量】 口服，一次1丸，1日2次。

【规格】 每丸重9克。

第三节　糖尿病

糖尿病是以慢性血葡萄糖（简称血糖）水平增高为特征的代谢疾病。高血糖是由于胰岛素分泌缺陷和（或）胰岛素作用缺陷而引起的。除碳水化合物外，尚有蛋白质、脂肪代谢异常。中医多属“消渴”范畴。其核心病机主要在于阴津亏损，燥热偏胜，而以阴虚为本，燥热为标，故以清热润燥、养阴生津为治疗原则。根据多饮、多食、多尿、可分为上、中、下三消，分别以润肺、清胃、滋肾辨证论治。

玉泉丸（片、颗粒）

【药物组成】 葛根　天花粉*　地黄　麦冬　五味子　甘草*

【功能与主治】 清热养阴，生津止渴。用于阴虚内热所致的消渴，症见多饮、多食、多尿。Ⅱ型糖尿病，见上述证候者。

【临床应用】

1. 本品适用于Ⅱ型糖尿病，见多饮、多食、多尿、烦热、手足心热，舌红少苔或无苔的患者。

2. 根据血糖水平必要时加用口服降糖药或胰岛素。

【注意事项】

1. 不宜与附子、肉桂等温热类药物同用。

2. 怕冷、四肢不温、腹泻、水肿少尿者慎用。

3. 孕妇忌用。

4. 服药期间忌食肥甘、辛辣之品，控制饮食，注意合理的饮食结构。忌烟酒。

5. 避免长期精神紧张；适当进行体育活动。

【用法用量】丸剂：口服，一次6克；片剂：口服，一次8片，1日4次；颗粒剂：开水冲服，一次1袋，1日4次。

【规格】丸剂：浓缩丸每10丸重1.5克；片剂：每片重0.65克；颗粒剂：每袋装5克。

参精止渴丸（降糖丸）

【药物组成】红参* 黄精 黄芪 白术 茯苓 葛根 五味子 黄连 大黄 甘草*

【功能与主治】益气养阴，生津正渴。用于气阴两亏、内热津伤所致的消渴，症见少气乏力、口干多饮、易饥、形体消瘦。Ⅱ型糖尿病，见上述证候者。

【临床应用】

1. 本品适用于Ⅱ型糖尿病，见多饮、多食、多尿、少气乏力、形体消瘦、烦热、手足心热，舌红少苔或无苔的患者。

2. 根据血糖水平必要时加用口服降糖药或胰岛素。

【注意事项】

1. 不宜与附子、肉桂等温热类药物同用。

2. 怕冷、四肢不温、腹泻、水肿少尿者慎用。

3. 孕妇忌用。

4. 服药期间忌食肥甘、辛辣之品，控制饮食，注意合理的饮食结构。忌烟酒。

5. 避免长期精神紧张，适当进行体育活动。

【用法用量】口服，一次10克，1日2~3次。

【规格】每100丸重7克。

降糖舒胶囊

【药物组成】人参* 枸杞子 黄芪 葛根 山药 黄精 五味子 熟地黄 地黄 玄参* 麦冬 知母 生石膏* 天花粉* 刺五加 益智仁 牡蛎 芡实 枳壳 丹参* 荔枝核 乌药

【功能与主治】益气养阴，生津止渴。用于气阴两虚所致的消渴病，症见口渴、多饮、多食、多尿、消瘦、乏力；Ⅱ型糖尿病，见上述证候者。

【临床应用】

1. 本品适用于Ⅱ型糖尿病，见多饮、多食、多尿、少气乏力、形体消瘦、烦热、手足心热，舌红少苔或无苔的患者。

2. 根据血糖水平必要时加用口服降糖药或胰岛素。

【注意事项】

1. 不宜与附子、肉桂等温热类药物同用。

2. 怕冷、四肢不温、腹泻、水肿少尿者慎用。

3. 孕妇忌用。

4. 服药期间忌食肥甘、辛辣之品，控制饮食，注意合理的饮食结构。忌烟酒。

5. 避免长期精神紧张；适当进行体育活动。

【用法用量】口服，一次1~6粒，1日3次。

【规格】每粒装0.3克。

降糖胶囊

【药物组成】知母 三颗针 人参* 五味子 干姜 人参茎叶皂苷*

【功能与主治】 清热生津，滋阴润燥。用于阴虚燥热所致的消渴病，症见多饮、多食、多尿、消瘦、体倦乏力。

【临床应用】

1. 本品适用于Ⅱ型糖尿病，见多饮、多食、多尿、形体消瘦、烦热、手足心热，舌红少苔或无苔者。

2. 根据血糖水平必要时加用口服降糖药或胰岛素。

【注意事项】

1. 不宜与附子、肉桂等温热类药物同用。

2. 怕冷、四肢不温、腹泻、水肿少尿者慎用。

3. 使用药时严格控制饮食，忌食肥甘、辛辣食物及忌烟酒。

4. 保持情绪稳定及充足的睡眠，适当进行体育活动。

5. 对重症病例，经三个月降糖胶囊治疗无效时，改用其他降糖药物治疗，以防病情加重。

6. 在治疗过程中，尤其是与西药降糖药联合用药时，要及时监测血糖，避免低血糖反应发生。

7. 注意早期防治各种并发症，如糖尿病脑病、糖尿病心病、糖尿病肾病等，以防止病情的恶化。

【用法用量】 口服，一次4~6粒，1日3次。

【规格】 每粒装0.3克。

糖尿灵片

【药物组成】 天花粉* 生地黄 葛根 麦冬 五味子 南瓜粉 糯米（炒黄）甘草*

【功能与主治】 滋阴清热，生津止渴。用于阴虚燥热所致的消渴病，症见口渴、多饮、多食、多尿、消瘦、五心烦热。Ⅱ型糖尿病，见上述证候者。

【临床应用】

1. 本品适用于Ⅱ型糖尿病，见多饮、多食、多尿、形体消瘦、烦热、手足心热，舌红少苔或无苔者。

2. 根据血糖水平必要时加用口服降糖药或胰岛素。

【注意事项】

1. 不宜与附子、肉桂等温热类药物同用。

2. 怕冷、四肢不温、腹泻、水肿少尿者慎用。

3. 孕妇忌用。

4. 服药期间忌食肥甘、辛辣之品，控制饮食，注意合理的饮食结构。忌烟酒。

5. 避免长期精神紧张；适当进行体育活动。

【用法用量】 口服，一次4~6片，1日3次。

【规格】 每片重0.3克。

参芪降糖颗粒（胶囊）

【药物组成】 人参茎叶皂苷* 黄芪 山药 麦冬 五味子 枸杞子 覆盆子 地黄 天花粉* 茯苓 泽泻

【功能与主治】 益气养阴，健脾补肾。用于气阴两虚所致的消渴病，症见咽干口燥、倦怠乏力、口渴多饮、多食多尿、消瘦。Ⅱ型糖尿病，见上述证候者。

【临床应用】

1. 本品适用于Ⅱ型糖尿病，见多饮、多食、多尿、咽干口燥、少气乏力、形体消瘦、烦热、手足心热，舌红少苔或无苔的患者。

2. 根据血糖水平必要时加用口服降糖药或胰岛素。

【注意事项】

1. 发热者禁用，待热退后可服用。

2. 怕冷、四肢不温、腹泻、水肿少尿者慎用。

3. 孕妇忌用。

4. 服药期间忌食肥甘、辛辣之品，控制饮食，注意合理的饮食结构。忌烟酒。

5. 避免长期精神紧张；适当进行体育活动。

【用法用量】 颗粒剂：口服，一次1克，1日3次，口服，一个月为一疗程，效果不显著或治疗前症状较重者，一次用量可达3克，1日3次；胶囊剂：口服，一次3粒，1日3次，口服，一个月为一疗程，效果不显著或治疗前症状较重者，每次用量可达8粒，1日3次。

【规格】 颗粒剂：每袋装3克；胶囊剂：每粒装0.35克。

金芪降糖片（颗粒、胶囊）

【药物组成】 黄芪　金银花　黄连

【功能与主治】 清热泻火，补益中气。用于内热兼气虚所致的消渴病，症见口渴喜饮、易饥多食、气短乏力。Ⅱ型糖尿病轻、中度，见上述证候者。

【临床应用】

1. 本品适用于Ⅱ型糖尿病，见多饮、多食、多尿、口渴、少气乏力、烦热、手足心热，舌红少苔或无苔的患者。

2. 根据血糖水平必要时加用口服降糖药或胰岛素。

【注意事项】

1. 怕冷、四肢不温、腹泻、水肿少尿者慎用。

2. 重度Ⅱ型糖尿病患者不宜使用。

3. 服药期间忌食肥甘、辛辣之品，控制饮食，注意合理的饮食结构。忌烟酒。

4. 避免长期精神紧张；适当进行体育活动。

【用法用量】 片剂：饭前半小时口服，一次7～10片，1日3次。疗程两个月；颗粒剂：饭前半小时口服，一次1袋，1日3次。疗程两个月；胶囊剂：饭前半小时口服，一次4粒，1日3次。疗程两个月。

【规格】 片剂：每素片重0.42克；颗粒剂：每袋装5克；胶囊剂：每粒装0.4克。

糖尿乐胶囊

【药物组成】 天花粉* 山药 黄芪 红参* 地黄 葛根 枸杞 知母 天冬 茯苓 山茱萸 五味子 鸡内金（炒）

【功能与主治】 益气养阴，生津止渴。用于气阴两虚所致的消渴病，症见多食、多饮、多尿、消瘦、四肢无力。

【临床应用】

1. 本品适用于Ⅱ型糖尿病，见多饮、多食、多尿、倦怠乏力、消瘦、烦热、手足心热，舌质红或淡红苔白者。

2. 根据血糖水平必要时加用口服降糖药或胰岛素。

【注意事项】

1. 怕冷、四肢不温、腹泻、水肿少尿者慎用。

2. 孕妇忌用。

3. 服药期间忌食肥甘、辛辣之品，控制饮食，注意合理的饮食结构。忌烟酒。

4. 避免长期精神紧张；适当进行体育活动。

【用量与用法】 口服，一次3~4粒，1日3次。

【规格】 每粒装0.3克。

消渴安胶囊

【药物组成】 地黄 知母 人参* 枸杞子 玉竹 黄连 地骨皮 丹参*

【功能与主治】 清热生津、益气养阴，活血化瘀。用于阴虚燥热兼气虚血瘀所致的消渴病，症见口渴多饮、多食易饥、五心烦热、大便秘结、倦怠乏力、自汗。Ⅱ型糖尿病，见上述证候者。

【临床应用】

1. 本品适用于Ⅱ型糖尿病，见口渴多饮、多食、多尿、倦怠乏力、烦热、手足心热，大便干，舌质红而干或有瘀斑，苔薄黄或少苔者。

2. 根据血糖水平必要时加用口服降糖药或胰岛素。

【注意事项】

1. 怕冷、四肢不温、腹泻、水肿少尿者慎用。

2. 服药同时应控制饮食，坚持运动疗法，加强糖尿病教育，保持健康心态，坚持服用规定剂量药品。

3. 服药期间应定期测定血糖，肝、肾功能。

【用法用量】 口服，一次3粒，1日3次。

【规格】 每粒装0.4克。

消渴灵片

【药物组成】 地黄　黄芪　枸杞子　天花粉*　麦冬　红参*　茯苓　石膏　黄连　五味子　牡丹皮

【功能与主治】 益气养阴，清热泻火，生津止渴。用于气阴两虚所致的消渴病，症见多饮、多食、多尿、消瘦、气短乏力。Ⅱ型轻型、中型糖尿病，见上述证候者。

【临床应用】

1. 本品适用于Ⅱ型糖尿病，见多饮、多食、多尿、倦怠乏力、消瘦、烦热、手足心热，舌质红或淡红，苔白者。

2. 根据血糖水平必要时加用口服降糖药或胰岛素。

【注意事项】

1. 怕冷、四肢不温、腹泻、水肿少尿者慎用。

2. 孕妇忌用。

3. 服药期间忌食肥甘、辛辣之品，控制饮食，注意合理的饮食结构。忌烟酒。

4. 避免长期精神紧张；适当进行体育活动。

【用法用量】 口服，一次8片，1日3次。

【规格】 每片重0.3克。

消渴平片

【药物组成】 黄芪　天花粉*　人参*　葛根　天冬　黄连　知母　枸杞子　沙苑子　五倍子　五味子　丹参*

【功能与主治】 益气养阴，清热泻火。用于阴虚燥热，气阴两虚所致的消渴病，症见口渴喜饮、多食、多尿、消瘦、气短、乏力、手足心热。Ⅱ型糖尿病，见上述证候者。

【临床应用】

1. 本品适用于Ⅱ型糖尿病，见多饮、多食、多尿、倦怠乏力、消瘦、烦热、手足心热，舌质红或淡红，苔白者。

2. 根据血糖水平必要时加用口服降糖药或胰岛素。

【不良反应】 个别病人服药后出现胃肠道反应，如恶心、腹胀、腹泻等，但减量或继续服用后症状逐渐消失，极个别患者出现皮疹，继续服用后皮疹消失。

【注意事项】

1. 怕冷、四肢不温、腹泻、水肿少尿者慎用。

2. 孕妇忌用。

3. 服药期间忌食肥甘、辛辣之品，控制饮食，注意合理的饮食结构。忌烟酒。

4. 避免长期精神紧张，适当进行体育活动。

【用法用量】 口服，一次6~8片，1日3次。

【规格】 每片重0.34克。

消渴丸

【药物组成】 葛根　地黄　黄芪　天花粉*　玉米须　南五味子　山药　格列本脲

【功能与主治】 滋肾养阴，益气生津。用于气阴两虚所致的消渴病，症见多饮、多尿、多食、消瘦、体倦乏力、眠差、腰痛。Ⅱ

型糖尿病，见上述证候者。

【临床应用】

本品适用于Ⅱ型糖尿病，见多饮、多食、多尿，倦怠乏力，消瘦，手足心热，舌质红或淡红的患者。

【不良反应】

1. 低血糖反应，其诱因为进餐延迟、剧烈体力活动，或药物剂量过大，以及合用一些可增加低血糖发生的药物。发生低血糖反应后，进食、饮糖水通常均可缓解。在肝肾功能不全，年老、体弱者，若剂量偏大（对成年患者的一般剂量对年老、体弱者即可能过量），则可引起严重低血糖。

2. 偶见药疹。

3. 偶见轻度恶心、呕吐等消化道反应。

4. 罕见脱发。

【注意事项】

1. 本品与下列药物合用，可增加低血糖的发生：（1）抑制磺脲类药物由尿中排泄，如治疗痛风的丙磺舒、别嘌醇；（2）延迟磺脲类药物的代谢，如酒精，H_2 受体阻滞剂（西米替丁、雷尼替丁）、氯霉素，抗真菌药咪康唑，抗凝药。磺脲类与酒精同服可引起腹痛、恶心、呕吐、头痛以及面部潮红（尤以使用氯磺丙脲时），与香豆素类抗凝剂合用时，开始二者血浆浓度皆升高，以后二者血浆浓度皆减少，故应按情况调整两药的用量；（3）促使与血浆白蛋白结合的磺脲类药物分离出来，如水杨酸盐、贝特类降血脂药；（4）药物本身具有致低血糖作用：酒精、水杨酸类、胍乙啶、单胺氧化酶抑制剂、奎尼丁；（5）合用其他降血糖药物：胰岛素、二甲双胍、阿卡波糖、胰岛素增敏剂；（6）β 肾上腺受体阻滞剂可干扰低血糖时机体的升血糖反应，阻碍肝糖酵解，同时又可掩盖低血糖的警觉症状。

2. 本品与下列药物合用，可增加高血糖的发生：（1）糖皮质激素、雌激素、噻嗪类利尿剂、苯妥英钠、利福平；（2）β 肾上腺受体阻滞剂可拮抗磺脲类药物的促胰岛素分泌作用，故也可致高血糖。

3. 本品不宜与其他磺脲类药物合用。

4. 本品服用量应根据病情从每次5丸起逐渐递增。每次服用量不超过10丸，每日不超过30丸；至疗效满意时，可逐渐减少每次服用量或减少服用次数至1日2次的维持剂量。每日服用2次时，应在早餐及午餐前各服用1次，晚餐前尽量不服用。

5. 年龄超过65岁的糖尿病患者对低血糖耐受差，对此类糖尿病患者用药时应密切注意避免低血糖反应。其血糖控制标准略宽于一般人，空腹血糖＜7.8mmol / L（140mg / dl），餐后2小时血糖＜11.1mmol / L（200mg / dl）即可。

6. 孕妇、哺乳期妇女不宜服用。

7. 服药期间忌食肥甘、辛辣之品，控制饮食，注意合理的饮食结构。忌烟酒。

8. 本品含格列本脲，下列情况应禁用：Ⅰ型糖尿病患者；Ⅱ型糖尿病患者伴有酮症酸中毒、昏迷、严重烧伤、感染、严重外伤和重大手术者；孕妇、乳母；肝、肾功能不全者；白细胞减少、粒细胞缺乏、血小板减少等患者；对磺胺类药物过敏者。

9. 体质虚弱、高热、老年患者、有肾上腺皮质功能减退或垂体前叶功能减退者慎用。

10. 用药期间应定期监测血糖、尿糖、尿酮体、尿蛋白、肝、肾功能和血象，并进行眼科检查。

【用法用量】 口服，一次5～10丸，1日2～3次，饭前温水送服。

【规格】 每10丸重2.5克（含格列本脲2.5毫克）。

常用品牌：广州中一药业。

消糖灵胶囊

【药物组成】 黄芪　天花粉*　人参*　白芍*　黄连　知母

枸杞子　五味子　杜仲　沙苑子　丹参*　优降糖

【功能与主治】益气养阴，清热泻火。用于阴虚燥热、气阴两虚所致的消渴病，症见口渴喜饮、体倦乏力、多食、多尿、消瘦；Ⅱ型糖尿病，见上述证候者。

【临床应用】

1. 本品适用于Ⅱ型糖尿病，见多饮、多食、多尿、倦怠乏力、消瘦、烦热、手足心热，舌质红或淡红，苔白者。

2. 根据血糖水平必要时加用口服降糖药或胰岛素。

【注意事项】

1. 怕冷、四肢不温、腹泻、水肿少尿者慎用。

2. 孕妇忌用。

3. 服药期间忌食肥甘、辛辣之品，控制饮食，注意合理的饮食结构。忌烟酒。

4. 本品含格列本脲（优降糖），下列情况应禁用：Ⅰ型糖尿病患者；Ⅱ型糖尿病患者伴有酮症酸中毒、昏迷、严重烧伤、感染、严重外伤和重大手术者；孕妇、乳母；肝、肾功能不全者；白细胞减少、粒细胞缺乏、血小板减少等患者；对磺胺类药物过敏者。

5. 不宜与磺脲类降糖药同用。

6. 体质虚弱、高热、老年患者、有肾上腺皮质功能减退或垂体前叶功能减退者慎用。

7. 用药期间应定期侧定血糖、尿糖、尿酮体、尿蛋白、肝、肾功能和血象，并进行眼科检查。

【用法用量】口服，一次3粒，1日2次。

【规格】每粒装0.4克。

养阴降糖片

【药物组成】黄芪　地黄　党参*　枸杞子　葛根　玄参*　知母　玉竹　五味子　牡丹皮　虎杖　川芎

【功能与主治】养阴益气，清热活血。用于气阴两虚兼血瘀所致的消渴病，症见口渴喜饮、体倦乏力、多食、多尿、消瘦、五心烦热；Ⅱ型糖尿病，见上述证候者。

【临床应用】

1. 本品适用于Ⅱ型糖尿病，见多饮、多食、多尿、倦怠乏力、消瘦、烦热、手足心热，舌质红或淡红，苔白者。

2. 根据血糖水平必要时加用口服降糖药或胰岛素。

【注意事项】

1. 怕冷、四肢不温、腹泻、水肿少尿者慎用。

2. 孕妇忌用。

3. 服药期间忌食肥甘、辛辣之品，控制饮食，注意合理的饮食结构。忌烟酒。

4. 避免长期精神紧张；适当进行体育活动。

【用法用量】口服，一次8片，1日3次。

【规格】每片重0.72克。

芪蛭降糖胶囊

【药物组成】黄芪　地黄　黄精　水蛭

【功能与主治】益气养阴，活血化瘀。用于气阴两虚兼血瘀所致的消渴病，症见口渴多饮、多尿易饥、体疲乏力、自汗盗汗、面色晦暗、肢体麻木。Ⅱ型糖尿病，见上述证候者。

【临床应用】

1. 本品适用于Ⅱ型糖尿病，见多饮、多食、多尿、倦怠乏力、消瘦、烦热、手足心热，面色晦暗，肢体麻木，舌质红或有瘀斑，苔白者。

2. 根据血糖水平必要时加用口服降糖药或胰岛素。

【注意事项】

1. 怕冷、四肢不温、腹泻、水肿少尿者慎用。

2. 孕妇忌用。

3. 服药期间忌食肥甘、辛辣之品，控制饮食，注意合理的饮食结构。忌烟酒。

4. 避免长期精神紧张；适当进行体育活动。

【用法用量】口服，一次5粒，1日3次。疗程三个月。

【规格】每粒装0.5克。

十味玉泉胶囊

【药物组成】天花粉* 葛根 地黄 麦冬 五味子 人参* 黄芪 茯苓 乌梅 甘草*

【功能与主治】益气养阴，生津止渴。用于气阴两虚所致的消渴病，症见气短乏力、口渴喜饮、易饥烦热；Ⅱ型糖尿病，见上述证候者。

【临床应用】

1. 本品适用于Ⅱ型糖尿病，见多饮、多食、多尿、倦怠乏力、消瘦、烦热、手足心热，舌质红或淡红，苔白者。

2. 根据血糖水平必要时加用口服降糖药或胰岛素。

【注意事项】

1. 怕冷、四肢不温、腹泻、水肿少尿者慎用。

2. 孕妇忌用。

3. 服药期间忌食肥甘、辛辣之品，控制饮食，注意合理的饮食结构。忌烟酒。

4. 避免长期精神紧张；适当进行体育活动。

【用法用量】口服，一次4粒，1日4次。

【规格】每粒装0.5克。

小结

中成药治疗糖尿病以清热润燥、养阴生津为基本治则，对上中下消有侧重润肺、养胃（脾）、益肾之别。但上中下三消之间有着十分密切的内在联系，其病机性质是一致的，临床上的中成药针对的是阴虚、气阴两虚类较多。如兼见瘀血，可选用芪蛭降糖胶囊。但是要根据血糖水平适时加用口服降糖药或胰岛素。

第四节　痛　风

痛风为嘌呤代谢紊乱和（或）尿素排泄障碍所致血尿酸增高的一组异质性疾病。其临床特点是高尿酸症、痛风性急性关节炎反复发作、痛风石沉积、特征性慢性关节炎和关节畸形，常累及肾，引起慢性间质性肾炎和肾尿酸结石形成。中医属“痹症”范畴，其核心病机为风、寒、湿、热、痰、瘀等邪气滞留肢体筋脉、关节、肌肉，经脉闭阻经络，不通则痛。治以祛邪通络为原则。

痛风定胶囊

【药物组成】秦艽　黄柏　川牛膝　延胡索　赤芍*　泽泻　车前子　土茯苓

【功能与主治】清热祛湿，活血通络定痛。用于湿热瘀阻所致的痹病，症见关节红肿热痛，伴有发热，汗出不解，口渴心烦，小便黄，舌红苔黄腻，脉滑数。急慢性痛风，见上述证候者。

【临床应用】

1. 本品适用于急慢性痛风，见关节红肿热痛，伴有发热，汗出，口渴心烦，小便黄，舌红苔黄腻的患者。
2. 血尿酸增高者可合并使用别嘌呤醇等药物。
3. 疼痛明显者，可以配合使用止痛药。

【不良反应】服用本品偶可致胃肠反应，表现为胃痛，纳差等症状。

【注意事项】

1. 关节无红肿灼热者忌用。
2. 孕妇慎用。

3. 服药后不宜立即饮茶。

4. 服药期间宜食清淡食品，忌食肉类、鱼虾、豆类、油腻、辛辣之品，宜忌酒。

【用法用量】口服，一次4粒，1日3次。

【规格】每粒装0.4克。

二妙丸

【药物组成】苍术（炒） 黄柏（炒）

【功能与主治】燥湿清热。用于湿热下注，白带，阴囊湿痒。

【临床应用】

1. 本品适用于急慢性痛风，见足膝红肿热痛，或伴发热，口苦口粘，口渴不欲饮，小便黄，舌质红，苔黄腻的患者。

2. 血尿酸增高者可合并使用别嘌呤醇等药物。

【注意事项】

1. 关节无红肿灼热、腹部怕冷、便稀者忌用。

2. 服药期间，宜食用清淡易消化之品，忌食辛辣油腻之品。

3. 高血压、心脏病、肝病、糖尿病、肾病等慢性病严重者应慎用。

4. 如瘙痒重者，应停药，酌情治疗。

5. 对本品过敏者禁用，过敏体质者慎用。

【用法用量】口服，一次6~9克，1日2次。

【规格】每100粒重6克。

常用品牌：北京同仁堂。

三妙丸

【药物组成】苍术（炒） 黄柏（炒） 牛膝

【功能与主治】清热燥湿。用于湿热下注所致的痹病，症见足膝红肿热痛，下肢沉重，小便黄少，或伴发热，口苦口粘，口渴不欲饮，舌质红，苔黄腻，脉滑数。急性痛风性关节炎，见上述证候者。

【临床应用】

1. 本品适用于急慢性痛风，见足膝红肿热痛，下肢沉重，小便黄少，或伴发热，口苦口粘，口渴不欲饮，舌质红，苔黄腻的患者。

2. 血尿酸增高者可合并使用别嘌呤醇等药物。

3. 疼痛明显者，可以配合使用止痛药。

【注意事项】

1. 关节无红肿灼热、腹部怕冷、便稀者忌用。

2. 孕妇慎用。

3. 服药期间，宜食用清淡易消化之品，忌食辛辣油腻之品，以免助湿生热。

【用法用量】口服，一次6~9克，1日2~3次。

【规格】每100粒重6克。

四妙丸

【药物组成】黄柏（盐炒）　苍术　薏苡仁　牛膝

【功能与主治】清热利湿。用于湿热下注所致的痹病。症见下肢关节肿痛，痛处焮红灼热，筋脉拘急，关节屈伸不利，小便热赤，舌质红，舌苔黄，脉滑数。痛风性关节炎，见上述证候者。

【临床应用】

1. 本品适用于急慢性痛风，见下肢关节红肿热痛，活动受限，小便灼热色黄，舌质红，舌苔黄者。

2. 血尿酸增高者可合并使用别嘌呤醇等药物。

3. 疼痛明显者，可以配合使用止痛药。

1. 不宜与附子、肉桂温热药同用。

2. 关节无红肿灼热、腹部怕冷、便稀者忌用。

3. 孕妇慎用。

4. 服药期间饮食宜用清淡易消化之品，忌饮酒，忌食鱼腥、辛辣油腻之品。

【用法用量】 口服，一次6克，1日2次。

【规格】 每15粒重1克。

当归拈痛丸

【药物组成】 羌活　茵陈　猪苓　泽泻　黄芩　苦参* 防风　升麻　葛根　白术（炒）　苍术（炒）　党参*　当归　知母　甘草*

【功能与主治】 清热利湿，祛风止痛。用于湿热闭阻所致的痹病，症见关节或肌肉局部红肿、疼痛、重着，触之灼热或有热感，足胫红肿热痛，口渴不欲饮，烦闷不安，溲黄。或有发热，舌红苔黄腻，脉濡数或滑数。痛风性关节炎，见上述证候者。

【临床应用】

1. 本品适用于急慢性痛风，见下肢关节红肿热痛，活动受限，口渴不欲饮，烦闷不安，小便灼热色黄，或有发热，舌质红，舌苔黄者。

2. 血尿酸增高者可合并使用别嘌呤醇等药物。

3. 疼痛明显者，可以配合使用止痛药。

【注意事项】

1. 不宜与附子、肉桂温热药同用。

2. 关节无红肿灼热、腹部怕冷、便稀者忌用。

3. 孕妇慎用。

4. 服药期间，宜食用清淡易消化之品，忌食辛辣油腻之品。

【用法用量】 口服，一次9克，1日2次。

【规格】 每18粒重1克。

湿热痹颗粒（片）

【药物组成】 苍术　黄柏　粉萆薢　薏苡仁　汉防己　连翘　川牛膝　地龙　防风　威灵仙　忍冬藤　桑枝

【功能与主治】 祛风除湿，清热消肿，通络定痛。用于湿热阻络所致的痹病，症见肌肉或关节疼痛，局部灼热红肿，触之发热，得冷稍舒，遇热加重，痛不可触，多伴有发热，恶风，口渴不欲饮，烦闷不安。苔黄燥，脉滑数，痛风，见上述证候者。

【临床应用】

1. 本品适用于急慢性痛风，见下肢关节红肿热痛，活动受限，小便灼热色黄，或伴有发热，怕风，口渴不欲饮，烦闷不安，舌质红，舌苔黄者。

2. 血尿酸增高者可合并使用别嘌呤醇等药物。

3. 疼痛明显者，可以配合使用止痛药。

【注意事项】

1. 不宜与附子、肉桂温热药同用。

2. 关节无红肿灼热、腹部怕冷、便稀者忌用。

3. 孕妇慎用。

4. 服药期间，宜食用清淡易消化之品，忌食辛辣油腻之品。忌烟酒。

【用法用量】 颗粒剂：开水冲服，一次1袋，1日3次；片剂：口服，一次6片，1日3次。

【规格】 颗粒剂：每袋装（1）5克（减糖型）（2）3克（无糖型）；片剂：每素片重0.25克。

风痛灵

【药物组成】 乳香　没药　血竭　樟脑　冰片　麝香脑　薄荷脑　水杨酸甲酚适量　丁香罗勒油

【功能与主治】活血化瘀，消肿止痛。用于痹病，因风寒湿导致血瘀阻络。症见肌肉关节疼痛，痛如刀割、针刺样，压痛明显，局部皮色紫暗，舌质紫暗有瘀斑，脉弦涩，痛风，见上述证候者。

【临床应用】

1. 本品适用于急慢性痛风，见下肢肌肉关节疼痛，痛如刀割、针刺样，压痛明显，局部皮色紫暗，舌质紫暗有痛斑者。

2. 血尿酸增高者可合并使用别嘌呤醇等药物。

3. 疼痛明显者，可以配合使用止痛药。

【不良反应】偶可致过敏反应。

【注意事项】

1. 孕妇忌用。

2. 外用皮肤过敏者，不宜继续用药。

【用法用量】外用，适量涂擦患处；1 日数次。必要时用湿毛巾热敷后，随即涂擦。

【规格】每瓶装（1）6 毫升（2）9 毫升。

小结

中成药治疗痛风急性期以清热祛湿，活血止痛为关键，可用痛风定胶囊、二妙丸、三妙丸、四妙丸、当归拈痛丸、湿热痹颗粒。在痛风缓解期和慢性期，因痛风定胶囊亦有降高尿酸血症作用，故可选用。痛风慢性期症，见皮色暗红，皮肤温度不高等表现为风寒湿表现，可用风痛灵、红茴香注射液、沈阳红药。血尿酸增高者可合并使用别嘌呤醇等药物；疼痛明显者，可以配合使用止痛药。

第七章　血液系统疾病用药

第一节　贫　血

贫血是多种病因通过不同发病过程，而引起共同病理状况，是指外周血单位体积中血红蛋白浓度、红细胞计数和（或）红细胞压积低于正常值而言，其中以血红蛋白浓度最为重要。如果成年男性血红蛋白 <120g/L、女性 <110g/L，即为贫血。

中医学中没有贫血的名称，从患者临床所呈现的证候，如面色苍白、身倦无力、心慌、气短、眩晕、精神不振、脉见细象等，类似于“血虚”、“阴虚”诸疾。一般可将贫血划入“血虚”或“虚劳亡血”的范畴，而“虚劳”是脏腑亏损、元气虚弱所致多种慢性疾病的总称。

益中生血片（胶囊）

【药物组成】 党参* 　山药　薏苡仁（炒）　陈皮　法半夏* 　草豆蔻　大枣　绿矾　甘草*

【功能与主治】 健脾和胃，益气生血。用于脾胃虚弱、气血两虚所致的面色萎黄、头晕、纳差、心慌气短、食后腹胀、神疲倦怠、失眠健忘。缺铁性贫血，见上述证候者。

【临床应用】 本品适用于缺铁性贫血，见面色苍白或萎黄、头晕、食欲不振、心慌气短、食后腹胀、神疲倦怠、失眠健忘，舌淡苔薄白者。

【不良反应】 个别患者服药后出现恶心、胃部烧灼感、大便次数增多、肠鸣、轻度腹痛、口干多饮。

【注意事项】

1. 忌烟、酒及辛辣、生冷、油腻食物。

2. 孕妇慎用。

3. 溃疡病、消化道出血性疾病患者慎用。

4. 不宜和感冒类药同时服用。

5. 高血压、糖尿病患者应慎用。

6. 过敏体质者慎用。

7. 服药一周症状无改善或服药期间症状加重时应停药，酌情治疗。

8. 禁止与茶及含鞣质的药物合用。

【用法用量】 胶囊剂：口服，一次4粒，1日2次；片剂：口服，一次6片，1日3次。

【规格】 胶囊剂：每粒装0.12克；片剂：每片芯重0.1克。

再障生血片

【药物组成】 菟丝子（酒制） 红参* 鸡血藤 阿胶 当归 女贞子 黄芪 益母草 熟地黄 白芍* 制何首乌 淫羊藿 黄精（酒制） 鹿茸（去毛） 党参* 麦冬 仙鹤草 白术（炒） 枸杞 墨旱莲 补骨脂（盐制）

【功能与主治】 滋阴补肾、补气生血、活血止血。用于肝肾不足，气血亏虚。症见面色苍白或萎黄不华、倦怠乏力、食欲不振、腰膝酸软、时感畏冷、头晕目眩、心慌失眠或思睡嗜卧、夜尿频多，或见出血、唇甲苍白、妇女月经不调、男子多伴滑精、阳痿等。

【临床应用】 本品适用于多种贫血症，见面色苍白或萎黄、倦怠乏力、食欲不振、腰膝酸软、怕冷、头晕目眩、心慌失眠或嗜睡、夜尿频多，或见出血、唇甲苍白、妇女月经量少色淡、男子滑精、阳痿，舌淡苔薄白者。

【注意事项】

1. 发热烦渴、双目红肿、咽喉肿痛、大便干结者禁用。

2. 忌生冷油腻、辛辣厚味。

【用法用量】口服，一次5片，1日3次，根据不同类型血细胞减少的情况使用，1～3个月为一疗程、获效后仍可继续服用，巩固疗效。再生障碍性贫血，服药时间不得少于三个月。

【规格】每片重0.35克。

益气维血颗粒

【药物组成】猪血提取物　黄芪　大枣

【功能与主治】补血益气。用于血虚证，气血两虚证。症见面色萎黄、苍白，头晕目眩，神疲乏力，少气懒言，自汗，唇舌色淡，脉细弱等，以及低色素小细胞型贫血，见于上述证候者。

【临床应用】本品适用于低色素小细胞型贫血，见面色萎黄、苍白，头晕目眩，神疲乏力，少气懒言，多汗，唇舌色淡者。

【注意事项】

1. 忌油腻食物。
2. 凡消化不良，呕吐腹泻，腹胀便溏，咳嗽痰多者慎用。
3. 感冒病人不宜服用。
4. 本品宜饭前服用。
5. 按照用法用量服用，孕妇、高血压、糖尿病患者应慎用。
6. 服药两周或服药期间症状无改善，或症状加重，或出现新的严重症状，应立即停药，酌情治疗。

【用法用量】口服，一次10克，1日3次。

【规格】每袋装10克。

生血丸

【药物组成】鹿茸　黄柏　山药　炒白术　桑枝　炒白扁豆　稻芽　紫河车

【功能与主治】补肾健脾，填精养血。用于脾肾虚弱所致的面黄肌瘦、体倦乏力、眩晕、食少、便溏；放、化疗后全血细胞减少及再生障碍性贫血，见上述证候者。

【临床应用】

本品适用于再生障碍性贫血。

【文献报道】

本品联合康力龙治疗慢性再生障碍性贫血总有效率 82.1%，明显优于单纯康力龙治疗，并且能够改善外周血细胞和骨髓增生程度，缩短显效时间。[1]

【注意事项】

1. 忌油腻食物。

2. 阴虚火旺者不宜服用，其表现为五心烦热、潮热盗汗、口干喜饮、舌红少苔、脉细数。

3. 感冒病人不宜服用。

【用法用量】口服，一次 5 克，1 日 3 次。

【规格】每袋装 5 克，每瓶装 5 克。

常用品牌：天津中新药业达仁堂。

【参考文献】

[1] 周冬枝，刘永惠，何群英．生血丸加康力龙治疗慢性再生障碍性贫血 156 例［J］．第四军医大学学报，2002，23（11）：1018.

小结

贫血是血液系统疾病中很常见的表现，同时也常发生其他器官、系统的疾病，因贫血本身临床症状缺乏特异性，又常兼有原发病表现，致使因果难辨，容易造成诊断疏漏。贫血的原因很多，所以，临床使用相关中成药时，一方面要明确引起贫血的原因，另一方面要注重辨证论治，将传统中医治疗与现代研究有效结合，才能取得最好的效果。

第二节 白细胞减少症

白细胞减少症为常见血液病。凡外周血液中白细胞数持续低于$4\times10^9/L$时，统称白细胞减少症，若白细胞总数明显减少，低于$2\times10^9/L$，中性粒细胞绝对值低于$0.5\times10^9/L$，甚至消失者，称为粒细胞缺乏症。前者临床主要表现以乏力、头晕为主，常伴有食欲减退、四肢酸软、失眠多梦、低热心慌，畏寒腰酸等症状；后者多以突然发病，畏寒高热，咽痛为主。本病于任何年龄之两性均可罹患。

白细胞减少症在中医学无此病名，据其主症主要有乏力、头晕、心慌、易外感发热等，归属于中医学“气血虚”、“虚劳”、“温病”、“诸虚不足”等范畴。

生血丸

【药物组成】鹿茸 黄柏 山药 炒白术 桑枝 炒白扁豆 稻芽 紫河车

【功能与主治】补肾健脾，填精养血。用于脾肾虚弱所致的面黄肌瘦、体倦乏力、眩晕、食少、便溏；放、化疗后全血细胞减少及再生障碍性贫血，见上述证候者。

【临床应用】

本品适用于放、化疗后全血细胞减少，见面色萎黄，消瘦，疲倦乏力，伴头晕，食欲减退，腰酸，大便稀的患者。

【文献报道】

本品联合康力龙治疗慢性再生障碍性贫血总有效率82.1%，明显优于单纯康力龙治疗，并且能够改善外周血细胞和骨髓增生程度，缩短显效时间。[1]

【注意事项】

1. 忌油腻食物。

2. 阴虚火旺者不宜服用。其表现为五心烦热、潮热盗汗、口干喜饮、舌红少苔、脉细数。

3. 感冒病人不宜服用。

【用法用量】 口服，一次5克，1日3次。

【规格】 每袋装5克，每瓶装5克。

常用品牌：天津中新药业达仁堂。

【参考文献】

［1］周冬枝，刘永惠，何群英．生血丸加康力龙治疗慢性再生障碍性贫血156例［J］．第四军医大学学报，2002，23（11）：1018.

养阴生血合剂

【药物组成】 地黄　黄芪　当归　玄参*　川芎　麦冬　石斛

【功能与主治】 滋阴清热、益气生血。主治阴虚热盛、津液亏损、气血不足、倦怠无力的证候。用于放射治疗后引起的口干咽燥、倦怠无力、食欲不振等症。

【临床应用】 本品适用于放射治疗后，见口干咽燥、手足心热、颧红汗多、倦怠无力、食欲不振，舌红或淡红，苔薄白者。

【不良反应】 偶见服药后胃部不适。

【注意事项】

1. 忌食辛辣之品。

2. 舌苔厚腻者慎用。

【用法用量】 口服，一次50毫升，1日1次。放射治疗前3天开始服用，放疗期间，在每次放射治疗前1小时服用，至放疗结束。

【规格】 每瓶装50毫升。

升白康复口服液

【药物组成】 黄芪　刺五加　人参*　白术（炒）　熟地黄　阿胶　何首乌　川芎　茯苓　枳实　当归

【功能与主治】益气补血。适用于各种恶性肿瘤化疗、放疗引起的白细胞减少症。

【临床应用】本品适用于各种恶性肿瘤化疗、放疗引起的白细胞减少症，见神疲乏力、面色苍白或萎黄、食欲不振、心慌气短、失眠健忘，舌淡苔薄白者。

【不良反应】偶见服药后胃部不适。

【注意事项】

1. 发热烦渴、双目红肿、咽喉肿痛、大便干结患者慎用。
2. 不宜与藜芦、萝卜、浓茶等同时应用。

【用法用量】口服，一次10毫升，1日3次。

【规格】每支装10毫升。

复方皂矾丸

【药物组成】皂矾　西洋参　海马　肉桂　大枣（去核）　核桃仁

【功能与主治】温肾健髓，益气养阴，生血止血。用于再生障碍性贫血，白细胞减少症，血小板减少症，骨髓增生异常综合征及放疗和化疗引起的骨髓损伤、白细胞减少属肾阳不足、气血两虚证者。

【临床应用】

1. 本品适用于再生障碍性贫血，白细胞减少症，血小板减少症，骨髓增生异常综合征及放疗和化疗引起的骨髓损伤、白细胞减少，见面色萎黄或苍白、气短懒言、神疲乏力、食欲不振、腰膝酸软、怕冷、四肢不温、腹泻便稀，舌淡苔薄白者。

【不良反应】少数病例初服本品有轻微消化道反应。

【注意事项】

1. 胃胀满不舒、恶心呕吐、头身沉重、大便粘腻不成形、舌苔白腻者禁服。
2. 忌茶水。

【用法用量】口服，一次7～9丸，1日3次，饭后即服。各类肿瘤和白血病患者在放化疗前一周开始服用本品，至治疗结束后再服用两周即可。

【规格】每丸重0.2克。

升血调元汤

【药物组成】黄芪　鸡血藤　骨碎补　何首乌　党参*　佛手　女贞子　麦芽

【功能与主治】益气养血，补肾健脾。用于提升外周血白细胞和其他原因引起的白细胞减少症及病后虚弱。

【临床应用】

1. 本品适用于各种原因引起的白细胞减少，见面色萎黄或苍白、气短懒言、神疲乏力、食欲不振、腰膝酸软，舌淡苔薄白者。

2. 建议作为各种疑难血液病及各种恶性肿瘤放化疗的辅助用药。

【注意事项】

1. 发热烦渴、双目红肿、咽喉肿痛、大便干结患者慎用。

2. 孕妇忌用。

3. 忌与藜芦、萝卜等同服。

【用法用量】口服，一次25～50毫升，1日2次。

【规格】每瓶装100毫升。

小结

白细胞减少症的病因复杂，有的尚未阐明，又缺少简单易用有效的检测方法，因而使病因诊断发生困难。所以，临床要详细询问病史，特别是服药史、化学品或放射线接触史、感染史等，有助于寻找病因。临床使用中成药时，除分清气血阴阳的亏虚外，还要针对不同的病因开展治疗，才能取得最好的临床效果。

第三节　特发性血小板减少性紫癜

特发性血小板减少性紫癜（idiopathic thrombocytopenic purpura，ITP）亦称原发性或免疫性血小板减少性紫癜，其特点是外周血小板显著减少，骨髓巨核细胞发育成熟障碍，临床以皮肤粘膜或内脏出血为主要表现，严重者可有其它部位出血如鼻出血、牙龈渗血、妇女月经量过多或严重吐血、咯血、便血、尿血等症状，并发颅内出血是本病的致死病因。

本病属于中医“发斑”、“血证”范畴，病因皆由于热毒炽盛，气不摄血，致使血妄行；或可能为肝实脾虚，肝木凌土，脾不统血而引发该病。病情长久不愈会导致脾肾阳虚或肝肾阴虚。中医治疗方法大致为清肝扶脾，滋阴降火，益气养血。

升血小板胶囊

【药物组成】青黛　连翘　仙鹤草　牡丹皮　甘草*

【功能与主治】清热解毒，凉血止血，散瘀消斑。用于原发性血小板减少性紫癜。症见全身瘀点或瘀斑，发热烦渴，小便短赤，大便秘结，或见鼻衄，齿衄，舌红苔黄，脉滑数或弦数。

【临床应用】本品适用于原发性血小板减少性紫癜，见发热口渴、烦躁不安、小便黄，大便干结，舌红苔薄黄者。

【注意事项】

1. 孕妇忌服。
2. 骨髓巨核细胞减少型的血小板减少症及白细胞减少者慎用。
3. 定期复查血象。

【用法用量】口服，一次4粒，1日3次。

【规格】每粒装0.45克。

小结

中成药治疗特发性血小板减少性紫癜不仅能显著改善临床出血症状，而且能双向调节免疫功能，抑制抗血小板抗体的产生，使血小板破坏减少，血小板计数逐渐恢复正常。从目前研究看，中医药在治疗特发性血小板减少性紫癜方面的潜力很大，临床研究宜采用病证结合、药证结合的方法，在辨证施治的基础上，研究其分子学机理，便于临床推广，使中医药在治疗特发性血小板减少性紫癜中有新的突破。

第八章　神经系统疾病用药

第一节　脑血管病

脑梗死（CI）又称缺血性脑卒中，是指由于脑部血液供应障碍，缺血、缺氧引起的局限性脑组织的缺血性坏死或脑软化。本病相当于中医文献记载的有“偏枯”、“偏风”、“风痱”、“半身不遂”和“但臂不遂”等。病位在脑，与心、肝、脾、肾密切相关。其病机为风（肝风）、火（肝火、心火）、痰（风痰、湿痰、痰热）、气（气逆）、虚（阴虚、气虚、血虚）、瘀（血瘀）。基本病机为阴阳失调，气血逆乱，上犯于脑。病性为本虚标实、上盛下虚。急性期标实更为突出，应以急则治标为原则，分别投以平肝熄风、清热涤痰、化痰通腑、活血通络、醒神开窍等法；脱证则应治本为先，急需益气回阳、扶正固脱；对于内闭外脱的患者，又当醒神开窍、扶正固本兼用。恢复期及后遗症期，多为虚实挟杂，邪实未清，而正气已虚，治疗上应扶正祛邪，常用育阴熄风、益气活血等法。

脑出血是指原发性脑实质内的、非创伤性出血。又称原发性或自发性脑出血，系指脑内的血管病变、坏死、破裂而引起的出血，绝大部分是高血压伴发的小动脉病变在血压骤升时破裂所致，称为高血压性脑出血。大多发生于50～70岁之间，起病急骤，主要临床表现为头痛、呕吐、意识障碍、偏瘫、偏身感觉障碍和偏盲等，根据出血部位的不同，有相应的局灶体征。中医文献记载中有：跌仆、偏枯、薄厥、大厥、暗痱、卒中、类中等。

血塞通片（胶囊、颗粒）

【药物组成】三七总皂苷

【功能与主治】活血祛瘀、通脉活络。抑制血小板聚集和增加脑血流量。用于脑梗死患者或脑出血后遗症期或冠心病心绞痛，见口唇紫暗有瘀斑，舌黯红有瘀点或瘀斑，舌下脉络迂曲青紫等血瘀证表现者。

【临床应用】

本品适用于脑血管病后遗症期，见口唇紫暗有瘀斑，舌黯红有瘀点或瘀斑，舌下脉络迂曲青紫等表现者。

【文献报道】

1. 血塞通软胶囊可显著改善脑梗塞患者血液的高黏状态，临床疗效确切，应用过程中未发现明显副作用，是一种治疗脑梗塞安全有效的药物。[1]

2. 血塞通与依那普利结合治疗糖尿病肾病，有降低糖尿病肾病尿蛋白，延缓和阻止肾功能不全发生、发展的作用。[2]

【注意事项】

1. 烦热汗出，颧红，手足心热，舌红少苔，或眩晕、肢麻震颤、头胀痛、面赤者不宜单独使用本品。

2. 孕妇慎用。

【用法用量】血塞通片：口服，一次50~100毫克，1日3次；血塞通胶囊：口服，一次120毫克，1日2次；血塞通颗粒：冲服，一次3~6克，1日3次。

【规格】片剂：每片重（1）100毫克（2）50毫克（3）25毫克；胶囊剂：每粒含三七总皂苷60毫克；颗粒剂：每袋装3克（含三七总皂苷50毫克）。

【参考文献】

[1] 米贵玲．血塞通软胶囊治疗脑梗塞45例临床观察．云南中医中药杂志，2009，03.

[2] 徐首航．血塞通与依那普利治疗糖尿病肾病67例临床观察．浙江中医杂志，2009，03.

消栓颗粒（胶囊、口服液）

【药物组成】黄芪　当归　赤芍*　地龙　红花　川芎　桃仁

【功能与主治】补气活血通络。用于脑梗死恢复期及脑出血后遗症期，症见面色㿠白，气短乏力，舌质暗淡，脉沉无力等气虚血瘀证表现者。

【临床应用】

1. 本品适用于脑血管病后遗症期，见气短乏力，面色苍白，或动则汗出、肢体发凉、手足肿胀的患者。

2. 消栓口服液治疗椎-基底动脉系统短暂性脑缺血发作可联合丹参注射液。

【文献报道】

消栓胶囊具有较好的降黏、去纤、抗凝、解聚的作用，能够缓解脑血管痉挛，增加脑血流量，改善脑循环及脑组织缺血缺氧状态，用于治疗椎基底动脉供血不足疗效好，见效快，且无明显副作用，不失为治疗椎基底动脉供血不足有效、安全的药物。[1]

【不良反应】个别患者服药见头痛、头晕、无力或上腹不适。

【注意事项】

1. 烦热汗出，颧红，手足心热，舌红少苔，或面红目赤，急躁易怒，肢麻震颤，或咳吐痰多、胸闷、呕恶、眩晕、苔腻者禁用。

2. 有出血倾向者慎用。

3. 孕妇忌用。

4. 忌辛辣、油腻饮食，宜饮食清淡。

5. 服药期间出现口干、口渴、头晕目眩等症状，应停药或配伍使用它药。

6. 中风恢复期如出现眩晕、头胀痛、面红目赤、心烦易怒、口苦咽干、便秘尿黄者应停用。

【用法用量】颗粒剂：口服，一次4克，1日3次；胶囊剂：口服，一次2粒，1日3次；口服液：口服，一次10毫升，1日3次。

【规格】颗粒剂：每袋装4克；胶囊剂：每粒装0.2克；口服液：每支装10毫升。

【参考文献】

[1] 王家祺．消栓胶囊治疗椎基底动脉供血不足性眩晕的临床观察．中医药导报，2008，12.

培元通脑胶囊

【药物组成】制何首乌　熟地黄　天冬　龟甲（醋制）　鹿茸　肉苁蓉（酒制）　肉桂　赤芍*　全蝎　水蛭（烫）　地龙　山楂（炒）　茯苓　炙甘草*

【功能与主治】益肾填精，熄风通络。用于脑梗死恢复期肾元亏虚，瘀血阻络证，症见半身不遂、口舌歪斜、语言不清、偏身麻木、眩晕耳鸣、腰膝酸软、脉沉细。

【临床应用】 本品适用于脑血管病后遗症期，见半身不遂、口舌歪斜、语言不清、偏身麻木、眩晕耳鸣、腰膝酸软等症者。

【文献报道】

本品对中风病及肾元亏虚、瘀血阻络证有突出疗效，且能改善多项症状体征，显著降低血粘度等。治疗前后体检各项安全性指标，无明显毒副反应。表明培元通脑胶囊是一治疗中风病之肾元亏虚、瘀血阻络证的有效药物，且安全可靠。[1]

【不良反应】个别患者服药后出现恶心，一般不影响继续服药；偶见嗜睡、乏力、继续服药能自行缓解。

【注意事项】

1. 饮食宜清淡，忌辛辣油腻食物、烟酒。

2. 孕产妇禁用。

【用法用量】 口服，一次3粒，1日3次。

【规格】 每粒装0.5克。

【参考文献】

[1] 熊维政. 元通脑胶囊治疗中风病临床疗效观察. 国实验方剂学杂志，2002，01.

脑脉泰胶囊

【药物组成】 红参* 三七 当归 丹参* 鸡血藤 红花 银杏叶 山楂 菊花 石决明 何首乌（制） 石菖蒲 葛根

【功能与主治】 益气活血，熄风豁痰。用于半身不遂，口舌歪斜，舌强言謇或不语，头晕目眩，偏身麻木，气短乏力，口角流涎的气虚血瘀证，风痰瘀血闭阻脉络型缺血性脑血管病。

【临床应用】

本品适用于卒中先兆、缺血性脑血管病恢复期，见肢体活动不利，口舌歪斜，言语不清，头晕，目眩，偏身麻木，气短，乏力，口角流涎的患者。

【文献报道】

本品能明显改善脑血流灌注，降低脑循环阻力，减少神经功能缺损，对颈内动脉系统动脉硬化性脑梗死患者有较好的疗效[1]。

【注意事项】

1. 少吃生冷及油腻难消化的食品。
2. 孕妇禁用，外感者慎用。
3. 目赤、咽干、大便干燥者慎用。

【用法用量】 口服，一次2粒，1日3次。

【规格】 每粒装0.5克。

常用品牌：桂林三金。

【参考文献】

[1] 张建斌，张丽玲，吴丽丽. 脑脉泰胶囊对颈内动脉系统

脑梗死患者脑循环动力学的影响［J］．中国全科医学，2008，11（12B）：2270～2272.

利脑心胶囊

【药物组成】 丹参* 川穹 葛根 地龙 赤芍* 红花 郁金 制何首乌 泽泻 枸杞 酸枣仁（炒） 远志 九节菖蒲 牛膝 甘草*

【功能与主治】 活血祛瘀，行气化痰，通络止痛。用于气滞血瘀，痰浊阻络，胸痹刺痛、绞痛，固定不移，入夜更甚，心悸不宁，头晕头痛，以及冠心病，心肌梗塞，脑动脉硬化，脑血栓等，见上述症候者。

【临床应用】

1. 本品适用于脑血管病，椎－基底动脉供血不足，见头晕，记忆力减退，头痛，偏身麻木，伴胸闷，气短，乏力，失眠，舌淡暗或有瘀斑，舌苔薄的患者。

2. 本品对心、脑血管供血不足及血栓形成均有改善作用。

【注意事项】

1. 孕妇慎用。

2. 月经期及有出血倾向者禁用。

3. 对本药品过敏者禁用。

4. 饮食宜清淡、低盐、低脂。忌食生冷、辛辣、油腻之品。忌烟酒、浓烟。

【用法用量】 口服，一次4粒，1日3次，饭后服用。

【规格】 每粒装0.25克。

常用品牌：吉林敖东延边。

银杏叶片（胶囊、口服液）

【药物组成】 银杏叶提取物

【功能与主治】活血化瘀通络。用于脑梗死患者或脑出血后遗症期患者，见口唇紫暗或有瘀斑，舌黯红有瘀点或瘀斑，舌下脉络迂曲青紫等瘀血阻络表现者。

【临床应用】

1. 本品适用于脑血管病后遗症期患者，见口唇紫暗或有瘀斑，舌黯红有瘀点或瘀斑，舌下脉络迂曲青紫等瘀血阻络表现者。

2. 怕冷、四肢不温明显者可联用附子理中丸。

3. 倦怠乏力、声低气短明显者可联用补中益气丸、四君子丸等。

4. 手足心热、烦热汗出明显者可合用六味地黄丸、大补阴丸等。

5. 咳吐黄痰、胸闷、呕恶、头晕目眩、舌红苔黄腻明显者可合用清气化痰丸、复方鲜竹沥液等。

6. 可与乌灵胶囊合用治疗慢性精神分裂症。

7. 与石杉碱甲片合用治疗血管性痴呆。

8. 可与尼莫地平合用治疗脑梗塞。

【不良反应】偶见服药后出现过敏性皮炎，荨麻疹。

【注意事项】

1. 孕妇及心功能不全者慎用。

2. 月经期及有出血倾向者禁用。

3. 对本药品过敏者禁用。

4. 怕冷、四肢不温，气短乏力、疲乏难支，午后烦热汗出，颧红，五心烦热，咳吐黄痰、胸闷、呕恶、眩晕、苔黄腻的患者不宜单用本品。

5. 饮食宜清淡、低盐、低脂。食勿过饱，忌食生冷、辛辣、油腻之品，忌烟酒、浓烟。

6. 保持心情舒畅。忌过度思虑、避免恼怒、抑郁等不良情绪。

【用法用量】银杏叶片：口服，规格（1）一次2片，规格（2）一次1片，1日3次；银杏叶口服液：口服，一次10毫升，1

日3次；银杏叶胶囊：口服，一次2粒，1日3次。

【规格】片剂：每片含（1）总黄酮醇苷9.6毫克、萜类内酯2.4毫克（2）总黄酮醇苷19.2毫克、萜类内酯4.8毫克。

口服液：每支装10毫升；胶囊剂：每粒装0.2克（含总黄酮醇苷9.6毫克，萜类内酯2.4毫克）

通塞脉片

【药物组成】黄芪　当归　党参*　玄参*　金银花　石斛　牛膝　甘草*

【功能与主治】活血通络，益气养阴。用于脑梗死、动脉粥样硬化性患者，兼见肢体感觉减退，气短，乏力，口干，舌淡暗或有瘀斑，舌下脉络迂曲青紫，苔薄白等气虚血瘀证表现者。

【临床应用】本品适用于轻中度动脉粥样硬化性血栓性脑梗死恢复期，见半身不遂、偏身麻木、口眼歪斜、言语不利、肢体感觉减退或消失，气短，乏力，口干，舌淡暗或有瘀斑，舌下脉络迂曲青紫，苔薄白者。

【注意事项】

1. 糖尿病人在用时应注意监测血糖变化；脂肪肝病人注意监测ALT情况。
2. 忌食辛辣油腻食物，以免加重病情。
3. 孕妇慎用。

【用法用量】口服，一次5片，1日3次。

【规格】每片重0.35克（含干浸膏0.35克）。

安宫牛黄丸（胶囊）

【药物组成】牛黄（体外培育牛黄）　水牛角浓缩粉　麝香（人工麝香）　珍珠　朱砂　雄黄　黄连　黄芩　栀子　郁金　冰片

【功能与主治】 清热解毒，镇惊开窍。用于热病，邪入心包、高热惊厥、神昏谵语；中风昏迷及脑炎、脑膜炎、中毒性脑病、脑出血、败血症，见上述证候者。

【临床应用】

1. 本品适用于急性脑血管病，见高热，神昏，两拳紧握，牙关紧闭，面红目赤，口气臭秽，喉间痰鸣，躁扰不宁，大便不通，舌红苔黄腻的患者。

2. 高温神昏，中风昏迷等口服本品困难者，鼻饲给药。

【不良反应】 有文献报道不当使用本品致体温过低；亦有使用本品引起汞毒性肾病或过敏反应等不良反应。

【注意事项】

1. 含有雄黄，与亚硝盐类、亚铁盐类同服可生成硫代砷酸盐，可使疗效下降。同理，与硝酸盐、硫酸盐类同服，可使雄黄所含的硫化砷氧化，增加毒性。因此，也不宜与硝酸盐、硫酸盐类同服。

2. 面白唇暗、四肢不温，周身冷汗出，苔白腻等痰湿内盛的患者禁用。

3. 在治疗过程中如出现肢寒怕冷，面色苍白，冷汗不止，应立即停药，改用四逆汤、参附汤，以回阳救逆，益气固脱。

4. 处方中含朱砂、雄黄，不宜过量久服，肝肾功能不全者慎用。

5. 孕妇慎用。

6. 运动员慎用。

7. 过敏体质者慎用。

8. 哺乳期妇女、儿童、老年人慎用。

9. 服药期间饮食宜清淡，忌食辛辣油腻之品。

【用法用量】 丸剂：口服，一次1丸，1日1次；胶囊剂：口服，一次4粒，1日1次。

【规格】 丸剂：每丸重3克；胶囊剂：每粒装0.4克。

常用品牌：北京同仁堂。

苏合香丸

【药物组成】 苏合香　安息香　冰片　人工麝香　檀香　沉香　丁香　木香　香附　乳香（制）　荜茇　白术　朱砂　水牛角浓缩粉　诃子肉

【功能与主治】 芳香开窍，行气止痛。用于痰迷心窍所致的痰厥昏迷、中风偏瘫、肢体不利，以及中暑、心胃气痛。

【临床应用】

1. 本品适用于急性脑血管病，见喉间痰鸣，面色苍白或晦暗，牙关紧闭，神昏不语，舌淡苔白腻者。

2. 神疲乏力、语低声微者可配合补中益气丸等扶正中成药。

【注意事项】

1. 孕妇禁用。

2. 发热、口渴、胸腹灼热、面红、便秘尿黄、舌红苔黄而干；或面红身热，气粗口臭，躁扰不宁，苔黄腻；或目合口开，鼻鼾息微，手撒肢软，二便失禁，汗出肢冷者不宜服用。

3. 本品不宜久服。

4. 中风昏迷者，应鼻饲给药。

5. 忌辛辣、油腻食物。

【用法用量】 口服，大蜜丸：一次1丸；水蜜丸：一次2.5克，1日1~2次。

【规格】 大蜜丸：每丸重3克；水蜜丸：每100粒重10克。

常用品牌：北京同仁堂。

牛黄清心丸

【药物组成】 牛黄　当归　炒白术　阿胶　山药　黄芩　炒苦杏仁　茯苓　甘草*　川芎　大豆黄卷　桔梗　防风　柴胡　大枣　干姜　人工麝香　人参*　六神曲（炒）　肉桂　白蔹*　麦冬

蒲黄（炒） 白芍* 冰片 羚羊角 朱砂 雄黄 水牛角浓缩粉

【功能与主治】清心化痰，镇惊祛风。用于风痰阻窍所致的头晕目眩、痰涎壅盛、神志混乱、言语不清及惊风抽搐，癫痫。

【临床应用】

1. 本品适用于脑血管病，见头晕，目眩，甚至神志混乱，言语不清，喉间痰鸣，惊风，抽搐，舌红苔黄腻的患者。

2. 对中枢神经系统具有较好的镇静、抑制作用。

【注意事项】

1. 本品含有牛黄，对中枢有抑制作用，故不宜与西药吗啡、苯巴比妥等中枢抑制药并用，以防增加中枢抑制药的毒性，避免引起呼吸困难、昏睡、体位性低血压、昏厥等不良反应。

2. 本品含神曲有淀粉酶，不宜与四环素、水杨酸钠、阿司匹林、鞣酸、蛋白烟酸同时服用。

3. 孕妇慎用。

4. 本品处方中含朱砂、雄黄，不宜过量久服，肝肾功能不全者慎用。

【用法用量】口服，大蜜丸：一次1丸；水丸：一次1.6克，1日1次。

【规格】大蜜丸：每丸重3克；水丸：每20粒重1.6克。

常用品牌：北京同仁堂、天津中新药业达仁堂。

小结

中风病分缺血性中风和出血性中风，根据有无意识障碍又分中经络和中脏腑。主要证候要素为风、火、痰、瘀、气虚、阴虚，治疗上应辨证论治。急性期虽有本虚但标实更为突出，应以急则治其标为原则。以活血化瘀通络为主的药物如丹参注射液、苦碟子注射液、血塞通片等适用于缺血性中风，清开灵注射液具有清热解毒化痰通络的作用，亦适用于出血性中风。脱证应治本为先，急予益气回阳、扶正固脱，如生脉注射液、参附注射液。闭证又分阳闭和阴闭，阳闭者可鼻饲安宫牛黄丸或静脉滴注醒脑静注射液，阴闭者可鼻饲苏合香丸。恢复期及后遗症期多为虚实挟杂，治宜扶正祛邪、益气活血，药物如消栓颗粒、培元通脑胶囊等，亦可根据辨证情况配合使用上述急性期用药。本章药物多具有活血化瘀作用，故孕妇禁用或慎用。

第二节　抑郁症

抑郁是由各种原因引起的以抑郁为主要症状的一组心境障碍（mood disorders）或情感性障碍（affective disorders），自我体验为中心的临床症状群或状态。属中医“郁病”、“脏躁”、“梅核气”范畴，临床上以心情抑郁、情绪不宁、胸部满闷、胁肋胀痛，或易怒欲哭，或咽中有异物感为主要表现。病因多为情志所伤及脏气易郁，病机为气机郁滞，脏腑功能失调，病位在肝，涉及心脾。郁病初起病变以气滞为主，气郁日久，则可引起血瘀、化火、痰结、食滞、湿停等，多属实证，日久则易由实转虚，随其影响的脏腑及损耗气血阴阳的不同，而形成心、肝、脾、肾亏虚的不同病变。多以理气开郁，怡情易性为治疗原则。

逍遥丸

【药物组成】柴胡　当归　白芍*　白术（炒）　茯苓　薄荷　生姜　甘草*（炙）

【功能与主治】舒肝健脾，养血调经。用于肝气不舒，胸胁胀痛，头晕目眩，食欲减退，月经不调。

【临床应用】本品适用于抑郁症，见两胁作痛、头痛目眩、口燥咽干、神疲食少、月经不调、乳房作胀，舌淡红苔薄白者。

【注意事项】

1. 不宜合用的西药：(1) 奎尼丁 (2) 氯霉素。
2. 忌食寒凉、生冷食物。

3. 孕妇慎用。

4. 感冒时不宜服用本药。

5. 胃肠冷痛、便稀者忌服。

6. 目干、肢体麻木、失眠多梦、遗精、腰膝酸痛、耳鸣、烦热汗出、手足心热、舌红无苔者慎用。

7. 月经过多者不宜服用本药。

8. 平时月经正常，突然出现月经量少，或月经错后，或阴道不规则出血应停药，酌情治疗。

【用法用量】口服，水丸：一次6~9克，1日2次；蜜丸一次1丸，1日2次。

【规格】水丸：每20粒重3克；蜜丸：每丸重9克。

六郁丸

【药物组成】橘皮　神曲（炒）　莪术（炙）　牙皂角　木香　黄连　槟榔　甘草*　黑郁金　三棱（炒）　青皮（炒）　麦芽（炒）　藿香　大黄　砂仁　香附（炙）　黑丑（炒）

【功能与主治】舒郁宽胸，顺气消痰。主治胸膈痞满，肝郁不舒，膨闷胀饱，嗳气吞酸。用于气、血、痰、湿、食、火郁结。

【临床应用】本品适用于抑郁症，见胸腹胁肋满胀疼痛，膨闷不舒，呃逆反酸者。

【注意事项】

1. 忌气恼、生气。

2. 忌食寒凉、生冷食物。

3. 孕妇忌服。

4. 年老体弱者慎服。

【用法用量】口服，一次6克，1日2次。

【规格】每100粒重6克。

柴胡疏肝丸

【药物组成】 柴胡 陈皮（醋炒） 川芎 香附 枳壳（麸炒） 芍药炙甘草*

【功能与主治】 调气疏肝，解郁散结。用于肝气郁滞，胁肋疼痛，或纳少腹胀，经前痛经等。

【临床应用】本品适用于抑郁症，见胸腹胁肋满胀疼痛，膨闷不舒，咽部异物感，呃逆反酸，乳房胀痛者。

【注意事项】

1. 忌烟酒，辛辣油腻，寒凉、生冷食物，忌情绪激动。
2. 孕妇忌服。
3. 年老体弱者慎服。
4. 目干、肢体麻木、失眠多梦、遗精、腰膝酸痛、耳鸣、烦热汗出、手足心热、舌红无苔者慎用。
5. 服药过程如出现舌红少苔、口燥咽干、心烦失眠等症，则应停服。

【用法用量】 口服，一次9克，1日3次。

【规格】 每丸重9克。

舒肝理气丸

【药物组成】 青木香 姜半夏* 陈皮 延胡索（制） 玫瑰花 山楂 香附（制） 柴胡 丹参* 甘草* 广藿香

【功能与主治】 舒肝理气，解郁。用于胸肋胀闷，气郁不舒。

【临床应用】本品适用于抑郁症，见胸腹胁肋满胀疼痛，膨闷不舒，呃逆反酸，乳房胀痛者。

【注意事项】

1. 忌烟酒，辛辣油腻，寒凉、生冷食物。
2. 孕妇忌服。

3. 年老体弱者慎服。

【用法用量】口服，一次3～6克，1日3次。

【规格】每5粒重1克。

丹栀逍遥丸

【药物组成】牡丹皮　白芍*（酒炒）　白术（土炒）　栀子（炒焦）　当归　薄荷　柴胡（酒制）　茯苓　甘草*（蜜炙）

【功能与主治】舒肝解郁，清热调经。用于肝郁化火，胸胁胀痛，烦闷急躁，颊赤口干，食欲不振或有潮热，以及妇女月经先期，经行不畅，乳房与少腹胀痛。

【临床应用】本品适用于抑郁症，见胸闷胁胀、烦躁易怒、潮热、头痛目赤、食欲不振、口干口苦、胃痛、小腹重坠、月经不调、乳房胀痛者。

【注意事项】

1. 少吃生冷及油腻难消化的食品。
2. 服药期间要保持情绪乐观。
3. 孕妇慎用。
4. 对本品过敏者禁用，过敏体质者慎用。

【用法用量】口服，水丸：一次6～9克，1日2次；大蜜丸：一次1丸，1日2次。

【规格】水丸：每20粒重3克；大蜜丸：每丸重约10克。

加味逍遥丸

【药物组成】柴胡　当归　白芍*　白术（麸炒）　茯苓　甘草*　牡丹皮　栀子（姜炙）　薄荷

【功能与主治】舒肝清热，健脾养血。用于肝郁血虚，肝脾不和，两胁胀痛，头晕目眩，倦怠食少，月经不调，脐腹胀痛。

【临床应用】

1. 本品适用于抑郁症，见胸闷胁胀、烦躁易怒、潮热、头痛目赤、食欲不振、口干口苦、胃痛、小腹重坠、月经不调、乳房胀痛者。

2. 若伴小腹胀痛剧烈者，可与七制香附丸配合服用。

【注意事项】

1. 腹部冷痛，手足不温，大便溏薄者忌用。

2. 少吃生冷及油腻难消化的食品。

3. 本品不宜与苦寒泻火类药物同用，以免损伤脾胃。

4. 本品不宜与温补类药物如艾附暖宫丸等同用。

5. 孕妇慎用。

【用法用量】 口服，大蜜丸：一次1丸，1日2次，口服；水丸：一次6克，1日2次。

【规格】 大蜜丸：每丸重9克；水丸：每100粒重6克。

常用品牌：北京同仁堂。

越 鞠 丸

【药物组成】 苍术　香附　川芎　神曲　栀子

【功能与主治】 行气解郁，气、血、痰、火、湿、食等郁，胸膈痞闷，脘腹胀痛，吞酸呕吐，饮食不化；六郁牙齿痛，口疮，或胸满吐酸，饮食少思；妇女思想无穷，所欲不遂，带脉不约，发为白淫。

【临床应用】 本品适用于抑郁症，见胸闷胁胀、烦躁易怒、头痛目赤、食欲不振、口干口苦、胃痛、小腹重坠、月经不调、乳房胀痛者。

【文献报道】

1. 越鞠丸联合百忧解治疗治疗抑郁症疗效显著，效果平稳，且有利于神经功能恢复。[1]

2. 越鞠丸联合百忧解较单用百忧解治疗卒中后抑郁在较长时间应用疗效好，并且能较好地改善患者的饮食、睡眠状况。[2]

3. 用越鞠丸配合西沙必利治疗功能性消化不良，临床症见上腹饱胀、早饱、腹痛、恶心、呕吐、反酸、烧心等。[3]

【注意事项】

1. 神曲含淀粉酶，不宜配伍的西药有：四环素、水杨酸钠、阿司匹林、鞣酸、蛋白烟酸。

2. 忌生冷及油腻难消化的食物。

3. 服药期间要保持情绪乐观，切忌生气恼怒。

4. 高血压、心脏病、肝病、糖尿病、肾病等慢性病严重者应慎用。

5. 儿童、孕妇、哺乳期妇女、年老体弱者应慎用。

6. 午后烦热汗出，手足心热，两颧潮红，咽干口燥，舌红少苔者慎用。

【用法用量】 口服，一次6~9克，1日2次。

【规格】 每100粒重6克。

【参考文献】

[1] 姚红军．越鞠丸联合百忧解治疗抑郁症48例．临床医学，2008，12．

[2] 周晓卿．越鞠丸加味合百忧解治疗卒中后抑郁60例．中国民间疗法，2005，03．

[3] 许细平．越鞠丸配合西沙必利治疗功能性消化不良．湖北中医杂志，2003，07．

脑乐静糖浆

【药物组成】 甘草*浸膏　大枣　小麦

【功能与主治】 养心安神。用于心神失养所致的精神忧郁、易惊不寐、烦躁。

【临床应用】

本品适用于抑郁症，见睡眠不安或失眠，烦闷急躁，悲伤欲哭，或作痉挛，或精神恍惚，惊狂如癫，或头晕乏力，食少懒言，舌淡红或舌尖红者。

【不良反应】偶有面红、轻微胃肠不适，可减量或停药。

【注意事项】

1. 痰多者不宜用。

2. 忌生冷及油腻难消化的食物。

3. 服药期间要保持情绪乐观，切忌生气恼怒。

4. 高血压、心脏病、肝病、肾病等慢性病严重者应慎用。

5. 儿童、孕妇、哺乳期妇女、年老体弱者应慎用。

【用法用量】口服，一次30毫升，1日3次。

【规格】每瓶装100毫升。

舒神灵胶囊

【药物组成】首乌藤　郁金　丹参*　香附（醋炙）　北合欢　百合　龙骨　牡蛎（煅）　五味子　人参*　甘草*（蜜炙）

【功能与主治】舒肝理气，解郁安神。用于神经衰弱，更年期综合征、围绝经期综合征等。

【临床应用】本品适用于抑郁症，见睡眠不安或失眠，烦闷急躁，悲伤欲哭，或作痉挛，或精神恍惚，惊狂如癫，舌淡红或舌尖红者。

【文献报道】舒神灵胶囊联合活化脑代谢、改善微循环等药物（脑复康片、尼莫地平片、谷维素片），结合放松训练以释放心理压力，能改善脑震荡后综合征患者的多种临床症状，且几无不良反应，耐受性好。[1]

【注意事项】

1. 忌食辛辣、油腻不消化之食物，不宜喝茶和吃萝卜，以免影响药效。

2. 服药期间要保持平和心态，有规律的生活，切忌生气恼怒。

3. 孕妇慎用。

【用法用量】口服，一次 3～6 粒，1 日 2～3 次。
【规格】每粒装 0.3 克。
【参考文献】

［1］高鸿兴．舒神灵胶囊治疗脑震荡后综合征效果观察．现代中西医结合杂志，2007，28.

小结

抑郁是由各种原因引起的以抑郁为主要症状的一组心境障碍或情感性障碍，是一组以抑郁心境自我体验为中心的临床症状群或状态。属中医“郁病”等范畴，初病多实，以六郁，见证为主，其中以气郁为病变的基础。治疗以疏肝理气解郁为主，根据其化火、夹痰、血瘀等情况，分别配合清肝泻火，化痰散结，活血化瘀等治疗。虚证宜补，可养心安神，补益心脾，滋养肝肾。肝郁脾虚、脾失健运多选逍遥丸。情志所伤，气机郁结当选六郁丸。肝气郁滞当选柴胡疏肝丸、舒肝理气丸、舒神灵胶囊。肝郁化火当选丹栀逍遥丸、加味逍遥口服液。气、血、痰、火、湿、食六郁可用越鞠丸。

第三节　焦虑症

焦虑是指一种缺乏明显客观原因的内心不安或无根据的恐惧。预期即将面临不良处境的一种紧张情绪，表现为持续性精神紧张（紧张、担忧、不安全感）或发作性惊恐状态（运动性不安、小动作增多、坐卧不宁、或激动哭泣），常伴有自主神经功能失调表现（口干、胸闷、心慌、出冷汗、双手震颤、厌食、便秘等）。常分为状态性焦虑和特质性焦虑。焦虑症属中医神志病范畴，是临床常见病和多发病，在各科临床中都占有很高比例，且有进一步增加的趋势。其内容散见于“不寐”、“烦躁”、“善恐”、“惊悸”等病症中。肝郁化火是焦虑症发作的病机关键，心肾不交是焦虑症的必然病理转归，焦虑症的形成多有一个较长的病变过程，单一脏器病变为数不多，本病的病变脏腑主要在心、肝、肾，病机主要体现于肾一肝一心轴上。因此，治疗亦应从此轴出发，但有主次之分。应重视肾肝二脏，以滋肾疏肝清火为基本法则。

宁神定志丸

【药物组成】 党参* 茯苓 远志 石菖蒲

【功能与主治】 益气安神，交通心肾，明目。用于神志不宁，惊悸健忘，失眠，倦怠，视力减退。

【临床应用】 本品适用于焦虑症，见情绪紧张，惊恐，心慌，健忘，失眠，倦怠，视力减退。

【注意事项】

1. 不宜和含藜芦的中成药同用。
2. 服药期间禁吃萝卜等。

【用法用量】 口服，一次9克，1日2次。

【规格】 每丸重9克。

解郁安神冲剂

【药物组成】 柴胡 大枣 石菖蒲 半夏*（制） 白术（炒） 浮小麦 远志（制） 甘草*（炙） 栀子（炒） 百合 胆南星 郁金 龙齿 酸枣仁（炒） 茯苓 当归

【功能与主治】 舒肝解郁、安神定志。用于情志不舒、肝郁气滞等精神刺激所致的心烦、焦虑、失眠、健忘、更年期症候群，神经官能症等。

【临床应用】

本品适用于焦虑症，见情绪紧张，惊恐，心慌，健忘，失眠，胸闷胁痛者。

【注意事项】

1. 少吃生冷及油腻难消化的食品。

2. 服药期间要保持情绪乐观，切忌生气恼怒。

3. 口苦咽干、面色红赤、心中烦热、胁胀不眠、大便秘结者不适用。

4. 高血压、心脏病、糖尿病、肝病、肾病等慢性病严重者应慎用。

5. 孕妇、哺乳期妇女禁用。

【用法用量】口服，一次10~20克，1日2次。

【规格】每袋装5克。

安神温胆丸

【药物组成】制半夏*　陈皮　竹茹　酸枣仁（炒）　枳实　远志　制五味子　人参*　熟地黄　茯苓　朱砂　甘草*　大枣

【功能与主治】和胃化痰，安神定志。用于心胆虚怯，触事易惊，心慌不安，虚烦不寐。

【临床应用】本品适用于心胆虚怯，触事易惊，心慌不安，虚烦不寐者。

【注意事项】

1. 不宜与单胺氧化酶抑制剂同用。

2. 不宜与酚妥拉明、妥拉苏林、酚苄明等α-受体阻断剂同用。

3. 不宜与洋地黄等强心苷类同用。

4. 孕妇忌服。

【用法用量】口服，一次6~9克，1日2次。

【规格】每丸重10克。

朱砂安神丸

【药物组成】朱砂　黄连　地黄　当归　甘草*

【功能与主治】清心养血，镇惊安神。用于心神不宁，失眠多梦。

【临床应用】本品适用于焦虑症，见胸中烦热，面赤口渴，尿黄便干，口腔溃疡，舌红苔黄或少者。

【注意事项】

1. 与碘溴化物不宜并用，因朱砂成分为硫化氯，在肠胃道遇到碘、溴化物产生有刺激性碘化汞、溴化汞，引起赤痢样大便，从而产生严重的医源性肠炎。

2. 腹部怕冷，便稀，气短乏力，面色苍白或萎黄者勿用。

3. 忌食辛辣油腻及有刺激性食物，忌烟酒。

4. 消化不良，胃部不舒，心慌不安，失眠等忌服。

5. 孕妇忌服。

6. 本品含朱砂不宜过量或长期服用。

【用法用量】口服，一次1丸，1日2次。

【规格】每丸重9克。

健脑补肾丸

【药物组成】人参* 鹿茸 狗鞭 肉桂 金樱子 杜仲（炭） 当归 远志（甘草水制） 酸枣仁（炒） 龙骨（煅） 牡蛎（煅） 金牛草 牛蒡子（炒） 川牛膝 金银花 连翘 蝉蜕 山药 砂仁 茯苓 白术（麸炒） 桂枝 甘草* 白芍*（酒炒） 豆蔻 滑石粉 红氧化铁

【功能与主治】健脑补肾，益气健脾，安神定志。用于健忘失眠，头晕目眩，耳鸣心慌，腰膝酸软，神经衰弱。

【临床应用】本品适用于焦虑症，见健忘失眠，头晕目眩，耳鸣心慌，腰膝酸软，神经衰弱，面色苍白或萎黄，舌淡苔白者。

【注意事项】

1. 不宜喝茶和吃萝卜，忌油腻、生冷食物。

2. 感冒发热，咽喉肿痛，尿黄便干者不宜服用。

3. 孕妇忌服。

4. 本品宜饭前服用。

【用法用量】 口服，淡盐水或温开水送服，一次15粒，1日2次。

【规格】 每15粒重2克。

小结

焦虑是一种缺乏明显客观原因的内心不安或无根据的恐惧。焦虑情绪是由于害怕、恐惧而产生的一种不适情绪，表现为惊恐，或提心吊胆，或精神紧张。其内容散见于“不寐”、“烦躁”、“善恐”、“惊悸”等病症中。肝郁化火是焦虑症发作的病机关键，心肾不交是焦虑症的必然病理转归，本病的病变脏腑主要在心、肝、肾。应重视肾肝二脏，以滋肾疏肝清火为基本法则。心肾不交、心神不宁当选安神定志丸。心胆虚怯当选安神温胆丸。心火亢盛，阴血不足当选朱砂安神丸。气血不足，肝肾亏虚当选健脑补肾丸。

第四节　睡眠障碍（失眠）

睡眠障碍是指睡眠量不正常以及睡眠中出现异常行为的表现，也是睡眠和觉醒正常节律性交替紊乱的表现。可由多种因素引起，常与躯体疾病有关。包括睡眠失调和异态睡眠。本病属中医“不寐”、“目不瞑”、“不得眠”范畴，病位在心，与肝脾肾密切相关。多由情志所伤，劳逸过度，久病体虚，饮食不节，五志过极引起。病性有虚有实，但以虚证居多，病久多虚中夹实。临床症状有轻重之别，轻者仅入寐不酣，重者可彻夜不寐。虚证不寐多责之心脾两虚、阴虚火旺、心胆气虚，治疗宜补益心脾，滋阴降火，益气镇惊为法，同时佐以养血安神之品。实证不寐多责之肝郁化火，痰热内扰，治疗当清肝泻火，清热化痰，常佐以重镇安神之品。病机为阴阳失调，阳不入阴，故治疗上以补虚泻实，调整阴阳为原则，佐以安神之品。

柏子养心丸（片）

【药物组成】 柏子仁　炙黄芪　川芎　当归　茯苓　党参*　半夏曲*　酸枣仁　醋五味子　朱砂　肉桂　制远志　炙甘草

【功能与主治】 补气，养血，安神。用于心气虚寒，心悸易惊，失眠多梦，健忘。

【临床应用】 本品适用于睡眠障碍，见多梦，心慌易惊，神疲气短，健忘，多汗，身体乏力，舌质淡红，舌苔薄白的患者。

【注意事项】

1. 烦热汗出，手足心热，口燥咽干，两颧潮红，便秘尿黄，舌红少苔者，或眩晕耳鸣，头目胀痛，面红，烦躁，腰膝酸软者禁用。
2. 本品含朱砂，不可过服、久服，不可与溴化物、碘化物等药物同服。
3. 宜饭后服用。
4. 忌食辛辣食物。
5. 失眠伴头胀痛者不宜服用。

【用法用量】 口服，水蜜丸一次6克，大蜜丸一次1丸，1日2次，饭后服用；片剂：口服，一次3～4片，1日2次。

【规格】 丸剂：大蜜丸每丸重9克，水蜜丸每100粒重10克；片剂：每片重0.3克。

常用品牌：北京同仁堂。

天王补心丸（片）

【药物组成】 丹参*　当归　石菖蒲　党参*　茯苓　五味子　麦冬　天冬　地黄　玄参*　制远志　炒酸枣仁　柏子仁　桔梗　甘草*　朱砂

【功能与主治】滋阴养血，补心安神。用于心阴不足，心悸健忘，失眠多梦，大便干燥。

【临床应用】

本品适用于睡眠障碍，见心慌，心烦，失眠多梦，神疲乏力，手足心热，烦热汗多，颧红，咽干，舌红少苔者。

【注意事项】

1. 本品含朱砂，不宜过量久服，肝肾功能不全者慎用。

2. 本品慎与朱砂安神丸、安宫牛黄丸、磁朱丸等含朱砂药物同用，所含有毒药物会“增量”，“叠加”。

【用法用量】丸剂：口服，水蜜丸一次6克，小蜜丸一次9克，大蜜丸一次1丸，1日2次；浓缩丸：一次8丸，1日3次；片剂：口服，一次4~6片，1日2次。

【规格】丸剂：大蜜丸每丸9克，小蜜丸每袋装9克，水蜜丸每100粒重10克；浓缩丸：每8丸相当于原药材3克；片剂：每片重0.5克。

常用品牌：北京同仁堂。

安神补心丸

【药物组成】丹参* 五味子（蒸） 石菖蒲 安神膏（菟丝子、合欢皮、珍珠母、女贞子、首乌藤、地黄、墨旱莲）

【功能与主治】养心安神。用于心血不足、虚火内扰所致的心慌失眠，头晕耳鸣。

【临床应用】本品适用于睡眠障碍，见记忆力减退，头晕，耳鸣，心慌，心烦，失眠多梦，手足心热，烦热汗多，颧部色红，咽干，舌红少苔者。

【不良反应】头昏、头胀、头痛、面红及心慌。

【注意事项】

1. 珍珠母含钙，不宜配伍的西药有四环素族，异烟肼，洋地黄，磷酸盐（磷酸氯化喹啉等），硫酸盐（硫酸亚铁、硫酸甲苯磺丁脲等），头孢曲松钠。

2. 忌烟、酒及辛辣、油腻食物。

3. 服药期间要保持情绪乐观，切忌生气恼怒。

4. 感冒发热病人不宜服用。

5. 高血压、心脏病、肝病、糖尿病、肾病等慢性病严重者应慎用。

6. 儿童、孕妇、哺乳期妇女、年老体弱者应慎用。

【用法用量】 口服，一次15丸，1日3次。

【规格】 每15丸重2克。

清脑复神液

【药物组成】 人参* 黄芪 当归 鹿茸（去皮） 菊花 薄荷 柴胡 决明子 荆芥穗 丹参* 远志 五味子 枣仁 莲子心 麦冬 百合 竹茹 黄芩 桔梗 陈皮 茯苓 甘草* 半夏* 枳壳 干姜 石膏 冰片 大黄 木通 黄柏 柏子仁 莲子肉 知母 石菖蒲 川芎 赤芍*

【功能与主治】 清心安神，化痰醒脑，活血通络。用于神经衰弱，失眠，顽固性头痛，脑震荡后遗症所致头痛、眩晕、健忘、失眠等症。

【临床应用】 本品适用于睡眠障碍，见多梦易醒、心慌健忘、头晕目眩、肢倦神疲、面色苍白或萎黄、舌质淡苔薄白者；或手足心热，烦热汗多，颧红，咽干，舌红少苔者。

【注意事项】

1. 不宜和含藜芦的中成药同用。

2. 孕妇及对酒精过敏者慎用。

【用法用量】 口服，轻症一次10毫升，重症一次20毫升，1日2次。

【规格】每支装 10 毫升。

枣仁安神液（颗粒、胶囊）

【药物组成】酸枣仁（炒）　丹参*　五味子（醋炙）

【功能与主治】补心安神。用于失眠、头晕，健忘。

【临床应用】

本品适用于睡眠障碍，见多梦易醒、心慌健忘、头晕目眩、肢倦神疲、面色苍白或萎黄，舌质淡苔薄白者。

【注意事项】

1. 孕妇慎用。
2. 由于消化不良所导致的睡眠差者忌用。
3. 按照用法用量服用，糖尿病患者、小儿应慎用。
4. 服药两周症状未缓解，应停药，酌情治疗。
5. 对本品过敏者禁用，过敏体质者慎用。

【用法用量】口服液：口服，晚临睡前服，一次 10～20 毫升，1 日 1 次；颗粒剂：开水冲服，一次 5 克，临睡前服；胶囊剂：口服，一次 5 粒，1 日 1 次，临睡前服用。

【规格】口服液：每支装 10 毫升；颗粒剂：每袋装 5 克；胶囊剂：每粒装 0.45 克。

常用品牌：北京同仁堂。

心神宁片

【药物组成】酸枣仁（炒）　栀子　远志　甘草*　茯苓　六神曲　糊精　硬脂酸镁

【功能与主治】养血除烦，宁心安神。用于心肝血虚所致的失眠多梦，烦躁而惊，疲倦食少。

【临床应用】本品适用于睡眠障碍，见多梦易醒、心慌健忘、头晕目眩、心烦、面红口渴、便秘尿黄、舌质红苔薄黄者。

【注意事项】

1. 忌烟、酒及辛辣、油腻食物。

2. 服药期间要保持情绪乐观，切忌生气恼怒。

3. 高血压、心脏病、糖尿病、肝病、肾病等慢性病严重者应慎用。

【用法用量】口服，一次4~6片，1日3次。

【规格】薄膜衣每片重0.25克。

刺五加脑灵液

【药物组成】刺五加浸膏　五味子流浸膏

【功能与主治】健脾补肾，宁心安神。用于心脾两虚、脾肾不足所致的心神不宁，失眠多梦，健忘，倦怠乏力，食欲不振。

【临床应用】本品适用于睡眠障碍，见多梦易醒、心慌健忘、头晕目眩、肢倦神疲、食欲不振，面色苍白或萎黄，舌质淡苔薄白者。

【注意事项】

1. 本品宜餐后服。

2. 外感发热患者忌服。

3. 服本药一周后症状未见改善或症状加重者，应立即停药，酌情治疗。

【用法用量】口服，一次10毫升，1日2次。

【规格】每瓶装100毫升。

参芪五味子片

【药物组成】南五味子　党参*　黄芪　酸枣仁（炒）

【功能与主治】健脾益气，宁心安神。用于气血不足、心脾两虚所致的失眠、多梦、健忘、乏力、心慌、气短、自汗。

【临床应用】本品适用于睡眠障碍，见多梦易醒，心慌，健忘，头晕，目眩，气短，动则气喘汗出，食欲不振，面色苍白或萎黄，舌质淡苔薄白者。

【注意事项】

1. 心烦，手足心热，夜间汗出者慎用。

2. 感冒发热，面红目赤，咽喉肿痛，尿黄便干者不宜服用。

【用法用量】口服，一次3~5片，1日3次。

【规格】素片每片重0.25克。

活力苏口服液

【药物组成】制何首乌　枸杞子　黄精（制）　黄芪　淫羊藿　丹参*

【功能与主治】益气补血，滋养肝肾。用于年老体弱，精神萎靡，失眠健忘，眼花耳聋，脱发或头发早白属气血不足、肝肾亏虚者。

【临床应用】本品适用于睡眠障碍，见多梦易醒，心慌，健忘，头晕，目眩，眼花耳鸣，腰软，手足心热，颧红，汗多，脱发或头发早白，舌红少苔的患者。

【注意事项】

1. 忌油腻食物。

2. 感冒发热，面红目赤，咽喉肿痛，尿黄便干者不宜服用。

3. 本品宜饭前服用。

4. 按照用法用量服用，孕妇、高血压、糖尿病患者应慎用。

【用法用量】口服，一次10毫升，1日1次，睡前服。

【规格】每支装10毫升。

七叶神安片

【药物组成】三七叶总皂苷

【功能与主治】益气安神，活血止痛，止血。用于心气不足，失眠，心慌，胸痹心痛，或肿瘤，痈肿疮毒及出血症。

【临床应用】本品适用于睡眠障碍，见多梦易醒，心慌健忘，头晕目眩，倦怠乏力者。

【注意事项】

1. 忌烟、酒及辛辣、油腻食物。
2. 服药期间要保持情绪乐观，切忌生气恼怒。
3. 感冒发热病人不宜服用。
4. 高血压、心脏病、肝病、糖尿病、肾病等慢性病严重者应慎用。
5. 儿童、孕妇、哺乳期妇女、年老体弱者应慎用。

【用法用量】口服，一次 50~100 毫克，1 日 3 次，饭后服。

【规格】每片含三七总皂苷（1）50 毫克（2）100 毫克。

养血安神丸（片、颗粒、糖浆）

【药物组成】首乌藤　鸡血藤　熟地黄　地黄　合欢皮　墨旱莲　仙鹤草　辅料：生赭石粉

【功能与主治】养血安神。用于失眠多梦，心慌头晕。

【临床应用】

本品适用于睡眠障碍，见心慌失眠，少寐多梦，神倦乏力，头晕目眩，耳鸣腰酸，手足心热，口干少津的患者。

【注意事项】

1. 感冒发热者勿服。
2. 胃肠不适，大便溏者忌服。
3. 宜在饭后服用，以减轻药物对肠胃的刺激。

【用法用量】丸剂：口服，一次 6 克，1 日 3 次；片剂：口服，一次 5 克，1 日 3 次；糖浆剂：口服，一次 18 毫升，1 日 3 次。

【规格】丸剂：浓缩丸每 100 粒重 12 克；片剂：每素片重 0.25 克（相当于总药材 1.1 克）；糖浆剂：每瓶装 100 毫升。

常用品牌：北京同仁堂。

百乐眠胶囊

【药物组成】百合 刺五加（生） 首乌藤 合欢花 珍珠母 石膏 酸枣仁 茯苓 远志 玄参* 地黄（生） 麦冬 五味子 灯心草 丹参* 淀粉

【功能与主治】滋阴清热，养心安神。用于肝郁阴虚型失眠症，症见入睡困难、多梦易醒、醒后不眠、头晕乏力、烦躁易怒、心慌不安等。

【临床应用】

1. 本品适用于睡眠障碍，见虚烦不寐或多梦易醒，头晕耳鸣，口干咽燥，手足心热，心慌汗出，健忘者。

2. 百乐眠胶囊可与枣仁安神胶囊联合应用治疗老年性失眠。

【文献报道】

1. 百乐眠胶囊联合阿普唑仑治疗重度失眠的疗效。[1]

2. 中药治疗失眠有一定疗效且副作用少，如联合应用镇静催眠西药，能克服中药起效较慢的缺点，可以在较短的时间内有效改善睡眠，减少患者痛苦。如百乐眠联合扎来普隆胶囊治疗失眠。[2]

【注意事项】

1. 哺乳期妇女慎用。

2. 不宜与葱、姜、大蒜、辣椒、海腥发物及寒凉等刺激性食物同服。

3. 忌烟、酒及辛辣、油腻食物。

4. 服药期间要保持情绪乐观，切忌生气恼怒。

5. 高血压、心脏病、糖尿病、肝病、肾病等慢性病严重者应慎用。

【用法用量】口服，一次 4 粒，1 日 2 次，14 天为一疗程。

【规格】每粒装 0.27 克。

【参考文献】

[1] 田发发．百乐眠胶囊联合阿普唑仑治疗重度失眠 85 例总

结．湖南中医杂志，2005，04.

[2] 赵忠新．百乐眠胶囊与扎来普隆胶囊合用治疗失眠的临床观察．中国基层医药，2006，12.

补肾益脑胶囊

【药物组成】人参*（红参） 鹿茸（去毛） 酸枣仁（炒） 熟地黄 茯苓 玄参* 远志（蜜制） 麦冬 五味子 当归 川芎 牛膝 山药（炒）补骨脂（盐制） 枸杞子 朱砂

【功能与主治】补肾益气，养血生精。用于气血两虚，肾虚精亏所致的心慌气短，失眠健忘，盗汗，腰腿酸软，耳鸣耳聋。

【临床应用】本品适用于睡眠障碍，见心慌，气短，失眠健忘，烦热多汗，腰腿酸软，耳鸣耳聋。

【注意事项】

1. 忌辛辣、生冷、油腻食物。
2. 本品宜饭前服用。
3. 不宜超剂量和持续服用。
4. 肝肾功能不全者禁服。
5. 感冒发热患者禁服。

【用法用量】口服，一次3～4粒，1日2次。

【规格】每粒装0.35克。

乌灵胶囊

【药物组成】乌灵菌粉

【功能与主治】补肾健脑，养心安神。用于神经衰弱的心肾不交证。症见失眠、健忘、神疲乏力、腰膝酸软、脉细或沉无力等。

【临床应用】本品适用于睡眠障碍，见失眠、多梦、健忘、神疲乏力、腰膝酸软、头晕耳鸣、心慌、少气懒言，舌苔薄白的患者。

【文献报道】 乌灵胶囊合用银杏叶片、抗精神药物治疗慢性精神分裂[1]

乌灵胶囊在改善失眠，神疲乏力，记忆功能减退，头痛头晕，注意力不集中，焦虑等神经衰弱躯体症状方面效果明显，它不仅治疗神经症，而且可以明显改善脑代谢，有促智健脑作用。[2]

乌灵胶囊可以加强丁螺环酮片的抗焦虑作用，而且明显改善焦虑性失眠症状，还可以增强患者体质，提高机体免疫力，减少药物副作用，绝对可以避免使用苯二氮类药物使病人产生药物依赖，对广泛性焦虑障碍患者的尽早康复起到很好的作用。因此，乌灵胶囊联合丁螺环酮片治疗广泛性焦虑障碍是安全有效的。对治疗焦虑性失眠症有很好的协同作用。[3]

乌灵胶囊加黛力新治疗抑郁症临床疗效显著。能减轻及缓解头晕、头痛，有效治疗失眠，同时也起到改善焦虑、抑郁的症状，该药起效较快，副作用小。配伍黛力新治疗神经衰弱及头晕、头痛伴抑郁、焦虑状态。[4]

乌灵胶囊通过脑保护作用直接促进脑卒中患者的神经功能康复，又通过抗焦虑、抑郁作用，间接促进卒中后焦虑、抑郁患者的神经功能康复。联合左洛复治疗卒中后抑郁效果明显，二者合用，疗效更佳，且副作用小，能改善卒中后十二周时的认知功能。[5]

乌灵胶囊合用丹栀逍遥合剂治疗肝郁脾虚型失眠，疗效满意。[6]

帕罗西汀联合乌灵胶囊治疗广泛性焦虑疗效快，乌灵胶囊对广泛性焦虑有辅助性治疗作用。[7]

乌灵胶囊能提高老年抑郁障碍患者对西酞普兰的耐受性。[8]

【注意事项】

1. 忌烟、酒及辛辣、油腻食物。

2. 服药期间要保持情绪乐观，切忌生气恼怒。

3. 高血压、心脏病、糖尿病、肝病、肾病等慢性病严重者应慎用。

4. 孕妇、儿童及年老体弱者慎用。

【用法用量】 口服，一次3粒，1日3次。

【规格】 每粒装0.33克。

【参考文献】

[1] 陈向丽. 乌灵胶囊合用银杏叶片治疗慢性精神分裂症疗效观察. 海峡药学，2008，12.

[2] 李钢. 乌灵胶囊治疗神经症的临床疗效观察. 中成药，2007，12.

[3] 陆伟珍. 乌灵胶囊治疗焦虑性失眠临床观察. 中成药，2008，12.

[4] 李志轩. 黛力新加乌灵胶囊治疗抑郁症30例. 河南中医，2009，06.

[5] 汪亚群. 乌灵胶囊合左洛复治疗脑卒中后抑郁的临床研究. 浙江中医杂志，2007，04.

[6] 荣培红. 丹栀逍遥合剂合乌灵胶囊治疗失眠32例. 陕西中医，2007，02.

[7] 高力舒. 乌灵胶囊和帕罗西汀治疗广泛性焦虑的疗效观察. 中国实用神经疾病杂志，2007，02.

[8] 袁也丰. 乌灵胶囊联合西酞普兰治疗老年期抑郁障碍的临床研究. 江西医学院学报，2006，06.

安神补脑液

【药物组成】 鹿茸　制何首乌　淫羊藿　干姜　甘草*　大枣　维生素B_1

【功能与主治】 生精补髓，益气养血，强脑安神。用于肾精不足、气血两亏所致的头晕、乏力、健忘、失眠；神经衰弱症，见上述证候者。

【临床应用】

本品适用于睡眠障碍，见腰膝酸软，四肢不温，神疲乏力，大便稀，夜尿多，女子白带清稀量多，舌淡苔白的患者。

【注意事项】

1. 忌烟、酒及辛辣、油腻食物。

2. 服药期间要保持情绪乐观，切忌生气恼怒。

3. 感冒发热病人不宜服用。

4. 高血压、心脏病、肝病、糖尿病、肾病等慢性病严重者应慎用。

【用法用量】 口服，一次10毫升，1日2次。

【规格】 每支装10毫升。

常用品牌：吉林敖东延边。

甜梦胶囊

【药物组成】 刺五加　黄精　蚕蛾　桑椹　党参*　黄芪　砂仁　枸杞子　山楂　熟地黄　淫羊藿（制）　陈皮　茯苓　马钱子（制）　法半夏*　泽泻　山药

【功能与主治】 益气补肾，健脾和胃，养心安神。用于头晕耳鸣，视减听衰，失眠健忘，食欲减退，腰膝酸软，心慌气短，脑卒中后遗症；对脑功能减退，冠状血管疾患，脑血管栓塞及脱发也有一定作用。

【临床应用】 本品适用于睡眠障碍，见头晕耳鸣，视减听衰，失眠健忘，食欲减退，腰膝酸软，手足心热，心慌气短，脱发，舌红少苔或无苔者。

【注意事项】

1. 心烦，手足心热，夜间汗出者慎用。

2. 感冒发热，面红目赤，咽喉肿痛，尿黄便干者不宜服用。

【用法用量】 口服，一次3粒，1日2次。

【规格】 每粒装0.4克。

安神健脑液

【药物组成】人参* 五味子（醋炙） 麦冬 枸杞子 丹参*

【功能与主治】益气养血，滋阴生津，养心安神。用于气血两亏、阴津不足所致的失眠多梦，神疲健忘，头晕头痛，心慌乏力，口干津少等症。

【临床应用】本品适用于睡眠障碍，见失眠多梦，神疲健忘，头晕头痛，心慌乏力，汗多，口干津少者。

【注意事项】

1. 忌烟、酒及辛辣、油腻食物。
2. 服药期间要保持情绪乐观，切忌生气恼怒。
3. 感冒发热病人不宜服用。
4. 高血压、心脏病、肝病、糖尿病、肾病等慢性病严重者应慎用。

【用法用量】口服，一次10毫升，1日3次。

【规格】每支装10毫升。

朱砂安神丸

【药物组成】朱砂 黄连 地黄 当归 甘草*

【功能与主治】清心养血，镇惊安神。用于胸中烦热，心神不宁，失眠多梦。

【临床应用】本品适用于睡眠障碍，见失眠多梦，胸中烦热，心神不宁，面赤口渴，尿黄便干，口腔溃疡，舌红苔黄或少的患者。

【注意事项】

1. 与碘溴化物不宜并用，因朱砂成分为硫化氯，在肠胃道遇到碘、溴化物产生有刺激性碘化汞、溴化汞，引起赤痢样大便，从而产生严重的医源性肠炎。

2. 腹部怕冷，便稀，气短乏力，面色苍白或萎黄者勿用。

3. 忌食辛辣油腻及有刺激性食物，忌烟酒。

4. 消化不良，胃部不舒，心慌不安，失眠等忌服。

5. 孕妇忌服。

6. 本品含朱砂不宜过量或长期服用。

【用法用量】 口服，一次 1 丸，1 日 2 次。

【规格】 每丸重 9 克。

小结

睡眠障碍是指睡眠量不正常以及睡眠中出现异常行为的表现，也是睡眠和觉醒正常节律性交替紊乱的表现。属中医“不寐”范畴。病机为阴阳失调，阳不入阴，故治疗上以补虚泻实，调整阴阳为原则，佐以安神之品。具体有滋补肝肾、益气养血、清火化痰、消导和中。心气不足、心阳虚寒当选柏子养心丸。心肾不足、阴亏血少当选天王补心丸。心血不足、虚火内扰当选安神补心丸。心肝血虚当选枣仁安神颗粒、心神宁片。心脾两虚、脾肾不足当选刺五加脑灵液。气血不足、心脾两虚当选参芪五味子片。气血不足、肝肾亏虚当选活力苏口服液。心气不足当选七叶神安片。阴虚血少当选养血安神丸。肝郁阴虚当选百乐眠胶囊。气血两虚，肾虚精亏当选补肾益脑胶囊。心肾不交当选乌灵胶囊。气血两亏、阴津不足当选安神健脑液。心火上炎，耗灼阴血所致的心火内扰当选朱砂安神丸。

第五节　头　痛

头痛是临床上常见的症状之一，通常包括头的前、后、偏侧部疼痛和整个头部疼痛。头痛的原因繁多，分类也比较复杂，按照 2004 年 1 月发布的《国际头痛疾病分类》第二版，原发性头痛和继发性头痛是临床上最常见的头痛类型。原发性头痛以偏头痛和紧张型头痛比较常见。

中医认为，头痛主要指外感风寒湿热伏留，或痰浊、瘀血阻滞，致使经气上逆，或肝阳上扰头窍，或气虚清阳不升，或血虚脑髓失养所引起。可分为外感头痛和内伤头痛。外感头痛常见风寒头痛、风热头痛及风湿头痛，分别以疏散风寒、祛风清热和祛风胜湿为治法。内伤头痛据其虚实，治则不同，肝阳偏亢宜熄风潜阳；肝火盛者宜清肝泻火；气虚者宜益气升清；血虚者以滋阴补血；肾虚者宜益肾填精；痰浊者宜化痰降浊；瘀血者宜活血通络。

川芎茶调颗粒（丸、片、散、口服液、袋泡剂）

【药物组成】川芎　白芷　羌活　细辛*　荆芥　防风　薄荷　甘草*

【功能与主治】疏风止痛。用于风邪头痛，或有恶寒、发热、鼻塞。系有感受风邪而致的偏、正头痛，尤其表现为遇风加重，同时伴有鼻塞、流涕等。神经性头痛、血管性头痛，见上述证候者。

【临床应用】

1. 本品适用于头痛，见发热，怕冷，鼻塞，流清涕者。

2. 可用于经过明确诊断的偏头痛、神经性头痛或外伤后遗症所致的头痛等。

对于风热头痛和气虚、血虚或肝肾阴亏、肝阳上亢、肝风内动引起的头痛要慎用，或与其它药物配合使用。

【注意事项】

1. 流黄涕、咽喉肿痛、口渴喜饮、尿黄便秘，或腰膝酸软、耳鸣耳聋、手足心热、颧红、烦热汗出，或头晕目眩、心烦易怒、面红目赤、口苦胁痛者，或头痛隐隐、劳累加重、神疲乏力、气短懒言、面色苍白或萎黄、心慌汗多、失眠多梦，舌红苔黄或少苔、无苔者不宜应用。

2. 久病体弱、哺乳期妇女、儿童、老人应慎用。

3. 素有较严重慢性病史者及糖尿病患者慎用。

4. 孕妇慎用。

5. 服药期间饮食宜用清淡易消化之品，忌食辛辣、油腻之物。

6. 本药不可多服、久服。

【用法用量】 丸剂：饭后清茶冲服，一次3~6克，1日2次；片剂：饭后清茶送服，一次4~6克，1日3次；颗粒剂：饭后用温开水或浓茶冲服，一次1袋，1日2次；散剂：饭后清茶冲服，一次3~6克，1日2次；口服液：口服，一次10毫升，1日3次；袋泡剂：开水泡服，一次2袋，1日2~3次。

【规格】 丸剂：每8克相当于原药材3克；片剂：每片重0.48克；颗粒剂：每袋装7.8克；散剂：每袋装3克；口服液：每支装10毫升；袋泡剂：每袋装1.6克。

芎菊上清丸（片、颗粒）

【药物组成】 川芎　菊花　黄芩　栀子　炒蔓荆子　黄连　薄荷　连翘　荆芥穗　羌活　藁本　桔梗　防风　甘草*　白芷

【功能与主治】 清热解表，散风止痛。用于外感风邪引起的恶风身热，偏正头痛，鼻流清涕，牙疼喉痛。

【临床应用】

1. 本品适用于头痛，见发热怕风，鼻塞流黄涕，咽喉肿痛，口渴欲饮，苔薄黄者。

2. 伴有咽干、咽痛者，可以配合使用板蓝根颗粒等。

3. 伴有大便干结的，可以配合使用新清宁片。

【注意事项】

1. 体虚者慎用。

2. 有肝脏疾病、肾脏疾病的患者及孕妇应慎用。

【用法用量】 丸剂：口服，大蜜丸一次1丸，水丸一次6克，1日2次；片剂：口服，一次4片，1日2次；颗粒剂：开水冲服，一次1袋，1日3次。

【规格】丸剂：大蜜丸每丸重9克，水丸每50粒重3克；片剂：每片重0.3克；颗粒剂：每袋装10克。

常用品牌：北京同仁堂。

复方羊角片（胶囊、颗粒）

【药物组成】羊角　川芎　白芷　制川乌*

【功能与主治】平肝、镇痛。用于外感内伤，风阳上扰，瘀血阻滞所致的头痛，症见头部胀痛、掣痛、跳痛、灼痛、重痛、刺痛，偏头痛，痛有定处，痛势较剧，脉实。血管性头痛、紧张性头痛、神经性头痛，见上述证候者。

【临床应用】

本品适用于头痛发作期，症见怕冷，流清涕，或胀痛、掣痛、跳痛、灼痛、重痛、刺痛，偏头痛，痛有定处，痛势较剧者。

【不良反应】少数患者出现胃肠道反应，停药后可自行缓解。

【注意事项】

1. 头痛隐隐，时发时止，劳累加重、面色苍白或萎黄，神疲乏力，气短懒言，心慌汗多、失眠多梦，舌淡苔薄白，或流黄涕，咽喉肿痛，口渴喜饮，尿黄便秘，或腰膝酸软，耳鸣耳聋，手足心热，颧红，烦热汗出，或头晕目眩，心烦易怒，面红目赤，口苦胁痛，舌红苔黄或少苔、无苔者不宜应用。

2. 孕妇慎用。

3. 头痛发作时使用，缓解期不宜久服。

4. 忌辛辣食品。

【用法用量】片剂：口服，一次5片，1日3次；颗粒剂：口服，一次1袋，1日2~3次；胶囊剂：口服，一次5粒，1日2~3次。

【规格】片剂：每片重0.3克；颗粒剂：每袋装8克；胶囊剂：

每粒装 0.25 克。

天舒胶囊

【药物组成】川芎　天麻

【功能与主治】活血平肝。主要用于血瘀所致血管神经性头痛，症见头痛日久，痛有定处，或兼头晕，夜寐不安，舌质暗或有瘀斑。

【临床应用】

1. 本品适用于头痛日久，痛有定处，或兼头晕，夜寐不安，舌质暗或有瘀斑者。

2. 适合于原发性头痛伴头晕者。

3. 对于症见痛处固定不移，经久不愈，刺痛，舌暗红，或有瘀斑，舌下静脉充盈的偏头痛缓解期患者，可以长期服用。

4. 对于头痛头晕伴有耳鸣者，可以配合使用甲磺酸倍他司汀片（6 毫克/次，3 次/日）。

5. 头痛发作期使用效果一般，可以配合使用布洛芬等快速止痛药。

【不良反应】偶见胃部不适，头胀，月经量过多。

【注意事项】

1. 孕妇及月经量过多者禁用。

2. 该药有轻度降压作用，头痛头晕伴有低血压者慎用。

【用法用量】饭后口服，一次 4 粒，1 日 3 次。

【规格】每粒装 0.34 克。

养血清脑颗粒（丸）

【药物组成】当归　熟地黄　白芍*　川芎　钩藤　珍珠母　决明子　夏枯草　鸡血藤　延胡索　细辛*

【功能与主治】养血平肝，活血通络。用于血虚肝旺所致头痛，眩晕眼花，心烦易怒，失眠多梦，健忘。

【临床应用】

1. 本品适用于头痛伴头晕，视物模糊，心烦易怒，神疲乏力，失眠多梦，健忘的患者。

2. 头痛剧烈时，可配合使用快速止痛的西药，如布洛芬、对乙酰氨基酚等。

【文献报道】

1. 本品具有抑制血管机能紊乱[1]；调节颅内循环不对称血流[2]；保护血管内皮功能[3]；改善脑部微循环[4]；可改善血液高、粘、浓、聚的状态[5]；降低血浆和脑组织溶血磷脂酸水平[6,7]，从而抑制血栓形成；具有抗氧化[4]、抗炎、抗神经细胞凋亡[8]、维持神经元结构和功能的完整性[9]等多种药理作用。

2. 可用于慢性脑供血不足的治疗[10]，改善其所引起的头重、头晕、失眠等症状[11]。

3. 本品适用于偏头痛和紧张性头痛的治疗，可降低头痛的程度、头痛持续的时间及发作的频率[12,13]。

4. 本品适用于由于椎－基底动脉供血不足引起眩晕的治疗[14,15]。

5. 本品可用于脑外伤综合征的治疗，可改善其头痛、头晕、失眠、记忆力障碍等症状[16,17]。

6. 本品对于高血压患者具有平稳降压作用，并可与ACEI、ARB、钙拮抗剂以及利尿剂等降压药联合应用[18~21]，降压同时还可有效改善高血压伴随症状，如头痛、头晕、失眠等症状[22]，并具有减少微量蛋白尿等肾脏保护作用[18,23]。

7. 本品具有改善脑循环、抗氧化、抗炎、抗神经细胞凋亡等多种药理作用，从而可用于血管性轻度认知功能障碍的治疗[24,25]。

【不良反应】偶见恶心、呕吐，一般不影响继续用药，可自行消失。

【注意事项】

1. 本品含活血药物，孕妇慎用。

2. 外感或湿痰阻络所致头痛、眩晕者慎用。

3. 服药期间饮食宜用清淡易消化之品，忌食辛辣、油腻之品，以免助热生湿。

4. 平时怕冷，大便稀者慎用。

【用法用量】开水冲服，一次4克，1日3次。

【规格】每袋装4克。

常用品牌：天津天士力。

【参考文献】

[1] 张建军，等．养血清脑颗粒治疗脑血管痉挛的临床对比观察［J］．中国中西医结合急救杂志，2003，10（5）：293~295.

[2] 常蜀英，等．养血清脑颗粒改善头痛头晕症状的临床观察［J］．中草药，2004，35（6）：669~672.

[3] 王延江，等．养血清脑颗粒剂治疗脑动脉硬化症患者的临床观察［J］．中国中西医结合杂志，2004，24（3）：202~204.

[4] Xiang－Shun Xu：THE ANTIOXIDANT CEREBRALCARE GRANULE ATTENUATES CEREBRAL MICROCIRCULATORY DISTURBANCE DURING ISCHEMIA－REPERFUSION INJURY，SHOCK，Vol. 32，No. 2，pp. 201－209，2009.

[5] 张安民，等．养血清脑颗粒对慢性脑供血不足患者血液流变学及血流动力学的影响［J］．世界中医药，2008，3（1）：19~20.

[6] 牛建平，薛萍，伍期专，等．短暂脑缺血发作对溶血磷脂酸的影响及养血清脑颗粒的作用［J］．中国新药杂志，2003，12（10）：831~833.

[7] 楼小亮，詹细平，李晓萍，等．养血清脑颗粒对短暂性脑缺血发作血浆溶血磷脂酸水平影响的观察［J］．中国实用内科杂志，2009，29（4）：367~368.

[8] 任国华，许有乐，李鲁杨．养血清脑颗粒治疗慢性脑缺血衰老大鼠的实验研究［J］．中国微循环，2006，10（3）：188～201.

[9] 吴导琦，曾丽莉，陈生弟．养血清脑颗粒对大鼠慢性脑缺血细胞凋亡及神经细胞突触结构的影响［J］．神经病学与神经康复学杂志，2006，3（4）：227～229.

[10] 李光来，张秀华，李东芳，朱爱萍，赵萍．养血清脑颗粒对慢性脑供血不足患者血管内皮功能的改善及血栓前状态的影响［J］．中风与神经疾病杂志，2007，24（3）：300～302.

[11] 王智樱，施国文，苗玲，钱可久，等．养血清脑颗粒治疗143例慢性脑供血不足的疗效［J］．神经病学与神经康复学杂志，2005，2（1）：7～10.

[12] 王新德，匡培根，罗盛，贾建平，等．养血清脑颗粒治疗紧张型头痛的临床研究［J］．中国新药杂志，2001，10（7）：532～534.

[13] 牛争平，侯玉立，任旭．养血清脑颗粒对偏头痛病人头痛发作的影响研究［J］．中西医结合心脑血管病杂志．2003，1（6）：327～329.

[14] 刘安丰，尹继云，孟晓，刘宏．养血清脑颗粒治疗椎～基底动脉供血不足的疗效观察［J］．中风与神经疾病杂志．2009，26（1）：91～93.

[15] 张彦海，迟丽屹，赵琪．养血清脑颗粒治疗椎基底动脉供血不足性眩晕［J］．中西医结合心脑血管病杂志．2007，5（6）：533～534.

[16] 杜建新，张健军，冯华，曹家康，等．养血清脑颗粒治疗脑外伤后神经症反应的临床观察［J］．脑与神经疾病杂志．2002，10（5）：311～313.

[17] 王玖飞，邢立举，徐丹．养血清脑颗粒对颅脑损伤后记忆障碍的影响［J］．中国临床医学．2009，16（1）：37～38.

[18] 秦惠萍．养血清脑颗粒与依那普利联合治疗对老年单纯收缩期高血压肾损害的影响［J］．中西医结合心脑血管病杂志．2008，6（11）：1363～1364.

[19] 秦扬，王勉，徐比萍，吴仕文，李冰．养血清脑颗粒治疗高血压病50例疗效观察［J］．中草药．2003，34（11）：1032～1033.

[20] 刘安丰，尹继云，孟晓，刘宏．缬沙坦联用养血清脑颗粒治疗原发性高血压60例疗效观察［J］．山东医药．2009，49（17）：65～66.

[21] 李丽华．养血清脑颗粒与钙离子拮抗剂联合治疗高血压的效果观察［J］．江西医学院学报．2006，46（5）：188.

[22] 叶时英，毛秉豫，康立源．养血清脑颗粒治疗高血压病临床疗效观察［J］．天津中医药．2004，21（5）：377～379.

[23] 郭志军，高秀梅，康利源，王怡，刘艳萍．养血清脑颗粒对自发性高血压大鼠肾脏基因表达谱的影响［J］．辽宁中医药大学学报．2009，11（9）：172～174.

[24] 刘南，邓艳春，周彬，唐琢．养血清脑颗粒对轻度血管性认知功能障碍病人认知功能减退疗效的临床研究［J］．中西医结合心脑血管病杂志．2008，6（4）：704～706.

[25] 刘芳，杨琦，王根发，潘志红．养血清脑颗粒治疗老年高血压患者合并轻度血管性认知障碍的疗效观察［J］．世界中医药．2010，5（3）：160～161.

镇脑宁胶囊

【药物组成】 水牛角浓缩粉　天麻　川芎　丹参*　细辛*　白芷　葛根　藁本　猪脑粉

【功能与主治】 熄风通络。用于内伤头痛，伴有恶心，呕吐，视物不清，肢体麻木，头昏，耳鸣等症。血管神经性头痛、原发性高血压、脑动脉硬化，见上述证候者。

【临床应用】

1. 本品适用于头痛，见恶心、呕吐，视物不清，肢体麻木，头晕，耳鸣等。

2. 本品含有水牛角，对于头痛兼有烦躁，易怒等热象者效果较好。

3. 镇脑宁胶囊可作用于中枢神经系统，具有镇痛、镇静及解痉作用因而可有效用于头痛的治疗。

4. 镇脑宁胶囊具有疏散风邪、活血化瘀、安脑止痛的作用，可用于治疗癫痫。

【文献报道】 镇脑宁胶囊由川芎、细辛、白芷、藁本为主的九种药组成，川芎活血行气，细辛配白芷除湿、祛风散寒，更兼活血通经，藁本祛风散寒除湿，其组方具疏风邪、畅清阳、平肝熄风活血化瘀的作用。在临床观察中发现其降胆固醇效果最好，对降甘油三酯也有较好疗效。（镇脑宁胶囊治疗高脂血症51例临床观察．梁爱云．武警医学院学报，2000/03）

【不良反应】 文献报道有患者口服镇脑宁胶囊后出现全身不适，恶心、烦躁、胸闷、心慌，面部、颈背部、两大腿内侧出现大片隆起风团样皮疹，瘙痒难忍，又有患者出现牙龈红肿和疼痛及面部、四肢甚至全身水肿，有严重患者出现中毒性表皮坏死松解症。颜面部大片红斑，眼睑肿胀，结膜充血、糜烂，颜面、双手及双下肢肿胀；全身有许多暗红色斑片，呈水肿性，其上有散在的鸡蛋至手掌大小的松弛性水疱，易破，尼氏征阳性，背部、臀部有大片糜烂、渗出，似Ⅱ度烫伤样外观，外阴水肿，糜烂。

【注意事项】

1. 本品药性偏凉，适合饭后服用，不宜久服。

2. 肝火上炎所致的头痛者（头晕目眩，心烦易怒，面红目赤，口苦，胸胁作痛，失眠多梦，舌红，苔黄）忌用。

3. 痰湿中阻所致的眩晕者（视物旋转，头重昏沉，胸闷，恶心，呕吐痰涎，脘腹胀满不适，饮食减少，精神疲惫，舌体胖大，边有齿痕，苔白腻）忌用。

4. 本品含细辛，不宜久服。

5. 服用期间忌食辛辣油腻食物。

【用法用量】 口服，一次4～5粒，1日3次。

【规格】 每粒装0.3克。

小结

头痛是一种常见症状，病证结合首先要确定是属于原发性头痛还是继发性头痛，对于继发性头痛要仔细寻找引起头痛的病因，对于原发性头痛要根据头痛的性质、发作特点，确定其属于偏头痛、紧张型头痛还是丛集性头痛。对于头痛的治疗，必须注意审证求因，首当分清外感、内伤，明辨虚实。外感头痛多由风邪所致，风寒头痛可用川芎茶调颗粒（丸、片、散、口服液、袋泡剂），风热头痛可用芎菊上清丸；内伤头痛以气虚、血虚、肾虚、肝阳、痰浊、瘀血致病多见，临床症状往往错综复杂，或兼挟出现。复方羊角片（胶囊、颗粒）多用于头痛发作期风阳上扰（头胀痛，或抽掣痛，多见于头两侧，伴有头晕目眩，心烦易怒，面红目赤，口苦，胸胁作痛，失眠多梦，舌红，苔黄），瘀血阻滞（头痛剧烈，或刺痛，痛处固定，经久不愈，夜晚加重，舌暗红，或边尖有瘀点，或舌下静脉充盈，苔薄白）所致的头痛，养血清脑颗粒多用于头痛缓解期血虚肝旺头痛（头痛隐隐，遇劳或发怒时加重，伴有头晕，乏力，口苦，胸胁作痛，失眠多梦，舌淡红，苔薄白），同时兼有降压的效果，高血压患者尤为适合；天舒胶囊活血熄风，用于血瘀内阻所致头痛头晕效果较好，镇脑宁胶囊用于风阳头痛兼有热象者效果较好。总之，治疗头痛应分清新久，明辨虚实，辨证使用中成药，才能取得较好的效果。

第六节　血管性痴呆

血管性痴呆（VD）是由于一系列脑血管因素导致脑组织损害所引起的痴呆综合征的总称。临床以记忆力减退，计算、判断、定向等能力及精神、行为的进行性障碍为特征。血管性痴呆属中医“痴呆”范畴。中医对本病的描述散见于“健忘”、“善忘”、“呆病”、“文痴”、“癫症”等疾病中。中医理论认为血管性痴呆是因肝、脾、肾失调，虚、痰、火、瘀互为影响，而致心神失聪、神机失用。其主要病理基础为精血亏虚、脑髓失养或痰浊瘀血干犯清窍，病理性质为本虚标实，以肝肾亏虚为本，痰浊、瘀血、气滞为标。肝肾两虚、痰疲阻窍是其最常见的证候，治疗时应标本兼治，以宁神补气为原则。分清标本虚实，分别施治。但祛实勿忘肾虚精亏之本，补虚勿忘兼祛实邪。治则或填精补髓，益智健脑，或滋补肝肾，或健脾化湿，涤痰开窍，或调畅气血，安神益智。

复方苁蓉益智胶囊

【药物组成】制何首乌　荷叶　肉苁蓉　地龙　漏芦

【功能与主治】益智养肝，活血化浊，健脑增智。用于轻、中度血管性痴呆肝肾亏虚兼痰瘀阻络证。症见智力减退、思维迟钝、神情呆滞、健忘，或喜怒不定、腰膝酸软、头晕耳鸣、失眠多梦等。

【临床应用】

1. 本品用于血管性痴呆，见智力减退、思维迟钝、神情呆滞，记忆力减退，或喜怒不定、腰膝酸软、头晕耳鸣、失眠多梦等。

2. 本品临床主治脑缺血致血管性痴呆，标本兼治，疗程一般要3个月。

3. 面色黑，唇色暗，目凝无神，睡中易惊醒，或头痛头晕，痛处固定明显者，可以配合使用华佗再造丸。

4. 可与甲磺酸多氢麦角碱片合用治疗血管性痴呆。

【不良反应】个别病例出现心慌、恶心、腹痛、便溏、腹泻、脘腹胀满、食欲下降、轻度皮肤瘙痒等。

【注意事项】对于血管性痴呆兼有躁扰不安、头晕目眩、口气臭秽等痰火扰心证之症状者，不宜使用。

【用法用量】口服，一次4粒，1日3次。

【规格】每粒装0.3克。

补肾益脑丸（片、胶囊）

【药物组成】鹿茸（去毛）　红参*　熟地黄　当归　茯苓　山药（炒）　枸杞子　补骨脂（盐炙）　麦冬　酸枣仁（炒）　远志（蜜炙）　牛膝　玄参*　五味子　川芎　朱砂

【功能与主治】补益生精，益气养血。用于肾虚精亏，气血两虚，脑失濡养所致的健忘，耳鸣耳聋，腰腿酸软，心慌，失眠。神经衰弱，见上述证候者。

【临床应用】

1. 本品用于血管性痴呆，见记忆力下降，耳聋、耳鸣，腰部、腿部酸软，心慌，失眠等。

2. 对于兼有气血不足者（伴见乏力，言语无力，面色、唇色淡白，舌质淡嫩），可以配合使用人参归脾丸，肾阴不足（伴见两颧发红，眠中汗多，舌质红）明显者，配合使用六味地黄丸。

3. 补肾益脑片和益脑胶囊可治疗小儿抽动秽语综合症。

【文献报道】

1. 补肾益脑胶囊具有补肾益脑、活血化瘀和开窍醒神的功效，对血管性痴呆患者，具有扩张血管、改善微循环、保护脑组织，从而改善了血管性痴呆患者的智力，能明显降低血管性痴呆的病残率。（血管性痴呆患者智力状态、血液流变学和血脂变化及补肾益

脑胶囊的干预作用．刘光亭．中国临床康复，2005/20）

2. 补肾益脑片可能通过影响与衰老相关的基因表达发挥抗衰老作用。

【注意事项】

1. 本品为肾虚精亏、气血两虚证而设，体实及阴虚火旺（五心烦热、潮热盗汗、口燥咽干、两颧潮红、舌红少苔、脉细数）及痰浊阻窍、痰火扰心、浊毒内阻（症见头重昏沉，食欲减退，恶心呕吐，腹部或胃部胀满不适）忌服。

2. 感冒者慎用，以免表邪不解。

3. 服药期间宜食易消化食品，忌食辛辣、油腻，生冷。

4. 本品含朱砂，有毒，不可过量、久服。

5. 用于治疗失眠时，睡前勿吸烟，勿喝酒、茶和咖啡。

6. 本品宜饭前服用。

7. 对本品过敏者禁用，过敏体质者慎用。

【用法用量】 丸剂：口服，一次8～12丸，1日2次；片剂：口服，一次4～6片，1日2次；胶囊剂：口服，一次4～6粒，1日2次。

【规格】 丸剂：每10丸重2克；片剂：每片重0.33克；胶囊剂：每粒装0.35克。

益脑复健胶囊

【药物组成】 三七　西红花　川芎　葛根　赤芍*　豨莶草　地龙　血竭

【功能与主治】 活血化瘀，祛风通络。适用于缺血性脑血管疾病及其后遗症，血管性痴呆及风痰瘀血、痹阻经络所致的口眼歪斜，半身不遂，舌塞语涩等症。

【临床应用】

1. 本品用于血管性痴呆，见口眼歪斜，半侧肢体运动不利，言语障碍等。

2. 该药适合于血管性痴呆瘀血内阻的患者，对于肝肾亏虚（伴见头晕耳鸣，两颧发红，眠中汗多，舌红少苔）者，可配合使用补肾益脑丸，或安神补脑液等；对兼有痰浊（伴见头重昏沉，口中多有痰液唾液，腹部胀满不适，疲乏喜卧，舌淡，苔厚腻）者，可以配合使用指迷茯苓丸，或用涤痰汤送服；对于火热证（见急躁易怒，面红目赤，心烦失眠，口干口渴，小便色黄，舌红苔黄）明显者，可以配合使用牛黄清心丸、安脑丸，或用黄连解毒汤等。

【文献报道】益脑复健胶囊具有改善微循环，降低血粘度，迅速降低体内血清总胆固醇、甘油三酯的含量，消除体内大量的过氧化物，从而改善血液质量，修复血管内膜细胞，限制动脉粥样硬化病变的发展，增强血管弹性，并能提高机体免疫功能，促进机体功能恢复。通过临床观察，益脑复健胶囊治疗脑梗塞的疗效明显优于常规治疗，且无明显毒副作用。可联用低分子右旋糖酐、复方丹参、维脑路通等。（益脑复健胶囊治疗脑梗塞36例《王建华中国民间疗法》2002/10）

【注意事项】

1. 饮食宜清淡，忌油腻食物，宜饭前服用。

2. 本品可活血化瘀，多需配合其他药物使用，可以长期服用。

【用法用量】口服，1次3~4粒，1日3次。

【规格】每粒装0.3克。

益脑胶囊

【药物组成】人参* 　灵芝　龟甲胶　五味子　党参* 　茯苓　麦冬　龙骨　石菖蒲　远志

【功能与主治】益气养阴，滋肾健脑，益智安神。用于气阴两亏、肝肾不足所致的健忘，失眠多梦，头晕耳鸣，气短乏力，腰膝酸软，舌淡红，苔少，脉沉细或细数。神经衰弱症、脑动脉硬化，老年痴呆症属心脾气阴两虚为主者。

【临床应用】

1. 本品用于血管性痴呆，见记忆力下降，失眠多梦，头晕，耳鸣，言语声低无力，全身乏力，腰部及膝部酸软不适等。

2. 瘀血明显者（伴见面色黑，唇色暗，目凝无神，睡中易惊醒，或头痛头晕，痛处固定），可以配合使用血塞通片、华佗再造丸等。

3. 益脑胶囊治疗阿尔茨海默病，能使学习、记忆能力显著提高及促智作用。

4. 益脑胶囊和补肾益脑片可治疗小儿抽动秽语综合症。

5. 益脑胶囊对神经衰弱引起的头晕、头痛、失眠、多梦、记忆力衰退等有一定的效果。

6. 益脑胶囊联合盐酸氟桂利嗪胶囊可治疗小儿偏头痛。

7. 益脑胶囊具有预防老年性血管疾病的发生、延缓机体衰老的作用。

【注意事项】

1. 饮食宜清淡，忌食辛辣食物。

2. 痰火明显者（咳痰黄稠，舌红苔黄腻，脉滑）慎用。外感发热者（发热、微恶寒，鼻塞浊涕，口干而渴，咽喉红肿疼痛）禁用。

3. 失眠患者睡前不宜服用咖啡、浓茶等兴奋性饮料。

4. 本品宜餐后服用。

5. 对本品过敏者禁用，过敏体质者慎用。

【用法用量】 口服，一次 3 粒，1 日 3 次。

【规格】 每粒装 0.3 克。

清宫寿桃丸

【药物组成】 驴肾　鹿肾　狗肾　枸杞子　人参*　天冬　麦

冬 地黄 当归 益智（盐制） 蚕砂 酸枣仁（炒） 分心木（炒焦）

【功能与主治】补肾生精，益元强壮。用于肾虚衰老所致头晕疲倦，记忆力衰退，腰膝酸软，耳鸣耳聋，眼花流泪，夜尿多，尿有余沥等症。

【临床应用】 本品适用于血管性痴呆，见记忆力下降，伴头晕疲倦，耳鸣、耳聋，眼花流泪，腰酸，夜尿多的患者。

【文献报道】本品能够提高记忆广度及瞬时记忆，调整微量元素比例，改善衰老症状，并对前列腺疾病有一定的防治作用。[1]

【注意事项】

1. 忌油腻食物。
2. 阴虚火旺者不宜服用。其表现为五心烦热、潮热盗汗、口干喜饮、舌红少苔、脉细数。
3. 感冒病人不宜服用。
4. 本品宜在饭前服用。

【用法用量】口服，一次 50 粒，1 日 2 次。

【规格】每 50 粒重 7 克。

常用品牌：天津中新药业达仁堂。

【参考文献】

[1] 徐芳，金兆祥，高林善．清宫寿桃丸抗衰老机制分析［J］．中草药，2007，38（1）：附1.

小结

血管性痴呆已经成为老年人的常见病、多发病，病位在脑，病机为脾肾两虚，气血不足，髓海失充，神志失养，或痰瘀火毒内阻、脑气与脏气不相连接，神机失用。病性以虚为本，以实为标，临床上多虚实夹杂。因而，治疗首当分辨虚实，辨证施治。复方苁蓉益智胶囊用于肝肾亏虚兼痰瘀内阻所致的血管性痴呆效果较好。补肾益脑丸（片、胶囊）可阴阳双补，可用于肝肾精亏（见记忆力下降，表情淡漠，眩晕耳鸣，两颧发红，眠中汗多，舌红少苔）

或髓海不足（见记忆力及计算力明显下降，神情呆滞，头晕耳鸣，头发干枯无光泽，腰背部酸痛，运动不利，疲倦喜卧）所致血管性痴呆。益脑复健胶囊用于瘀血内阻所致血管性痴呆效好。益脑胶囊用于气阴两亏、肝肾不足（见记忆力下降，失眠多梦，头晕，耳鸣，言语声低无力，全身乏力，腰部及膝部酸软不适）所致血管性痴呆。刺五加片（胶囊）（见精神疲惫，全身乏力，心慌，失眠多梦，记忆力减退，腰部及膝部酸软不适，食欲减退）用于气血亏虚、脾肾不足所致的血管性痴呆。本病终以开窍、醒神、益智、健脑为目的，在治疗同时，又当重视精神调理和智能训练，以及生活护理。

第九章　肿瘤科用药

第一节　头颈部恶性肿瘤

头颈部恶性肿瘤是指颅底到锁骨上、颈椎前这一解剖范围内的所有恶性肿瘤，一般不包括颅内、颈椎及眼内的恶性疾病，包括头面部软组织、耳鼻咽喉、口腔、涎腺、颈部软组织、甲状腺等部位的恶性肿瘤。在我国头颈部恶性肿瘤较多，约占 19.9%～30.2%。头颈部解剖复杂，各类器官密集，组织来源众多，因其存在于相同的解剖位置，且有许多相同或相近的特点，因此孙燕院士在第五版《临床肿瘤内科手册》中将头颈部癌并作一个疾病范畴来讨论。

中医古籍中尚无本类疾病的统一名称，多属于“鼻渊”（鼻咽癌）、“牙疳”（牙龈癌）、“喉百叶”（喉癌）、“石瘿”（甲状腺癌）等范畴。因病位在上焦，故根据经络学说责之于病变部位所主的脏腑，进行脏腑、经络及气血津液辩证，我们认为其病机早期，见于上焦积热，气滞、痰浊、瘀毒蕴积而成肿块，后期正气耗伤，诸损不足。

梅花点舌丹

【药物组成】蟾酥　麝香　牛黄　梅花冰片　珍珠　熊胆　血竭　制乳没　沉香　生硼砂　明雄黄　朱砂　葶苈子　生石决明

【功能与主治】清热解毒，消肿止痛。用于各种疮疡初起，无名肿毒，乳痈痛等症。临床主要用于口腔癌、舌癌、喉癌、食管癌、皮肤癌等。

【临床应用】本品适用于口腔癌、舌癌、喉癌、食管癌、皮肤癌等，各种皮肤粘膜处红肿、疼痛、破溃及乳腺的红肿破溃，均可使用。

【文献报道】

研究证明药理作用广泛，毒副作用小。本品具有抗菌、抗炎、对免疫功能的影响、抗肿瘤等作用。

1. 本方具有很强的抗菌作用，其组方中的冰片、金银花、蒲公英、大黄、雄黄、麝香、硼砂等均具有抗菌作用，抗菌范围甚广。

2. 方中的牛黄、麝香、蟾酥、银花等有较强的抗炎作用。牛黄酸和人工牛黄对实验性炎症有抑制作用，麝香对人工关节有消炎作用，金银花既能抑制炎性渗出，又能抑制炎性增生。

3. 本品对正常小鼠，应用环磷酰胺的小鼠，均能非常显著地增加免疫器官（胸腺、脾）的重量。可提高腹腔巨噬细胞的吞噬功能，对正常小鼠有非常显著的增强，对受氢化考的松抑制小鼠腹腔巨噬细胞的吞噬功能，可使其恢复并接近正常水平。本方还能非常显著地促进小鼠血清溶血素（HCSO）的形成。

4. 本品对小鼠移植性肿瘤的生长有不同程度的抑制作用。

5. 现代研究用本品治疗急性咽炎、急性扁桃体炎、舌炎、唇炎、口腔溃疡、牙周炎、急性智齿冠周炎、下颌骨骨髓炎以及本品保留灌肠治疗慢性非特异性溃疡性结肠炎、外用治疗寻常型进行期银屑病等，均有较好的疗效。

【不良反应】少数患者用药后有恶心、胃部不适等副作用。

【注意事项】

1. 正虚体弱者慎用。

2. 阴性疮疽（伤口破溃日久不愈，无红肿疼痛。），慢惊风症（抽搐势缓无力，时发时止，反复难愈），阴虚白喉（咽干口燥，伪膜干黄，大便燥结，舌红苔薄黄）者等均忌用。

3. 孕妇忌服。

4. 本品含有雄黄，与亚硝盐类、亚铁盐类同服可生成硫代砷酸盐，可使疗效下降，同理，与硝酸盐、硫酸盐类同服，可使雄黄所含的硫化砷氧化，增加毒性，因此，也不宜与硝酸盐、硫酸盐类同服。

【用法用量】 口服，一次2丸，1日2～3次。先饮温开水一口，将药放在舌上，以口麻为度，再用温开水或温黄酒送下。或以葱白打碎包住药丸，用陈酒冲服，外用时，以醋化开，敷于患处。

【规格】 每丸重0.125克。

六神丸

【药物组成】 牛黄　麝香　珍珠　蟾酥　冰片　雄黄

【功能与主治】 清热解毒，消肿止痛。用于治疗热毒引起的咽喉肿痛、烂喉丹痧、单双乳蛾、小儿热疖、痈疡疔疮、乳痈发背及一切无名肿毒。现代临床常用于治疗白血病、鼻咽癌、口腔癌等。

【临床应用】 本品用于白血病、鼻咽癌、口腔癌及咽部红肿热痛，四肢背部皮肤隆起红肿疼痛明显，严重者伴有全身感染症状。六神丸不仅具有对恶性肿瘤瘤体或细胞的直接杀灭作用，亦可以通过抗肿瘤血管生成、促进肿瘤细胞凋亡等途径实现抗肿瘤作用，与化疗药物联用，可产生协同作用。

【注意事项】

1. 孕妇忌服。

2. 内服过量易导致中毒，出现口唇发麻，四肢麻木，头晕，嗜睡，腹痛腹泻及恶心呕吐等。

【用法用量】 口服，一次10～15粒，1日4次，空腹温开水送服。鼻咽癌及口腔癌溃疡可配合局部用药。

【规格】 每100粒重0.3克。

小结

头颈部恶性肿瘤尽管病理类型很多，但大部分为鳞癌，其次为各类腺癌，故治疗上现代医学目前仍以早期手术，中后期放化疗的治疗模式为主，但有70%～80%的患者就诊时已是局部晚期或晚期，所以姑息性治疗在本病的治疗当中占有重要的地位；中医则以辨证论治为总的治则，运用扶正祛邪，调整阴阳，恢复脏器功能等原则，早期以祛邪为主，兼或扶正，后期扶正为主或兼有祛邪，终末期则以对症治疗，减轻患者病痛，提高生活质量，延长生存期为主。

第二节 原发性支气管肺癌

原发性支气管肺癌（简称肺癌）是指原发于支气管粘膜、腺体和肺泡上皮的恶性肿瘤，是最常见的恶性肿瘤之一，目前大多数国家肺癌发病率均呈上升趋势。本病属中医“肺积”、“肺痿”等病范畴。

金复康口服液

【药物组成】黄芪 北沙参* 麦冬 天冬 淫羊霍 女贞子（酒制） 石上柏 石见穿 山茱萸 绞股蓝 葫芦巴（盐水炒） 重楼

【功能与主治】益气养阴、清热解毒。用于治疗原发性非小细胞肺癌气阴两虚证。

【临床应用】

1. 本品用于原发性小细胞肺癌气阴两虚证，可见咳嗽无力，痰中夹血，言语声低无力，精神疲倦，全身乏力，食欲减退，面色白而无光泽，甚者午后低热，眠中汗多而不自知，舌质嫩红，边有齿痕。

2. 本药与化疗并用，有助提高化疗效果，改善免疫功能，减轻化疗引起的白细胞下降等副作用。

【文献报道】

1. 动物试验表明，本品对小鼠 EC 实体瘤，S_{180} 实体瘤和升ewis 肺癌无论是口服还是腹腔注射均显中度抑制作用。另外，对小鼠黑色素瘤 B_{16} 细胞的肺转移口服也显示一定的抑制作用。

2. 体外试验表明本品对小鼠白血病细胞株 P_{388}，小鼠黑色素瘤细胞株 B_{16} 以及对人体小细胞肺癌细胞株 SPC，人体肺腺癌细胞株升 AX 均在原液稀释 800 倍至数千倍的情况下，仍有很强的抑制作用。

3. 本品对小鼠巨噬细胞吞噬功能、自然杀伤细胞（NK）活性、脾淋巴细胞增殖及小鼠产生白介素Ⅱ（I 升~2）等均有明显的促进作用。

4. 联合化疗有明显的协同作用，并且对化疗所致白细胞下降等也有良好的保护作用。

【不良反应】个别患者服药后会出现轻度恶心、呕吐或便秘。

【注意事项】

1. 孕妇忌服。
2. 忌油腻食物。
3. 感冒病人不宜服用。

【用法用量】口服，一次 30 毫升，30 天为一疗程，可连续使用两疗程。

【规格】每支装 10 毫升。

威麦宁胶囊

【药物组成】威麦宁

【功能与主治】祛邪扶正、清热解毒、活血化瘀。用于肺癌的辅助治疗。

【临床应用】本品用于肺癌的辅助治疗。

【文献报道】

1. 本品的主要原料为金荞麦，其有效成分是原花色素缩合性单宁类物质。该成分的抗癌机理是与癌细胞 DNA 发生嵌合效应，抑制 DNA 的合成代谢；抑制癌细胞分泌Ⅳ型胶原酶，从而抑制癌细胞的侵袭和自发性转移；抑制癌细胞信号转导变异通道中的蛋白激酶 PTK（酪氨酸激酶），从而阻碍癌细胞的复制繁殖。

2. 本品既能抑制肿瘤细胞的生长，又可以增强机体的免疫功能。用于癌症，尤其肺癌是安全有效的，配合放疗、化疗治疗肺癌能明显增强疗效，减轻放、化疗的毒副作用。

【注意事项】有恶心、反酸等消化道刺激症状者慎用。

【用法用量】口服，一次 6～8 粒，1 日 3 次，饭后服，2 个月为一疗程。

【规格】每粒装 0.4 克。

参一胶囊

【药物组成】人参皂苷 R*

【功能与主治】益气扶正，固本抗瘤。用于肺癌的辅助治疗。

【临床应用】本品用于肺癌的辅助治疗。

【文献报道】

1. 本品能明显抑制血管内皮生长因子、碱性成纤维生长因子的表达，减少金属酶的数量，从而控制肿瘤新生血管的形成，抑制肿瘤复发、扩散和转移。对 S_{180} 实体瘤细胞经人参皂苷 R，作用 2 小时后，凋亡率为 19.64%，对 B16 黑色素瘤、S_{180} 实体瘤的抑制率达 60%。单独口服，对实体瘤抑制率达 60%，对多种动物和人体肿瘤肺转移、肝转移的抑制率为 60%～70%；能增强 NK 细胞和 IL－2 的活性，合并化疗有增效减毒作用，防止白细胞下降、脱发等。

2. 抗转移机理研究表明，人参皂苷 R 对多种高转移恶性肿瘤浸润生长的直接抑制率达 90% 以上，人参皂苷 R 阻断肿瘤细胞对纤维粘连蛋白和层粘连蛋白的结合，明显抑制肿瘤内皮细胞的增殖生长和新生血管的形成。

【不良反应】偶有口干舌燥，可自行缓解、消失。

【注意事项】

1. 有出血倾向者慎用。

2. 忌与藜芦、萝卜等同服。

【用法用量】饭前空腹口服，一次2粒，1日2次，1个月为一疗程，重症遵医嘱加量。

【规格】每粒装10毫克。

益肺清化膏

【药物组成】党参*　黄芪　北沙参*　麦冬　仙鹤草　川贝母*　白花蛇舌草　败酱草　苦杏仁　甘草*　拳参　紫菀　桔梗

【功能与主治】益气养阴，清热解毒，化痰止咳。用于气阴两虚、阴虚内热型晚期肺癌的辅助治疗。症见气短、乏力、咳嗽、咯血、胸痛等。

【临床应用】本品适用于晚期肺癌，见气短，神疲乏力，咳嗽，咳声低弱，咯血，胸痛，面色淡白无光泽，怕风，汗多，口干却不欲多饮，舌红或淡红的患者。

【文献报道】

1. 现代医药学研究结果证实，该处方中白花蛇舌草、败酱草、仙鹤草、苦杏仁等多味药物具有抗肿瘤、抗炎、抗病毒作用。黄芪、党参等药物具有强壮机体，提高人体免疫功能等作用。

2. 动物实验结果表明该药有以下抗肿瘤作用：①抑瘤作用：益肺清化颗粒对移植小鼠S180肉瘤有明显的抑制作用，并能明显抑制瘤细胞的增殖，抑制率为40.4%；对各期小鼠升ewis肺癌均有一定的抑制作用，抑制率为43.5%。②增强免疫作用：益肺清化颗粒对小鼠腹腔巨噬细胞吞噬功能及细胞溶血空斑形成有明显促进作用；可提高荷瘤小鼠I升－2和TNF含量；抑制肿瘤患者

TXB_2 和 6－酮－P 克 F1a 表达，减少肿瘤转移。

【不良反应】 偶见恶心，腹泻，一般不影响继续治疗。

【注意事项】

1. 高热，口渴多饮，咯血量多的实热者慎用。

2. 忌辛辣、油腻食物。

【用法用量】 口服，一次 20 克，1 日 3 次，2 个月为一疗程。

【规格】 每瓶装 120 克；每瓶装 60 克；每袋装 20 克。

常用品牌：天津中新药业达仁堂。

清肺散结丸

【药物组成】 绞股蓝浸膏　苦玄参浸膏*　三七　川贝母*　白果　法半夏*　冬虫夏草　灵芝　珍珠　阿胶　人工牛黄

【功能与主治】 扶正祛邪、活血化瘀、清热解毒、温阳化湿、化痰。适用于肺癌、重症结核以及各种肺部慢性炎症，见痰湿阻滞或热毒、血瘀证候者。

【临床应用】

1. 本品用于肺癌，重症结核及肺部慢性炎症，见咳嗽、咳痰，痰质粘稠，偶有血丝，胸闷、胸痛，食欲减退，大便稀薄，全身乏力，心烦，发热等。

2. 临床观察显示，清肺散结丸具有保护造血系统和免疫系统的功能；降低化学药物和癌性毒素对造血系统的损害；对保护心、肝、肾功能也有一定作用。

【不良反应】 服药后如有口干现象，宜多饮水。

【注意事项】 脾胃虚寒者（胃部胀满不适，喜温喜按，食欲减退，体倦乏力，大便稀薄，甚者手足不温，呕吐清涎，舌淡苔白）慎服。

【用法用量】 口服，一次 1 瓶，1 日 2 次，饭后服用。

【规格】 每瓶装 3 克。

小结

肺癌的综合治疗是肺癌临床研究领域的热门课题，临床中通常选用以下几种模式：①术后放、化疗；②术前化疗；③通过化疗使不能手术的病人变为可手术；④放、化疗同时进行；⑤放、化疗与生物反应调节剂联合应用；⑥中医药治疗。其中中医药的治疗贯穿肺癌治疗的始终。中成药作为中医治疗肺癌的重要方法，在临床中一定要根据患者的具体情况，合理使用中成药，一方面可促进患者手术后的康复，另一方面可减低化疗、放疗的毒副作用，在肺癌康复期具有重要意义。

第三节　食管癌

食管癌是指发生于食管粘膜上皮的恶性肿瘤，从该病的症状来看，类似于古籍所描述的“噎嗝”。中医学认为本病的形成以内虚为本，脾胃气虚、瘀血内阻而引起的人体内部环境的失衡为外邪侵袭提供了条件，最终使结于食道的痰浊、瘀血日益增加、日久不去而演变为噎嗝之证。另外，气血亏虚、精血内耗使食道枯涸，也是导致噎嗝的重要原因之一。中医治疗对癌前病变逆转，扶助正气，延长生存期，提高生存质量，以及缓解噎塞症状等方面疗效确切。

西黄丸（胶囊）

【药物组成】牛黄（体外培育牛黄）　麝香（人工麝香）　乳香（醋制）　没药（醋制）

【功能与主治】清热解毒，和营消肿。用于痈疽疔毒，瘰疬，流注，癌肿等。

【临床应用】

1. 本品用于乳腺癌，肝癌，肺癌，胃癌，肠癌，食管癌，急慢性白血病，见发热，口干咽痛，喜冷饮。乳腺癌，见乳腺皮肤呈橘皮状，肿块边界不清，后期疼痛；肝癌，胸胁下肿块，刺痛、胀痛，心烦易怒，身目发黄；肺癌，咳嗽，咳痰，胸痛，口渴；胃癌，胃部疼痛，呕血便血；肠癌，腹痛腹胀，大便脓血，血色紫暗。

2. 可配合放、化疗应用，提高临床疗效。本品有明显抗肿瘤作用，能增强对单核吞噬细胞系统的激活作用。本品能增强免疫功能，并有抗炎，抗菌作用。其中，麝香对离体小鼠艾氏腹水瘤等肿瘤细胞有抑制作用。临床观察显示，清肺散结丸具有保护造血系统和免疫系统的功能；降低化学药物和癌性毒素对造血系统的损害；对保护心、肝、肾功能也有一定作用。

【注意事项】

1. 孕妇忌服。
2. 气血两虚者慎用。
3. 化疗期间，出现腹泻者慎用。

【用法用量】 丸剂：口服，一次 3 克，1 日 2 次；胶囊剂：口服，一次 4～8 粒，1 日 2 次。

【规格】 丸剂：每 20 粒重 1 克；胶囊剂：每粒装 0.25 克。

常用品牌：北京同仁堂。

抗癌平丸

【药物组成】 珍珠菜　半枝莲　白花蛇舌草　蛇莓　藤梨根　蟾酥　香茶菜　肿节风　兰香草　石上柏

【功能与主治】 清热解毒、消肿止痛。用于治疗食道癌、贲门癌、胃癌和肝癌等，见热毒肿痛证候者。并适用于放、化疗后引起严重的胃肠道反应，如恶心、呕吐及吞咽困难等。

【临床应用】

1. 本品用于食道癌、贲门癌、胃癌和肝癌，见发热，恶心，呕吐，心烦易怒，口干口苦，胃部胀痛不适，小便黄，排尿疼痛等。

2. 可与放、化疗合用，发挥协同作用。

【文献报道】

1. 研究表明本品可能是通过抑制消化系统肿瘤细胞增殖、调节细胞免疫及体液免疫功能等环节达到治疗目的。

2. 保护骨髓造血功能，增加白细胞数，降低放化疗及癌性毒素对造血系统的损伤，与化疗、放疗合用有明显的减毒增效的作用，尤其适用于无法手术、对放化疗毒副作用无法耐受的肿瘤患者。

【注意事项】

1. 初服时可由少到多，逐步增加，如胃部有发胀感，可酌情减少。

2. 服药期间忌食霉菌类食物。

【用法用量】口服，一次 0.5～1 克，1 日 3 次，饭后半小时服。

【规格】每瓶装 1 克。

珍香胶囊

【药物组成】珍珠　房香　血竭　人参*　牛黄　冰片等

【功能与主治】清热解毒，活血化瘀，消痰散结，扶正培本。能有效抑制肿瘤细胞增殖，控制、缩小肿瘤病灶，以及改善由于肿瘤引起的各种症状。适用于食管癌、肝癌、胃癌等多种恶性肿瘤。

【临床应用】本品适用于食管癌、肝癌、胃癌等多种恶性肿瘤。

【文献报道】研究表明，珍香胶囊抗肿瘤的主要机制是诱导克1期细胞凋亡，阻止肿瘤细胞进行 DNA 复制，抑制肿瘤的生长。阻止对放射线敏感的克 1 期细胞转入 S 期，增加肿瘤细胞对放化疗的敏感性。其次，本品可增强机体免疫功能，清除体内病毒和类病毒物质。其机理主要是通过增强单核吞噬细胞系统的吞噬能力，提高 NK 细胞的杀伤作用，提高淋巴细胞数量和促进淋巴细胞的转化作用来提高机体细胞免疫水平，从而起到抑制肿瘤细胞的生长和转移的作用。

【注意事项】

1. 视病情在饭后 1 小时服用，宜温开水或蜜水送服；因吞咽困难者，可去掉胶囊外壳，将胶囊中药物调蜜含服。

2. 不宜与藜芦、萝卜、浓茶等同服。

3. 孕妇忌服。

【用法用量】口服，一次 6 粒，1 日 3 次，30 天一疗程。

【规格】每粒装 0.4 克。

小结

手术、放疗、化疗仍是目前治疗食管癌的三大主要方法。配合中医治疗，可减轻毒副反应，加强抗癌作用，增强免疫功能，防止复发和转移，提高生存质量和生存率。因此，积极运用中医药与手术、放化疗相结合是十分必要的，也是进一步提高疗效的重要途径。

中药与手术相结合，手术前以中药扶正治疗，可以增加手术切除率，减少手术并发症。术前的中药抗癌治疗，目的在于控制癌症的发展。手术后可用中药调理，以扶正和祛邪相结合，根据不同病种及脏腑特性，采用辨证与辨病相结合来遣方用药，治疗食道癌有一定的疗效。中药与放疗相结合，中药是放疗后一种较佳的接力临时性治疗，坚持长期扶正祛邪中药治疗是提高远期疗效，减少肿瘤复发的关键。放疗后多以益气养阴扶正为主，辅以清热解毒散结等祛邪治疗，可提高疗效。中药与化疗相结合，在化疗期间治疗以补为主，增强体质，提高机体的免疫力和对化疗药物的耐受性，限制肿瘤的发展，减少白细胞下降及肝肾损害，使化疗顺利进行，有利于肿瘤的彻底治疗。

近几年中医药治疗食管癌有很大的进步，取得了一定的疗效，但无论是中医还是西医，均不能从根本上治愈食管癌，因此，要彻底治愈食道癌，还需要进一步努力，去研究、开发具有抗肿瘤的中药或者复方制剂。

第四节　胃　癌

胃癌是指原发于胃粘膜上皮的恶性肿瘤，为最常见恶性肿瘤之一，其5年生存率为20%～30%。我国为胃癌的高发地区，据世界卫生组织2000年的统计，42%的胃癌患者在我国，其原因可能与饮食习惯、生活环境、幽门螺杆菌（HP）感染等因素有关。中医无胃癌的名称，根据其临床表现和古代医籍可归属于“胃部痛”、“伏梁”、“反胃”、“心积”等。胃癌早期以手术切除为主，中晚期病例宜采用包括手术、化疗、生物免疫调节治疗及放疗在内的综合治疗。中医药的治疗在胃癌中越来越受到人们的关注。

消癌平片（糖浆）

【药物组成】通关藤（又名乌骨藤、通光藤）提取物。含生物碱与甾体皂类及多糖类、树脂、色素油脂等。

【功能与主治】清热解毒，活血止痛，软坚散结，抗炎平喘。主要用于食道癌、胃癌、肺癌等。

【临床应用】

1. 本品适用于食管癌、肺癌、胃癌等。
2. 可配合放疗、化疗的辅助治疗。

【文献报道】临床药理实验证明，本品既能显著增强机体的免疫力，又能够直接杀灭多种肿瘤细胞，抑制肿瘤细胞扩散，并能明显延长荷瘤小鼠的生存期。乌骨藤独有成份具有诱导和促使微管（肿瘤细胞赖以分裂，扩散的载体）蛋白聚合，微管装配与微管稳定的独特作用机制，从而抑制肿瘤细胞的有丝分裂，达到抑癌、治癌的目的。

【不良反应】个别患者在用药期间有低热，多汗，游走性肌肉、关节疼痛等不适，一般不须特殊处理。

【注意事项】孕妇忌服。

【用法用量】片剂：口服，一次8~10片，1日3次，一疗程12盒；糖浆剂：口服，一次10~20毫升，1日3次。

【规格】片剂：每片重0.3克；糖浆剂：每支装10毫升。

华蟾素片（胶囊）

【药物组成】干蟾皮提取物（主含蟾素内酯素）

【功能与主治】清热解毒，消肿止痛，活血化瘀，软坚散结。用于多种中、晚期肿瘤（胃癌、肺癌、乳腺癌、宫颈癌、原发性肝癌、结肠癌等）。

【临床应用】本品适用于多种中、晚期肿瘤（胃癌、肺癌、乳腺癌、宫颈癌、原发性肝癌、结肠癌等）。

【文献报道】本品能直接杀伤肿瘤细胞，抑制肿瘤细胞生长及乙肝病毒的复制，减轻放疗辐射及化疗的毒副作用，升高白细胞，提高机体免疫功能。实验显示，本品对癌细胞DNA和RNA合成有显著的抑制作用，对S_{180}腹水癌细胞内的cA毫P及c克毫P的含量变化有较好的调节作用，使cA毫P升高，从而抑制癌细胞生长和增殖，对其抑制率为32.4%~39.1%。离体法证明对大鼠W~256抑制率为68.7%；对小鼠肝癌HePA的抑制率为41.1%；对网状细胞D_2的抑制率为40.3%；本品对CTX（环磷酰胺）所致的白细胞减少症有防治作用，能提高小鼠淋巴细胞比率，也可提高升克克、升克A、升克毫的含量，证明华蟾素注射液有促进机体免疫和细胞免疫的功能。与一些常用的抗肿瘤药物如5-氟脲嘧啶（5-Fu）、环磷酰胺（CTX）、长春新碱（VCR）等合用，可增强化疗药物的抗癌作用，并可降低其毒性。

【不良反应】

1. 本品局部吸收缓慢，注射部位有刺痛感或静脉炎；极个别病人还可能出现荨麻疹、皮炎等，停药后反应消失，仍可正常用药。

2. 少数患者有恶心、畏寒反应，约10分钟后即恢复正常。

【注意事项】

1. 孕妇忌用，腹泻患者慎用。

2. 应用时应注意观察患者的心脏功能，避免与氨茶碱、异丙肾上腺素等剧烈兴奋心脏药物同时应用。

【用法用量】 片剂：口服，一次3～4片，1日3～4次；胶囊剂：一次2粒，1日3～4次。

【规格】 片剂：每片重0.3克；胶囊剂：每粒装0.25克。

健脾益肾冲剂

【药物组成】 党参* 枸杞子 女贞子 白术 菟丝子 补骨脂（盐炙）

【功能与主治】 健脾益肾。用于减轻肿瘤病人术后、放、化疗副反应，提高机体免疫功能以及脾肾虚弱所引起的疾病。用于胃癌、肠癌、肝癌、胰腺癌、骨癌、皮肤癌、食管癌等各种癌症的协同治疗。

【临床应用】本品用于胃癌、肠癌、肝癌、胰腺癌、骨癌、皮肤癌、食管癌等各种癌症的协同治疗，见食欲减退，恶心，呕吐，疲倦乏力，面色发黄无光泽，四肢不温，大便稀薄等。

【文献报道】

健脾益肾冲剂对化疗药的减毒作用和抗转移作用可能主要是通过以下机制实现的：

1. 抑瘤增效作用：健脾益肾冲剂组对小鼠前胃癌FC瘤重抑制率为14.6%。环磷酰胺2毫克组抑瘤率为26.8%，健脾益肾冲剂配合环磷酰胺组抑瘤率为51.2%（$P<0.05$）。

2. 对癌细胞转移的抑制作用：健脾益肾冲剂对升ewis肺癌血

行转移有明显抑制作用，并可预防术后转移。

3. 辅助化疗药的减毒作用。

4. 调节免疫功能。健脾益肾冲剂有激活健康小鼠巨噬细胞吞噬作用，激活高峰在给药两周时，对荷瘤小鼠有保护巨噬细胞功能的作用。

【注意事项】

1. 高血压和有其它并发症的病人应慎用。

2. 不可与中药藜芦同用。

【用法用量】开水冲服，一次1袋，1日2次。

【规格】每袋装10克。

参莲胶囊

【药物组成】苦参* 半枝莲 山豆根 防己 三棱 莪术 丹参* 补骨脂 苦杏仁 乌梅 白扁豆

【功能与主治】清热解毒、活血化瘀、软坚散结。用于由气血瘀滞、热毒内阻而致的中晚期胃癌、肺癌患者。

【临床应用】本品适用于中晚期胃癌、肺癌辅助治疗，具有较好的抗癌作用，还可保护骨髓造血功能的作用，并能明显提高巨噬细胞的吞噬功能和吞噬指数。

【不良反应】少数患者服药后出现恶心，不影响继续用药。

【注意事项】脾胃虚寒者（胃部隐痛，喜温喜按，四肢发凉，神疲乏力，大便稀薄）不宜长期服用。

【用法用量】口服，一次6粒，1日3次。

【规格】每粒装0.5克。

小结

目前，胃癌的治疗主要以手术切除为主。无远处转移的患者，临床评估为可手术切除者，首选手术治疗。术后，如为R0切除，T1N0者，不用术后辅助放化疗，辅以中药治疗即可；T2N0者，对有高危因素者如低分化腺癌、有脉管瘤栓、年轻（<35 岁）患者应进行术后化疗或同步放化疗，同时给予中成药辅助治疗，以减轻放疗或化疗的不良反应；对一些晚期胃癌（Ⅲ期及Ⅳ期）已失去手术机会或只作姑息性手术之后，更需要中西医结合的综合治疗，以提高疗效，延长生存期。这样，有计划地合理地安排中西医结合治疗便成为提高治疗效果的重要措施。

在中成药的运用上，要根据胃癌的不同阶段运用不同的药物，如胃癌初期以标实为主，多呈气滞、血瘀、痰湿、邪热；后期以本虚为主，多出现气血亏虚、津液枯槁、脏气衰弱。治宜权衡病情之轻重，根本不同阶段的不同表现，采取不同的措施，或祛邪，或扶正，或扶正祛邪并举。

第五节 原发性肝癌

原发性肝癌（以下简称肝癌）是指发生于肝细胞与肝内胆管上皮细胞的癌变。肝癌属于中医学的“积聚”、“癥瘕”、“黄疸”、“鼓胀”、“胁痛”等范畴。古医书又有“肥气”、“痞气”、“积气”之称。

肝复乐片

【药物组成】党参* 白术（炒） 黄芪 鳖甲（醋制） 茯苓 薏苡仁 桃仁 土鳖虫 大黄 郁金 苏木 牡蛎 半枝莲 败酱草 陈皮 香附（制） 木通 茵陈 沉香 柴胡 重楼

【功能与主治】健脾理气、化瘀软坚、清热解毒。主治以肝郁脾虚为主证的原发性肝癌、乙型肝炎、肝硬化等急慢性肝病，症见上腹肿块，胁肋疼痛，神疲乏力，食少纳呆，脘腹胀满，心烦易怒，口苦咽干。

【临床应用】本品用于原发性肝癌、乙型肝炎、肝硬化等急慢性肝病，症见上腹肿块，胁肋疼痛，神疲乏力，食欲减退，脘腹胀满，心烦易怒，口苦咽干，舌苔薄白。

【文献报道】

1. 本品能明显抑制肝癌细胞的生长，提高机体免疫能力，提高巨噬细胞的吞噬功能，提高 E－玫瑰花结形成率，提高天然杀伤（NK）细胞活性，诱生干扰素作用尤其明显，能抑制乙型肝炎病毒的复制，恢复肝脏功能及降低转氨酶，能降低甲胎蛋白（AFP），阻断肝病患者癌变，能明显减少肝纤维化和明显减少纤维化程度和肝细胞超微结构的改变。

2. 突出的药理作用有：①抗肿瘤作用：肝复乐片是通过阻断癌细胞 DNA 合成，对实体型肝癌细胞有显著的杀伤作用。对小鼠乳腺癌毫 A_{737} 移植性肿瘤的抑制率为 60.8%。②免疫调节作用：肝复乐对体内的天然杀伤细胞（NK）、干扰素（IFN）、淋巴因子（1升~2）、巨噬细胞（毫 f）、激活的淋巴细胞（升 AK）等均有明显促进作用。通过激活宿主免疫功能发挥抗肿瘤作用。③护肝作用：肝复乐对扑热息痛所致肝损伤有非常显著的保护作用，对四氯化碳肝损伤有明显降低 SGPT 的作用。

【不良反应】 少数患者开始服药后出现腹泻。

【注意事项】

1. 胃部冷痛，食欲减退，手足不温，大便稀薄者慎用。
2. 孕妇忌用。
3. 服药期间宜清淡饮食。
4. 忌与藜芦、萝卜、浓茶等同服。

【用法用量】 口服，一次薄膜衣片 6 片或糖衣片 10 片，1 日 3 次，2~3 个月为一疗程，可长期连续服用。

【规格】 每片重 0.3 克（糖衣片）；0.5 克（薄膜衣片）。

金龙胶囊

【药物组成】 鲜守宫　鲜金钱白花蛇　鲜蕲蛇

【功能与主治】破瘀散结，解郁通络。用于原发性肝癌血瘀郁结证，症见右胁下积块，胸胁疼痛，神疲乏力，腹胀，纳差等。

【临床应用】

1. 本品用于原发性肝癌血瘀郁结证，症见右胁下积块，胸胁疼痛，痛处固定，入夜加重，神疲乏力，腹胀，食欲减退，舌质紫暗有瘀点瘀斑，苔薄。

2. 可与化疗药物配合使用，减少化疗药物用量，增强疗效，减少毒副作用。

【文献报道】动物实验结果表明：本品可明显增强机体及荷瘤动物的免疫功能，对肝癌等癌瘤均有明显抑制癌细胞生长作用。

【不良反应】少数患者有消化道反应。

【注意事项】

1. 妊娠及哺乳期妇女禁用。

2. 有出血趋向者禁用。

【用法用量】口服，一次4粒，1日3次。

【规格】每粒装0.25克。

慈丹胶囊

【药物组成】莪术　山慈姑　鸦胆子　马钱子粉　蜂房等

【功能与主治】化瘀解毒、消肿散结、益气养血。用于原发性肝癌以及经手术、放疗、化疗后患者的辅助治疗。

【临床应用】本品用于原发性肝癌以及经手术、放疗、化疗后患者的辅助治疗。

【不良反应】服药后偶见恶心等轻度胃肠道反应。

【注意事项】

1. 孕妇禁用。

2. 本品所含马钱子、鸦胆子等药物有一定毒性，不可超量服用。

【用法用量】口服，一次5粒，1日4次，1个月为一疗程。

【规格】每粒装 0.27 克。

小结

原发性肝癌早期病例的治疗目标为根治性。中晚期病例当不能根治时，则使之改善生活质量和延长生存期。早期病人，尤其在小肝癌阶段，外科手术切除可有效提高 5 年生存率，术后行插管化疗、中医药治疗可进一步提高疗效。中晚期病例，少数病人可作手术切除，多数病人有赖于非手术治疗，中医药治疗可以作为主要的治疗手段之一。合理使用中成药对提高晚期肝癌患者的生存周期，改善临床症状，提高生活质量具有重要的意义。

第六节　大 肠 癌

大肠癌是自大肠黏膜上皮起源的恶性肿瘤，包括结肠癌和直肠癌。大肠癌属于中医学“积聚”、“肠风”、“脏结”、“下痢”、“癥瘕”、“锁肛痔”、“脏毒”等范畴。

复方斑蝥胶囊

【药物组成】斑蝥　刺五加　半枝莲　黄芪　女贞子　山茱萸　人参*　三棱　莪术　熊胆粉　甘草*

【功能与主治】破血消癥，攻毒蚀疮。用于原发性肝癌、肺癌、直肠癌、恶性淋巴瘤、妇科恶性肿瘤等。

【临床应用】本品适用于大肠癌及各种肿瘤，见恶心呕吐，腹泻，发热，疼痛，伴神疲乏力，食欲不振，腰膝酸软的患者。

【文献报道】

1. 本品可诱导肿瘤细胞凋亡，抑制肿瘤血管新生、具有多药耐药逆转作用，且具有显著的免疫调节功能、对骨髓有保护作用[1]。

2. 临床观察结果证明，本品配合化疗对常见恶性肿瘤：胃癌、肺癌、直肠癌、肝癌、乳腺癌、鼻咽癌具有良好的抑瘤作用，同时能提高患者生活质量、提高机体免疫力、阻断肿瘤的恶性演进[2]。

【注意事项】糖尿病患者及糖代谢紊乱者慎用。

【用法用量】口服，一次3粒，1日2次。

【规格】每粒装0.25克。

常用品牌：贵州益佰。

【参考文献】

[1] 徐虎．复方斑蝥胶囊对晚期原发性肝癌生存率的影响[J]．湖北中医杂志，2009，31（4）：23~24.

[2] 李秀荣，焦中华．康赛迪胶囊配合化疗治疗恶性肿瘤的临床观察．[J]．肿瘤防治杂志，2004，11（2）：188~190.

小结

对大肠癌的治疗为尽可能手术切除，术后5年总生存率约在50%左右。大肠癌围手术期放化疗、中医中药等综合治疗是为了增加切除率，防止复发转移，延长生存期。对晚期不能切除的大肠癌病人，或切除术后有复发转移的病人，综合治疗则成为主要治疗手段。中成药在提高放、化疗疗效，减轻毒副作用方面具有很重要的作用。

第七节 肿瘤辅助用药

生血丸

【药物组成】鹿茸 黄柏 山药 炒白术 桑枝 炒白扁豆 稻芽 紫河车

【功能与主治】补肾健脾，填精养血。用于脾肾虚弱所致的面黄肌瘦、体倦乏力、眩晕、食少、便溏；放、化疗后全血细胞减少及再生障碍性贫血，见上述证候者。

【临床应用】

本品适用于肿瘤或放化疗后引起的白细胞减少或贫血，见上述证候者。

【文献报道】

本品联合康力龙治疗慢性再生障碍性贫血总有效率 82.1%，明显优于单纯康力龙治疗，并且能够改善外周血细胞和骨髓增生程度，缩短显效时间。[1]

【注意事项】

1. 忌油腻食物。

2. 阴虚火旺者不宜服用。其表现为五心烦热、潮热盗汗、口干喜饮、舌红少苔、脉细数。

3. 感冒病人不宜服用。

【用法用量】口服，一次 5 克，1 日 3 次。

【规格】每袋装 5 克，每瓶装 5 克。

常用品牌：天津中新药业达仁堂。

【参考文献】

[1] 周冬枝，刘永惠，何群英．生血丸加康力龙治疗慢性再生障碍性贫血 156 例［J］．第四军医大学学报，2002，23（11）：1018.

安多霖胶囊

【药物组成】黄芪　鸡血藤等

【功能与主治】益气补血，扶正解毒。气血两虚症，适用于放、化疗引起的白细胞减少、免疫功能下降、食欲减退、神疲乏力、头晕气短等症。对肿瘤放射治疗中因辐射损伤造成的淋巴细胞微核率增高等有改善作用。可用于辐射损伤。

【临床应用】本品适用于放、化疗引起的白细胞减少、免疫功能下降、食欲减退、神疲乏力、头晕气短等症，舌淡胖，苔薄白。

【文献报道】药理学试验表明，本品对放疗和化疗引起的白细胞降低、免疫功能下降、造血功能受抑制均有明显升高作用，并能减轻放、化疗的毒副反应。能延长小鼠常压下耐缺氧时间，延长小鼠游泳时间，提高小鼠的抗应激能力。明显延长肝癌腹水型小鼠的存活时间，对宫颈癌 U_{14} 和 S_{180} 荷瘤小鼠的瘤肿也有明显抑制，说明本品有抗癌作用。当与放、化疗联合用药时能增强放、化疗的疗效。本品能提高受 $^{60}Co\gamma$ 射线损伤小鼠的存活率，拮抗受辐射损伤小鼠的白细胞、骨髓有核细胞的减少和胸腺、脾脏、体重的降低，增加脾结节 CFU－S 数，与放疗联合能提高对 S_{180} 荷瘤小鼠的抑瘤率。

【注意事项】

1. 忌不易消化食物。
2. 感冒发热病人不宜服用。

【用法用量】 口服，一次 4 粒，1 日 3 次。

【规格】 每粒装 0.32 克。

便通胶囊

【药物组成】 白术　肉苁蓉　当归　枳实　桑椹　芦荟　辅料：淀粉

【功能与主治】 健脾益肾，润肠通便。适用各类肿瘤治疗过程中因应用止痛、止吐、化疗等药物，放疗，手术以及各种原因引起的便秘。

【临床应用】 本品用于各类肿瘤治疗过程中因应用止痛、止吐、化疗等药物，放疗，手术以及各种原因引起的便秘，见大便排出困难，面色白，四肢不温，喜热怕冷，小便清长，或腰膝酸冷，舌质淡，苔白。

【文献报道】

1. 药理试验表明组方中的白术可通过兴奋胃肠道毫受体、乙酰胆碱（ACh）和 P 物质（SP），能明显促进胃肠蠕动和排空；同时可调节胃肠激素水平，纠正胃肠功能紊乱。肉苁蓉可显著提高小肠推进度，缩短排便时间；同时能明显抑制大肠水分吸收，还可引起回肠收缩。枳实通过兴奋胆碱能神经、增加钙离子通透性及胃肠激素等途径，可增加ID毫EC（小肠消化间期综合肌电）的峰电位，延长毫毫C（消化间期移行性复合运动）活动相时程，从而加强小肠平滑肌的收缩强度和持续时间。芦荟大黄素甙在肠道厌氧菌的作用下转化成芦荟大黄素蒽酮，可增加大肠水含量，刺激粘液分泌，促进大肠蠕动，对小肠无影响。当归可促进造血细胞的分化增殖和造血生长因子的生成；抗溶血。桑椹能恢复红细胞、血红蛋白水平，促进机体造血机能。从而改善肠道血液循环，增加肠粘膜的血液及营养供应，提高神经末梢感受器的敏感性和肠粘膜的应激能力。以上多组分综合作用，能明显增加小肠推进速度，提高碳末推进百分率，缩短碳末排出时间，且不影响小肠对水份及营养物质的吸收。能增加回肠收缩频率和张力，明显增强收缩强度和肠段活力，提高肠腔内水份吸收，具有作用温和、持久的特点。

2. 动物实验结果表明：本品对便秘模型动物有促进粪便排泄，增强肠蠕动和提高肠腔内水份吸收的作用。

【不良反应】 偶见轻度腹痛，腹泻及皮疹。

【注意事项】

1. 忌食辛辣刺激性食物。
2. 不宜在服药期间同时服用温补性中成药。
3. 心脏病、肝脏病、糖尿病、肾病等慢性病严重者应慎用。
4. 对本品过敏者禁用，过敏体质者慎用。
5. 孕妇禁服。
6. 实热便秘者（见大便干结，腹胀，口干口臭，面红身热，心烦多汗，喜冷饮，小便黄）禁服。

【用法用量】 口服，一次3粒，1日2次。或根据病情一次2~4粒，1日2~3次，大便正常后，逐步减少用量。

【规格】 每粒装0.35克。

地榆升白片

【药物组成】 地榆

【功能与主治】 益气养血、补肾化瘀。适用于各类肿瘤患者放化疗等导致的白细胞减少症，也可用于血小板减少，免疫功能低下，再生障碍性贫血。

【临床应用】 本品适用于各类肿瘤患者放化疗等导致的白细胞减少症，也可用于血小板减少，免疫功能低下，再生障碍性贫血。

【文献报道】 本品可增强、保护造血系统功能，升高外周血白细胞、中性粒细胞、血小板，改善骨髓微循环，并可调节和改善机体免疫功能。多项临床研究证实本品可用于肿瘤患者放化疗白细胞减少症及血小板减低的治疗和预防。

【临床应用】 腹泻患者慎服。

【用法用量】 口服，一次2~4片，1日3次，20~30天为一疗程。

【规格】 每片重100毫克。

固元胶囊

【药物组成】 黄芪多糖　人参芦头*

【功能与主治】 扶助正气，用于癌症的化疗或放疗所引起的免疫功能和造血功能障碍。

【临床应用】 本品用于癌症的化疗或放疗所引起的免疫功能和造血功能障碍，见神疲乏力，食欲减退，头晕目眩，面色苍白或发黄，舌质淡，苔白。

【文献报道】 实验表明，本品对小鼠单核巨噬细胞吞噬功能有较明显的促进作用；对鼠血清中溶血素的含量亦有提高。能拮抗环磷酰胺引起的小鼠白细胞下降，又能促进抗体生成，显示本品具有增强机体免疫功能的药理作用。

【不良反应】少数病人服药后可有口干、口苦，一过性轻微头昏等。

【注意事项】

1. 高血压和有其它并发症的病人应慎用。
2. 不可与中药藜芦同用。

【用法用量】口服，一次3粒，1日2次。

【规格】每粒装0.35克。

生白口服液

【药物组成】淫羊藿　补骨脂　附子*　枸杞子　黄芪　鸡血藤　茜草　当归　芦根　麦冬　甘草*

【功能与主治】温肾健脾，补益气血。用于癌症放、化疗引起的白细胞减少属脾肾阳虚，气血不足证候者，证见神疲乏力，少气懒言，畏寒肢冷，纳差便溏，腰膝酸软等。

【临床应用】本品用于癌症放、化疗引起的白细胞减少，见神疲乏力，言语声低无力，怕凉，四肢发冷，食欲减退，大便稀薄，腰部及膝部酸软不适，舌淡，苔薄白。

【文献报道】本品对化疗药物和放射线造成的小鼠白细胞减少有明显的提升作用，对环磷酰胺造成的小鼠骨髓抑制有明显保护作用，并能促进骨髓粒系干细胞增殖。可以升高T细胞亚群中的CD3、CD4及CD4/CD8比例，对人体的免疫机能有促进作用；并可减轻放化疗所致恶心呕吐反应、增加食欲、增加体重、缩短手术后恢复时间，改善患者生存质量。

【不良反应】个别病人服后有轻度胃部不适。

【注意事项】

1. 阴虚火旺及有出血倾向者禁用。
2. 热毒证禁用。
3. 孕妇禁用。

【用法用量】 口服，一次40毫升，1日3次。

【规格】 每支装20毫升。

通迪胶囊

【药物组成】 三七　紫金莲　大青木香　七叶莲　鸡矢藤　细辛*

【功能与主治】 活血行气，散瘀止痛。辅助治疗肿瘤引起的疼痛。

【临床应用】 本品辅助治疗肿瘤引起的疼痛。

【文献报道】 本品应用民间验证确有镇痛疗效的草药紫金莲、大青木香、七叶莲等组成，可以解除多种疼痛疾患。实验显示，本品对冰醋酸所致小鼠疼痛，热板法、甩尾法及电刺激所致小鼠疼痛均有明显抑制作用，能减少扭体次数、提高痛阈值，在甩尾试验中，高剂量组的痛阈提高率与吗啡组接近。

【注意事项】

1. 孕妇禁用。
2. 本品含马兜铃科植物细辛，肾功能不全者慎用。

【用法用量】 口服，一次2粒，1日3次，剧痛时可加服一粒。

【规格】 每粒装0.45克。

微达康颗粒

【药物组成】 熟地黄　黄芪　女贞子　刺五加　淫羊藿　附子*（制）　陈皮

【功能与主治】 扶正固本，补肾安神。用于微波及肿瘤放疗、化疗及射线损伤引起的白细胞、血小板减少，免疫功能降低，体虚乏力，失眠多梦，食欲减退等。

【临床应用】 本品用于微波及肿瘤放疗、化疗及射线损伤引起的白细胞、血小板减少，免疫功能降低，见体虚乏力，言语声低无力，失眠多梦，食欲减退等。

【文献报道】

1. 根据137例放疗和55例化疗患者观察结果，加服微达康后能对抗放化疗对骨髓的抑制作用，缓解放、化疗毒副反应。

2. 根据E玫瑰花结试验和免疫球蛋白测定，本品对免疫功能有保护作用。

3. 应用微达康治疗的慢性放射病患者，在改善白细胞降低，血小板减少及植物神经功能无力症候群方面取得一定疗效。

【注意事项】 实热证（高热，大汗，口渴，小便黄，舌红）者忌用。

【用法用量】 开水冲服，用于肿瘤放疗、化疗及放射线损伤：一次40克，1日3次；一周后，一次20克，1日3次；用于微波损伤：一次20克，1日2次。

【规格】 每袋装20克。

生血宝颗粒

【药物组成】 制何首乌　女贞子　桑椹　墨旱莲　白芍*　黄芪　狗脊

【功能与主治】 滋养肝肾、补益气血。用于恶性肿瘤放化疗所致的白细胞减少及神疲乏力，腰膝疲软，头晕耳鸣，心慌，气短，失眠，咽干，纳差食少等症。

【临床应用】 本品用于恶性肿瘤放化疗所致的白细胞减少，见神疲乏力，腰膝疲软，头晕耳鸣，心慌，气短，失眠，咽干，食欲减退，舌质淡。

【文献报道】 本品能对抗常用抗肿瘤药物和60钴γ-射线照射引起的小鼠外周白细胞降低；显著提高环磷酰胺引起的免疫功能下降，增加小鼠腹腔巨噬百分率及小鼠溶血值；显著提升失血小鼠的血红蛋白及红细胞数；明显减轻S_{180}型小鼠瘤块湿重。

【注意事项】

1. 实热证患者（高热，大汗，口渴，小便黄，舌红）慎用。

2. 孕妇慎用。

【用法用量】开水冲服，一次8克，1日2~3次，21天为一疗程。

【规格】每袋装（1）4克（2）8克。

生血康口服液

【药物组成】黄芪　红参*　五味子　当归　白芍*　茯苓　猪苓　鸡血藤（制）　何首乌　山茱萸　枸杞子　女贞子等十八味

【功能与主治】补气生血，健脾益肾，化瘀解毒。用于恶性肿瘤放、化疗引起的白细胞与红细胞减少，属于气血两虚兼脾肾虚损，热毒未清。症见面色苍白，神疲乏力，头晕耳鸣，食欲减退，腰膝酸软，恶心呕吐，口渴喜饮等证候者。

【临床应用】本品用于恶性肿瘤放、化疗引起的白细胞与红细胞减少，见面色苍白，神疲乏力，头晕耳鸣，食欲减退，腰膝酸软，恶心呕吐，口渴喜饮，舌淡红。

【文献报道】本品对放、化疗所致正常及荷瘤小鼠的红、白细胞减少症有一定的治疗作用，同时亦可在一定程度上减少上述动物血红蛋白下降的幅度。

【注意事项】孕妇慎用。

【用法用量】口服，一次1支，1日3次，两周为一疗程。

【规格】每支装20毫升。

蟾乌巴布膏

【药物组成】蟾酥　川乌*　两面针　重楼　关白附　三棱　莪术　细辛*　丁香　肉桂　乳香　冰片等

【功能与主治】活血化瘀，消肿止痛。用于肺、肝、胃等多种癌症引起的疼痛，也可用于急慢性扭挫伤、跌打瘀痛、骨质增生、风湿及类风湿疼痛，亦用于落枕、肩周炎、腰肌劳损和伤痛等。

【临床应用】 本品用于肺、肝、胃等多种癌症引起的疼痛，也可用于急慢性扭挫伤、跌打瘀痛、骨质增生、风湿及类风湿疼痛，亦用于落枕、肩周炎、腰肌劳损和伤痛等。

【不良反应】 少数病人有皮疹。本品含有马兜铃科植物细辛，不宜长期使用，应在医生指导下应用并定期复查肾功能。

【注意事项】 肾脏病患者、孕妇、新生儿禁用。

【用法用量】 外用，一次1帖，1~2天换药一次。

【规格】 每帖8×12厘米。

第十章　儿科用药

第一节　急性上呼吸道感染

急性上呼吸道感染是各种病原体侵犯喉部以上呼吸道的鼻腔、咽或喉引起的急性炎症感染，简称上感。常见病原体为病毒，少数为细菌。上感在中医多属“感冒”范畴，其病因病机主要是感受风邪为主，导致肺气失宣出现发热、恶风、鼻塞流涕，喷嚏咳嗽等症状。由于小儿肺常不足，脾常不足，肝常有余的生理特点，所以除常见的风寒感冒、风热感冒、暑湿感冒、时邪感冒的临床证型外，小儿还常见夹痰、夹滞、夹惊的特殊类型兼证感冒，其治疗方法为辛温解表、辛凉解表、清暑化湿，兼证感冒者的治疗除在感冒的治则基础上还要根据症状之不同加用化痰、镇惊、消食导滞的治疗方法，以达到通腑泄热，表里双解的治疗效果。

解肌宁嗽丸（口服液）

【药物组成】 紫苏叶　葛根　前胡　苦杏仁　桔梗　浙贝母*　陈皮　半夏*（制）　茯苓　木香　枳壳　玄参*　天花粉*　甘草*

【功能与主治】 疏风散寒，解表止咳。用于小儿外感风寒引起的恶寒发热，鼻塞流清涕，喷嚏，咽痛，咳嗽痰稀，痰多色白，舌苔薄白，脉浮。

【临床应用】

1. 本品适用于小儿上呼吸道感染，见发热，怕冷，鼻塞，流清涕，打喷嚏，咽痛，但红肿不甚，咳嗽，痰稀，色白，舌淡红，苔薄白的患者。

2. 若怕冷，流清涕重，可用适量葱须、大枣煮水喝。

3. 体温不高，咳嗽明显者可通宣理肺丸配合服用。

【注意事项】

1. 发热重，有汗，口渴，鼻流黄涕，咽红疼痛，咳吐黄痰，舌红苔薄黄者慎用。

2. 忌食辛辣、生冷、油腻之品。

3. 不宜同时服用滋补类药物。

【用法用量】丸剂：口服，小儿1岁一次半丸，2~3岁一次1丸，1日2次；口服液：小儿1岁一次5毫升，2~3岁一次10毫升，1日2次。

【规格】丸剂：每丸重3克；口服液：每支装10毫升。

小儿至宝丸

【药物组成】紫苏叶　广藿香　薄荷　羌活　陈皮　制白附子　胆南星　炒芥子　川贝母*　槟榔　炒山楂　茯苓　六神曲（炒）　炒麦芽　琥珀　冰片　天麻　钩藤　僵蚕（炒）　蝉蜕　全蝎　人工牛黄　雄黄　滑石　朱砂

【功能与主治】疏风镇惊，化痰导滞。用于小儿风寒感冒，停食停乳，发热鼻塞，咳嗽痰多，呕吐泄泻。

【临床应用】

1. 本品适用于小儿上呼吸道感染，见发热，鼻塞，流清涕，咳嗽，痰多，伴食欲减退，呕吐酸腐，泄泻稀薄酸臭，舌淡红，苔厚腻的患者。

2. 若咳嗽痰多，可用白萝卜榨汁5~10毫升口服，具有化痰降逆止呕的功效。

3. 若小儿呕吐腹胀明显，可与四磨汤口服液同时服用。

【注意事项】

1. 发热，流浊涕，咽干，痰黄，舌红者慎用。

2. 不宜过量或长期服用，肝肾功能不全者慎用。

3. 不宜同时服用滋补类药物。

【用法用量】 口服，一次1丸，1日2~3次。

【规格】 每丸重1.5克。

常用品牌：北京同仁堂。

小儿百寿丸

【药物组成】 钩藤　薄荷　僵蚕（麸炒）　胆南星（酒炙）　天竺黄　牛黄　朱砂　木香　砂仁　陈皮　茯苓　苍术（制）　山楂（炒）　六神曲（麸炒）　麦芽（炒）　滑石　桔梗　甘草*

【功能与主治】 清热散风，消食化滞。用于风热感冒及其兼夹证。症见发热头痛，咳嗽痰多；脘腹胀满，不思饮食，呕吐酸腐；惊风抽搐，舌苔薄黄。小儿上呼吸道感染、小儿胃肠型感冒及高热惊厥，见上述证候者。

【临床应用】

1. 本品适用于小儿上呼吸道感染，见发热，头痛，流浊涕，咽干，咳嗽，痰多，伴腹胀，食欲减退，呕吐，甚则惊风，抽搐，舌苔薄黄的患者。

2. 若体温较高，可配合小儿热速清口服液；咽干咽痛明显者可与儿童清咽解热口服液等清热解毒类药物配合使用。

【注意事项】

1. 发热，怕冷，流清涕，咳痰清稀、量少，舌淡者慎用。

2. 发热，无汗，口渴，心烦，小便黄，舌红，苔黄腻的患者慎用。

3. 忌食生冷、油腻、辛辣及不消化食物。

4. 不宜同时服用滋补性中成药。

5. 不宜过量或长期服用。

【用法用量】 口服，1~2岁，一次0.5丸，3~6岁，一次1

丸，7~9岁一次1.5丸，10~12岁，一次2丸，1日2~3次，1岁以内小儿酌减。

【规格】每丸重3克。

小儿感冒颗粒（口服液、茶）

【药物组成】广藿香　菊花　连翘　大青叶　板蓝根　地黄　地骨皮　白薇　薄荷　石膏

【功能与主治】疏风解表，清热解毒。用于小儿风热感冒，症见发热，头胀重，咳嗽痰黏，咽喉肿痛，流感，见上述证候者。

【临床应用】

1. 本品适用于流行性感冒、上呼吸道感染，见发热，头痛，鼻塞，流浊涕，咳嗽，咯痰，痰稠色白或黄，咽痛，咽部红肿，舌红，苔薄黄的患者。

2. 小儿咽喉红肿、口渴咽干明显，可用鲜芦根、淡竹叶煮水服用。

3. 若体温偏高，咽痛明显者可与小儿咽扁颗粒、小儿清咽冲剂配合服用。

【注意事项】

1. 本品适用于风热感冒，风寒感冒者慎用。

2. 脾胃虚弱（食欲不振，疲倦乏力，形体消瘦）、大便稀薄者慎用。

3. 服药期间避免同时服用滋补类中成药（如养血饮、金匮肾气丸等）。

4. 服药期间忌食生冷、辛辣及油腻食品。

【用法用量】颗粒剂：开水冲服，1岁以内一次6克，1~3岁一次6~12克，4~7岁一次12~18克，8~12岁一次24克，1日2次；口服液：口服，一岁以内一次5毫升，1~3岁一次5~10毫升，4~7岁一次10~15毫升，8~12岁一次20毫升，1日2次，用时摇匀；茶剂：开水冲服，1岁以内一次6克，1~3岁一次6~

12克，4~7岁一次12~18克，8~12岁一次24克，1日2次。

【规格】颗粒剂：每袋装12克；口服液：每支装10毫升；茶剂：每块重6克。

常用品牌：北京同仁堂。

小儿宝泰康颗粒

【药物组成】连翘 竹叶 柴胡 生地黄 玄参* 蒲公英 桑叶 浙贝母* 马蓝 滇紫草 桔梗 莱菔子 甘草*

【功能与主治】解表清热，止咳化痰。用于小儿风热外感，症见发热、流涕、咳嗽，脉浮。

【临床应用】

1. 本品适用于小儿上呼吸道感染，见发热，流浊涕，咽红，咽痛，咳嗽，舌红苔薄的患者。

2. 若咳嗽症状重可配合肺力咳合剂、急支糖浆，加强止咳化痰之功效。

【注意事项】

1. 发热，怕冷，流清鼻涕，咽部不红者慎用。

2. 食欲减退，手足不温，大便稀溏者慎服。

3. 忌食辛辣、生冷、油腻食物。

【用法用量】开水冲服，1岁以下一次2.6克，1~3岁一次4克，3~12岁一次8克，1日3次。

【规格】每袋装（1）2.6克（2）4克（3）8克。

小儿感冒宁糖浆

【药物组成】薄荷 荆芥穗 苦杏仁 牛蒡子 黄芩 桔梗 前胡 白芷 栀子（炒） 山楂（焦） 六神曲（焦） 麦芽（焦） 芦根 金银花 连翘

【功能与主治】疏散风热，清热止咳。用于小儿外感风热所致的感冒。症见发热，汗出不爽，鼻塞流涕，咳嗽咽痛。

【临床应用】

1. 本品用于小儿上呼吸道感染，见发热，汗出不爽，鼻塞，流浊涕，咳嗽，咽红肿疼痛，舌质红，苔薄黄的患者。

2. 小儿若发热重，咽部发红，流鼻涕，可以用菊花、荸荠芦根煮水代茶饮。

3. 感冒咳嗽明显者可以配合清宣止咳颗粒、小儿肺力咳合剂。

【注意事项】

1. 发热，怕冷，无汗，流清涕者慎用。

2. 食欲减退，手足不温，大便稀薄者慎用。

3. 忌食生冷、油腻、不易消化食物。

4. 不宜同时服用滋补性中成药。

【用法用量】口服，1 岁以内一次 5 毫升，2～3 岁一次 5～10 毫升，4～6 岁一次 10～15 毫升，7～12 岁一次 15～20 毫升，1 日 3～4 次。

【规格】每瓶装 100 毫升。

小儿咽扁颗粒

【药物组成】金银花　射干　金果榄　桔梗　玄参*　麦冬　人工牛黄　冰片

【功能与主治】清热利咽，解毒止痛。用于小儿肺卫热盛所致的喉痹、乳蛾。症见咽喉肿痛、咳嗽痰盛、口舌糜烂，急性咽炎、急性扁桃体炎，见上述证候者。

【临床应用】

1. 本品适用于小儿上呼吸道感染，见咽喉肿痛明显，发热重，微怕冷，头痛，鼻塞，咳嗽，痰黄，舌红，苔黄的患者。

2. 若咽喉疼痛明显，可用鲜芦根煎水代茶饮用。

3. 若发热较高可以配合小儿热速清口服液或蓝芩口服液使用。

【注意事项】

1. 若咽喉肿痛伴有形体瘦弱，手足心热，口干，不渴，舌红少苔者慎用。

2. 若发热较高，病情偏重，不能仅用本药，可视体温变化，酌情加服退热剂。持续高热，扁桃体化脓者不宜单用本品，可配合抗菌素使用。

3. 忌食生冷、辛辣、油腻之食品。

4. 糖尿病患儿禁服。

【用法用量】开水冲服，1~2岁一次4克，1日2次；3~5岁一次4克，1日3次；6~14岁一次8克，1日2~3次。

【规格】每袋装8克。

常用品牌：北京同仁堂。

小儿清咽颗粒

【药物组成】玄参* 蒲公英 连翘 薄荷 蝉蜕 牛蒡子 板蓝根 青黛 牡丹皮

【功能与主治】清热解表，解毒利咽。用风热引起的感冒，症见发热头痛，咳嗽音哑，咽喉肿痛。

【临床应用】

1. 本品适用于小儿上呼吸道感染，见发热，咽部灼热疼痛，吞咽不利，声音嘶哑，伴咳嗽，头痛，舌红苔薄黄的患者。

2. 若声音嘶哑严重者可用菊花、麦冬、乌梅、胖大海适量泡水随时饮用。

3. 若咳嗽较重可与清宣止咳颗粒、金振口服液等联合应用。

【注意事项】

1. 发热，怕冷，鼻流清涕，咳嗽，痰白者慎用。

2. 咽干，灼痛，午后加重，或干咳少痰，伴手足心热，舌干红少津者慎用。

3. 忌服生冷、辛辣及油炸食品。

【用法用量】开水冲服，1岁以内一次3克；1~5岁一次6克；5岁以上一次9~12克；1日2~3次。

【规格】每袋装6克。

金莲清热颗粒（泡腾片）

【药物组成】金莲花　大青叶　生石膏　知母　生地黄　玄参*　苦杏仁（炒）

【功能与主治】清热解毒，生津利咽，止咳化痰。用于热毒壅盛所致，症见高热、口渴、咽干、咽痛、咳嗽，舌红苔黄等症；流行性感冒、上呼吸道感染，见上述证候者。

【临床应用】

本品适用于小儿上呼吸道感染，见高热，口渴，咽干，咽痛，咳嗽，舌红苔黄的患者。

【注意事项】

1. 发热，怕冷，无汗，流清涕者慎用。
2. 食欲减退，手足不温，大便稀溏者忌用。
3. 不宜同时服用补益类药物。
4. 忌食煎炸、油腻食品。
5. 不宜超量或长期服用。

【用法用量】颗粒剂：开水冲服，成人一次5克，1日4次，小儿1岁以内一次2.5克，1日3次，4岁以上一次5克，1日4次；泡腾剂：温开水泡服，成人一次2片，1日4次，小儿一岁以下一次1片，1日3次，1~15岁一次1~2片，1日4次，高热时每4小时1次。

【规格】颗粒剂：每袋装5克（无蔗糖）；泡腾片：每片重4克。

健儿清解液

【药物组成】金银花　连翘　菊花　苦杏仁　山楂　陈皮

【功能与主治】清热解表，祛痰止咳，消滞和中。用于外感风热感冒兼夹食滞所致的感冒风热、口腔糜烂、咳嗽咽痛、食欲不振、脘腹胀满等症。

【临床应用】

1. 本品适用于小儿上呼吸道感染，见发热，头痛，咳嗽，咽痛，腹胀，口腔溃疡，食欲减退，大便干结，小便色黄，舌苔厚腻的患者。

2. 若患儿腹胀，口气酸臭可与小儿豉翘颗粒、保和丸等配合服用。

【注意事项】

1. 手足不温，大便稀溏者慎用。

2. 不宜同时服用滋补性中成药。

3. 忌食油腻、不易消化食物。

【用法用量】口服，一次10~15毫升，婴儿一次4毫升，5岁以内8毫升，6岁以上酌加，1日3次。

【规格】每支装10毫升。

瓜霜退热灵胶囊

【药物组成】西瓜霜　寒水石　石膏　滑石　羚羊角　水牛角浓缩粉　麝香　冰片　玄参*　升麻　丁香　沉香　磁石　朱砂　甘草*

【功能与主治】清热解毒，开窍镇惊。用于热病热入心包，肝风内动症，症见高热，惊厥，抽搐，咽喉肿痛。

【临床应用】

1. 本品适用于小儿上呼吸道感染，见咽喉肿痛，高热不退，甚至出现惊厥，抽搐的患者。

2. 若大便干，小便黄少者可配合小儿豉翘清热颗粒同用。

【注意事项】

1. 食欲减退，大便稀溏者慎用。
2. 不宜同时服用滋补类食物或补益类药物。
3. 忌食生冷、肥腻食物。
4. 不宜超量或长期服用。

【用法用量】 口服，1岁以内一次0.15~0.3克，1~3岁0.3~0.6克，3~6岁0.6~0.75克，6~9岁0.75~0.9克，9岁以上0.9~1.2克；1日3~4次。

【规格】 每粒装0.3克。

小结

中成药治疗小儿上呼吸道感染，首先要区分风寒证和风热证，由于小儿具有脾常不足，肺常不足，肝常有余的生理病理特点，小儿感冒又常伴有夹痰、夹滞、夹惊的兼夹证，这是不同于成人之处，临床上要对症用药。

治疗小儿感冒的中成药很多，风寒感冒与风热感冒其区别在于咽部是否红肿，流涕是清稀还是黄浊，发热有汗与否，这些典型症状都有助于针对性的选择，除解表之外兼顾化痰止咳、消食导滞、镇惊安神药物的正确应用。另外，有些解表、止咳的感冒药中均含有麻黄成分，儿童不能长期服用，有心肌炎、高血压的患儿更要慎用。

第二节　支气管炎

小儿支气管炎是小儿常见的一种肺系疾病。常见病因为病毒，少数是细菌。中医多属"咳嗽"范畴。其核心病机是肺脾虚弱，感受外邪，肺失宣肃。咳嗽按病因又分为外感咳嗽与内伤咳嗽。应采用疏散外邪，宣通肺气为治疗原则。可分为风寒咳嗽、风热咳嗽、痰热咳嗽、痰湿咳嗽、气虚咳嗽、阴虚咳嗽，分别以疏风散寒、疏风解热、清肺化痰、燥湿化痰、益气化痰、养阴润肺为治法。

清肺消炎丸

【药物组成】 麻黄 石膏 地龙 牛蒡子 葶苈子 人工牛黄 苦杏仁（炒） 羚羊角

【功能与主治】 清肺化痰，止咳平喘。用于痰热阻肺咳嗽气喘，胸胁胀痛，吐痰黄稠；上呼吸道感染、急性支气管炎、慢性支气管炎急性发作及肺部感染，见上述证候者。

【临床应用】 本品适用于小儿支气管炎，见咳嗽喘息、咯痰色黄、粘稠量多，胸闷，舌红苔黄的患者。

【注意事项】

1. 本品不适用于咳嗽咯痰伴发热怕冷及干咳无痰的肺部感染患者。
2. 慎与滋补类药物同用。
3. 本品含麻黄，高血压、心脏病患者及运动员慎用。
4. 本品含有地龙，严重过敏体质患者慎用。
5. 忌烟、酒及辛辣、生冷、油腻食物。
6. 服药期间，若患者发热体温超过38.5℃，或出现喘促气急者，或咳嗽加重、痰量明显增多者应停药，酌情治疗。

【用法用量】 口服，1岁以内小儿一次10丸，1~3岁一次20丸，3~6岁一次30丸，6~12岁一次40丸，12岁以上及成人一次60丸，1日3次。

【规格】 水蜜丸：每60丸重8克；水丸：每60丸重5克。

常用品牌：天津中新药业达仁堂。

小儿止咳糖浆

【药物组成】甘草流浸膏* 桔梗流浸膏 橙皮酊 氯化胺

【功能与主治】祛痰，镇咳。用于外感风热表症引起的上呼吸道感染。症见发热重，恶风少汗，咳嗽痰多不易咳出，鼻塞流浊涕等症。

【临床应用】

1. 本品适用于小儿支气管炎，见发热重，怕风，汗出少，咳嗽，痰多，不易咳出，鼻塞，流浊涕，舌红苔薄黄的患者。

2. 若患儿发热，鼻塞等感冒症状重，可配合小儿感冒冲剂、清宣止咳颗粒同服。

3. 痰色黄稠不易咳出者，可与鲜竹沥水同服，化痰清肺热效果更好。

【注意事项】

1. 发热，怕冷，鼻流清涕，咳嗽痰白者忌用。

2. 本品用于感冒咳嗽轻症，气促喘息重者应配合其他药物。

3. 咳嗽重浊，痰多，色白而稀，胸闷，食欲减退，精神不振，舌淡红，苔白腻者忌用。

4. 干咳无痰，或痰少而粘，口渴，咽干，午后低热，手足心热，舌红少苔者忌用。

5. 服药期间忌食甜咸、油腻食品。

【用法用量】口服，2~5 岁一次 5 毫升，5 岁以上 5~10 毫升，1 日 3~4 次；2 岁以下酌情递减。

【规格】每瓶装 100 毫升。

急支糖浆

【药物组成】鱼腥草 金荞麦 四季青 麻黄 前胡 紫菀 枳壳 甘草*

【功能与主治】清热化痰，宣肺止咳。用于外感风热或痰热壅肺所致发热恶寒，咳嗽胸闷，痰多黄稠，口渴咽痛，舌边尖红，小便短赤。苔薄黄，脉浮数，或舌红苔黄，脉滑数。急性支气管炎、慢性支气管炎急性发作，见上述证候者。

【临床应用】

1. 本品适用于小儿支气管炎见发热，怕冷，咳嗽，痰多、黄稠，口渴，咽痛，胸闷，小便量少、色黄，舌边尖红，苔薄黄的患者。

2. 若患儿发热恶寒，口渴，咽痛症状重，可配合咽扁颗粒、清咽解热口服液等。

【不良反应】有文献报道患者服用后出现药疹等过敏反应。

【注意事项】

1. 发热，怕冷，鼻流清涕，咳嗽痰白者忌用。

2. 咳嗽重浊，痰多，色白而稀，胸闷，食欲减退，精神不振，舌淡红，苔白腻者忌用。

3. 干咳无痰，或痰少而粘，口渴，咽干，午后低热，手足心热，舌红少苔者忌用。

4. 忌食辛辣、生冷、油腻食物。

5. 本品含有麻黄，心脏病、高血压患者应慎用。

【用法用量】口服，一次20~30毫升，1日3~4次；儿童1岁以内一次5毫升，1~3岁一次7毫升，3~7岁一次10毫升，7岁以上一次15毫升，1日3~4次。

【规格】每瓶装100毫升。

祛痰灵口服液

【药物组成】鲜竹沥　鱼腥草

【功能与主治】清肺化痰。用于痰热壅肺，肺失宣降所致咳嗽，痰多，喘促；急慢性支气管炎，见上述证候者。

【临床应用】

1. 本品适用于小儿支气管炎，见痰多，色黄粘稠，咳嗽，或伴喘促，烦躁，尿少色黄，大便干结，舌红苔薄的患者。

2. 咳嗽伴喘促者可配合小儿肺热咳喘口服液、金振口服液同服。

【注意事项】

1. 发热，怕冷，鼻流清涕，咳嗽痰白者忌用。

2. 咳嗽重浊，痰多，色白而稀，胸闷，食欲减退，精神不振，舌淡红，苔白腻者忌用。

3. 干咳无痰，或痰少而粘，口渴，咽干，午后低热，手足心热，舌红少苔者忌用。

4. 忌食辛辣、生冷、油腻食物。

【用法用量】 口服，一次 30 毫升，1 日 3 次；2 岁以下一次 15 毫升，1 日 2 次；2～6 岁一次 30 毫升，1 日 2 次；6 岁以上一次 30 毫升，1 日 2～3 次。

【规格】 每支装 30 毫升。

肺力咳合剂

【药物组成】 黄芩　前胡　百部　红花龙胆　梧桐根　白花蛇舌草　红管药

【功能与主治】 清热解毒，止咳祛痰。用于痰热犯肺所引起的咳嗽痰黄。

【临床应用】

1. 本品适用于小儿支气管炎见咳嗽，痰黄粘稠，胸闷气促，发热，口渴，口干，咽痛，小便色黄，大便秘结，舌红苔黄的患者。

2. 咳嗽伴有鼻塞，流涕等感冒症状明显者可加服小儿感冒宁糖浆、解肌宁嗽丸等药。

3. 咳嗽喘息重者可同服小儿肺热咳喘口服液、金振口服液。

【注意事项】

1. 发热，怕冷，鼻流清涕，咳嗽痰白者忌用。

2. 咳嗽重浊，痰多，色白而稀，胸闷，食欲减退，精神不振，舌淡红，苔白腻者忌用。

3. 干咳无痰，或痰少而粘，口渴，咽干，午后低热，手足心热，舌红少苔者忌用。

4. 忌食辛辣、生冷、油腻食物。

【用法用量】 口服，7 岁以内一次 10 毫升，7～14 岁一次 15 毫升，1 日 3 次。

【规格】 每瓶装 100 毫升。

儿童咳液

【药物组成】 蓼大青叶　紫菀　前胡　枇杷叶　桔梗　麻黄　苦杏仁　百部　甘草*

【功能与主治】 清热化痰，宣降肺气，止咳平喘。用于痰热阻肺所致的咳嗽气喘，吐痰不爽，胸闷气促，口干咽痛。急、慢性支气管炎，见上述证候者。

【临床应用】

1. 本品适用于小儿支气管炎，见咳嗽，痰黄粘稠，胸闷气促，发热，口渴，口干，咽痛，小便色黄，大便秘结，舌红苔黄的患者。

2. 胸闷气促重者，可配合礞石滚痰丸同服。

【注意事项】

1. 发热，怕冷，鼻流清涕，咳嗽痰白者忌用。

2. 咳嗽重浊，痰多，色白而稀，胸闷，食欲减退，精神不振，舌淡红，苔白腻者忌用。

3. 干咳无痰，或痰少而粘，口渴，咽干，午后低热，手足心热，舌红少苔者忌用。

4. 不宜过量或长期服用。

【用法用量】口服，1～3岁一次5毫升，4岁以上一次10毫升，1日4次。

【规格】每支装10毫升。

小儿咳喘灵颗粒（口服液）

【药物组成】麻黄　石膏　苦杏仁　瓜蒌*　金银花　板蓝根　甘草*

【功能与主治】清热宣肺，止咳祛痰，平喘。用于小儿外感风热所致的感冒、咳喘，症见发热，恶风，微有汗出，咳嗽咳痰，咳喘气促。上呼吸道感染、支气管炎、肺炎，见上述证候者。

【临床应用】

1. 本品适用于小儿支气管炎，见发热，怕风，微有汗出，咳嗽，咯痰，痰黄粘，口渴，咽痛，呼吸急促，或气急鼻煽，喉中痰鸣，面目红赤，舌质红，苔薄黄的患者。
2. 若发热，咳嗽痰黄明显者，可配合金振口服液同服。

【注意事项】

1. 发热，怕冷，鼻流清涕，咳嗽痰白者忌用。
2. 咳嗽重浊，痰多，色白而稀，胸闷，食欲减退，精神不振，舌淡红，苔白腻者忌用。
3. 干咳无痰，或痰少而粘，口渴，咽干，午后低热，手足心热，舌红少苔者忌用。
4. 本品含有麻黄，高血压、青光眼等患者及运动员慎用。
5. 避免同时服用滋阴补益类中成药。
6. 忌食生冷、油腻、辛辣食品。

【用法用量】颗粒剂：开水冲服，2岁以内一次1克，3～4岁一次1.5克，5～7岁一次2克，1日3～4次；口服液：口服，2岁以内一次5毫升，3～4岁一次7.5毫升，5～7岁一次升10毫升，1日3～4次。

【规格】颗粒剂：每袋装 10 克；口服液：每支装 10 毫升。

小儿清肺化痰口服液

【药物组成】麻黄　石膏　苦杏仁（去皮炒）　前胡　葶苈子　紫苏子（炒）黄芩　竹茹

【功能与主治】清热化痰，止咳平喘。用于风热犯肺，肺气郁闭不宣，热灼津液，凝聚为痰，痰阻气道所致。症见咳嗽痰喘、呼吸气促。急性支气管炎，见上述证候者。

【临床应用】

1. 本品适用于小儿支气管炎，见咳嗽，痰多，色黄粘稠，呼吸气促，口渴，咽红，舌红，苔薄的患者。

2. 若咳嗽较剧烈影响睡眠可以加服儿童咳液或肺力咳合剂。

【注意事项】

1. 发热，怕冷，鼻流清涕，咳嗽痰白者忌用。

2. 咳嗽重浊，痰多，色白而稀，胸闷，食欲减退，精神不振，舌淡红，苔白腻者忌用。

3. 干咳无痰，或痰少而粘，口渴，咽干，午后低热，手足心热，舌红少苔者忌用。

4. 避免同时服用滋补性中成药。

5. 忌食生冷、辛辣、油腻食品。

【用法用量】口服，1 岁以内一次 3 毫升，1～5 岁一次 10 毫升，5 岁以上一次 15～20 毫升，1 日 2～3 次，用时摇匀。

【规格】每支装 10 毫升。

小儿消积止咳口服液

【药物组成】连翘　枇杷叶（蜜炙）　瓜蒌*　枳实　葶苈子　桔梗　山楂　莱菔　槟榔　蝉蜕

【功能与主治】清热肃肺，消积止咳。用于小儿饮食积滞、痰热蕴肺所致风热咳嗽、夜间加重、咳嗽痰鸣、腹胀、口臭。

【临床应用】

1. 本品适用于小儿支气管炎，见咳嗽，痰鸣、色黄粘稠，伴腹胀，食欲减退，口臭，腹泻或大便秘结，小便量少、色黄，舌红，舌苔厚腻的患者。

2. 若咳嗽，痰鸣明显，伴有轻微发热，可与小儿肺热咳喘口服液或小儿清热化痰口服液同服。

【注意事项】

1. 咳而无力，面色苍白，言语声低，食欲减退，或伴手足不温，大便稀薄，舌淡者忌用。

2. 发热，怕冷，鼻流清涕，咳嗽痰白者忌用。

3. 三个月以下婴儿不宜服用。

4. 饮食宜清淡，忌食生冷、粘腻、油炸食品。

【用法用量】 口服，1岁以内一次5毫升，1～2岁一次10毫升，3～4岁一次15毫升，5岁以上一次20毫升，1日3次，5天为一疗程。

【规格】 每支装10毫升。

鹭鸶咯丸

【药物组成】 麻黄　苦杏仁　石膏　甘草*　细辛*　紫苏子（炒）　白芥子（炒）牛蒡子（炒）　瓜蒌皮*　射干　青黛　蛤壳　天花粉*　栀子（姜炙）　人工牛黄

【功能与主治】 宣肺化痰止咳。用于顿咳痰火阻肺证、咳嗽痰热蕴肺证。症见咳嗽阵作，痉咳不已，痰鸣气促，痰多粘稠，咽红肿痛，伴有呕吐，胁痛，痰中带血，面赤唇红，烦躁不宁，舌苔白或黄，脉滑数。百日咳及感冒咳嗽，见上述证候者。

【临床应用】

1. 本品用于小儿支气管炎，见咳嗽阵作，痉挛性咳嗽，喉中痰鸣，气息急促，痰多粘稠，咽红肿痛，或伴有呕吐，胁痛，痰中带血，面红，烦躁不宁，舌红的患者。

2. 本品亦可用于百日咳，若痉挛性咳嗽严重者可以加服百日咳片或强力镇咳剂如小儿止咳糖浆等。

【注意事项】

1. 咳而无力，面色苍白，言语声低，食欲减退，或伴手足不温，大便稀薄，舌淡者忌用。

2. 发热，怕冷，鼻流清涕，咳嗽痰白者忌用。

3. 服药期间忌食辛辣、油腻食品。

4. 本品含有细辛，不宜过量或长期服用。

5. 百日咳患儿应及时隔离治疗 4~7 周。

【用法用量】 口服，梨汤或温开水送服，一次 1 丸，1 日 2 次。

【规格】 每丸重 1.5 克。

小结

选用中成药治疗小儿支气管炎的关键是要区分清楚外感咳嗽和内伤咳嗽。外感咳嗽又有风寒咳嗽风热咳嗽之分；内伤咳嗽也有痰热咳嗽、痰湿咳嗽、气虚咳嗽及阴虚咳嗽之不同，临床要对症用药。

上述小儿止咳糖浆、急支糖浆、祛痰灵用于治疗外感咳嗽风热证，其中咳黄痰、胸闷者用急支糖浆、儿童咳液；咳嗽剧烈痰多者用肺力咳合剂、鹭鸶咯丸、祛痰灵；咳嗽伴喘促选择清肺化痰口服液、小儿咳喘灵口服液。

另外，止咳药中多含有麻黄、细辛，高血压、心脏病患儿慎用。

第三节　支气管肺炎

支气管肺炎是小儿常见的一种肺系疾病。常见病因为病毒和细菌。支气管肺炎属于中医“肺炎喘嗽”范畴。其核心病机是外感风邪，肺失宣肃，痰阻气道，肺气上逆，为咳为喘。小儿肺炎的治疗以开肺化痰，止咳平喘为主法。可分为风寒闭肺、风热闭肺、痰热闭肺、毒热闭肺、阴虚肺热、肺脾气虚、心阳虚衰、邪陷厥阴，分别以辛温宣肺、辛凉宣肺、清热涤痰、清热解毒、养阴清肺、补肺健脾、温补心阳、平肝熄风为其治法。

儿童清肺丸（口服液）

【药物组成】 麻黄　苦杏仁　紫苏叶　细辛*　薄荷　黄芩　石膏　桑白皮（蜜炙）　板蓝根　枇杷叶（蜜炙）　天花粉*　紫苏子　葶苈子　法半夏*　化橘红　浙贝母*　前胡　白前　瓜蒌皮*　石菖蒲　青礞石（煅）　甘草*

【功能与主治】 清肺解表，化痰止咳。多用于小儿风寒外束、肺经痰热所致的面赤身热，咳嗽气促，痰多粘稠，咽痛声哑。

【临床应用】

1. 本品适用于小儿支气管肺炎，见面红，身热，咳嗽，气促，痰多粘稠、色黄，咽痛，声嘶，伴怕冷，无汗，头身疼痛，舌红苔白的患者。

2. 若咳嗽，身热明显，可配合金振口服液。

【注意事项】

1. 咳而无力，面色苍白，言语声低，食欲减退，或伴手足不温，大便稀薄，舌淡者忌用。

2. 发热，怕冷，鼻流清涕，咳嗽痰白者慎用。

3. 干咳无痰，或痰少而粘，口渴咽干，午后低热，手足心热，舌红少苔者忌用。

4. 不宜同时服用滋补类中成药。

5. 服药期间忌食辛辣、油腻食品。

【用法用量】 丸剂：口服，一次 1 丸，3 岁以下一次半丸，1 日 2 次；口服液：口服，6 岁以下 10 毫升，7～10 岁 15 毫升，11～

14岁20毫升，1日3次。

【规格】 丸剂：每丸重3克；口服液：每支装10毫升。

小儿麻甘颗粒

【药物组成】 麻黄　石膏　苦杏仁　紫苏子　黄芩　桑白皮　地骨皮　甘草*

【功能与主治】 止咳平喘，利咽祛痰。用于咳嗽风热闭肺证、小儿肺炎风热闭肺证、痰热闭肺证。症见发热，微恶风寒，头痛口渴，咳嗽痰稠，呼吸急促，气急鼻煽，喉中痰鸣，咽喉肿痛。面红，舌红苔薄白或薄黄尿黄。急性支气管炎、早期肺炎，见上述证候者。

【临床应用】

1. 本品适用于小儿支气管肺炎早期，见发热，怕冷程度较轻，咳嗽痰稠，呼吸急促，头痛，口渴，咽喉肿痛，或伴鼻翼煽动，喉中痰鸣，面红，小便黄，舌红苔薄的患者。

2. 若发热头痛，咽痛，咳嗽症状重，可以配合儿童清咽解热口服液、小儿咳液等。

3. 若咳嗽痰黄，喉中痰鸣重者可同服鲜竹沥口服液或橘红止咳口服液以清化痰液。

【注意事项】

1. 咳而无力，面色苍白，言语声低，食欲减退，或伴手足不温，大便稀薄，舌淡者忌用。

2. 发热，怕冷，鼻流清涕，咳嗽痰白者忌用。

3. 干咳无痰，或痰少而粘，口渴咽干，午后低热，手足心热，舌红少苔者忌用。

4. 不宜同时服用滋补类中成药。

5. 服药期间忌食辛辣、油腻食品。

【用法用量】 口服，1岁以内0.8克，1~3岁1.6克，4岁以上2.5克，1日4次。

【规格】每袋装10克。

小儿肺热咳喘口服液（颗粒）

【药物组成】石膏　知母　金银花　连翘　黄芩　鱼腥草　板蓝根　麦冬　麻黄　苦杏仁　甘草*

【功能与主治】清热解毒，宣肺止咳，化痰平喘。用于小儿风热犯肺所致的感冒、咳嗽、气喘，症见发热、咳嗽、咳痰、气急、喘促。支气管炎及支气管肺炎，见上述证候者。

【临床应用】

1. 本品适用于小儿支气管肺炎，见发热，怕风，咳嗽，气促，微有汗出，或咳嗽频频，气息急促，鼻翼煽动，喉间痰鸣，面色红赤，舌质红而干，舌红苔黄的患者。

2. 若咳嗽频频，气急鼻煽可与鹭鸶咯丸同服。

3. 若发热怕风、流涕等感冒症状明显时，可配合清宣止咳颗粒同服。

【注意事项】

1. 咳而无力，面色苍白，言语声低，食欲减退，或伴手足不温，大便稀薄，舌淡者忌用。

2. 发热，怕冷，鼻流清涕，咳嗽痰白者忌用。

3. 干咳无痰，或痰少而粘，口渴咽干，午后低热，手足心热，舌红少苔者忌用。

4. 不宜同时服用滋补类中成药。

5. 服药期间忌食辛辣、油腻食品。

【用法用量】口服液：口服，1~3岁10毫升，1日3次，4~7岁10毫升，1日4次，8~12岁20毫升，1日3次；颗粒剂：开水冲服，3岁以下3克，1日3次，3岁以上3克，1日4次，7岁以上6克，1日3次。

【规格】口服液：每支装10毫升；颗粒剂：每袋装3克。

金振口服液

【药物组成】 羚羊角　人工牛黄　生石膏　黄芩　平贝母* 青礞石　大黄　甘草*

【功能与主治】 清热解毒，祛痰止咳。用于小儿痰热蕴肺所致的发热、咳嗽、咳吐黄痰、咳吐不爽，舌质红、苔黄腻。小儿急性支气管炎，见上述证候者。

【临床应用】

1. 本品适用于小儿支气管肺炎，见发热，咳嗽，咳吐黄痰不爽，或伴咳喘，气息急促，口渴，烦躁，小便色黄，大便秘结，舌红，舌苔黄腻的患者。

2. 若咳嗽重，呼吸急促，可与肺热咳喘口服液同时服用。

3. 痰多粘稠，难以咳出者可加服肺力咳合剂、鲜竹沥液。

【不良反应】 服药后若大便次数增多稀薄者，停药后可恢复。

【注意事项】

1. 咳而无力，面色苍白，言语声低，食欲减退，或伴手足不温，大便稀薄，舌淡者忌用。

2. 发热，怕冷，鼻流清涕，咳嗽痰白者忌用。

3. 干咳无痰，或痰少而粘，口渴咽干，午后低热，手足心热，舌红少苔者忌用。

4. 不宜同时服用滋补类中成药。

5. 服药期间忌食辛辣、油腻食品。

【用法用量】 口服，0.5~1岁一次5毫升，1日3次，2~3岁一次10毫升，1日2次，4~7岁一次10毫升，1日3次，8~14岁，一次15毫升，1日3次，疗程5~7天。

【规格】 每支装10毫升。

小结

中成药治疗小儿肺炎喘嗽关键要分清是常证还是变证，常证中是风热还是风寒，热重还是痰重，是毒热闭肺还是阴虚肺热；变证中则要辨别心阳虚衰证还是邪陷厥阴证。这些都是选择药物的根据。

上述小儿肺热咳喘口服液、金振口服液、小儿麻甘颗粒用于治疗肺炎喘嗽风热闭肺证，其中发热明显，咳嗽伴喘明显者用肺热咳喘口服液，咳嗽有黄痰者用金振口服液，咳喘不重者用小儿麻甘颗粒；流涕、畏寒伴咳黄痰表现为外寒里热证者用儿童清肺丸。另外，上述药中有麻黄，高血压、心脏病患儿慎用。

第四节　哮　喘

哮喘是小儿常见的一种肺系疾病。本病包括了喘息性支气管炎、支气管哮喘。常见病因有内因与外因之分。内因是小儿肺、脾、肾三脏功能不足，外因是感受外邪，接触异物、异味，反复发作，耗伤正气所致。哮喘临床分为发作期和缓解期，辨寒热，分阴阳。又按其症候表现分为寒性哮喘与热性哮喘；肺脾气虚与脾肾阳虚、肺肾阴虚。应采用发作期攻邪以治其标，缓解期当扶正以治其本。分别以温肺散寒、清肺涤痰、健脾益气、健脾温肾、养阴清热为治法。

小儿哮喘灵颗粒（口服液）

【药物组成】 麻黄　石膏　苦杏仁　瓜蒌*　金银花　板蓝根　甘草*

【功能与主治】 宣肺清热，止咳祛痰，平喘。由风热闭肺，痰热壅盛于气道，肺失宣降所致，症见发热不退，咳嗽痰浓，喘息气促。急性支气管炎、肺炎，见上述证候者。

【临床应用】 本品适用于小儿哮喘，见发热不退，咳嗽，痰多，色黄黏稠，喘息气促，舌红苔黄的患者。

【注意事项】

1. 发热，怕冷，鼻流清涕，咳嗽痰白者忌用。

2. 咳嗽重浊，痰多，色白而稀，胸闷，食欲减退，精神不振，舌淡红，苔白腻者忌用。

3. 干咳无痰，或痰少而粘，口渴，咽干，午后低热，手足心热，舌红少苔者忌用。

4. 本品含有麻黄，高血压、青光眼等患者及运动员慎用。

5. 避免同时服用滋阴补益类中成药。

6. 忌食生冷、油腻、辛辣食品。

【用法用量】颗粒剂：开水冲服，2 岁以内一次 1 克，3 ~ 4 岁一次 1.5 克，5 ~ 7 岁一次 2 克，1 日 3 ~ 4 次；口服液：口服，2 岁以内一次 5 毫升，3 ~ 4 岁一次 7.5 毫升，5 ~ 7 岁一次 10 毫升，1 日 3 ~ 4 次。

【规格】颗粒剂：每袋装 10 克；口服液：每支装 10 毫升。

宝咳宁颗粒

【药物组成】紫苏叶　桑叶　黄芩　青黛　天花粉*　人工牛黄　天南星（制）　前胡　浙贝母*　麻黄　苦杏仁　桔梗　山楂　枳壳（麸炒）　陈皮　甘草*

【功能与主治】清热解表，止嗽化痰。用于小儿外感风寒、内热、停食引起的头痛身热、咳嗽痰盛、气促作喘、咽喉肿痛、烦躁不安。

【临床应用】

1. 本品适用于小儿哮喘，见发热，咳喘，痰多，色黄黏稠，气促，身红，面赤，烦躁不安，舌红苔黄的患者。

2. 若咳嗽，气喘等症状明显，可与橘红止咳口服液同时服用。

3. 若伴有腹胀，厌食明显，可以与小儿消积止咳口服液同服。

【注意事项】

1. 发热，怕冷，鼻流清涕，咳嗽痰白者忌用。

2. 咳嗽重浊，痰多，色白而稀，胸闷，食欲减退，精神不振，舌淡红，苔白腻者忌用。

3. 干咳无痰，或痰少而粘，口渴，咽干，午后低热，手足心热，舌红少苔者忌用。

4. 避免同时服用滋阴补益类中成药。

5. 忌食生冷、油腻、辛辣食品。

6. 不宜过量或长期服用。

【用法用量】 开水冲服，一次2.5克，1日2次；1岁以内小儿酌减。

【规格】 每袋装5克。

蛤蚧定喘丸

【药物组成】 蛤蚧　百合　紫苏子（炒）　苦杏仁（炒）　紫菀　瓜蒌子*　麻黄　黄芩　黄连　石膏（煅）　鳖甲（醋制）　麦冬　朱砂　甘草*

【功能与主治】 滋阴清肺，止咳平喘。哮喘肺肾两虚、肾不纳气，痰热内阻所致气喘，动则尤甚，干咳少痰或无痰，自汗盗汗，不思饮食，舌质红、苔薄黄，脉细数；喘息型支气管炎、肺结核阴虚火旺，见上述证候者。

【临床应用】

1. 本品适用于小儿哮喘，见干咳少痰或无痰，活动后气喘加重，夜间易汗出，食欲减退，舌质红苔薄黄的患者。

2. 若咳嗽气喘，痰多清稀，怕冷，手足不温者，可与固肾定喘丸同服。

3. 若平时易感冒，多汗，食欲减退者，可与童康片同服。

【注意事项】

1. 发热，咳喘，痰多的急性期忌用。

2. 忌食辛辣、生冷、油腻食物。

3. 本品含麻黄，高血压、心脏病患者及运动员慎用。

【用法用量】口服，水蜜丸：一次5~6克；大蜜丸：一次1丸，1日2次。

【规格】水蜜丸：每60丸重9克；大蜜丸：每丸重9克。

小儿清肺化痰口服液

【药物组成】麻黄　石膏　苦杏仁（去皮炒）　前胡　葶苈子　紫苏子（炒）　黄芩　竹茹

【功能与主治】清热化痰，止咳平喘。用于风热犯肺，肺气郁闭不宣，热灼津液，凝聚为痰，痰阻气道所致，症见咳嗽痰喘、呼吸气促。急性支气管炎，见上述证候者。

【临床应用】

1. 本品适用于小儿哮喘，见咳喘，痰多，色黄黏稠，呼吸气促，身热面赤，口干咽红，小便色黄，大便秘结，舌红苔黄的患者。

2. 若咳嗽，咯吐黄痰不爽，口干，小便黄、量少，可同服金振口服液。

【注意事项】

1. 发热，怕冷，鼻流清涕，咳嗽痰白者忌用。

2. 咳嗽重浊，痰多，色白而稀，胸闷，食欲减退，精神不振，舌淡红，苔白腻者忌用。

3. 干咳无痰，或痰少而粘，口渴，咽干，午后低热，手足心热，舌红少苔者忌用。

4. 避免同时服用滋补性中成药。

5. 忌食生冷、辛辣、油腻食品。

【用法用量】口服，1岁以内一次3毫升，1~5岁一次10毫升，5岁以上一次15~20毫升，1日2~3次，用时摇匀。

【规格】每支装10毫升。

小青龙合剂

【药物组成】 麻黄 桂枝 干姜 细辛* 法半夏* 五味子 白芍* 炙甘草*

【功能与主治】 解表化饮，止咳平喘。用于风寒水饮，恶寒发热，无汗，喘咳痰稀。

【临床应用】

1. 本品适用于小儿哮喘，见怕冷明显，发热，无汗，喘咳不能平卧，痰多而稀，多白沫，鼻塞，流清涕，头身疼痛，舌淡红苔白滑的患者。

2. 若怕冷明显，发热轻，头痛，鼻塞等感冒症状明显，可以与解肌宁嗽丸同服。

【注意事项】

1. 咳喘，痰多，色黄黏稠，呼吸气促，身热面赤，口干咽红，小便色黄，大便秘结，舌红苔黄者忌用。

2. 稍活动则喘促，乏力，心慌，气短，精神不振，或形体消瘦，手足心热者忌用。

3. 避免同时服用滋补性中成药。

4. 忌食辛辣、生冷、油腻食物。

5. 本品含麻黄，高血压、心脏病患者及运动员慎用。

【用法用量】 合剂：口服，一次10～20毫升，1日3次，用时摇匀；颗粒剂：开水冲服，一次6克（无糖型）或一次13克（含糖型），1日3次，10岁以下儿童酌减。

【规格】 合剂：每支装10毫升，每瓶装（1）100毫升（2）120毫升；颗粒剂：每袋装（1）6克（无蔗糖）（2）13克。

小结

中成药治疗小儿哮喘关键要分清发作期和缓解期，发作期辨寒热，缓解期辨虚实；还要根据病程之长短、病情之轻重辨别病位脏腑肺脾肾之不同。这些都是选择药物的根据。

上述药物中小儿咳喘灵颗粒、小儿清肺化痰口服液用于治疗哮喘风热闭肺证，其中发热明显，咳嗽伴喘者用宝咳宁颗粒，咳喘重，痰液白粘痰湿蕴肺证用小青龙合剂，肺肾两虚，稍动即喘，肾不纳气者用蛤蚧定喘丸。另外，上述药中均有麻黄，高血压、心脏病者慎用。

第五节　反复呼吸道感染

反复呼吸道感染是小儿常见的一种肺系疾病。常见病因为病毒，少数是细菌。属中医“虚人感冒”范畴。其核心病机多因正气不足，卫外不固，造成屡感外邪，邪毒久恋，反复发作。反复呼吸道感染的辨证重在辨别正虚还是邪实。应采用扶正固本，兼以祛邪为治疗原则。可分为营卫失和、肺脾两虚、肾虚骨弱，分别以扶正固表、健脾益气、补肾壮骨为其治法。

童康片

【药物组成】黄芪　白术　防风　山药　牡蛎　陈皮

【功能与主治】补肺固表，健脾益胃。用于治疗体虚易感，症见消瘦乏力，多汗自汗，咽痛咳嗽，食欲减退等反复呼吸道感染，见上述症状者。

【临床应用】

1. 本品适用于治疗反复呼吸道感染，见消瘦，乏力，多汗，咽痛咳嗽，食欲减退，大便稀薄，舌质淡红的患者。

2. 若小儿感冒迁延日久不愈，咳嗽，怕风，时有汗出，活动后加重，气短为主要表现者，建议先服用玉屏风散，再服用童康片。

3. 本品作用和缓，因此应保证足够疗程，功效才能充分发挥。

【注意事项】

1. 本品用于体弱患儿的感冒辅助用药。对于反复呼吸道感染的患儿应用本品一定要在恢复期，不可在初期使用。

2. 感冒发热，咳嗽痰多，舌苔黄腻的患者忌用。

3. 服药期间患发热性疾病可暂时停药，待症状消失后再继续服药。

【用法用量】 口服，一次3~4片，1日4次，嚼碎后吞服。需连服3个月。

【规格】 每片重0.2克。

玉屏风颗粒（胶囊、口服液）

【药物组成】 黄芪　白术（炒）　防风

【功能与主治】 益气，固表，止汗。用于表虚不固，自汗，恶风，气短，乏力，舌淡，脉虚弱。

【临床应用】

1. 本品用于小儿反复呼吸道感染，见时有汗出，活动后加重，怕风，气短，乏力，舌淡的患者。

2. 若患儿同时有食欲减退等消化不良症状时可与小儿胃宝片、童康片同时服用。

【注意事项】

1. 怕冷，无汗者慎用。

2. 口渴咽干，午后低热，手足心热，舌红少苔者慎用。

3. 汗多，汗出身热，口臭，口渴，小便色黄，舌红苔黄腻者忌用。

4. 服药期间饮食宜选清淡，不宜过食滋补之品。

【用法用量】 颗粒剂：开水冲服，一次5克，1日3次；胶囊剂：口服，一次2粒，1日3次；口服液：口服，一次10毫升，1日3次。

【规格】 颗粒剂：每袋装5克；胶囊剂：每粒装0.5克；口服

液：每支装10毫升。

槐杞黄颗粒

【药物组成】槐耳菌质 枸杞子 黄精

【功能与主治】益气养阴。适用于气阴两虚引起的儿童体质虚弱，反复感冒或老年人病后体虚，头晕，头昏，神疲乏力，口干气短，心慌，易出汗，食欲减退，大便秘结。

【临床应用】

1. 本品适用于小儿反复呼吸道感染，伴头晕，头昏，精神不振，乏力，口干，气短，心慌，易出汗，食欲减退，大便秘结，舌红少苔的患者。

2. 本品可以提高机体免疫水平，有报道可用小儿哮喘恢复期、小儿肾炎、肾病综合征恢复期辅助治疗，减少复发。

【不良反应】偶见轻微腹泻。

【注意事项】

1. 感冒无明显体虚表现者慎用。

2. 本品宜饭前服用。

3. 忌辛辣、生冷、油腻食物。

4. 对本品过敏者禁用，过敏体质者慎用。

【用法用量】口服，开水冲服，1～3岁一次半袋，1日2次，3～12岁一次1袋，1日2次。

【规格】每袋装10克。

小结

中成药治疗小儿反复呼吸道感染关键要分清是感染期、迁延期还是恢复期，因气候、地域和患儿自身体质之差异，又有营卫失和、肺脾气虚、肾虚骨弱之分，这些都是选择药物的参考依据。

上述童康片、玉屏风颗粒用于治疗小儿营卫失和卫表不固证，其中出汗明显，肺脾两虚明显者用玉屏风颗粒，反复感冒伴食欲减退者用童康片，体质虚弱，动则自汗者用槐杞黄颗粒。另外，上述药中均有补益之功效，有外感症状者慎用。

第六节 小儿腹泻病

小儿腹泻病是小儿常见的一种脾系疾病。常见病因为病毒，少数是细菌。中医多属“泄泻”范畴。其病机是脾胃虚弱，感受外邪，伤于饮食。由于小儿稚阳未充，稚阴未长，腹泻后较成人更易损阴伤阳发生变证。临床分为常证与变证。以运脾化湿为基本治法。常证分为湿热泻、风寒泻、伤食泻、脾虚泻、脾肾阳虚泻；变证分为气阴两伤，阴竭阳脱。分别以清热化湿、疏风散寒、运脾和胃、健脾益气、温补脾肾、健脾益气、救逆固脱为其治法。

婴儿健脾颗粒（口服液）

【药物组成】 白扁豆　白术　山药　木香　鸡内金　川贝母*　人工牛黄　碳酸氢钠

【功能与主治】 健脾消食，合胃止泻。用于脾胃夹滞所致的泄泻。症见大便次数增多，质稀气臭，消化不良，面色不华，乳食少进，腹痛腹胀，睡眠不宁。婴儿非感染性腹泻症，见上述证候者。

【临床应用】

1. 本品适用于婴幼儿非感染性腹泻，见大便次数增多，质稀气臭，消化不良，面色萎黄，乳食减少，腹痛，腹胀，睡眠不宁，形体消瘦，精神不振，舌淡苔白的患者。

2. 若腹泻次数频繁，患儿有口渴等轻微脱水现象时，应与蒙脱石散和口服补液盐同服。

3. 对于脾胃虚弱引起的大便次数增多，大便中夹有不消化食物者，可与启脾丸、枯草杆菌二联活菌颗粒等同服。

4. 若腹泻伴有腹胀，腹痛，胃部不适，吐酸水等症状，可与保和丸同服。

【注意事项】

1. 大便清稀，夹有泡沫，臭气不甚，或伴发热，流涕，咳嗽，舌淡红苔薄白者忌用。

2. 大便水样，如蛋花汤，气味臭秽，腹痛，食欲减退，口渴，小便黄，舌红苔黄腻的患者忌用。

3. 服药期间停用滋补类药物，不宜食肥甘粘腻之品。

【用法用量】 颗粒剂：口服，1 岁以内一次 1 克，1～3 岁一次 4 克，4～7 岁一次 8 克，1 日 2 次；口服液：口服，6 个月以内一次 5 毫升，6 个月～1 岁一次 10 毫升，1～2 岁一次 15 毫升，1 日 3 次。

【规格】 颗粒剂：每袋装 4 克；口服液：每支装 10 毫升。

小儿泻速停颗粒

【药物组成】 地锦草　茯苓　儿茶　乌梅　山楂（炒焦）　白芍*　甘草*

【功能与主治】 清热利湿，健脾止泻，缓急止痛。用于小儿湿热蕴蘊遏大肠所致的泄泻，症见大便稀溏如水，腹痛，纳差。小儿秋季腹泻及迁延性、慢性腹泻，见上述证候者。

【临床应用】

1. 本品适用于小儿腹泻病，见大便稀溏如水，或大便粘腻，气味酸臭，腹痛，食欲减退，口渴，或肛门灼热，舌红苔黄腻的患者。

2. 若泄泻症状明显，可与香连丸、葛根芩连微丸配合服用。

【注意事项】

1. 久泻不止，大便清稀，大便中有未消化的食物，舌淡苔白者忌用。

2. 饮食宜清淡，忌生冷、油腻食物。

【用法用量】 口服，开水冲服，6 个月以内一次 1.5～3 克，6

个月~1岁一次3~6克，1~3岁一次6~10克，3~7岁一次10~15克，7~12岁一次15~20克，1日3~4次。

【规格】 每袋装（1）5克（2）10克。

苍苓止泻口服液

【药物组成】 苍术　茯苓　黄芩　金银花　马鞭草　柴胡　葛根　金樱子　土木香　槟榔　甘草*

【功能与主治】 清热除湿，健脾止泻，抗病毒，抗菌，恢复肠道功能。用于湿热所致的腹泻，以及轮状病毒细菌性肠炎。症见大便水样或蛋花样便，或挟有粘液，发热、小便短赤，舌红苔黄、脉滑数。

【临床应用】

1. 本品适用于小儿腹泻病，轮状病毒性及细菌性肠炎，见大便水样或蛋花样便，或挟有粘液，气味酸臭，伴发热，小便短赤，舌红苔黄的患者。

2. 若腹泻次数频繁，大便呈水样可以与思密达等粘膜吸附剂合用。

3. 若无发热仅有腹泻水样、蛋花汤样，可以配合儿泻康贴膏、丁桂散敷脐，每日1次止泻效果好。

【不良反应】 偶见呕吐等消化道反应。

【注意事项】

1. 久泻不止，大便清稀，大便中有未消化的食物，舌淡苔白者忌用。

2. 腹泻服药期间不要增加新的辅食，以免加重胃肠道负担。

3. 服药期间忌食油腻、煎炸食物。

【用法用量】 饭前口服，1日3次，6个月以下一次5毫升；6个月~1岁一次5~8毫升；1~4岁一次8~10毫升，4岁以上及成人一次10~20毫升，三天为一疗程。

【规格】 每支装10毫升。

小儿腹泻宁糖浆

【药物组成】党参* 白术 茯苓 广藿香 木香 葛根 甘草*

【功能与主治】健脾和胃，生津止泻。小儿脾虚泄泻病程较长，泄泻常反复发作，时发时止，大便溏薄或完谷不化，食后泄泻，如进不易消化的生冷油腻食物，则泄泻次数增多，常有食欲减退，恶心呕吐，面色萎黄，神疲倦怠，舌淡苔白，脉缓滑。小儿腹泻病，见上述证候者。

【临床应用】

1. 本品用于小儿腹泻病，见泄泻常反复发作，时发时止，大便稀薄或其中有未消化食物，食后泄泻，如进不易消化的生冷油腻食物，则泄泻次数增多，常有食欲减退，恶心呕吐，面色发黄无光泽，神疲倦怠，舌淡苔白，脉缓滑。

2. 若小儿面色萎黄，进食较少，可与婴儿健脾散同服。

【注意事项】

1. 大便清稀，夹有泡沫，臭气不甚，或伴发热，流涕，咳嗽，舌淡红苔薄白者忌用。

2. 大便稀薄，夹有乳凝块或食物残渣，气味酸臭，腹胀，腹痛，或有呕吐，食欲减退，舌苔厚腻者忌用。

3. 大便水样，如蛋花汤，气味臭秽，腹痛，食欲减退，口渴，小便黄，舌红苔黄腻的患者忌用。

4. 服药期间，饮食宜清淡，忌食油腻不消化之品。

【用法用量】口服，10 岁以上儿童一次 10 毫升，1 日 2 次，10 岁以下儿童酌减。

【规格】每瓶装 10 毫升。

儿泻停颗粒

【药物组成】茜草藤　乌梅　甘草*

【功能与主治】清热燥湿，固肠止泻。用于湿热内蕴型小儿腹泻，症见大便呈水样或蛋花汤样，或伴有发热、腹痛、恶心、呕吐等。

【临床应用】

本品适用于小儿腹泻，见大便呈水样或蛋花汤样，气味秽臭，肛门灼热，常伴有发热，腹痛，恶心、呕吐，小便黄者。

【文献报道】

1. 本品治疗小儿腹泻90例总有效率为86.66%，疗效显著[1]。

2. 本品针对治疗小儿轮状病毒性肠炎，联合思密达治疗能够减轻患儿的中毒症状，缩短病程[2]。

3. 本品抑制胃肠平滑肌运动的同时能够抑制轮状病毒，对小儿轮状病毒肠炎有较好的疗效[3]。

【注意事项】

1. 重度营养不良、鼠伤寒沙门氏菌肠炎及大便有脓血者，需配合其它治疗。

2. 本品不适用于脾虚泄、脾肾阳虚泄（久泄不止，大便清稀，大便中有未消化的食物，舌淡苔白）的患儿。

3. 腹泻服药期间不要增加新的辅食，以免加重胃肠道负担。

4. 服药期间忌食油腻、煎炸食物。

5. 脱水及病重患儿不宜单独使用本品。

【用法用量】开水冲服，1～6个月一次半袋（0.5克），7个月～2岁一次1袋（1克），3岁一次2袋（2克），4～6岁一次3袋（3克），7～14岁一次4袋（4克），1日3次，三天为一疗程。

【规格】每袋装1克。

常用品牌：神鹿牌。

【参考文献】

［1］于静，周喜红，高芳．儿泻停治疗小儿腹泻临床观察［J］．中国实用医刊，2009，36（11）．

［2］赖小英．儿泻停联合思密达治疗轮状病毒性肠炎 168 例［J］．现代中西医结合杂志，2007，16（6）．

［3］崔淑杰，朱新颖，王霞．儿泻停颗粒治疗小儿轮状病毒性肠炎 52 例临床观察［J］．安徽医药，2005，9（5）．

小儿腹泻外敷散

【药物组成】吴茱萸　丁香　胡椒　肉桂

【功能与主治】温中散寒，止痛止泻。用于小儿脾胃虚寒所致，症见大便稀溏，脘腹疼痛，喜温按；婴幼儿非感染性腹泻病，见上述证候者。

【临床应用】本品用于婴幼儿非感染性腹泻病，见大便稀溏，色淡不臭，时有腹痛，喜温喜按，精神不振，舌淡苔白的患者。

【注意事项】

1. 大便稀薄，夹有乳凝块或食物残渣，气味酸臭，或如蛋花状，小便黄者忌用。

2. 本品为外用药，对皮肤有一定刺激性，脐部有疮疖、破溃者不宜使用。

3. 若贴后皮肤发红，瘙痒严重者应暂时停止外敷。

4. 对于上药有过敏者禁用。

5. 饮食宜清淡，忌食辛辣、油腻之品。

【用法用量】外用，用食醋调成糊状，敷于脐部，2 岁以下一次 1/4 瓶，2 岁以上一次 1/3 瓶，大便每日超过 20 次者，加敷涌泉穴，用量为 1/4 瓶，每 24 小时换药一次。

【规格】每瓶装 5 克。

抱龙丸

【药物组成】 薄荷　白芷　紫苏叶　广藿香　防风　独活　荆芥　川芎（酒蒸）　茯苓　白术（炒）　山药　陈皮　砂仁　荜茇　厚朴　木香　香附（四制）　檀香　天麻　僵蚕（姜炙）　天竺黄　白附子　法半夏*　赤石脂　诃子（去核）　朱砂　白芍*

【功能与主治】 祛风化痰，健脾和胃。由小儿脾虚，脾胃不和，感受风邪，内蕴风热所致，症见腹泻，脘腹胀满，时见腹痛，恶心呕吐，不思饮食，夜卧不安，大便稀溏，多食后作泻，面色萎黄，肌肉消瘦，神疲倦怠，舌苔淡白。小儿消化不良，见上述证候者。

【临床应用】

1. 本品适用于小儿腹泻病，见腹胀，时有腹痛，恶心呕吐，食欲减退，睡眠不宁，大便稀溏，多食后出现泄泻，面色萎黄，形体消瘦，精神不振，舌苔淡白的患者。

2. 若腹胀，大便稀溏，睡眠不宁症状明显，可与珠珀猴枣散同服。

【注意事项】

1. 大便稀薄，夹有乳凝块或食物残渣，气味酸臭，或如蛋花状，小便黄者忌用。

2. 本品含有朱砂，不宜过量或长期服用。

3. 饮食宜清淡，忌食辛辣、油腻食品。

【用法用量】 口服，1 岁以内一次 1 丸，1～2 岁一次 2 丸，1 日 2～3 次。

【规格】 每丸重 1.56 克。

小结

中成药治疗小儿腹泻病关键要分清是感受外邪还是伤于乳食；

是常证还是变证，常证中重在辨寒、热、虚、实；变证中则要辨阴阳。这些都是选择药物的根据。

上述婴儿健脾散、小儿腹泻宁糖浆、腹泻外敷散用于治疗非感染性腹泻病，其中伤于乳食、大便有不消化食物脾虚为主者用婴儿健脾散，腹泻伴有轻度发热、大便腥臭者用泻速停颗粒、苍苓止泻口服液；腹痛腹胀表现为脾胃失和证者用抱龙丸；腹泻迁延日久不愈者用小儿腹泻宁糖浆。另外，上述药物作用较和缓，对于腹泻重症不宜单独使用。

第七节　小儿厌食症

小儿厌食症是小儿常见的一种脾系疾病。常见病因多由喂养不当，他病伤脾，先天不足、情志失调引起。临床主要分辨是以运化功能失健为主，还是以脾胃气阴亏虚为主。其治疗以运脾开胃为基本法则。可分为脾失健运、脾胃气虚、脾胃阴虚，分别以调和脾胃、健脾益气、滋脾养胃为治法。

小儿香橘丸

【药物组成】白术（麸炒）　茯苓　薏苡仁（麸炒）　白扁豆（去皮）　山药　莲子　苍术（米泔炒）　六神曲（麸炒）　山楂（炒）　麦芽（炒）　陈皮　木香　厚朴（姜炙）　枳实　香附（醋制）　砂仁　半夏*（制）　泽泻　甘草*

【功能与主治】健脾和胃，消食止泻。用于饮食不节，喂养失当及长期偏食，损伤脾胃运化受纳功能所致脾虚夹积证。症见面色少华，形体消瘦，不思饮食，或食而无味，腹胀泄泻，舌苔白腻等。小儿腹泻病、小儿厌食症等，见上述症状者。

【临床应用】

1. 本品用于小儿厌食症，见面黄无光泽，形体消瘦，食欲减退，或伴腹胀，大便稀薄，色淡不臭，舌苔白腻的患者。

2. 若稍进食后即有饱胀感，腹胀喜揉喜按症状明显可与健脾丸同服。

【注意事项】

1. 大便清稀，夹有泡沫，气味酸臭，或如蛋花状者忌用。

2. 饮食宜清淡，易于消化，忌食生冷油腻之品，以免伤脾生湿。

【用法用量】 口服，一次1丸，1日3次，1岁以内小儿酌减。

【规格】 每丸重3克。

化积口服液

【药物组成】 茯苓（去皮）　海螵蛸　鸡内金（炒）　三棱（醋制）　莪术（醋制）红花　槟榔　雷丸　鹤虱　使君子仁

【功能与主治】 健脾导滞，化积除疳。用于饮食失节，或喂养不当，偏食，积滞壅聚，脾胃损伤而致，症见形体消瘦，面黄少华，食欲减退，大便溏薄，肚腹膨胀，毛发稀黄，精神不振，或烦躁激动，睡眠不宁，或伴有揉眉挖鼻，咬指磨牙，嗜食异物。小儿营养不良、肠道寄生虫病，见上述证候者。

【临床应用】

1. 本品用于小儿厌食症，见形体消瘦，面黄无光泽，食欲减退，大便稀薄，肚腹膨胀，毛发稀黄，精神不振，或烦躁激动，睡眠不宁，或伴有揉眉挖鼻，咬指磨牙，嗜食异物，舌淡红苔薄白的患者。

2. 若有揉眉挖鼻，咬指磨牙，嗜食异物等症状，应配合驱虫治疗。

【注意事项】

1. 形体极度消瘦，毛发干枯，精神萎靡，啼哭无力，舌淡嫩少苔者慎用。

2. 本品不宜过量或长期服用。

3. 饮食宜清淡，富有营养，忌食生冷、油腻之品。

【用法用量】 口服，1岁以内一次5毫升，1日2次，2~5岁一次10毫升，1日2次，5岁以上一次10毫升，1日3次。

【规格】 每支装10毫升。

儿宝颗粒（膏）

【药物组成】 太子参　北沙参*　麦冬　白芍*　茯苓　白扁豆　山药　山楂　麦芽　陈皮　葛根（煨）

【功能与主治】 健脾益气，生津开胃。用于脾气虚弱、胃阴不足所致的小儿面黄体弱，纳呆厌食、精神不振、口干燥渴、盗汗。

【临床应用】

1. 本品用于小儿厌食症，见口干多饮，食欲减退，面黄肌瘦，四肢无力，精神不振，体虚多汗，大便干结或大便久泻不止，舌红，舌苔少的患者。

2. 若面黄肌瘦，四肢无力，精神不振症状明显者，可与小儿健脾丸同服。

3. 若体虚多汗，大便干结或大便久泻不止，舌红，舌苔少可配合童康片同服。

【注意事项】

1. 不思饮食，呕吐酸腐，腹胀腹痛，大便酸臭，夜啼，烦躁，手足心热，舌红苔腻者慎用。

2. 服药期间，忌食生冷、坚硬、油腻食物。

【用法用量】 颗粒剂：开水冲服，1~3岁一次5克，4~6岁一次7.5克，6岁以上一次10克，1日2~3次；膏剂：口服，1~3岁一次10克，4~6岁一次15克，6岁以上一次20~25克，1日2~3次。

【规格】 颗粒剂：每袋装（1）5克（2）15克；膏剂：每瓶装180克。

肥儿丸

【药物组成】煨肉豆蔻　木香　六神曲（炒）　炒麦芽　胡黄连　槟榔　使君子仁

【功能与主治】健胃消积，驱虫。用于小儿消化不良，虫积腹痛，面黄肌瘦，食少腹胀泄泻。

【临床应用】

1. 本品用于小儿厌食症，见形体消瘦，面色黄，肚腹胀大，头发稀黄，腹痛时作，大便稀薄，或有异食癖，舌淡红苔薄腻的患者。

2. 若以脾虚为主要症状者，可以配合小儿化积口服液同服。

3. 若以感染肠道寄生虫病为主要症状，应与驱虫剂同用。

【注意事项】

1. 本品为驱虫之品，非因寄生虫所致者不宜长期服用。

2. 服药期间饮食宜清淡，忌食生冷、油腻等不易消化之食物。

【用法用量】口服，一次1~2丸，1日1~2次，3岁以内小儿酌减。

【规格】每丸重3克。

常用品牌：北京同仁堂。

小儿胃宝丸（片）

【药物组成】山药　山楂　麦芽　六神曲　鸡蛋壳（焙）

【功能与主治】消食化积，健脾和胃。用于脾虚所致的积滞，症见停乳停食，呕吐腹泻、消化不良。

【临床应用】

1. 本品适用于小儿厌食症，见面色黄，肌肉消瘦，不思乳食，呕吐，呕吐物气味酸腐，大便稀薄，舌苔白腻的患者。

2. 若小儿脾胃虚弱症状明显，可以与儿宝颗粒同服。

3. 若不思乳食，呕吐酸腐，大便溏泄为主者，可与小儿香橘丸同服。

【注意事项】

1. 食欲减退，倦怠乏力，腹痛时作，喜温喜按，大便稀薄，舌淡或不思饮食，呕吐酸腐，腹胀腹痛，大便酸臭，夜啼，烦躁，手足心热，舌红苔腻者禁用。

2. 服药期间宜食用清淡易消化之品，忌食油腻肥甘食物。

3. 大便秘结者慎用。

【用法用量】 丸剂：口服，1~3 岁一次 2~3 丸，3 岁以上一次 5~6 丸，1 日 3 次；片剂：口服，1~3 岁一次 2~3 片，1 日 3 次，3 岁以上酌增。

【规格】 丸剂：每丸重 0.5 克；片剂：每片重 0.5 克。

醒脾养儿颗粒

【药物组成】 一点红 毛大丁草 山栀茶 蜘蛛香

【功能与主治】 醒脾开胃，养血安神，固肠止泻。用于脾气虚所致的儿童厌食，腹泻便溏，烦躁盗汗，遗尿夜啼。

【临床应用】

1. 本品用于小儿厌食症，见面色黄，形体消瘦，精神不振，腹泻，烦躁，夜间汗出，遗尿，夜啼，舌淡苔白的患者。

2. 若烦躁，夜间汗出，遗尿，夜啼症状明显可与童康片同服。

3. 若腹泻重，可与婴儿健脾散同服。

【注意事项】

1. 本药服用疗程较长，一般三周为一疗程。

2. 忌食生冷油腻及不易消化食物。

【用法用量】 温开水冲服，1 岁以内一次 2 克，1 日 2 次，1~2 岁一次 4 克，1 日 2 次，3~6 岁一次 4 克，1 日 3 次，7~14 岁一次 6~8 克，1 日 2 次。

【规格】 每袋装 2 克。

小儿肠胃康颗粒

【药物组成】鸡眼草　地胆草　谷精草　夜明砂　蝉蜕　赤芍*　蚕砂　党参*　玉竹　麦冬　谷芽　木香　甘草*　盐酸小檗碱

【功能与主治】清热平肝，调理脾胃。用于肝热脾虚引起的食欲减退、面色无华、精神烦忧、夜寝哭啼、腹泻、腹胀。小儿营养不良，见上述证候者。

【临床应用】

1. 本品适用于若食欲减退，易怒，夜啼，伴腹胀，腹泻，舌红的患者。

2. 若大便有不消化残渣可加服健脾丸。

【注意事项】

1. 面色白，手足不温，喜暖，大便稀薄，小便清长，舌淡苔白者禁用。

2. 服药期间忌食油腻、生冷食物。

【用法用量】开水冲服，一次5~10克，1日3次。

【规格】每袋装5克。

儿康宁口服液（糖浆）

【药物组成】黄芪　党参*　白术　茯苓　薏苡仁　山药　大枣　麦冬　制何首乌　焦山楂　炒麦芽　桑枝

【功能与主治】益气健脾，消食开胃。用于脾胃气虚所致的厌食，症见食欲减退、消化不良、面黄身瘦、大便稀溏。

【临床应用】

1. 本品用于小儿厌食症，见面色黄无光泽，形体消瘦，精神不振，食少便稀，夹杂不消化食物，舌苔淡红，苔薄白的患者。

2. 小儿食而无味，拒进食症状严重可与小儿香橘丹、小儿胃宝等药同时服用。

3. 若伴有食欲减退，烦躁哭闹，夜寐不安等，可配合小儿肠胃康颗粒同服。

【注意事项】

1. 食欲减退伴胃部灼热感，喜冷饮，手足心热，舌红，舌苔少或薄黄者慎用。

2. 服药期间饮食宜易于消化，忌食生冷、油腻之物。

【用法用量】口服液：口服，一次 10 毫升，1 日 3 次；糖浆：口服，一次 10 毫升，1 日 3 次，20～30 天为一疗程。

【规格】口服液：（1）每支装 10 毫升（2）每瓶装 150 毫升；糖浆：每瓶装 150 毫升。

小儿七星茶颗粒

【药物组成】钩藤　蝉蜕　山楂　稻芽　薏苡仁　淡竹叶　甘草*

【功能与主治】开胃消滞，清热定惊。用于小儿积滞化热，消化不良，不思饮食，烦躁易惊，夜寐不安，大便不畅，小便短赤。

【临床应用】

1. 本品适用于小儿厌食症，见不思饮食，呕吐酸腐未消化食物，烦躁易惊，睡眠差，大便不畅，小便短赤的患者。

2. 本品尤其适用于小儿夜啼、维生素 D 缺乏性佝偻病、低血钙营养不良症。

【注意事项】

1. 忌食生冷、油腻等不易消化食品。

2. 对本品过敏者禁用，过敏体质者慎用。

【用法用量】开水冲服，一次 1 袋，学龄前儿童，一次半袋，1 日 3 次。

【规格】每袋装 7 克。

一捻金颗粒（胶囊）

【药物组成】大黄　牵牛子　槟榔　人参*　朱砂

【功能与主治】消食导滞，祛痰，通便。用于脾胃不和、痰湿阻滞所致的积滞，症见停食停乳、腹胀便秘、痰盛喘咳。

【临床应用】

1. 本品适用于小儿厌食症，见食欲减退，呕吐酸馊、乳食，身热，口渴，腹胀便秘或烦躁多啼，惊恐不安，舌红，苔厚的患者。

2. 若腹胀，呕吐酸腐症状明显，可以加用四磨汤口服液、消食片等。

【注意事项】

1. 手足不温，大便稀溏者忌用。

2. 大便畅通后即可减量或停药。

3. 不宜过食生冷、肥腻食物。

4. 不宜超量或长期服用。

5. 肝肾功能不正常者慎用。

【用法用量】颗粒剂：口服，1岁以内一次0.3克，1～3岁一次0.6克，4～6岁一次1克，1日1～2次；胶囊剂：口服，1岁以内一次1粒，1～3岁一次2粒，4～6岁一次3粒，1日1～2次。

【规格】颗粒剂：每袋装1.2克；胶囊剂：每粒装0.3克。

小结

中成药治疗小儿厌食症关键是区别厌食的病机是以运化功能失健为主，还是以脾胃阴虚为主。临床上要对症用药。

治疗厌食的药物很多，儿宝颗粒、小儿胃宝丸、儿康宁糖浆用于治疗脾胃虚弱证；醒脾养儿颗粒、小儿肠胃康颗粒、小儿七星茶适用于脾气虚弱证；不思饮食，食而不化，其中有夜啼烦躁表现为肝经有热者用小儿肠胃康颗粒、小儿七星茶；厌食伴有腹泻者宜用小儿香橘丹；形体消瘦，咬牙磨齿者选用肥儿丸、化积口服液。另外，治疗厌食症的药物多为健脾理气之品，外感发热者禁用。

有些药物含少量朱砂，注意不能久服。

第八节　癫　痫

癫痫是小儿常见的一种心肝系疾病。其病因颇为复杂，主要是先天禀赋不足元阴匮乏，后天调摄失宜。其病因又分为顽痰内伏、暴受惊恐、外感瘟疫邪毒、外伤血瘀等。治疗原则应区分标本虚实，实证以治标为主，虚证以治本为重。常见病症可分为惊痫、痰痫、风痫、瘀血痫，一般以脾虚痰伏较为常见。分别以镇惊安神、豁痰开窍、熄风止痉、化瘀通窍为治疗大法。

小儿抗痫胶囊

【药物组成】胆南星　天麻　太子参　茯苓　水半夏*（制）　橘红　九节菖蒲　青果　琥珀　沉香　六神曲（麸炒）　枳壳（麸炒）　川芎　羌活

【功能与主治】豁痰熄风，健脾理气。用于原发性全身性强直——阵挛发作型儿童癫痫风痰闭阻证，发作时症见四肢抽搐、口吐涎沫、二目上窜、甚至昏仆。

【临床应用】本品适用于原发性全身性强直——阵挛发作型儿童癫痫，发作时四肢抽搐，口吐涎沫，两目上视，甚至昏迷。

【不良反应】少数患儿服药后出现食欲减退、恶心呕吐、腹痛腹泻等消化道症状，饭后服用或继续服药1～3周一般可自行消失。

【注意事项】

1. 根据病情可与其它抗痫药联合应用。
2. 服用本品期间不宜食用牛羊肉、无鳞鱼及辛辣刺激食物。
3. 在治疗期间服用本品和其它西药均不宜突然停减，如需用本品更换已经服用的其它抗癫痫药时，应先在其它抗痫药物用法用量不变的情况下，加服本药，等用药后病情得到控制，视病情逐渐递减其它抗痫药物用量。

【用法用量】 口服，3～6岁一次5粒，7～13岁一次8粒，1日3次，本品胶囊较大，患儿不习惯或吞服有困难者，可从胶囊中取出药粉冲服。

【规格】 每粒装0.5克。

琥珀抱龙丸

【药物组成】 琥珀　朱砂　天竺黄　胆南星　枳实（炒）　枳壳（炒）　山药（炒）　茯苓　红参*　檀香　甘草*

【功能与主治】 清热化痰，镇静安神。用于小儿脾常不足，内伤积滞，痰浊内阻，阴阳不相顺接，清阳蔽蒙所致小儿高热、抽搐，症见发作时痰涎壅盛，痰鸣气急，口角流涎，瞪目直视，神志模糊，谵语昏迷或烦躁不安，舌苔白腻，脉弦滑。小儿癫痫、各种感染所致的小儿高热，见上述证候者。

【临床应用】

1. 本品适用于小儿癫痫，见发作时痰多，阻于咽喉，痰鸣气急，口角流涎，瞪目直视，高热，神志模糊，高声乱语，昏迷或烦躁不安，舌苔白腻的患者。

2. 若发热不退可与退热剂或八宝惊风散同用，控制体温，缓解抽搐。

3. 若抽搐时喉中痰鸣，神志模糊，可配合礞石滚痰丸服用，醒脑止抽效果更佳。

【注意事项】

1. 小儿癫痫来势缓慢，抽搐无力或伴精神不振，乏力，时有低热，手足心热，易出汗，舌红少苔者慎用。

2. 平时食欲减退，大便稀溏者禁用。

3. 外伤所致的癫痫不宜单用本品。

4. 本品含有朱砂，不宜过量或长期服用。

5. 饮食宜清淡，忌食辛辣刺激、油腻食物。

【用法用量】 口服，一次 1 丸，1 日 2 次，婴儿一次 1/3 丸。

【规格】 每丸重 1.8 克。

八宝惊风散

【药物组成】 人工牛黄　黄芩　栀子　天竺黄　川贝母*　金礞石（煅）　胆南星　天麻（制）　钩藤　防风　全蝎（制）　珍珠　龙齿　茯苓　丁香　沉香　薄荷　麝香　冰片

【功能与主治】 祛风化痰，退热镇惊。用于外感风寒表邪，内蕴痰火，引动肝风所致，症见发热，头痛，神昏，抽搐，舌苔薄黄，脉浮数；小儿高热惊厥，见上述证候者。

【临床应用】

1. 本品适用于小儿癫痫，见发热，头痛，神志不清，抽搐，舌苔薄黄的患者。

2. 若小儿咳嗽痰多，痰火内蕴，舌苔黄腻，可与小儿百寿丹配合服用。

【注意事项】

1. 小儿癫痫来势缓慢，抽搐无力者慎用。

2. 本品含金礞石、珍珠等重镇潜阳及麝香、冰片香窜开窍之品，不宜过量或长期服用。

3. 饮食宜清淡，忌食辛辣、油腻食物。

【用法用量】 口服，一次 0.52 克，1 日 3 次，1 岁以内遵医嘱酌减。

【规格】 每瓶装 0.26 克。

牛黄抱龙丸

【药物组成】 人工牛黄　胆南星　天竺黄　全蝎　僵蚕（炒）

朱砂　琥珀　麝香　雄黄　茯苓

【功能与主治】清热镇惊，祛风化痰。用于小儿风痰壅盛所致的惊风，症见高热神昏，惊风抽搐。

【临床应用】

1. 本品适用于小儿癫痫，见高热面红，咳嗽痰多，咽红流涕，烦躁，神志欠清，抽搐惊厥，舌苔薄黄的患者。

2. 若发热不退可与退热剂或八宝惊风散同用，控制体温，缓解抽搐。

3. 若抽搐时喉中痰鸣，神志模糊，可配合礞石滚痰丸服用，醒脑止抽效果更佳。

【不良反应】有文献报道牛黄抱龙丸可引起腹泻。

【注意事项】

1. 肢体拘挛或强直，抽搐时轻时重，伴精神不振，乏力，时有低热，手足心热，易出汗，舌红少苔者慎用。

2. 经常腹泻或重症感染后不宜使用本药。

3. 本品含有朱砂、雄黄，不宜过量久服。

4. 饮食宜清淡，忌食辛辣、油腻食物。

【用法用量】口服，一次 1 丸，1 日 1～2 次，1 岁以内小儿酌减。

【规格】每丸重 1.5 克。

小结

中成药治疗小儿癫痫重在病因辨证，常见的病因有惊、风、痰、瘀血等。癫痫发作不定时，其轻重差异很大，临床上一定根据其可能的病因，对症用药。

上述牛黄抱龙丸、琥珀抱龙丸用于治疗惊痫、痰痫证；其中惊风夹滞者选用琥珀抱龙丸；小儿外感发热引发高热惊厥者多选用牛黄千金散、八宝惊风散。

在癫痫的治疗中，一定要注意不能骤然停用已在服用的抗癫痫西药，若服用中成药仍然不能控制抽搐，一定要中西医结合治疗。

同时要注意治疗癫痫、抽搐的药物多含有朱砂及重镇安神成分，久服容易导致汞中毒。

第九节　小儿注意力缺陷多动障碍

小儿注意力缺陷多动障碍是小儿常见的一种肝系疾病。主要病因为先天禀赋不足，后天护养不当。中医多属“脏燥”范畴。其治疗以脏腑阴阳辨证为纲，调和阴阳是其治疗的大法。可分为肝肾阴虚、心脾两虚、痰火内扰等症。分别以滋养肝肾、健脾益气、清热泻火为其治法。

小儿智力糖浆

【药物组成】龟甲　雄鸡　石菖蒲　远志　龙骨

【功能与主治】调补阴阳，开窍益智。用于儿童多动症。

【临床应用】

1. 本品用于小儿注意力缺陷多动症、轻度脑功能障碍综合征，见注意力不能集中，兴趣多变，健忘，心烦，气急易怒，冲动任性，多语多动，学习能力逐步下降，舌淡苔薄白的患者。

2. 若小儿多动难静，冲动任性，难于控制等症状明显，可与杞菊地黄丸同服。

3. 若神思涣散，做事有头无尾，睡眠不实伴有自汗盗汗，面色无华症状明显者，可与归脾丸同服。

【注意事项】

1. 多言多语，烦躁不宁，任性冲动，注意力不集中，心中烦闷不舒，口苦，小便色黄，大便干结，舌红苔黄腻的患者慎用。

2. 饮食宜清淡，忌辛辣、香燥、油腻之食物。

【用法用量】口服，一次 10～15 毫升，1 日 3 次。

【规格】每支装 10 毫升。

静灵口服液

【药物组成】熟地黄　龙骨　女贞子　五味子　远志　石菖蒲　知母（盐）　黄柏　牡丹皮　泽泻　山药　茯苓

【功能与主治】滋阴潜阳，宁神益智。用于儿童多动症，见有注意力涣散、多动多语、冲动任性、学习困难，舌质红，脉细数等肾阴不足，肝阳偏旺者。

【临床应用】

1. 本品用于注意力缺陷多动症，见多动多语，急躁易怒，注意力涣散，冲动任性，学习困难，口干咽燥，睡眠少，多梦，眠中汗多，舌微红苔少的患者。

2. 若小儿多动难静，冲动任性，难以控制等症状明显，可与知柏地黄丸同服。

3. 若神思涣散，做事有头无尾，睡眠不实伴有自汗盗汗，面色无华症状明显者，可与孔圣枕中丹或柏子养心丸同服。

【注意事项】

1. 注意力不集中，神疲乏力，多动，言语冒失，做事有头无尾，睡眠轻浅，记忆力差，舌淡者或多言多语，烦躁不宁，任性冲动，注意力不集中，心中烦闷不舒，口苦，小便色黄，大便干结，舌红苔黄腻的患者慎用。

2. 服用本药约一周后才能生效，生效后需连续服用1～2个月。

3. 服药期间忌服辛辣刺激性食品、各种酒类饮料及酒心巧克力等。

【用法用量】口服，3～5岁一次5毫升，1日2次，6～14岁一次10毫升，1日2次，14岁以上一次10毫升，1日3次。

【规格】每支装10毫升。

小结

应用中成药治疗小儿注意力缺陷多动障碍的关键是辨别病位所

在的脏腑，临床上要对症用药，如心肾不足宜选用补益心肾的中成药；肾虚肝亢者，用滋肾平肝之药；心脾气虚者则选择补益心脾之品。

上述小儿智力糖浆主要用于小儿肾气亏虚，心血不足证；而静灵口服液多用于多动症肾阴不足，肝阳偏旺证，见多动暴戾，冲动任性，多语急躁；若心脾气虚，见神思涣散，做事有头无尾，睡眠不实可选用孔圣枕中丹。

总之，小儿多动症的治疗成功与否，还与是否能够坚持足疗程治疗有关。本类药物有滋阴益肾功效，外感症见咽红肿痛时停用。

第十节　病毒性心肌炎

病毒性心肌炎是小儿常见的一种心系疾病。常见病因为科萨奇病毒感染，少数是细菌。中医多归属“风温”、“心慌”范畴。其病机为平时正气亏虚，是发病之内因，感受外邪，湿热邪毒侵袭是发病的外因。其辨证的要点是辨明虚实，轻重，治则是扶正祛邪。临床分为风热烦心、湿热侵心、气阴亏虚、心阳虚弱、痰瘀阻络。分别治以清热解毒、清热化湿、益气养阴、温振心阳、化瘀通络。

玉丹荣心丸

【药物组成】玉竹　丹参*　辽五味子　降香　苦参*　蓼大青叶　炙甘草*

【功能与主治】益气养阴，活血化瘀，清热解毒，强心复脉。用于气阴两虚或气阴两虚兼心脉瘀阻所致的胸闷、心慌、气短、乏力、头晕、多汗、心前区不适或疼痛。病毒性心肌炎，见上述症候者。对心肌病、心肌损伤、心律失常、反复呼吸道感染、早期复极综合征等亦有效。

【临床应用】

1. 本品用于病毒性心肌炎、心肌病、心肌损伤、心律失常、早期复极综合征，见胸闷，心前区不适或疼痛，心慌，气短，乏力，头晕，多汗，舌光红少苔的患者。

2. 若低热，全身肌肉酸痛，心慌，胸闷，伴腹痛，泄泻等症状明显，可以加服葛根芩连微丸。

3. 若精神不振，乏力，烦躁，口渴，夜眠不安症状明显，可加生脉饮口服液。

【不良反应】偶见纳差、恶心，不影响治疗。

【注意事项】

1. 心慌，乏力，面色苍白，肢体水肿，舌淡胖者慎用。

2. 服药期间，饮食宜清淡富营养而易消化，少量多餐；忌食肥甘厚腻、辛辣刺激性食物，不饮茶水。

3. 密切观察小儿心率变化，发现其呼吸急促，面色青紫，立即采取抢救措施。

【用法用量】口服，1~3岁一次2丸，3~6岁一次3丸，6岁以上一次4丸，1日3次。

【规格】每丸重1.5克。

人参养荣丸

【药物组成】人参* 熟地黄 土白术 茯苓 炙黄芪 五味子（酒蒸） 当归 白芍*（麸炒） 肉桂 制远志 陈皮 炙甘草*

【功能与主治】温补气血。用于心脾不足、气血两亏、形瘦神疲，食少便溏，病后虚弱。

【临床应用】

1. 本品用于病毒性心肌炎，见胸闷，心慌，气短，形体消瘦，面色苍白，精神不振，乏力，头晕目眩，失眠耳鸣，食欲下降，大便稀薄，舌淡的患者。

2. 若精神不振，乏力，烦躁，口渴，夜眠不安症状明显，可加生脉饮口服液。

【注意事项】

1. 神疲乏力，时有低热，手足心热，易出汗，舌红少苔者慎用。

2. 服药期间饮食宜选清淡之品。

3 对于心肌炎患儿的治疗不宜仅服本一药，应结合病症变化采取综合疗法。

【用法用量】 口服，水蜜丸：一次 6 克；大蜜丸：一次 1 丸，1 日 1～2 次。

【规格】 大蜜丸：每丸重 9 克；水蜜丸：每 100 粒重 10 克。

常用品牌：北京同仁堂。

小结

中成药治疗小儿病毒性心肌炎关键要区分病之虚实、轻重。急性期多为实证治疗应以清热解毒，养阴活血为主，所选用的药如葛根芩连微丸等；而在疾病的慢性期多属虚证，气阴两虚或心脉瘀阻证的患儿宜选用玉丹荣心丸、生脉饮；人参养荣丸则适合面色无华，神疲乏力，少气懒言，头晕目眩等脾肾虚弱的患儿。

治疗小儿病毒性心肌炎的药物多为益气养阴，温阳养心之品，当有外感症状时，要暂时停止使用，表证解除后再继续服用。

第十一节　手足口病

手足口病是小儿常见的呼吸道传染性疾病。常见病因为病毒感染。中医多属“温病”范畴。其核心病机是时邪疫毒内侵肺脾。以八纲辨证为纲，根据发疹情况及有无并发症又分为轻症、重症。清热祛湿解毒为治疗原则。临床分为邪犯肺脾、湿热蒸盛，分别以宣肺解表、清热化湿；清热凉营、解毒祛湿为治疗方法。

小儿热速清口服液（颗粒、糖浆）

【药物组成】柴胡　黄芩　金银花　连翘　葛根　板蓝根　水牛角　大黄

【功能与主治】清热，解毒，泻火利咽。用于小儿外感风热所致的感冒，症见高热头痛，鼻塞流涕，咽喉肿痛，咳嗽、便秘。

【临床应用】

1. 本品用于手足口病，见高热，头痛，咳嗽，流浊涕，咽喉肿痛，口腔内疱疹，手掌、足底部出现豌豆样疱疹，疱液清亮，舌红苔薄黄的患者。

2. 若发热不退，咽喉肿痛症状明显，可以与儿童清咽解热口服液、小儿咽扁颗粒同服。

3. 若发热不退，大便秘结烦躁不安症状明显，可与小儿豉翘清热颗粒同服。

【不良反应】曾有服药后出现1例皮疹的报道。

【注意事项】

1. 服药期间忌食生冷、油腻、辛辣食品。

2. 发热，怕冷，鼻塞流清涕，咽痛，舌淡红或食欲减退，形体消瘦，面色黄而无光泽，气短乏力者慎用。

3. 本品不宜超量或长期服用。

4. 用药后大便稀溏者可减量服用。

【用法用量】口服，1岁以内一次2.5～5毫升，1～3岁一次5～10毫升，3～7岁一次10～15毫升，7～12岁一次15～20毫升，1日3～4次。

【规格】每支装10毫升。

蒲地蓝消炎口服液

【药物组成】蒲公英　地丁　板蓝根　黄芩

【功能与主治】清热解毒，抗炎消肿。用于外感风热证，症见咽痛咽干、咳嗽痰黄，发热口渴，大便秘结等。痄肿、腮腺炎、咽炎、扁桃体炎等上呼吸道感染，见上述症状者。

【临床应用】

1. 本品用于手足口病，见咽痛咽干，咳嗽痰黄，发热口渴，口腔内疱疹，手掌、足底部现豌豆疱疹，疱液清亮，大便秘结，小便色黄，舌红苔薄黄的患者。

2. 若感冒夹滞症状明显，口腔糜烂，脘腹胀满者可与健儿清解液同服。

3. 若发热、咳嗽咳痰症状明显，可配合小儿感冒宁、清宣止咳颗粒同服。

【注意事项】

1. 食欲减退，形体消瘦，面色黄而无光泽，气短乏力，大便稀薄者慎用。

2. 服药时不宜同时服用滋补性中成药。

3. 服药期间忌食生冷、油腻及辛辣不消化食物。

【用法用量】口服，一次 10 毫升，1 日 3 次，小儿酌减。

【规格】每支装 10 毫升。

小儿豉翘清热颗粒

【药物组成】连翘　淡豆豉　薄荷　荆芥　栀子（炒）　大黄　青蒿　赤芍*　槟榔　厚朴　黄芩　半夏*　柴胡　甘草*

【功能与主治】疏风解表，清热导滞。用于小儿风热感冒挟滞证，症见发热咳嗽，鼻塞流涕，纳呆咽喉肿痛，脘腹胀满，便秘或大便酸臭，溲黄等。

【临床应用】

1. 本品用于小儿手足口病，见发热咳嗽，鼻塞流浊涕，咽喉肿痛，腹部胀满，口腔内疱疹，手掌、足底部见豌豆样疱疹，疱液清亮，便秘或大便酸臭，小便黄，舌红苔黄腻。

2. 若发热、咳嗽咳痰症状明显，可配合小儿感冒宁、清宣止咳颗粒同服。

3. 若发热不退，咽喉肿痛症状明显，可以与儿童清咽解热口服液、小儿咽扁颗粒同服。

【注意事项】

1. 食欲减退，形体消瘦，面色黄而无光泽，气短乏力，大便稀薄者慎用。

2. 服药期间饮食宜清淡，忌食辛辣、生冷、油腻之品。

3. 服药期间避免服用滋补性中成药。

【用法用量】 开水冲服，6 个月 ~1 岁一次 1~2 克，1~3 岁一次 2~3 克，4~6 岁一次 3~4 克，7~9 岁一次 4~5 克，10 岁以上一次 6 克，1 日 3 次。

【规格】 每袋装 2 克。

小结

中成药治疗小儿急性发疹性传染性疾病，关键在于注意区分是风热轻证还是热毒壅盛。由于感邪轻重有别，个人体质差异以及气候、区域之不同，同一疾病表现差异很大。手足口病邪犯肺脾只需服用清热类小儿热速清、蒲地蓝消炎口服液；而对于高热不退，皮疹密集，大便干结的湿热蒸盛的病人，则应选择小儿豉翘颗粒清热泻火通便。总之，临床上要对症下药才能收到理想疗效。

上述药物可以用于治疗急性传染性疾病。其药多苦寒，易伤胃气，脾胃虚弱及体质弱者、大便稀薄者慎用。服药期间不宜同时服用滋补性中成药。

第十二节　儿科通用药物

安宫牛黄丸（胶囊、散）

【药物组成】牛黄　水牛角浓缩粉　麝香　珍珠　朱砂　雄黄　黄连　黄芩　栀子　郁金　冰片

【功能与主治】清热解毒，镇惊开窍。用于热病，邪入心包、高热惊厥、神昏谵语；中风昏迷及脑炎、脑膜炎、中毒性脑病、脑出血、败血症，见上述证候者。

【临床应用】

本品用于流行性脑脊髓膜炎、乙型脑炎、中毒性脑病、败血症脑梗死、脑出血流行性脑脊髓膜炎、乙型脑炎等急重症，见高热烦躁，神志不清，喉间痰鸣，抽搐，斑疹，舌绛苔焦，或突然昏迷，不省人事，两拳固握，牙关紧闭，面赤气粗，口眼㖞斜，喉间痰鸣，舌质红，苔黄腻。

【不良反应】有文献报道不当使用本品致体温过低；亦有使用本品引起汞毒性肾病或过敏反应等不良反应。

【注意事项】

1. 本药含水牛角浓缩粉，忌与含川乌、草乌的中药合用。

2. 含有雄黄，与亚硝盐类、亚铁盐类同服可生成硫代砷酸盐，可使疗效下降。同理，与硝酸盐、硫酸盐类同服，可使雄黄所含的硫化砷氧化，增加毒性。因此，也不宜与硝酸盐、硫酸盐类同服。

3. 面白唇暗、四肢不温，周身冷汗出，苔白腻等痰湿内盛的患者禁用。

4. 在治疗过程中如出现肢寒怕冷，面色苍白，冷汗不止，应立即停药，改用四逆汤、参附汤，以回阳救逆，益气固脱。

5. 处方中含朱砂、雄黄，不宜过量久服，肝肾功能不全者慎用。

6. 孕妇慎用。

7. 运动员慎用。

8. 过敏体质者慎用。

9. 服药期间饮食宜清淡，忌食辛辣油腻之品。

【用法用量】 丸剂：口服，一次1丸，1日1次，小儿3岁以内一次1/4丸，4~6岁一次1/2丸，1日1次；散剂：口服，一次1.6克，1日1次，小儿3岁以内一次0.4克，4~6岁一次0.8克，1日1次。

【规格】 丸剂：每丸重3克；散剂：每瓶装1.6克。

常用品牌：北京同仁堂。

紫雪散（颗粒、胶囊）

【药物组成】 水牛角浓缩粉　羚羊角　人工麝香　石膏　北寒水石　滑石　玄参*　升麻　朱砂　磁石　木香　沉香　丁香　芒硝（制）　硝石（精制）　甘草*

【功能与主治】 清热开窍，止痉安神。用于热病，热入心包及热动肝风证，症见高热烦躁，神昏谵语，惊风抽搐，斑疹吐衄，尿赤便秘。

【临床应用】 本品用于脑炎、脑膜炎等急性热病，及麻疹，见高热烦躁，神志不清，肢体抽搐，舌红，苔黄燥，或见疹色紫红，或透发不畅所致高热、喘促、昏迷者，或口鼻出血，舌红。

【注意事项】

1. 本品清热解毒，止痉安神，用于外感热病，热盛动风证，虚风内动者忌用。

2. 本品大寒，亦为辛香之剂，宜中病即止。临床应用量大时，可出现伤元耗阴的症状，也可出现全身大汗，四肢发凉，呕吐眩晕，气促心慌等症状。

3. 小儿慎用，新生儿禁用。

4. 本品含芒硝、硝石、磁石、朱砂、麝香，不可久服，不能超量服用。

5. 本药主要用在急性重症发热不退的病儿，因此，不能单独用此药治疗，要结合病情综合判断，对症配合病因和抢救治疗。

【用法用量】 散剂：口服，一次1.5～3克，1日2次，1岁小儿一次0.3克，5岁以内小儿每增1岁递增0.3克，1日1次，5岁以上小儿酌情服用；颗粒剂：口服，一次1.5～3克，1日2次，1岁小儿一次0.3克，5岁以内小儿每增1岁递增0.3克，1日1次，5岁以上小儿酌情服用；胶囊剂：口服，一次1.5～3克，1日2次，1岁小儿一次0.3克，5岁以内小儿每增1岁递增0.3克，1日1次，5岁以上小儿酌情服用。

【规格】 散剂：每瓶装1.5克；颗粒剂：每瓶装1.5克；胶囊剂：每粒装0.5克。

常用品牌：北京同仁堂。

知柏地黄丸

【药物组成】 熟地黄　山茱萸（制）　山药　知母　黄柏　茯苓　泽泻　牡丹皮

【功能与主治】 滋阴降火。用于阴虚火旺，潮热盗汗、口干咽痛、耳鸣遗精、小便短赤。

【临床应用】

1. 本品用于发热、慢性咽炎等（阴虚火旺证），见形体消瘦，午后低热，两颧发红，手足心热，烦躁，咽干口燥，腰膝酸软，小便短赤，眠中汗出，醒后自止，口渴咽干，咽部灼热，隐痛，咽痒干咳，有异物感，舌红少津。

2. 本品可用在小儿肾病综合征肝肾阴虚证，尤大量使用激素后减量期间，可以减少复发。

【注意事项】

1. 热势不高，神疲乏力，气短声低，面色苍白，舌淡或热势高，口渴，大汗出者忌用。

2. 服药期间患感冒者慎用，以免表邪不解。

3. 食欲减退，食后腹胀，大便稀者慎用。

4. 服药期间饮食宜选清淡易消化之品，忌食辛辣、油腻之品。

【用法用量】 口服，水蜜丸：一次 6 克；小蜜丸：一次 9 克；大蜜丸：一次 1 丸，1 日 2 次；浓缩丸：一次 8 丸，1 日 3 次。小儿酌情减量服用。

【规格】 小蜜丸：每袋装 9 克；水蜜丸：每 100 粒重 20 克；大蜜丸：每丸重 9 克；浓缩丸：每 8 丸相当于原生药 3 克。

常用品牌：北京同仁堂。

第十一章　妇科用药

第一节　功能失调性子宫出血

功能失调性子宫出血是由于调节生殖的神经、内分泌机制失常引起的异常子宫出血，为非器质性疾病。多发生于青春期及更年期妇女。中医多属“崩漏”、“月经不调”范畴，其核心病机为血热、肾虚、脾虚、血瘀等，致冲任损伤，不能制约经血，经血非时而下。应采用“急则治其标、缓则治其本”的治疗原则。可分为血热证、肾虚证、脾虚证和血瘀证，分别以清热凉血、补肾固冲、益气摄血和化瘀调经为治法。

血安胶囊

【药物组成】 棕榈

【功能与主治】 收敛止血。用于月经过多、崩漏。症见经血量多、淋漓不止，或产后恶露不尽。

【临床应用】

1. 本品用于功能失调性子宫出血，见月经量多，淋漓不止，色红，无血块或膜状物的患者。

2. 若出血日久合并贫血，气血两虚者，可与八珍颗粒或生血宝配合服用。

3. 本品无调经作用，一般用至功血血止后三天停药。

【注意事项】

1. 本品偏于固血摄血，不宜与化瘀止血药物如云南白药等同用。

2. 血色暗，有血块或膜状物，腹痛，血块下后痛减者慎用。

3. 服药期间禁食辛辣、生冷食品。

【用法用量】口服，一次4粒，1日3次。

【规格】每粒装0.5克（相当于原药材10克）。

固经丸

【药物组成】龟甲（制）　白芍*（炒）　黄柏（盐炒）　黄芩（酒炒）　椿皮（炒）　香附

【功能与主治】滋阴清热，固经止带。用于阴虚血热，月经先期，经血量多、色紫黑，赤白带下。

【临床应用】

1. 本品用于功能失调性子宫出血，见月经先期，量多，色紫黑，白带中夹有血丝的患者。

2. 本品无调经作用，一般用至功血血止后三天停药。

3. 本品亦可用于功能失调性子宫出血合并盆腔炎，出现腹痛、午后低热、手足心热的患者。

【注意事项】

1. 本品不宜与具有温经摄血功效的定坤丹、乌鸡白凤丸等同用。

2. 食欲差，大便稀者忌用。

3. 腹痛，有血块，血块下则腹痛减轻者慎用。

4. 服药期间饮食宜清淡，忌食辛辣、油腻之品。

5. 本品药性偏凉，不宜久服。

【用法用量】口服，一次6克，1日2次。

【规格】每100粒重6克。

宫血宁胶囊

【药物组成】重楼

【功能与主治】凉血止血，清热除湿，化瘀止痛。用于崩漏下血、月经过多，产后或流产后宫缩不良出血及子宫功能性出血属血热妄行者，以及慢性盆腔炎之湿热瘀结证所致少腹痛、腰骶痛、带下增多。

【临床应用】

1. 本品适用于功能失调性子宫出血，见出血量多，色红，伴发热，口干喜冷饮，腹痛，尿黄，便干的患者。

2. 本品尤其适合功能失调性子宫出血合并盆腔炎，出现腹痛，发热的患者。

3. 本品还可用于产后恶露不净、缩宫不良和人流、药流、计生术后所致的出血。

4. 本品无调经作用，一般用至功血血止后三天停药。

【注意事项】

1. 月经量少，色淡或紫暗，有血块者忌用。

2. 饮食忌肥甘厚味及辛辣之品。

3. 胃部冷痛，食欲差，手足不温，大便稀等脾胃虚寒者慎用。

【用法用量】月经过多或子宫出血期：口服，一次1～2粒，1日3次，血止停服；慢性盆腔炎：口服，一次2粒，1日3次，四周为一疗程。

【规格】每粒装0.13克。

常用品牌：云南白药。

定坤丹

【药物组成】熟地黄　当归　白芍*　阿胶　红参*　白术　鹿茸　鹿角霜　枸杞子　西红花　鸡血藤　三七　川芎　茺蔚子　香附　延胡索　黄芩

【功能与主治】滋补气血，调经舒郁。用于气血两虚、气滞血瘀所致的月经不调、行经腹痛、崩漏下血、赤白带下、血晕血脱、产后诸虚、骨蒸潮热。

【临床应用】

1. 本品用于功能失调性子宫出血，见经行腹痛，经血淋漓不尽，白带夹有血丝，午后低热，精神不振，乏力，舌淡的患者，尤其是更年期功血患者。

2. 本品既能止血，又有调经作用，血止后可持续服药至下次月经来潮。经期停服本品，改服妇科得生丹四天以活血通经，月经第五天继续服用本品，开始下一周期治疗。一般治疗 3~6 个月经周期。出血干净后，本品可配合乌鸡白凤丸服用，以加强补气养血的功效。

3. 本品亦可用于妇女身体虚弱、气血瘀滞、月经不定期、经血量过多或过少、不孕症、产后诸虚、更年期综合征等。

【注意事项】

1. 月经过多，血色鲜红或紫红，烦热，口干，舌红苔黄者慎用。

2. 感冒时停用。

3. 饮食宜清淡、忌生冷、油腻及刺激性食物。

【用法用量】口服，一次 0.5~1 丸，1 日 2 次。

【规格】每丸重 10.8 克。

荷叶丸

【药物组成】荷叶　藕节　大蓟（炭）　小蓟（炭）　白茅根（炭）　棕榈（炭）　栀子（焦）　知母　黄芩（炭）　地黄（炭）　玄参*　当归　白芍*　香墨

【功能与主治】凉血止血。用于血热证所致的咯血、衄血、尿血、便血、崩漏。

【临床应用】

1. 本品用于功能失调性子宫出血，见经色红质稠，伴烦躁，失眠，午后低热、汗出，口干咽燥，手足心热，舌红的患者。

2. 若胸胁乳房胀痛、心烦易怒者，可与丹栀逍遥散配合服用。

3. 血止三天后停药，改服六味地黄丸、安坤赞育丸等调经。

【注意事项】

1. 本品不可与温补类药物如调经促孕丸、乌鸡白凤丸等同用。

2. 出血量少，色淡，月经延期，经时小腹冷痛，四肢不温，舌淡者禁用。

3. 服药期间，饮食宜清淡，忌食辛辣之品，以免动血加重病情。

4. 本品苦寒伤胃，不宜久服。

【用法用量】 口服，一次 1 丸，1 日 2~3 次。

【规格】 每丸重 9 克。

宫血停颗粒

【药物组成】 黄芪 益母草 党参* 升麻 当归 蒲黄 龙骨（煅） 牡蛎（煅） 女贞子 旱莲草 枳壳

【功能与主治】 益气活血，固涩止血。用于气虚血瘀所致的月经量多、崩漏，症见经水量多、过期不止或淋漓日久、有血块、经行小腹隐痛伴神疲乏力。

【临床应用】

1. 本品用于功能失调性子宫出血，见经水量多，过期不止或淋漓日久，经色暗淡，有血块，经行小腹隐痛，伴神疲乏力，头晕，乏力，心慌，口干，舌淡胖，有瘀点瘀斑的患者。

2. 若伴有贫血，可配合八珍颗粒、生血宝服用。

3. 若伴失眠多梦者，可配合归脾丸服用。

4. 服用本品血止后三天停药，改服安坤赞育丸调经。

【注意事项】

1. 月经过多，淋漓不尽，血色鲜红或紫红，烦热口干，舌红苔黄者慎用。

2. 服药期间忌食生冷、辛辣、油腻之品。

【用法用量】开水冲服，一次20克，1日3次。

【规格】每袋装20克。

小结

中成药治疗功能失调性子宫出血主要辨虚、热、瘀。虚有脾虚、肾虚之不同，热有实热、虚热之分，瘀又可兼虚、兼热。

血安胶囊重在收敛止血，适用于出血日久，无瘀滞症状者，表现为出血量少，色红，无血块，无腹痛。固经丸与荷叶丸重在滋阴清热，凉血止血，适用于出血量少、潮热汗出、口干咽燥、五心烦热，合并盆腔炎者，选固经丸。宫血宁胶囊、断血流胶囊（颗粒、片）适用于实热型血，合并盆腔炎者，选宫血宁胶囊。宫血停颗粒适用于气阴两伤、失于固摄、瘀血内阻所致功血。定坤丹适用于脾肾两虚兼肝郁所致出血，通补兼用，对更年期功血有较好疗效。以上药物以止血为主，血止后停药，继续服用调经药物以调整月经周期、经期、经量。

第二节　闭　经

闭经是指妇女年满十八周岁仍无月经来潮；或已建立正常月经周期，因某种病理性原因而月经停闭六个月以上者。中医属“女子不月”、“月事不来”范畴，其核心病机为冲任气血失调，分虚、实两方面。虚者由于冲任亏虚，无血可下；实者由于冲任阻隔，经血不通。应采用“补而通之、泻而通之”的治疗原则。可分为肝肾不足证、气血虚弱证、阴虚血燥证、气滞血瘀证、寒凝血瘀证和痰湿阻滞证，分别以滋肾柔肝、补气养血、养阴清热、理气活血、温经活血和燥湿化痰为治法。

鹿胎胶囊

【药物组成】鹿胎（或失水鹿胎）　鹿茸　肉桂　当归　熟地

黄　阿胶　龟甲（醋制）　续断　地骨皮　红参*　茯苓　白术（麸炒）　益母草　丹参*　赤芍*　蒲黄　川芎　牛膝　香附（醋制）　延胡索（醋制）　木香　莱菔子（炒）　小茴香（盐制）　甘草*

【功能与主治】益气养血，温肾调经。用于气血两虚、肾气不足所致月经不调，症见月经先后不定期、神疲乏力、腰膝痠软，或有带下清稀。

【临床应用】

1. 本品适用于闭经，见月经初潮晚，或月经后期、量少，渐至闭经，身体瘦弱，第二性征发育不良的患者。

2. 本品有一定雌激素样活性，可用于雌激素水平低下所致月经不调。

3. 出现潮热汗出者，可与河车大造丸配合服用。

【注意事项】

1. 腰膝酸软，头晕耳鸣，心烦急躁，口渴咽干，舌淡红者慎用。

2. 服药期间禁食生冷食物。

3. 孕妇禁服。

4. 经期出血量过多者慎用。

【用法用量】口服，一次5粒，1日3次。

【规格】每粒装0.3克。

八珍益母丸（胶囊）

【药物组成】益母草　熟地黄　当归　白芍*（酒炒）　川芎　党参*　白术（炒）　茯苓　甘草*

【功能与主治】益气养血，活血调经。用于气血两虚兼有血瘀所致的月经不调，症见月经周期错后、行经量少、淋沥不净、精神不振、肢体乏力。

【临床应用】

1. 本品适用于闭经，见月经延期，量少、色淡，渐至闭经，伴面色黄，精神不振，乏力，或有大出血史的患者。

2. 若因产后大出血致席汉氏综合症而出现闭经者，可与鹿胎胶囊或鹿胎膏配合服用。

3. 若心慌乏力、失眠多梦者，可与归脾丸配合服用。

4. 兼有腰膝酸软、带下量多者，可与乌鸡白凤丸配合服用。

【不良反应】 据文献报道，八珍益母丸的不良反应有超敏反应，四肢、口唇、颈部出现大小不等紫红色的斑疹及水疱，局部轻度瘙痒，稍有全身不适。

【注意事项】

1. 初潮迟来，平时虚弱，腰酸腿软，头晕耳鸣，烦躁易怒，手足心热，舌红少苔的患者慎用。

2. 孕妇、月经过多者禁用。

3. 治疗气血不足所致的妇科疾病，有时需要长期服药。

【用法用量】 丸剂：口服，大蜜丸：一次 1 丸，1 日 2 次；胶囊剂：口服，一次 3 粒，1 日 3 次。

【规格】 丸剂：大蜜丸每丸重 9 克；胶囊剂：每粒装 0.28 克。

人参养荣丸

【药物组成】 人参* 熟地黄 土白术 茯苓 炙黄芪 五味子（酒蒸） 当归 白芍*（麸炒） 肉桂 制远志 陈皮 炙甘草*

【功能与主治】 温补气血。用于心脾不足、气血两亏、形瘦神疲，食少便溏，病后虚弱。

【临床应用】

1. 本品用于病毒性心肌炎，见胸闷，心慌，气短，形体消瘦，面色苍白，精神不振，乏力，头晕目眩，失眠耳鸣，食欲下降，大便稀薄，舌淡的患者。

2. 若精神不振，乏力，烦躁，口渴，夜眠不安症状明显，可加生脉饮口服液。

【注意事项】

1. 神疲乏力，时有低热，手足心热，易出汗，舌红少苔者慎用。

2. 服药期间饮食宜选清淡之品。

【用法用量】口服，水蜜丸：一次6克；大蜜丸：一次1丸，1日1~2次。

【规格】大蜜丸：每丸重9克；水蜜丸：每100粒重10克。

常用品牌：北京同仁堂。

通经甘露丸

【药物组成】当归　桃仁（去皮）　红花　牡丹皮　干漆（煅）　牛膝　三棱（麸炒）　莪术（醋炙）　大黄（酒炒）　肉桂（去粗皮）

【功能与主治】活血祛瘀，散结消癥。用于瘀血阻滞所致的闭经、痛经、癥瘕，症见经水日久不行、或经行小腹疼痛、腹有癥块。

【临床应用】

1. 本品适用于闭经，见以往月经规律，突然停闭不行，小腹似有肿块，疼痛拒按的患者。

2. 兼心烦急躁，乳房胀痛者，可与加味逍遥散配合服用。

3. 本品可配合服用孕激素治疗闭经。停孕激素后，服用本品，促进撤退性出血。

【注意事项】

1. 小腹灼热疼痛，口干口渴，口中臭秽，喜冷饮，舌红苔黄者慎用。

2. 孕妇忌用。

3. 服药期间，忌食生冷、油腻之品。

4. 若用药治疗3~4周，月经仍未来潮，应停用本品。

【用法用量】口服，一次6克，1日2次。

【规格】每100粒重6克。

大黄蛰虫丸

【药物组成】熟大黄　土鳖虫（炒）　水蛭（制）　虻虫（去翅足，炒）　蛴螬（炒）　干漆（煅）　桃仁　炒苦杏仁　黄芩　地黄　白芍*　甘草*

【功能与主治】活血破瘀，通经消癥。用于瘀血内停所致的癥瘕、闭经，症见腹部肿块、肌肤甲错、面色黯黑、潮热羸瘦，经闭不行。

【临床应用】

1. 本品适用于闭经，见以往月经规律，突然停闭不行，小腹疼痛拒按的患者。

2. 本品可配合服用孕激素治疗闭经。停孕激素后，服用本品，促进撤退性出血。

【注意事项】

1. 忌烟、酒、生冷、油腻及辛辣食物。

2. 孕妇禁用。

3. 若出现皮肤过敏者停服。

4. 使用本品时，需注意患者的凝血酶原时间、血小板数目及食道静脉曲张的情况，避免引起出血。

5. 本药破血攻伐之力较强，易耗伤正气，体弱年迈者慎用；体质壮实者也当中病及止，不可过用，久用。

【用法用量】口服，水蜜丸：一次3克；大蜜丸：一次1~2丸，1日1~2次。

【规格】大蜜丸：每丸重3克；水蜜丸：每100粒重10克。

常用品牌：北京同仁堂。

艾附暖宫丸

【药物组成】当归　地黄　白芍*（酒炒）　川芎　黄芪（蜜炙）　艾叶（炭）　吴茱萸（制）　肉桂　续断　香附（醋制）

【功能与主治】理气养血，暖宫调经。用于子宫虚寒，月经量少、后错，经期腹痛，腰酸带下。

【临床应用】本品适用于不孕症伴下腹凉、痛经、月经不调。

【注意事项】

1. 本品不宜与苦寒清热药如感冒清热颗粒等同用。
2. 月经失调伴下腹刺痛，口渴心烦，便秘者或疲倦乏力，食少、便稀者忌用。
3. 孕妇禁用。
4. 忌食寒凉之品。

【用法用量】口服，大蜜丸：一次1丸；水蜜丸：一次6克，1日2~3次。

【规格】大蜜丸：每丸重9克；水蜜丸：每100粒重10克。

常用品牌：北京同仁堂。

小结

中成药治疗闭经要区分虚、实两方面。虚证包括肝肾不足、气血虚弱、阴虚血燥；实证包括气滞血瘀、寒凝血瘀和痰湿阻滞。虚证应以补为主，使水满自溢，不可通经活血，竭泽而渔。实证以通为主。

鹿胎胶囊、八珍益母丸、人参养荣丸、艾附暖宫丸适用于虚证闭经。通经甘露丸、大黄䗪虫丸适用于实证闭经。月经初潮晚，或月经后期、量少，渐至闭经，身体瘦弱，第二性征发育不良者选鹿胎胶囊。八珍益母丸、人参养荣丸气血双补，八珍益母丸活血调经作用较强；人参养荣丸有健脾、安神作用，适用于闭经兼纳少、失眠多梦者。小腹冷痛喜温、腰酸乏力者选艾附暖宫丸。实证闭经选通经甘露丸、大黄䗪虫丸，二者活血逐瘀之力较强，通经甘露丸偏于温经活血，大黄䗪虫丸适用于瘀滞日久。阴虚内热者，两者均不宜久服。

若闭经患者，用激素替代治疗后出现撤退性出血，可用中药周期治疗以调经。月经前半期服用乌鸡白凤丸，后半期服用艾附暖宫丸，经期服用八珍益母丸或妇科得生丸。

第三节　痛　经

痛经是指在经期及月经前后出现明显下腹部疼痛，影响生活和工作者。中医属“经期腹痛”、“经行腹痛”范畴，其核心病机为冲任气血运行不畅，胞宫经血运行受阻，致“不通则痛”；或冲任胞宫失于濡养而“不荣而痛”。应采用“急则治其标，缓则治其本”的治疗原则，经痛期间给予镇静、止痛、解痉，平时辨证施治以治其本。临证分为气滞血瘀证、寒湿凝滞证、气血虚弱证和肝肾亏虚证，分别以行气活血、温经散寒活血、益气补血和滋肾养肝为治法。

痛经宝颗粒

【药物组成】肉桂　三棱　五灵脂　红花　当归　丹参*　莪术　延胡索（醋制）　木香

【功能与主治】温经化瘀，理气止痛。用于寒凝气滞血瘀，妇女痛经，少腹冷痛，月经不调，经色暗淡。

【临床应用】

1. 本品适用于痛经，见经期小腹冷痛拒按，得温痛减，手足不温，月经量少色暗，有血块，舌质暗的患者。
2. 畏寒肢冷明显者，可用姜汤送服。
3. 腹痛剧烈者，可配合应用止痛药或妇科万应膏贴敷于关元、气海、肾俞等穴位。

4. 可在经前 2～3 天开始服用，至经期腹痛缓解后停服。

【注意事项】

1. 下腹刺痛，口渴心烦，便秘者或疲倦乏力，食少、便稀者忌用。

2. 孕妇禁用。

3. 忌生冷食物、不宜洗凉水澡。

4. 月经量过多者，慎用本品。

5. 对本品过敏者禁用，过敏体质者慎用。

【用法用量】 温开水冲服，一次 1 袋，1 日 2 次，于月经前一周开始，持续至月经来三天后停服，连续服用三个月经周期。

【规格】 每袋装（1）10 克（2）4 克（无蔗糖）。

艾附暖宫丸

【药物组成】 当归　地黄　白芍*（酒炒）　川芎　黄芪（蜜炙）　艾叶（炭）　吴茱萸（制）　肉桂　续断　香附（醋制）

【功能与主治】 理气养血，暖宫调经。用于子宫虚寒，月经量少、后错，经期腹痛，腰酸带下。

【临床应用】 本品适用于不孕症伴下腹凉、痛经、月经不调。

【注意事项】

1. 本品不宜与苦寒清热药如感冒清热颗粒等同用。

2. 月经失调伴下腹刺痛，口渴心烦，便秘者或疲倦乏力，食少、便稀者忌用。

3. 孕妇禁用。

4. 忌食寒凉之品。

【用法用量】 口服，大蜜丸：一次 1 丸；水蜜丸：一次 6 克，1 日 2～3 次。

【规格】 大蜜丸：每丸重 9 克；水蜜丸：每 100 粒重 10 克。

常用品牌：北京同仁堂。

少腹逐瘀颗粒（丸、胶囊）

【药物组成】 当归　蒲黄　五灵脂（醋炒）　赤芍*　延胡索（醋制）　没药　川芎　肉桂　炮姜　小茴香（盐炒）

【功能与主治】 活血逐瘀，祛寒止痛。用于血瘀有寒引起的月经不调，小腹胀痛，腰痛，白带。

【临床应用】

1. 本品适用于痛经，见经期小腹冷痛，经血紫暗，有血块，面色苍白，出冷汗，舌暗有瘀斑的患者。

2. 若痛经剧烈者，可适当口服止痛药。

【注意事项】

1. 经期本品不宜与其他温经止痛类药物如痛经宝颗粒、痛经片等同服。

2. 本品含五灵脂，不宜同时服用人参或其制剂。

3. 可在经前一周开始服用，至经期3～5天停服。

4. 本品温经散寒、活血化瘀。湿热为患、阴虚有热者表现为小腹灼热疼痛、低热、口干等忌用。

5. 治疗产后腹痛应排除胚胎或胎盘组织残留。服药后腹痛不减轻时应停药，酌情治疗。

6. 本品含有活血化瘀药物，孕妇慎用。

【用法用量】 颗粒剂：用温黄酒或温开水送服；丸剂：均温黄酒或温开水送服。一次1丸，1日2～3次。一次5克，1日2～3次；胶囊剂：温开水送服。一次3粒，1日3次。

【规格】 颗粒剂：每袋装（1）5克（2）1.6克（无蔗糖）；丸剂：每丸重9克；胶囊剂：每粒装0.45克。

常用品牌：吉林敖东延边。

元胡止痛颗粒（丸、片、胶囊、口服液）

【药物组成】延胡索（醋制）　白芷

【功能与主治】理气，活血，止痛。用于气滞血瘀所致的胃痛、胁痛、头痛及月经痛。

【临床应用】本品主要功效为止痛，可在痛经剧烈时随时服用。

【注意事项】

1. 形体瘦弱，面色苍白，食欲减退，大便稀薄，舌淡的脾胃虚寒者及胃中灼热疼痛，口渴口臭，舌红苔少的胃阴不足者忌用。

2. 孕妇慎用。

3. 本品行气活血，不宜与补气药如补中益气丸等同服。

【用法用量】颗粒剂：开水冲服，一次 5 克，1 日 3 次；滴丸：口服，一次 20～30 丸，1 日 3 次；片剂：口服，一次 4～6 片，一次 3 日；软胶囊：口服，一次 2 粒，1 日 3 次；口服液：口服，一次 10 毫升，1 日 3 次。

【规格】颗粒剂：每袋装 5 克；滴丸：每 10 丸重 0.5 克；片剂：每片重 0.3 克；软胶囊：每粒装 0.5 克；口服液：每支装 10 毫升。

加味逍遥丸

【药物组成】柴胡　当归　白芍*　白术（麸炒）　茯苓　甘草*　牡丹皮　栀子（姜炙）　薄荷

【功能与主治】舒肝清热，健脾养血。用于肝郁血虚，肝脾不和，两胁胀痛，头晕目眩，倦怠食少，月经不调，脐腹胀痛。

【临床应用】本品适用于痛经，见疼痛不甚剧烈，常伴经行烦躁易怒、月经紊乱、或头目胀痛、或乳房胀痛、或经行发热，口干喜饮，舌质暗红的患者。

【注意事项】

1. 腹部冷痛，手足不温，大便溏薄者忌用。

2. 少吃生冷及油腻难消化的食品。

3. 本品不宜与苦寒泻火类药物同用，以免损伤脾胃。

4. 本品不宜与温补类药物如艾附暖宫丸等同用。

5. 孕妇慎用。

【用法用量】 口服，大蜜丸：一次1丸，1日2次；水丸：一次6克，1日2次。

【规格】 大蜜丸：每丸重9克；水丸：每100粒重6克。

常用品牌：北京同仁堂。

八珍益母丸（胶囊）

【药物组成】 益母草　熟地黄　当归　白芍*（酒炒）　川芎　党参*　白术（炒）　茯苓　甘草*

【功能与主治】 益气养血，活血调经。用于气血两虚兼有血瘀所致的月经不调，症见月经周期错后、行经量少、淋沥不净、精神不振、肢体乏力。

【临床应用】

1. 本品适用于痛经，见经期或经后小腹隐痛或空痛，喜揉喜按，经量少、色淡，伴头晕，乏力的患者。

2. 可在经前两周开始服用，至痛经缓解后停服。

3. 若兼畏寒肢冷、小腹冷痛者，可与艾附暖宫丸配合服用。

【不良反应】 据文献报道，八珍益母丸的不良反应有超敏反应，四肢、口唇、颈部出现大小不等紫红色的斑疹及水疱，局部轻度瘙痒，稍有全身不适。

【注意事项】

1. 月经后小腹隐痛，腰部酸痛，月经量少色暗淡，伴午后低热，舌淡红者慎用。

2. 孕妇、月经过多者禁用。

3. 治疗气血不足所致的妇科疾病，有时需要长期服药。

【用法用量】丸剂：口服，大蜜丸：一次1丸，1日2次；胶囊剂：口服，一次3粒，1日3次。

【规格】丸剂：大蜜丸每丸重9克；胶囊剂：每粒装0.28克。

小结

中成药治疗痛经分实证痛经和虚证痛经，实证包括气滞血瘀、寒湿凝滞；虚证包括气血虚弱和肝肾亏虚。实证以化瘀止痛为主，虚证以滋补濡养为主。

痛经宝颗粒、少腹逐瘀颗粒（丸）、元胡止痛颗粒（胶囊、片、丸、口服液）适用于实证痛经。经行小腹冷痛喜温、血块下后痛减者，选痛经宝颗粒或少腹逐瘀颗粒（丸）以温经化瘀止痛。元胡止痛颗粒（胶囊、片、丸、口服液）以止痛为主，一般在痛经严重时临时服用。艾附暖宫丸、八珍益母丸适用于虚证痛经。经行小腹冷痛，喜温喜按、腰膝痠痛者选艾附暖宫丸。经期或经后小腹隐痛或空痛、喜揉喜按、头晕乏力、经量少者选八珍益母丸。

第四节　经前期紧张综合征

经前期紧张综合征是指妇女在月经前期出现生理、精神以及行为方面改变，严重者影响生活和工作。中医多属“经行头痛”、“经行乳房胀痛”、“经行发热”、“经行浮肿”等范畴，其核心病机为肝、脾、肾功能失调，气血、经络受阻。治疗重在补肾、温脾、舒肝理气、祛瘀，使脏腑功能平衡，阴阳气血和调。可分为肝郁气滞证、肝肾阴虚证、脾肾阳虚证、心脾气虚证和瘀血阻滞证，分别以疏肝解郁、滋肾养肝、健脾温肾、健脾升阳和温经通络为治法。

逍遥丸（颗粒）

【药物组成】柴胡　当归　白芍*　白术（炒）　茯苓　薄荷　炙甘草*

【功能与主治】疏肝健脾，养血调经。用于肝郁脾虚所致的郁闷不疏、胸胁胀痛、头晕目眩、食欲减退、月经不调。

【临床应用】

1. 本品适用于经前期紧张综合征，见经行情绪低落，抑郁，乳房胀痛，腹胀，大便稀的患者。

2. 若经行心烦抑郁，四肢浮肿，大便溏者，可与参苓白术散配合服用。

3. 若经行乳房胀痛，乳腺增生或结节者，可与乳块消胶囊配合服用。

【注意事项】

1. 忌食寒凉、生冷食物。

2. 孕妇慎用。

3. 感冒时不宜服用。

4. 月经过多者不宜服用。

【用法用量】丸剂：口服，大蜜丸一次1丸，1日2次，水蜜丸一次6~9克，1日1~2次，浓缩丸一次8丸，1日3次；颗粒剂：开水冲服，一次6克，1日2~3次。

【规格】丸剂：大蜜丸每丸重9克，水蜜丸每100丸重20克，浓缩丸每8丸相当于原药材8克；颗粒剂：每袋装6克。

加味逍遥丸

【药物组成】柴胡　当归　白芍*　白术（麸炒）　茯苓　甘草*　牡丹皮　栀子（姜炙）　薄荷

【功能与主治】舒肝清热，健脾养血。用于肝郁血虚，肝脾不和，两胁胀痛，头晕目眩，倦怠食少，月经不调，脐腹胀痛。

【临床应用】

1. 本品适用于经前期紧张综合征，见经行烦躁易怒、或头目胀痛、或乳房胀痛、或经行发热，经行不畅，口干喜饮，舌质暗红的患者。

2. 若伴小腹胀痛剧烈者，可与七制香附丸配合服用。

【注意事项】

1. 腹部冷痛，手足不温，大便稀薄者忌用。

2. 少吃生冷及油腻难消化的食品。

3. 本品不宜与苦寒泻火类药物同用，以免损伤脾胃。

4. 本品不宜与温补类药物如艾附暖宫丸等同用。

5. 孕妇慎用。

【用法用量】口服，大蜜丸：一次 1 丸，1 日 2 次，口服；水丸：一次 6 克，1 日 2 次。

【规格】大蜜丸：每丸重 9 克；水丸：每 100 粒重 6 克。

常用品牌：北京同仁堂。

济生肾气丸

【药物组成】肉桂　附子*（制）　牛膝　熟地黄　山萸肉（制）　山药　茯苓　泽泻　车前子　牡丹皮

【功能与主治】温肾化气，利水消肿。用于肾阳不足、水湿内停所致的肾虚水肿、腰膝酸重、小便不利、痰饮咳喘。

【临床应用】

1. 本品适用于经前期紧张综合征，见经行浮肿，下肢较重，腰膝酸重，手足不温，月经量多，色淡质稀，小便不利：舌淡苔薄白或白腻的患者。

2. 若兼腹胀纳差、乏力便溏者，可与参苓白术散配合服用。

【不良反应】有文献报道，约 5.7% 的患者服药后可出现恶心等消化道不适症状，经减量后症状消失。

【注意事项】

1. 遍身浮肿，胸闷，烦热口渴，小便色黄，舌苔黄腻或先有发热，怕风，继则眼睑水肿，遍及全身，舌淡红者禁用。

2. 本品含辛温大热之品，孕妇慎用。

3. 本品不可过量或长期服用。

4. 服药期间饮食宜清淡，宜低盐饮食。

5. 本品含钾量高，与保钾利尿药螺内酯、氨苯蝶啶合用时，应防止高血钾症。

6. 避免与磺胺类药物同时使用。

【用法用量】口服，大蜜丸：一次 1 丸；小蜜丸：一次 9 克；水蜜丸：一次 6 克，1 日 2～3 次。

【规格】大蜜丸：每丸重 9 克；小蜜丸：每 45 粒重 9 克；水蜜丸：每袋装 6 克。

参苓白术丸（散）

【药物组成】人参* 茯苓 白术（麸炒） 山药 白扁豆（炒） 莲子 薏苡仁（炒） 砂仁 桔梗 甘草*

【功能与主治】健脾、益气。用于体倦乏力，食少便溏。

【临床应用】

1. 本品适用于经前期紧张综合征，见经行泄泻，月经量多，色淡质稀，食少，乏力肢倦，舌淡，苔薄白或白腻的患者。

2. 本品用于经行浮肿，兼腰膝酸重、畏寒肢冷、小便不利者，可配合服用济生肾气丸。

【注意事项】

1. 手足心热，心烦失眠，口渴喜饮，急躁易怒，大便干者禁用。

2. 不宜与感冒类药物同用。

3. 口苦口干，大便臭秽不爽，肛门灼热，或水肿，或伴咳嗽，痰粘色黄，面色红，身热者忌服。

4. 孕妇慎用。

5. 忌食油腻、荤腥等不易消化食品。

【用法用量】 丸剂：口服，一次6克，1日3次；散剂：口服，一次6~9克，1日2~3次。

【规格】 丸剂：每100粒重6克；散剂：每袋装'(1) 3克 (2) 6克 (3) 9克。

常用品牌：北京同仁堂。

荷叶丸

【药物组成】 荷叶　藕节　大蓟（炭）　小蓟（炭）　白茅根（炭）　棕榈（炭）　栀子（焦）　知母　黄芩（炭）　地黄（炭）　玄参*　当归　白芍*　香墨

【功能与主治】 凉血止血。用于血热证所致的咯血、衄血、尿血、便血、崩漏。

【临床应用】

1. 本品适用经前期紧张综合征，见经行呕血，鼻出血，色鲜红，头晕，目眩，烦躁易怒，口干喜饮，小便色黄，月经量少或无，舌红苔黄的患者。

2. 若胸胁乳房胀痛、心烦易怒者，可与丹栀逍遥散配合服用。

3. 一般于经前5~7天开始服药，血止后停药。

【注意事项】

1. 出血量少，色淡，月经延期，经时小腹冷痛，四肢不温，舌淡者禁用。

2. 服药期间，饮食宜选清淡，忌食辛辣之品，以免动血以加重病情。

【用法用量】 口服，一次1丸，1日2~3次。

【规格】 每丸重9克。

小结

中成药治疗经前期紧张综合征重在辨脏腑、气血，分为肝郁气滞、肝肾阴虚、脾肾阳虚、心脾气虚和瘀血阻滞等证型，治疗以补肾、温脾、舒肝理气、祛瘀为主。经前心烦或抑郁、乳胀者选逍遥丸。经前急躁易怒、乳胀、口干便秘者选加味逍遥丸以泻肝火。经行浮肿、腰膝酸重、小便不利者，选济生肾气丸。经行泄泻、腹胀纳差者，选参苓白术散。经行吐衄、口干喜饮者，选荷叶丸。

第五节　围绝经期综合征

围绝经期综合征是指从接近绝经至绝经一年内的期间，出现不同程度的与绝经有关的内分泌、躯体和心理方面变化，如月经紊乱、情志异常、潮热汗出、眩晕耳鸣、心慌失眠等。中医属“经断前后诸证”、“脏燥”范畴，其核心病机为肾阴阳失调，常累及心、肝、脾等多脏、多经，致使证候复杂。治疗以调治肾阴阳为主。可分为肾阴虚证、肾阳虚证，分别以滋肾益阴、温肾壮阳为治法。

更年安片（胶囊）

【药物组成】 地黄　熟地黄　制何首乌　玄参*　麦冬　茯苓　泽泻　牡丹皮　珍珠母　磁石　钩藤　首乌藤　五味子　浮小麦　仙茅

【功能与主治】 滋阴清热，除烦安神。用于肾阴虚所致的绝经前后诸证，症见烘热汗出、眩晕耳鸣、手足心热、烦躁不安。更年期综合征，见上述证候者。

【临床应用】 本品适用于围绝经期综合征，见烘热汗出，烦躁不安，手足心热，眩晕耳鸣，月经周期紊乱，色鲜红，舌红少苔的患者。

【注意事项】

1. 若有不规则阴道出血，慎用本品，先查明出血原因。
2. 畏寒肢冷、腰酸冷痛、尿频便溏等脾肾阳虚者忌用。
3. 服药期间饮食应忌辛辣之品，以免助热伤阴。
4. 本品慎与雌激素类制剂同用。

【用法用量】片剂：口服，一次6片，1日2~3次；胶囊剂：口服，一次3粒，1日3次。

【规格】片剂：每片重0.3克；胶囊剂：每粒装0.3克。

坤宝丸

【药物组成】何首乌（黑豆酒炙） 地黄 枸杞子 女贞子（酒炙） 墨旱莲 龟甲 覆盆子 菟丝子 南沙参* 麦冬 石斛 当归 白芍* 鸡血藤 赤芍* 地骨皮 白薇 知母 黄芩 桑叶 菊花 珍珠母 酸枣仁（炒）

【功能与主治】滋补肝肾，镇静安神，养血通络。用于妇女绝经前后，肝肾阴虚引起的月经紊乱，潮热多汗，失眠健忘，心烦易怒，头晕耳鸣，咽干口渴，四肢酸楚，关节疼痛。

【临床应用】本品适用于围绝经期综合征，见烘热汗出，心烦易怒，四肢酸楚，失眠健忘，手足心热，舌红少苔的患者。

【不良反应】有服用本品后出现过敏性荨麻疹的报道。

【注意事项】

1. 若有不规则阴道出血，慎用本品，先查明出血原因。
2. 畏寒肢冷、腰酸冷痛、尿频便溏等脾肾阳虚者忌用。
3. 服用期间，饮食忌辛辣之品，以免助热伤阴。
4. 本品慎与雌激素类制剂同用。
5. 本品不宜与温补类中药如金匮肾气丸等同用。

【用法用量】口服，一次50粒，1日2次。

【规格】每100粒重10克。

常用品牌：北京同仁堂。

更年宁心胶囊

【药物组成】熟地黄　黄芩　黄连　白芍*　阿胶　茯苓

【功能与主治】滋阴清热、安神除烦。用于绝经前后诸症阴虚火旺证，症见潮热面红、自汗盗汗、心烦不宁、失眠多梦、头晕耳鸣、腰膝酸软、手足心热；更年期综合征，见上述证候者。

【临床应用】

1. 本品适用于围绝经期综合征，见烘热汗出，心烦易怒，眩晕耳鸣，四肢酸楚，失眠健忘，手足心热，月经周期紊乱，色鲜红，舌红少苔的患者。

2. 本品对心烦不宁，失眠多梦有较好疗效。

【不良反应】偶见服药后腹胀，胃痛，可改为饭后服药或停药。

【注意事项】

1. 若有不规则阴道出血，慎用本品，先查明出血原因。
2. 畏寒肢冷、腰酸冷痛、尿频便溏等脾肾阳虚者忌用。
3. 服用期间，饮食忌辛辣之品，以免助热伤阴。
4. 本品慎与雌激素类制剂同用。
5. 本品不宜与温补类中药如金匮肾气丸等同用。

【用法用量】口服，一次4粒，1日3次。4周为一疗程。

【规格】每粒装0.5克。

龙凤宝胶囊

【药物组成】淫羊藿　白附片　肉苁蓉　党参*　黄芪　牡丹皮　冰片　玉竹　山楂

【功能与主治】补肾温阳、健脾益气。用于脾肾阳虚所致绝经前后诸证，症见腰膝酸软、烘热汗出、精神差，疲倦乏力、怕冷手足凉。更年期综合征，见上述证候者。

【临床应用】

1. 本品适用于围绝经期综合征，见怕冷，手足不温，疲倦乏力的患者。

2. 本品亦可用于脾肾阳虚所致的神经衰弱综合征（头晕、头痛、疲乏无力、失眠、胸闷气促、记忆力减退、身体虚弱等），性功能减退（肾虚、阳痿、滑精、性欲减退等）等病症。

【注意事项】

1. 潮热面红、心烦口干、手足心热等阴虚火旺证者忌用。

2. 发热，口渴严重，大汗，咽干，有痰，舌干红的患者慎用。

3. 本品不能过量或长期服用。

4. 忌辛辣、生冷、油腻食物。

5. 对本品过敏者禁用，过敏体质者慎用。

【用法用量】口服，一次 2 粒，1 日 3 次。宜饭前服。

【规格】每粒装 0.5 克。

小结

中成药治疗围绝经期综合征以调治肾阴阳为主，使阴阳平衡。可分为肾阴虚证、肾阳虚证。肾阴虚症见烘热汗出、眩晕耳鸣、手足心热、烦躁不安，选更年安片、坤宝丸或更年宁心胶囊。烘热汗出、烦躁不安、眩晕耳鸣重者选更年安片；坤宝丸对烘热汗出、四肢酸楚有较好疗效。心烦不宁、失眠多梦者选更年宁心胶囊。肾阳虚症见腰膝痠软、烘热汗出、神疲乏力、畏寒肢冷，选龙凤宝胶囊。

第六节　外阴瘙痒

外阴瘙痒是由多种原因引起的一种症状，各年龄段女性均有发生。中医属“阴痒”范畴，其核心病机分虚实两方面，虚证为肝肾阴虚、精血亏损、外阴失养；实证为肝经湿热下注、湿热生虫、虫蚀阴中。治疗着重调理肝、肾、脾的功能，以“治外必本诸内”为原则，采用内服与外治、整体与局部相结合进行施治。

皮肤康洗液

【药物组成】金银花　蒲公英　马齿苋　土茯苓　蛇床子　白鲜皮　赤芍*　地榆　大黄　甘草*

【功能与主治】清热解毒，除湿止痒。用于湿热蕴阻肌肤所致的湿疮、阴痒，症见皮肤红斑、丘疹、水疱、糜烂、瘙痒，或白带量多、阴部瘙痒。急性湿疹、阴道炎，见上述症候者。

【临床应用】本品适用于外阴炎、霉菌性外阴阴道炎、滴虫性阴道炎所致外阴瘙痒。可外阴熏洗、坐浴或灌洗阴道。

【不良反应】个别病例用药部位出现烧灼感、瘙痒、红肿等反应。

【注意事项】

1. 本品不宜与温补类药物同用。
2. 若用药部位出现烧灼感、瘙痒、红肿时应立即停用，并用清水洗净。
3. 皮肤干燥、肥厚伴有裂口者不宜使用。
4. 孕妇慎用。
5. 月经期、患有重度宫颈糜烂者禁用。
6. 治疗阴痒（阴道炎）期间，每日应清洁外阴，并忌房事。
7. 外阴溃疡，黄水淋漓，恶臭，久治不愈，明显消瘦者禁用。

【用法用量】急性湿疹：一次适量，外擦皮损处，有糜烂面者可稀释5倍后湿敷，1日2次，妇科用药前，先用水洗净局部后，用蒸馏水将10毫升药液稀释5倍用带尾丝的棉球浸泡药液后置于阴道内，每晚换药一次。

【规格】每瓶装50毫升。

龙胆泻肝丸（颗粒、口服液）

【药物组成】龙胆　黄芩　栀子（炒）　盐车前子　泽泻　木通　酒当归　地黄　柴胡　炙甘草*

【功能与主治】清肝胆，利湿热。用于肝胆湿热，头晕目赤，耳鸣耳聋，胁痛口苦，尿赤，湿热带下。

【临床应用】

本品适用于外阴炎、阴道炎所致的外阴瘙痒，见外阴红肿痒痛，白带量多，色黄质稠，伴口干，口苦的患者。

【注意事项】

1. 清肝胆实火，若脾胃虚寒，胃部冷痛，大便稀者慎用。
2. 含有活血、淡渗利湿之品，有碍胎气，孕妇慎用。
3. 苦寒，易伤正气，儿童、体弱年迈者慎服，即使体质壮实者，不可过服、久服。
4. 肾功能不全患者慎用。
5. 对本品过敏者禁用，过敏体质者慎用。
6. 服药后大便次数增多且不成形者，应酌情减量。
7. 服药期间饮食宜清淡易消化之品，忌食烟、酒及辛辣、油腻之品，以免助热生湿。

【用法用量】丸剂：口服，水丸：一次 3～6 克，1 日 2 次；大蜜丸：一次 1～2 丸，1 日 2 次；颗粒剂：开水冲服，一次 4～8 克，1 日 2 次；口服液：口服，一次 10 毫升，1 日 3 次。

【规格】丸剂：大蜜丸每丸重 6 克；水丸：每 100 粒重 6 克；颗粒剂：每袋装 4 克；口服液：每支装 10 毫升。

常用品牌：北京同仁堂。

知柏地黄丸

【药物组成】知母　黄柏　熟地黄　山茱萸（制）　牡丹皮

山药　茯苓　泽泻

【功能与主治】滋阴降火。用于阴虚火旺，潮热盗汗、口干咽痛、耳鸣遗精、小便短赤。

【临床应用】

1. 本品适用于外阴瘙痒，见外阴干涩瘙痒，伴心烦汗出，夜间出汗严重，口干，咽痛，尿黄，尿频，尿急的患者，尤其是老年患者。

2. 若合并阴道炎、外阴炎，可配合阴道用药、外阴洗剂和涂剂。

【注意事项】

1. 不宜和感冒类药物同时服用。

2. 不宜和温补类药物（如人参、肉桂、附子、干姜等）同时服用。

3. 低热，疲倦乏力，头晕，易感冒，食欲差，大便稀或口渴严重，舌干红、苔厚腻者忌服。

4. 饭后胃部胀，恶心呕吐，吐酸水，舌苔厚腻者忌用。

5. 服药期间饮食宜清淡易消化，忌食辛辣油腻。

6. 本药不宜与酶类制剂如多酶片、胃蛋白酶配伍，因两者可产生沉淀，使药效降低。

【用法用量】口服，水蜜丸：一次 6 克；小蜜丸：一次 9 克；大蜜丸：一次 1 丸，1 日 2 次；浓缩丸：一次 8 丸，1 日 3 次。

【规格】小蜜丸：每袋装 9 克；水蜜丸：每 100 粒重 20 克；大蜜丸：每丸重 9 克；浓缩丸：每 8 丸相当于原生药 3 克。

常用品牌：北京同仁堂。

小结

中成药治疗外阴瘙痒要区分肝肾阴虚证和湿热下注证，分为外治法和内治法。皮肤康洗液和龙胆泻肝丸适用于急性外阴、阴道炎，表现为皮肤瘙痒、红斑、丘疹、水疱或糜烂，皮肤康洗液为外洗剂，龙胆泻肝丸为内服药。知柏地黄丸适用于老年性外阴瘙痒。

第七节　宫颈炎

宫颈炎是子宫颈急慢性炎症的概称。中医多属“带下病”范畴，其核心病机为湿邪蕴结，影响任带二脉，任脉不固，带脉失约而成。应采用祛湿的治疗原则。可分为湿热内蕴证、湿毒内侵证、脾虚生湿证和肾虚失固证，分别以疏肝清热利湿、清热泄毒燥湿、健脾利湿和补肾固涩为治法。

抗宫炎片（胶囊）

【药物组成】广东紫珠　益母草　乌药

【功能与主治】清热，祛湿，化瘀，止带。用于湿热下注所致的带下病，症见赤白带下、量多臭味。宫颈糜烂见上述证候者。

【临床应用】本品适用于治疗宫颈炎，见白带量多，腥臭伴宫颈糜烂的患者。

【不良反应】偶见头晕，可自行消失，不必停药。

【注意事项】

1. 不宜与温补类药物同用。
2. 白带量多、白色、稀薄，怕冷，手足不温，大便稀的患者慎用。
3. 孕妇忌服。
4. 忌食辛辣、油腻。

【用法用量】片剂：口服，一次6片，1日3次；胶囊剂：口服，一次3粒，1日3次。

【规格】片剂：每片重0.32克（薄膜衣片，每片含干浸膏0.25克）；胶囊剂：每粒装0.5克。

千金止带丸

【药物组成】 党参* 炒白术 当归 白芍* 川芎 醋香附 木香 砂仁 小茴香（盐炒） 醋延胡索 盐杜仲 续断 盐补骨脂 鸡冠花 青黛 椿皮（炒） 煅牡蛎

【功能与主治】 健脾补肾，调经止带。用于脾肾两虚所致的月经不调、带下病，症见月经先后不定期、量多、色淡无块，或带下量多、色白清稀、神疲乏力、腰膝酸软。

【临床应用】 本品适用于宫颈炎，见带下量多，色白清稀，腰酸乏力的患者。

【注意事项】

1. 本品不宜与清热利湿止带类药物如妇乐冲剂、抗宫炎片等同服。
2. 白带量多、色黄、至粘稠、有臭味，或白带量多黄绿如脓、有臭味、口干烦躁、尿黄、尿频者忌用。
3. 忌辛辣、生冷、油腻食物。
4. 感冒发热病人不宜服用。
5. 严格按用法用量服用，本品不宜长期服用。
6. 对本品过敏者禁用，过敏体质者慎用。

【用法用量】 水丸：口服，一次6~9克，1日2~3克；大蜜丸：口服，一次1丸，1日2次。

【规格】 水丸：每100粒重6克；大蜜丸每丸重9克。

常用品牌：北京同仁堂。

消糜栓

【药物组成】 紫草 黄柏 苦参* 儿茶 枯矾 冰片 人参皂苷*

【功能与主治】 清热解毒，燥湿杀虫，祛腐生肌。用于湿热下注所致的带下病，症见带下量多、色黄、质稠、腥臭，阴部瘙痒；滴虫性阴道炎、霉菌性阴道炎、非特异性阴道炎、宫颈糜烂，见上述证候者。

【临床应用】

1. 本品适用于宫颈炎，见带下量多，色黄，质稠，腥臭的患者。

2. 阴道给药前，用皮肤康洗液冲洗阴道，疗效更好。

3. 急性宫颈炎，可配合龙胆泻肝丸口服。

【不良反应】 可能出现用药部位红肿、瘙痒、烧灼感。

【注意事项】

1. 本品不宜与温补类中药同用。

2. 孕妇忌用。

3. 月经期前至经净三天内停用，切勿内服。

4. 饮食宜清淡，忌食辛辣、油腻之品。

【用法用量】 阴道给药，一次 1 枚，1 日 1 次。

【规格】 每粒装 3 克。

小结

中成药治疗宫颈炎应根据湿热内蕴证、湿毒内侵证、脾虚生湿证和肾虚失固证之不同，分别选方用药。若赤白带下、量多臭味等湿热内蕴证者，选抗宫炎片。若宫颈糜烂、滴虫性阴道炎、霉菌性阴道炎、非特异性阴道炎等湿毒内盛者，选消糜栓。千金止带丸适用于肾虚失固证，表现为带下量多、质稀如水、腰酸乏力。

第八节 盆腔炎

盆腔炎是女性内生殖器官及其周围结缔组织、盆腔腹膜发生的炎症，临床可分为急性与慢性两种。中医多属“妇人腹痛”范畴，急性盆腔炎的核心病机为湿热或湿毒与气血相搏结，应采用“急则治标，缓则治本”的治疗原则。可分为热毒壅盛证和湿毒壅阻证，分别以清热解毒、化瘀止痛和清热利湿、活血止痛为治法。慢性盆腔炎的核心病机为瘀血内阻，根据瘀血形成的因素，分为湿热瘀阻证、寒凝血瘀证、气滞血瘀证、肾虚血瘀证。治疗在化瘀散结止痛的基础上，分别加以清热利湿、温经散寒、疏肝行气和温肾助阳。

桂枝茯苓丸（胶囊）

【药物组成】桂枝　桃仁　牡丹皮　白芍*　茯苓

【功能与主治】活血化瘀，消癥。用于妇人瘀血阻络所致的癥块、经闭、痛经、产后恶露不尽。子宫肌瘤、慢性盆腔炎包块、痛经、子宫内膜异位症、卵巢囊肿，见上述证候者。

【临床应用】本品适用于慢性盆腔炎，见下腹冷痛，包块，白带量不多，色白的患者。

【不良反应】偶见药后胃部不适，隐痛，停药后可自行消失。

【注意事项】

1. 本品温经活血，不宜与寒凉类药物如感冒清热颗粒等同用。
2. 本品化瘀消癥，不宜与破血逐瘀类药物如大黄䗪虫丸等同用，以免引起出血。
3. 本品活血、化瘀、消癥，体弱、阴道出血量多者忌用。
4. 既往有子宫肌瘤病史，妊娠后先兆流产者慎用。
5. 经期至经后三天停用。
6. 忌食生冷、油腻、辛辣之品。

【用法用量】丸剂：口服，一次 1 丸，1 日 1～2 次；胶囊剂：口服，一次 3 粒，1 日 3 次，宜饭后服用，经期停服，疗程三个月。

【规格】丸剂：每丸重 6 克；胶囊剂：每粒装 0.31 克。

妇科千金片（胶囊）

【药物组成】 千斤拔 功劳木 单面针 穿心莲 党参* 鸡血藤 当归 金樱根

【功能与主治】 清热除湿、益气化瘀。用于湿热瘀阻所致的带下病、腹痛，症见带下量多，色黄质稠、臭秽、小腹疼痛、腰骶酸痛、神疲乏力。慢性盆腔炎，见上述症候者。

【临床应用】

1. 本品适用于盆腔炎，见白带量多，色黄质稠，腹痛伴疲倦乏力的患者。

2. 伴腹痛坠胀，盆腔积液者，可配合康妇消炎栓直肠给药。

【注意事项】

1. 本品不宜与温经化瘀类药物如少腹逐瘀颗粒等同用。

2. 气滞血瘀证，以及下腹冷痛、白带稀薄等寒湿内盛证者，不宜用本品。

3. 孕妇忌用。

4. 饮食宜清淡，忌辛辣生冷油腻之品。

【用法用量】 片剂：口服，一次 6 片，1 日 3 次；胶囊剂：口服，一次 2 粒，1 日 3 次，14 天为一疗程。

【规格】 片剂：每片重 0.32 克；胶囊剂：每粒装 0.4 克。

金刚藤胶囊（糖浆）

【药物组成】 金刚藤

【功能与主治】 清热解毒，消肿散结。用于湿热瘀阻所致的癥瘕、腹痛，症见腹痛包块、带下黄稠。慢性盆腔炎，见上述证候者。

【临床应用】 本品适用于盆腔炎，见小腹疼痛，灼热感，白带黄稠的患者。

【不良反应】

1. 偶见恶心、呕吐，停药后可自行消失。

2. 有出现皮肤瘙痒，轻微皮疹的个案报道。

3. 有长期服用本品出现肝损害的个案报道。

【注意事项】

1. 本品不宜与温经化瘀类药物如少腹逐瘀颗粒等同用。

2. 下腹隐痛、热敷时减轻、面色发黄无光泽等血虚失荣腹痛，以及下腹冷痛、白带稀薄等寒湿带下者慎用。

3. 孕妇忌用。

4. 饮食宜清淡，忌生冷及辛辣之品。

【用法用量】胶囊剂：口服，一次4粒，1日3次，两周为一疗程；糖浆剂：口服，一次20毫升，1日3次。

【规格】胶囊剂：每粒装0.5克；糖浆剂：每瓶装150毫升。

妇乐颗粒（胶囊）

【药物组成】忍冬藤　大青叶　蒲公英　牡丹皮　赤芍*　川楝子　延胡索（制）大血藤　大黄（制）　甘草*

【功能与主治】清热凉血，化瘀止痛。用于瘀热蕴结所致的带下病，症见带下量多、色黄，少腹疼痛。慢性盆腔炎，见上述证候者。

【临床应用】

1. 本品止痛效果较好，适用于急、慢性盆腔炎，见腹痛症状明显的患者。

2. 腹痛明显伴有盆腔炎性包块者，本品可配合金刚藤糖浆口服。

【注意事项】

1. 本品不宜与温补或温通类中药如少腹逐瘀颗粒等同用。

2. 下腹隐痛、自觉发凉、受凉后加重、白带多稀薄、腰膝酸软、大便稀等忌用。

3. 孕妇忌用。

4. 饮食宜营养丰富，忌食生冷、油腻及辛辣之品。

【用法用量】 颗粒剂：开水冲服，一次12克，1日2次；胶囊剂：口服，一次6粒，1日2次。

【规格】 颗粒剂：每袋装6克（相当于原药材27.7克）；胶囊剂：每粒装0.5克。

花红颗粒（片、胶囊）

【药物组成】 一点红　白花蛇舌草　白背桐　菥蓂　地桃花　鸡血藤　桃金娘根

【功能与主治】 清热解毒，燥湿止带、祛瘀止痛。用于湿热夹瘀所致的带下病，症见带下量多、色黄稠，小腹隐痛。慢性盆腔炎、附件炎、子宫内膜炎，见上述证候者。

【临床应用】

1. 本品适用于慢性盆腔炎，见腹痛明显，白带量多的患者。

2. 兼有盆腔积液者，可配合康妇消炎栓直肠给药。

3. 本品临床上还用于治疗月经不调、痛经等，具有调经止痛的功效。

【不良反应】 有报道服用本品出现皮肤瘙痒、红肿、红斑等过敏反应。

【注意事项】

1. 本品不宜与温补类中药同用。

2. 下腹冷痛、白带量多伴疲倦乏力、头晕、食少、大便稀者忌用。

3. 孕妇忌服。

4. 白带清稀者不宜选用。

5. 饮食宜营养丰富，忌食生冷、油腻及辛辣之品。

【用法用量】 颗粒：开水冲服，一次15克，1日3次，七日为一疗程，必要时可连服2~3个疗程，每疗程之间休息3天；片剂：口服，一次4~5片，1日3次。7天一疗程，必要时可连服2~3个疗程，每疗程之间休息3天；胶囊剂：口服，一次1~2粒，1日2次。

【规格】颗粒剂：每袋装15克（相当于原药材28克）；片剂：每片重0.29克；胶囊剂：每粒装0.25克。

康妇消炎栓

【药物组成】败酱草　穿心莲　地丁　公英　苦参*　芦荟　猪胆粉　紫草

【功能与主治】清热解毒，利湿散结。用于湿热所致的腰痛，小腹痛及带下。

【临床应用】本品适用于急、慢性盆腔炎，见腰痛，下腹痛明显，白带量多，色黄质稠的患者。

【不良反应】偶见肛周疼痛、瘙痒、肛门下坠等不适。

【注意事项】

1. 本品不宜与温补类中药同用。
2. 孕妇禁用。
3. 白带量多、色白质稀，下腹冷痛，热敷后减轻，腰膝酸软，大便稀，食少，不消化者禁用。
4. 腹痛隐隐、腰骶部酸痛，伴月经量少，色淡质稀，面色白，头晕心慌，失眠多梦者禁用。
5. 对本品过敏者禁用。
6. 本品为直肠外用给药，禁止内服。
7. 肛肠疾病者慎用。
8. 忌食生冷、油腻、辛辣之品。

【用法用量】直肠给药，一次1粒，1日1~2次，7天为一疗程。方法：便后洗净肛门，用食指套上胶质套送入直肠7~15厘米处。康妇消炎栓对阴道炎、子宫内膜炎患者可阴道给药。

【规格】 每粒装 2.8 克。

金鸡胶囊（颗粒、片）

【药物组成】 金樱根　鸡血藤　千斤拔　功劳木　穿心莲　两面针

【功能与主治】 清热化湿，活血通络。用于湿热瘀阻所致的带下病，症见带下量多色黄、少腹疼痛拒按。慢性盆腔炎，见上述证候者。

【临床应用】

1. 本品适用于慢性盆腔炎，见下腹疼痛，按则加重，白带量多色黄的患者。
2. 若腹痛明显伴发热者，可配合服用妇乐颗粒。
3. 若伴盆腔积液者，可配合康妇消炎栓直肠给药。

【注意事项】

1. 本品不宜与温补类中药同用。
2. 血虚失荣腹痛及寒湿带下者，见白带量多伴下腹隐痛，自觉发凉，受凉后加重，腰膝酸软，或见下腹冷痛，大便稀者慎用。
3. 孕妇忌用。
4. 饮食宜清淡，忌食生冷及辛辣之品。

【用法用量】 胶囊剂：口服，一次 4 粒，1 日 3 次；颗粒剂：开水冲服，一次 8 粒，1 日 2 次，10 天为一疗程，必要时可连服 2～3 个疗程；片剂：口服，一次 6 片，1 日 3 次。

【规格】 胶囊剂：每粒装 0.35 克；颗粒剂：每袋装 8 克（相当于原药材 44.5 克）；片剂：每片含干膏粉 0.247 克。

小结

中成药治疗急性盆腔炎要分热毒壅盛证和湿毒壅阻证，慢性盆腔炎分为湿热瘀阻证、寒凝血瘀证、气滞血瘀证、肾虚血瘀证。腹痛重者选妇乐颗粒，适用于急、慢性盆腔炎。盆腔炎性包块者选桂枝茯苓胶囊、金刚藤糖浆，桂枝茯苓胶囊适用于瘀血阻络或寒凝血瘀证，金刚藤糖浆适用于湿热瘀阻证。慢性盆腔炎反复发作，带下量多，体质虚弱者选妇科千金片（胶囊）。慢性盆腔炎兼月经不调、痛经者，选花红颗粒（片）。盆腔积液者选康妇消炎栓。慢性盆腔炎带下量多色黄者选金鸡胶囊（颗粒、片）。

第九节　先兆流产

先兆流产是指妊娠二十八周前，出现少量阴道流血及下腹痛，妊娠产物尚未排出，有希望继续妊娠者。中医属“胎漏”、“胎动不安”范畴，其核心病机为冲任气血不调，胎元不固，应采用补肾固冲的治疗原则。可分为肾虚证、气血虚弱证、血瘀证和血热证，分别以固肾安胎、补气养血、益气和血和滋阴清热为治法。

保胎丸

【药物组成】黄芪　白术（炒）　桑寄生　菟丝子（酒制）　熟地黄　当归　白芍*　川芎　枳壳（炒）　厚朴（姜制）　荆芥穗　羌活　艾叶（炭）　砂仁　贝母*　甘草*

【功能与主治】益气养血，补肾安胎。用于气血不足、肾气不固所致的胎漏、胎动不安，症见小腹坠痛，或阴道少量出血，或屡次流产，伴神疲乏力、腰膝痠软。

【临床应用】

1. 本品适用于先兆流产伴有腹胀、食欲差的患者。

2. 本品亦可用于习惯性流产，伴腰酸，小腹空坠，疲倦乏力，心慌气短，食少，大便稀，舌淡胖，苔白的患者。

【注意事项】

1. 本品不宜与温补类中药如艾附暖宫丸等同服。

2. 本品不宜与解表药如感冒清热冲剂等服用。

3. 身热、口干、便秘的血热证患者禁用。

4. 本品不宜长期服用。

5. 忌食肥甘厚味、辛辣之品。

6. 服药期间宜卧床休息、禁房事。

【用法用量】 口服，一次1丸，1日2次。

【规格】 每丸重9克。

滋肾育胎丸

【药物组成】 菟丝子　砂仁　熟地黄　人参*　桑寄生　阿胶（炒）　首乌　艾叶　巴戟天　白术　党参*　鹿角霜　枸杞子　续断　杜仲

【功能与主治】 补肾健脾，益气培元，养血安胎，强壮身体。用于脾肾两虚，冲任不固所致的滑胎（防治习惯性流产和先兆流产）。

【临床应用】

1. 本品适用于习惯性流产和先兆流产，见腹部怕冷，四肢不温，神疲乏力，尿频，大便稀，舌淡苔白的患者。

2. 若血清孕酮水平低者，可配合口服地屈孕酮或黄体酮胶丸或肌注黄体酮注射液以安胎。

【文献报道】

1. 北京协和医院、北京大学第一医院等北京8所医院应用本品治疗先兆流产231例，总有效率91.89%，疗效确切[1]。

2. 本品能够提高胚胎移植成功率和妊娠率，降低流产率，可作为试管婴儿辅助用药[2]。

【不良反应】 偶有口干、便秘，停药后均可自然消退。

【注意事项】

1. 感冒发热勿服。服药时忌食萝卜、薏苡仁、绿豆芽。

2. 如肝肾阴虚患者，服药后觉口干口苦者，改用蜂蜜水送服。服药时间长短不一，有的服1~2瓶见效，有的滑胎患者需服药1~3个月，以服药后临床症状消除为原则，但滑胎者一般均服至三个月后渐停药。

【用法用量】 口服，淡盐水或蜂蜜水送服，一次5克（约三分之二瓶盖），1日3次。

【规格】 塑料包装，每瓶装60克，每盒1瓶。

常用品牌：广州中一药业。

【参考文献】

[1] 邹琦，陈倩，赵瑞琳，等．滋肾育胎丸治疗先兆流产231例疗效观察［J］．广东药学，2003，13（3）：44~45.

[2] 朱文杰，李雪梅，陈秀敏，等．滋肾育胎丸对体外受精—胚胎移植患者胚胎种植率的影响［J］．中国中西医结合杂志，2002，22（10）：729~730.

小结

中成药治疗先兆流产以补肾固冲为原则。根据肾虚证、气血虚弱证、血瘀证和血热证的不同，分别施治。保胎丸偏重于脾肾双补，先兆流产伴有腹胀纳差者适用。滋肾育胎丸性温，伴畏寒肢冷、尿频便溏者适用。伴烦躁，口干，大便干，身热者可用滋阴清热的中药调理。

第十节 产后缺乳

产后缺乳是指产后无乳汁分泌，或虽有泌乳，但乳汁甚少，不能满足婴儿需要。中医也称之为“产后缺乳”。其核心病机分为虚实两方面，一为气血虚弱，乳汁化源不足，治疗以补气养血、通乳为主；一为肝气郁滞，乳汁运行受阻，治疗以疏肝解郁、活络通乳为主。

乳泉颗粒

【药物组成】王不留行　当归　穿山甲（炙）　天花粉*　漏芦　炙甘草*

【功能与主治】养血通经，下乳。用于气滞血虚所致的产后乳汁过少，症见产后乳汁少或无、乳房柔软、神疲乏力。

【临床应用】

1. 本品适用于产后轻度缺乳的患者，其能够促进乳汁的产生和分泌。

2. 产后催乳亦可用本品。

3. 服用本品时，可配合猪蹄汤以增强疗效。

【注意事项】

1. 本品不宜与芒硝、炒麦芽等回乳之品同服。

2. 产后乳汁过少或全无、乳房柔软、无胀感、精神差、疲倦乏力、面色苍白、头晕耳鸣者忌用。

3. 孕妇忌用。

4. 饮食宜营养丰富，忌食生冷及辛辣之品。

【用法用量】开水冲服，一次15克，1日2次。

【规格】每袋装15克。

生乳灵

【药物组成】炙黄芪　党参*　当归　地黄　玄参*　麦冬　知母　穿山甲（沙烫醋淬）

【功能与主治】滋补气血，通络下乳。用于气血两虚所致的产后乳汁过少，症见产后乳汁过少或全无、乳房柔软、无胀感、神疲乏力、面色㿠白、头晕耳鸣。

【临床应用】

1. 本品适用于乳汁产生不足所致缺乳，表现为乳房松软无胀感。其促进乳汁生成之力较强。

2. 服用本品时，可配合猪蹄汤以增强疗效。

【注意事项】

1. 本品不宜与芒硝、炒麦芽等回乳之品同服。

2. 产后缺乳表现为乳汁少、浓稠、乳房肿胀疼痛、抑郁或烦躁者忌用。

3. 孕妇忌用。

4. 饮食宜营养丰富，忌食生冷及辛辣之品。

【用法用量】 口服，一次 100 毫升，1 日 2 次。

【规格】 每瓶装 100 毫升。

通乳颗粒

【药物组成】 黄芪　熟地黄　党参*　当归　白芍*（酒炒）　川芎　漏芦　瞿麦　通草　路路通　穿山甲（烫）　王不留行　天花粉*　鹿角霜　柴胡

【功能与主治】 益气养血，通络下乳。用于产后气血亏损，乳少，无乳，乳汁不通。

【临床应用】本品适用于乳汁产生及分泌不足之缺乳，其促进乳汁分泌之力较强。

【注意事项】

1. 本品不宜与芒硝、炒麦芽等回乳之品同服。

2. 产后缺乳表现为乳汁少、浓稠、乳房肿胀疼痛、抑郁或烦躁者忌用。

3. 孕妇忌用。

4. 饮食宜营养丰富，忌食生冷及辛辣之品。

【用法用量】 口服，一次 30 克或 10 克（无蔗糖），1 日 3 次。

【规格】 每袋装（1）15 克（2）30 克（3）5 克（无蔗糖）。

小结

中成药治疗产后缺乳分为虚实两方面，若乳汁清稀、乳房松软无胀感者，为虚证。若乳汁稠、乳房胀硬作痛者，为实证。一为气血虚弱，乳汁化源不足，治疗以补气养血、通乳为主；一为肝气郁滞，乳汁运行受阻，治疗以疏肝解郁、活络通乳为主。乳泉颗粒、生乳灵、通乳颗粒适用于虚证缺乳，产后催乳或轻度缺乳，可选用乳泉颗粒。乳汁量少、清稀、乳房松软，选生乳灵。乳汁不通、乳房微胀选通乳颗粒。下乳涌泉散适用于实证缺乳。

第十一节　不孕症

夫妇同居 2 年以上，有正常性生活，未采用过避孕措施而未曾受孕者，为不孕症。分为原发性不孕和继发性不孕。中医属“不孕”、“无子”、“断绪”范畴，其核心病机为肾气不足、冲任气血失调，治疗重在温养肾气、调理气血。临床分为肾气虚证、肾阳虚证、肾阴虚证、肝郁证、痰湿证、血瘀证，分别以补肾益气、温肾助阳、滋肾养血、疏肝解郁、燥湿化痰和活血化瘀为治法。

河车大造丸

【药物组成】熟地黄　龟甲（醋炙）　紫河车　天冬　麦冬　杜仲（盐炒）　牛膝（盐炒）　黄柏（盐炒）

【功能与主治】滋阴清热，补肾益肺。用于肺肾两亏，虚劳咳嗽，骨蒸潮热、盗汗遗精，腰膝酸软。

【临床应用】

1. 本品适用于不孕症，见月经量少，形体消瘦，头晕耳鸣，腰酸膝软，心烦，手足心热，阴道干涩，舌红，少苔的患者。

2. 若婚久不孕，心烦急躁、乳房胀痛者，可配合服用逍遥丸。

3. 本品适用于男性遗精等性功能障碍所致不育。

【注意事项】

1. 本品不宜与温补类中药如艾附暖宫丸等同用。

2. 本品不宜与解表药如感冒清热颗粒等同用。
3. 呕吐腹泻、腹胀便稀、咳嗽痰多者慎用。
4. 气虚发热汗出、疲倦乏力者慎用。
5. 孕妇慎用。
6. 服药期间忌食辛辣、油腻、生冷之品。
7. 对本品过敏者禁用，过敏体质者慎用。

【用法用量】口服，水蜜丸：一次6克；小蜜丸：一次9克；大蜜丸：一次1丸，1日2~3次，宜饭前服。

【规格】大蜜丸：每丸重9克；水蜜丸：每10丸重6克。

乌鸡白凤丸（胶囊、片、口服液）

【药物组成】乌鸡（去毛爪肠）　人参*　黄芪　山药　熟地黄　当归　白芍*　川芎　丹参*　鹿角霜　鹿角胶　鳖甲（制）　地黄　天冬　香附（醋制）　银柴胡　芡实（炒）　桑螵蛸　牡蛎（煅）　甘草*

【功能与主治】补气养血，调经止带。用于气血两虚，身体瘦弱，腰膝酸软，月经不调，白带量多。

【临床应用】

1. 本品适用于不孕症，见月经后期量少色淡、或闭经、面色暗、性欲减退、腰膝冷痛，夜尿多，大便稀，舌淡苔白的患者。

2. 排卵障碍性不孕症，可行中药周期治疗。卵泡期服乌鸡白凤丸12~14天促卵泡发育，排卵期服妇科得生丸3~5天促排卵，黄体期服艾附暖宫丸12~14天补黄体。

3. 本品可用于白带量多、色白质稀如水、下腹凉等脾肾两虚所致的带下。

4. 本品可用于治疗排卵期出血，在月经第五天开始服用，排卵期后停药。

【不良反应】本品有引起过敏反应的个案报道。

【注意事项】

1. 本品不宜与清热类药物如栀子、黄连等同用。

2. 月经紊乱、先后无定期、或量多色鲜红，质稠，烦热口干，大便干或下腹刺痛，两肋胀痛者忌用。

3. 服药期间应少食辛辣刺激食物。

4. 服药后出血不减，或白带量仍多者，应停药，酌情治疗。

【用法用量】 丸剂：口服，大蜜丸一次 1 丸，1 日 2 次，水蜜丸一次 6 克，1 日 2 次；胶囊剂：口服，一次 2～3 粒，1 日 3 次；片剂：口服，一次 2 片，1 日 2 次；口服液：口服，一次 10 毫升，1 日 2 次。

【规格】 丸剂：大蜜丸每丸重 9 克，水蜜丸每 100 粒重 10 克；胶囊剂：每粒装 0.3 克；片剂：薄膜衣片每片重 0.5 克；口服液：每支装 10 毫升。

常用品牌：北京同仁堂。

调经促孕丸

【药物组成】 鹿茸（去毛）　炙淫羊藿　仙茅　续断　桑寄生　菟丝子　枸杞子　覆盆子　山药　莲子（去芯）　茯苓　黄芪　白芍*　炒酸枣仁　丹参*　赤芍*　鸡血藤　钩藤

【功能与主治】 温肾健脾，活血调经。用于脾肾阳虚，瘀血阻滞所致的月经不调、闭经、痛经、不孕，症见月经后期，经水量少、有血块，行经小腹冷痛，经水日久不行，久不受孕，腰膝冷痛。

【临床应用】

1. 本品有促进卵泡发育及诱导排卵作用，用于排卵障碍性不孕症。

2. 对氯米芬不敏感的多囊卵巢综合征，本品对氯米芬有协同作用，可提高多囊卵巢综合征的排卵率和妊娠率。

【注意事项】

1. 本品不宜与寒凉药如栀子、黄连、玄参、金银花、连翘等同用。

2. 月经量过多、烦躁、手足心热、咽干口渴者不宜服用。

3. 孕妇不宜服用。

4. 服药期间禁食生冷油腻之品。

【用法用量】口服，一次 5 克（50 丸），1 日 2 次，自月经周期第 5 天起连服 20 天，无周期者每月连服 20 天，连服三个月或遵医嘱。

【规格】每 100 丸重 10 克。

常用品牌：北京同仁堂。

安坤赞育丸

【药物组成】醋香附　鹿茸　阿胶　紫河车　白芍*　当归　牛膝　川牛膝　北沙参*　没药（醋制）　天冬　盐补骨脂　龙眼肉　茯苓　黄柏　龟甲　锁阳　盐杜仲　秦艽　醋鳖甲　醋艾炭　白薇　醋延胡索　制萸肉　鹿尾　枸杞子　鸡冠花　黄芪　乳香（醋制）　煅赤石脂　鹿角胶　菟丝子　酒肉苁蓉　鸡血藤　桑寄生　琥珀　甘草*　人参*　乌药　丝棉（炭）　血余炭　炒白术　西红花　地黄　砂仁　沉香　炒酸枣仁　续断　陈皮　橘红　川芎　泽泻　黄芩　青蒿　制远志　煨肉豆蔻　藁本　红花　柴胡　木香　紫苏叶　熟地黄　丹参*

【功能与主治】益气养血，调补肝肾。用于气血两虚、肝肾不足所致的月经不调、崩漏、带下病，症见月经量少、或淋漓不净、月经错后、神疲乏力、腰腿痠软、白带量多。

【临床应用】

1. 本品适用于排卵障碍性不孕症、月经不调。

2. 本品可用于治疗男性少、弱精所致不育。

【注意事项】

1. 本品不宜与苦寒清热、解表、通利药物如感冒清热颗粒等同用。

2. 月经量多、色深红，质粘稠，烦躁口渴，小便黄，大便干者等不宜使用。

3. 白带量多色黄或血性白带，质粘稠，外阴灼热痒痛，心烦，口渴者不宜使用。

4. 孕妇忌服。

5. 服药期间禁食寒凉食品。

【用法用量】口服，大蜜丸：一次1丸，1日2次；水蜜丸：一次6克，1日2次。

【规格】大蜜丸：每丸重9克；水蜜丸：每100粒重10克。

常用品牌：北京同仁堂。

艾附暖宫丸

【药物组成】当归　地黄　白芍*（酒炒）　川芎　黄芪（蜜炙）　艾叶（炭）　吴茱萸（制）　肉桂　续断　香附（醋制）

【功能与主治】理气养血，暖宫调经。用于子宫虚寒，月经量少、后错，经期腹痛，腰酸带下。

【临床应用】本品适用于不孕症伴下腹凉、痛经、月经不调。

【注意事项】

1. 本品不宜与苦寒清热药如感冒清热颗粒等同用。

2. 月经失调伴下腹刺痛，口渴心烦，便秘者或疲倦乏力，食少、便稀者忌用。

3. 孕妇禁用。

4. 忌食寒凉之品。

【用法用量】口服，大蜜丸：一次1丸；水蜜丸：一次6克，1日2~3次。

【规格】大蜜丸：每丸重9克；水蜜丸：每100粒重10克。

常用品牌：北京同仁堂。

少腹逐瘀颗粒（丸、胶囊）

【药物组成】当归　蒲黄　五灵脂（醋炒）　赤芍*　延胡索（醋制）　没药（炒）川芎　肉桂　炮姜　小茴香（盐炒）

【功能与主治】活血逐瘀，祛寒止痛。用于血瘀有寒引起的月经不调，小腹胀痛，腰痛，白带。

【临床应用】

1. 本品适用于输卵管因素不孕症，《医林改错》中称本品调经种子如神。

2. 本品对寒凝血瘀所致痛经、月经不调、盆腔炎、产后或流产后腹痛有较好疗效。

【注意事项】

1. 本品性温，不宜与苦寒清热药如感冒清热颗粒等同用。

2. 心烦口渴，手足心热，夜间出汗严重，或白带量多色黄、质粘稠者忌用。

3. 治疗产后腹痛应排除胚胎或胎盘组织残留。服药后腹痛不减轻时应停药，酌情治疗。

4. 孕妇慎用。

5. 服药期间忌食寒凉之品。

【用法用量】颗粒剂：温黄酒或温开水送服，一次5克，1日3次；丸剂：温黄酒或温开水送服，一次1丸，1日2~3次；胶囊剂：温开水送服，一次3粒，1日3次。

【规格】颗粒剂：每袋装（1）5克（2）1.6克（无蔗糖）；丸剂：每丸重9克；胶囊剂：每粒装0.45克。

常用品牌：吉林敖东延边。

小结

中成药治疗不孕症分为肾气虚证、肾阳虚证、肾阴虚证、肝郁证、痰湿证、血瘀证。河车大造胶囊（丸）适用于肾阴虚、阴虚内热证。若宫寒不孕伴带下量多、色白质稀如水、月经不调者，选乌鸡白凤丸（片、口服液），伴痛经、月经不调者选艾附暖宫丸，艾附暖宫丸暖宫作用强于乌鸡白凤丸（片、口服液）。无排卵性不孕症选调经促孕丸。气血两虚、肝肾不足所致的不孕症、月经不调、带下病选安坤赞育丸。输卵管因素不孕症选少腹逐瘀丸（颗粒）。

第十二节 子宫肌瘤

子宫肌瘤是女性生殖器官常见的良性肿瘤，其确切病因不明。中医属“癥瘕”范畴，其核心病机为瘀血积聚胞宫，应采用活血化瘀、软坚散结的治疗大法。可分为寒湿凝滞证、气滞血瘀证、气虚血瘀证和瘀热互结证，在活血化瘀的基础上，分别治以温经散寒、疏肝理气、益气活血和清热凉血化瘀。

桂枝茯苓丸（胶囊）

【药物组成】桂枝 桃仁 牡丹皮 白芍* 茯苓

【功能与主治】活血化瘀，消癥。用于妇人瘀血阻络所致的癥块、经闭、痛经、产后恶露不尽。子宫肌瘤、慢性盆腔炎包块、痛经、子宫内膜异位症、卵巢囊肿，见上述证候者。

【临床应用】

1. 本品适用于子宫小肌瘤、月经量正常的患者。
2. 若头晕乏力、面色黄无光泽者，可配合八珍颗粒服用。
3. 若经期下腹冷痛者，经期服少腹逐瘀颗粒3~5天。

【不良反应】偶见药后胃部不适，隐痛，停药后可自行消失。

【注意事项】

1. 本品温经活血，不宜与寒凉类药物如感冒清热颗粒等同用。

2. 本品化瘀消癥，不宜与破血逐瘀类药物如大黄䗪虫丸等同用，以免引起出血。

3. 本品活血、化瘀、消癥，体弱、阴道出血量多者忌用。

4. 既往有子宫肌瘤病史，妊娠后先兆流产者慎用。

5. 经期至经后3天停用。

6. 忌食生冷、油腻、辛辣之品。

【用法用量】 丸剂：口服，一次1丸，1日1～2次；胶囊剂：口服，一次3粒，1日3次，宜饭后服用，经期停服，疗程三个月。

【规格】 丸剂：每丸重6克；胶囊剂：每粒装0.31克。

宫瘤清胶囊

【药物组成】 熟大黄　土鳖虫　水蛭　桃仁　蒲黄　枳实　牡蛎　地黄　白芍*　甘草*

【功能与主治】 活血逐瘀，消癥破积。用于瘀血内停所致的妇女癥瘕，症见小腹胀痛、经色紫暗有块、经行不爽；子宫肌瘤，见上述证候者。

【临床应用】

1. 本品适用于子宫壁间肌瘤及浆膜下肌瘤。

2. 本品对于子宫肌瘤小于4厘米者有一定的疗效，且可改善临床症状，减少月经量，缩短经期。

3. 若头晕乏力、面色发黄无光泽者，可配合八珍颗粒服用。

【注意事项】

1. 本品逐瘀消癥，活血之力较强，不宜与化瘀类药物如大黄蛰虫丸等同用，以免引起出血。

2. 本品活血逐瘀，消癥破积，体弱、阴道出血量多者忌用。

3. 本品含活血、攻下药物，孕妇及准备妊娠者忌服。

4. 经期及经后三天停服。

5. 忌食生冷、肥腻、辛辣之品。

【用法用量】口服，一次3粒，1日3次。

【规格】每粒装0.37克。

宫瘤宁胶囊

【药物组成】海藻* 三棱 蛇莓 石见穿 半枝莲 拳参 党参* 山药 谷芽 甘草*

【功能与主治】软坚散结，活血化瘀，扶正固本。用于子宫肌瘤（肌壁间、浆膜下）气滞血瘀症，症见经期延长，经量过多，经色紫黯有块，小腹或乳房胀痛等。

【临床应用】

1. 本品适用于子宫肌瘤（肌壁间、浆膜下），肌瘤小于4厘米、月经量正常的患者。

2. 本品行气散结，兼健脾益气，适用于病程较长，体质虚弱者。

【注意事项】

1. 本品有海藻，不宜用于甲亢患者。

2. 孕妇忌用。

3. 忌食生冷、油腻之品。

4. 月经期暂停服用。

【用法用量】口服，一次4粒，1日3次，三个月经周期为一疗程。

【规格】每粒装0.45克。

小结

中成药治疗子宫肌瘤要区分肌瘤的大小、位置，一般适用于子宫壁间肌瘤及浆膜下肌瘤，肌瘤小于4厘米者。桂枝茯苓胶囊药性平和，化瘀而不伤正，可以长期服用。宫瘤清胶囊活血逐瘀之力较强，月经量多、体质虚弱者忌用。宫瘤宁胶囊兼有扶正的作用，适用于病程较长、体质虚弱者。

第十三节　宫内节育器出血

宫内节育器出血是指育龄妇女放置宫内节育器后，所发生的以经期延长、月经过多、非经期阴道流血等异常子宫出血为主症的疾病。中医归属于“经期延长”、“月经过多”等范畴，其核心病机是胞宫、胞脉为金刃所伤，致胞宫藏泻失调，胞脉瘀阻，血不归经而妄行。治疗以化瘀止血为大法。可分为肝郁血瘀证、阴虚血瘀证和气虚血瘀证，分别以理气化瘀止血、滋阴化瘀止血和益气化瘀止血为治法。

宫血宁胶囊

【药物组成】 重楼

【功能与主治】 凉血止血，清热除湿，化瘀止痛。用于崩漏下血、月经过多，产后或流产后宫缩不良出血及子宫功能性出血属血热妄行者，以及慢性盆腔炎之湿热瘀结证所致少腹痛、腰骶痛、带下增多。

【临床应用】 本品适用于宫内节育器出血，见经期延长，月经过多，经间期出血、色红，伴口干喜冷饮，小便黄的患者。

【注意事项】

1. 本品脾虚、肾虚、血瘀证出血者忌用。
2. 饮食忌肥甘厚味及辛辣之品。
3. 暴崩（急性大出血）者慎用。
4. 食欲差、胃寒腹凉、大便稀等脾胃虚寒者慎用。

【用法用量】 口服，一次1~2粒，1日3次，血止停服。

【规格】 每粒装0.13克。

常用品牌：云南白药。

归脾丸（合剂）

【药物组成】党参* 白术（炒） 炙黄芪 炙甘草* 茯苓 远志（制） 酸枣仁（炒） 龙眼肉 当归 木香

【功能与主治】益气健脾，养血安神。用于心脾两虚，气短心慌，失眠多梦，头昏头晕，肢倦乏力，食欲减退，崩漏便血。

【临床应用】

1. 本品适用于宫内节育器出血伴头晕，乏力，心慌，失眠，舌淡少苔的患者。

2. 若出血日久，出现贫血症状者，可配合八珍颗粒或生血宝口服。

【注意事项】

1. 本品不宜与凉血止血药如荷叶丸等同用。

2. 若阴虚火旺，见心烦，手足心热，夜间出汗严重，舌红少苔者忌用。

3. 服药期间，宜食清淡易消化食品，忌食辛辣、生冷、油腻之品，以免加重病情。

【用法用量】丸剂：用温开水或生姜汤送服，大蜜丸一次1丸，小蜜丸一次9克，水蜜丸一次6克，浓缩丸一次8～10丸，1日3次；合剂：口服，一次10～20毫升，1日3次。

【规格】丸剂：大蜜丸每丸重9克，小蜜丸每10丸重2克，水蜜丸每10丸重1.5克，浓缩丸每8丸相当于原药材3克；合剂（1）每支装10毫升（2）每瓶装100毫升。

裸花紫珠片

【药物组成】裸花紫珠浸膏。

【功能与主治】清热解毒，收敛止血。用于血热毒盛所致的鼻衄、咯血、吐血、崩漏下血；呼吸道、消化道出血、子宫功能性出血、人流后出血，见上述证候者及细菌感染性炎症。

【临床应用】本品适用于宫内节育器出血，见血色鲜红或有瘀块，舌红苔黄的患者。

【注意事项】

1. 本品寒凉，胃部不适，喜热食，大便稀的脾胃虚寒者慎用。

2. 服药期间，宜食清淡易消化食品，忌食辛辣、生冷、油腻之品。

3. 孕妇慎用。

【用法用量】口服，一次3~5片，1日3~4次。

【规格】每片含干浸膏0.2克。

小结

中成药治疗宫内节育器出血可分为肝郁血瘀证、阴虚血瘀证和气虚血瘀证。放环后出血伴腹痛、带下量多、色黄质稠者，选宫血宁胶囊或裸花紫珠片。出血日久，头晕乏力、心慌失眠者，选归脾丸（合剂）。

第十二章 骨伤科用药

第一节 腰肌劳损

“腰肌劳损”是以腰部疼痛为特征的一组疾病，分为急性和慢性。腰椎周围的韧带和肌肉等软组织对维持体位，增加脊柱稳定性、平衡性和灵活性均起着重要作用。如因某些原因引起这些韧带、筋膜、肌肉、腰椎小关节滑膜等软组织发生病变则可发生疼痛，临床上统称为软组织性腰痛。本病以慢性长期腰痛为主要临床表现，可归属中医学腰痛“痹证”范畴。病因多为腰肌扭伤失治或腰肌长期积累性损伤。病机关键在于肾虚兼肝血及脾气虚，或有筋血，风寒湿邪阻滞筋络，系本虚标实之证。

壮腰健肾丸

【药物组成】狗脊　黑老虎　千斤拔　桑寄生（蒸）　女贞子（蒸）　鸡血藤　金樱子　牛大力　菟丝子（盐水炙）

【功能与主治】壮腰健肾、养血，祛风湿。用于肾亏腰痛，膝软无力，小便频数，风湿骨痛，神经衰弱。

【临床应用】

1. 用于腰肌劳损，见腰部疼痛隐隐伴膝软无力，小便频数的患者。

2. 疼痛明显患者可配合服用活血化瘀止痛类药物等。

3. 腰部疼痛，痛处伴有热感，于热天及受热后加重，口苦，小便黄者慎用。

【注意事项】

1. 忌生冷食物。
2. 本品宜饭前服用。
3. 儿童、孕妇禁用。
4. 感冒、发热患者禁服。
5. 对本品过敏者禁用，过敏体质者慎用。
6. 本品性状发生改变时禁用。

【用法用量】口服，大蜜丸：一次1丸，1日2~3次。

【规格】每丸重5.6克。

常用品牌：北京同仁堂。

金天格胶囊

【药物组成】人工虎骨粉

【功能与主治】具有健骨作用，用于腰背疼痛，腰膝酸软，下肢痿弱，步履艰难等症状的改善。

【临床应用】

1. 本品适用于腰肌劳损，见轻度疼痛，劳累后加重，伴下肢无力的患者。
2. 本品适用于各种腰腿痛伴骨质疏松的患者。

【注意事项】忌生冷、辛辣。

【用法用量】口服，一次3粒，1日3次，一疗程为3个月。

【规格】每粒装0.4克。

虎力散（胶囊）

【药物组成】制草乌* 白云参 三七 断节参

【功能与主治】祛风散寒，活血通络。用于风寒湿痹阻、瘀血阻络所致的痹症，症见关节疼痛、冷痛、刺痛或疼痛夜甚、屈伸不利，局部微恶风寒风湿麻木，肢体麻木，亦跌打损伤，见瘀血阻络者。

【临床应用】本品适用于腰肌劳损，见局部冷痛，或刺痛遇冷加重，肢体麻木，活动受限的患者。

【注意事项】孕妇慎用。

【用法用量】散剂（1）口服，一次0.3克，1日1~2次，（2）外用，撒于伤口处；胶囊剂：口服，一次1粒，1日1~2次，（3）外用，将内容物撒于伤口处。

【规格】散剂：每瓶装0.9克；胶囊剂：每粒装0.3克。

小结

本病病机关键为肾虚，兼肝血及脾气虚，或有瘀血，风寒湿邪阻滞筋络，系本虚标实之证。在治疗用药上视“脾肾虚”与“肝肾虚”之不同而有所偏重。

壮腰健肾丸偏于滋肾阴，补肾气，兼有强筋健骨；金天格胶囊以人工虎骨粉为药用成分，偏于健骨强筋；虎力散胶囊：偏治风湿痹痛，驱风除湿，舒筋活络，行瘀，消肿定痛。

第二节　腰椎间盘突出症

本病以下腰痛伴下肢放射痛为主要表现。归属“腰痛”、“痹证”范畴。病因多为外伤、劳损及风寒湿邪所致。病机关键为肝肾亏虚、血瘀寒湿。湿热之邪痹阻经脉，病症在筋。主脏为肝，与肾关系最密切，多本虚标实之证。依据具体病因，治疗可选用补益肝肾，活血化瘀，理气止痛以及疏风散寒，除湿通络等。

腰痹通胶囊

【药物组成】三七　川芎　延胡索　白芍*　牛膝　狗脊　熟大黄　独活

【功能与主治】活血化瘀，祛风除湿，行气止痛。用于腰腿疼痛，痛有定处，痛处拒按，轻者俯仰不便，重者剧痛不能转侧；腰椎间盘突出症，见上述证候者。

【临床应用】

1. 本品适用于腰椎间盘突出症，见腰腿疼痛，痛处不可触碰，阴雨天疼痛加重的患者。

2. 若头晕耳鸣，腰膝酸软，劳累时腰痛加重，心烦失眠，口燥咽干，手足心热者可配合口服壮骨关节丸。

【注意事项】

1. 孕妇忌服。

2. 消化性溃疡患者慎用。

【用法用量】 口服，一次3粒，1日3次，宜饭后服用，30天为一疗程。

【规格】 每粒装0.42克。

根痛平颗粒（胶囊、片）

【药物组成】 伸筋草　白芍*　狗脊（沙烫去毛）　续断　地黄　红花　乳香（醋炙）　没药（醋炙）　桃仁　牛膝　葛根　甘草*

【功能与主治】 活血，通络，止痛。用于风寒阻络所致颈腰椎病引起的颈肩疼痛，活动受限，上肢麻木。

【临床应用】 本品适用于腰椎间盘突出症，见腰腿痛如针刺，痛处固定，肢体麻木，舌紫黯，或有瘀斑的患者。

【注意事项】

1. 孕妇忌用。

2. 本品对胃肠道有轻度刺激作用，宜饭后服用。

3. 忌烟，酒及辛辣，生冷，油腻食物。

【用法用量】 颗粒剂：开水冲服，饭后服用，一次12克，1日2次；胶囊剂：口服，一次6粒，1日2次；片剂：口服，小片一次5片，大片一次3片，1日3次。

【规格】颗粒剂：每袋装12克；胶囊剂：每粒装0.5克；片剂：每片重（1）0.3克（2）0.5克。

通迪胶囊

【药物组成】三七　紫金莲　大青木香　七叶莲　鸡屎藤　细辛*

【功能与主治】活血行气，散瘀止痛。用于气滞血瘀，经络阻滞所致的癌症疼痛，术后疼痛，跌打疼痛，肩颈痹痛以及胃部疼痛，头痛，痛经等。

【临床应用】

1. 本品适用于腰椎间盘突出，见根性症状明显，以疼痛为主的患者。

2. 本品对各种疼痛有很好的止痛效果。

【注意事项】

1. 孕妇忌用。

2. 肾功能不全者慎用。

3. 本品含细辛，不可过量或长期服用，定期复查肾功能。

【用法用量】口服，一次2粒，1日3次，剧痛时加服1粒。

【规格】每粒装0.45克。

小结

本病病机关键为肝肾亏虚、血瘀、寒湿、温热三邪痹阻经脉，系本虚标实之证，临床根据血瘀、寒湿、肾亏三不同偏盛而灵活选择用药。风寒湿胜之证候重在通痹，可选用腰痹通胶囊、根痛平颗粒；对瘀血内阻的病症重在化瘀通络，可选用通迪胶囊；对于老年患者，肢体无力，劳累后疼痛加重等肝肾明显亏虚者应重在补肾壮腰，可配合使用左归丸或右归丸。

腰痹通胶囊用于血瘀气滞、脉络闭阻偏于祛风除湿活血化瘀，行气止痛；根痛平颗粒用于风寒阻络。偏于温阳活血，通络，止痛；通迪胶囊用于气滞血瘀，经络阻滞偏于活血行气，散瘀止痛。

第三节　骨性关节炎

骨性关节炎是一种慢性骨关节疾患，又称骨关节病、增生性关节炎等。其特点是关节软骨产生原发性或继发性退行性变，在关节边缘有骨赘形成，多见于肥胖、超重的中老年人，好发于负重大，活动多的关节，中医认为本病的发生与肝肾不足，慢性损伤，致气血不和，经脉受阻，筋骨损伤密切相关。临床治疗以温补肝肾、培补脾胃、祛风化湿、活血化瘀辨证施治。

风湿骨痛胶囊

【药物组成】制川乌*　制草乌*　红花　木瓜　乌梅肉　麻黄　甘草*

【功能与主治】温阳散寒、通络止痛。用于寒湿痹阻经络所致的痹病，症见腰膝疼痛，四肢关节冷痛；风湿性关节炎，见以上证候者。

【临床应用】本品适用于骨性关节炎，见局部关节麻木或肿胀，怕冷，热敷可减轻，手足不温的患者。

【注意事项】

1. 有出血倾向者忌用。
2. 头晕目眩，耳鸣耳聋，牙龈肿痛，五心烦热，腰膝酸痛，尿频、尿痛，遗精，夜间热，出汗多，咽干口燥，舌质红者禁用。
3. 本品不可过量或长期服用。
4. 孕妇忌服。
5. 本品含有麻黄，高血压、心脏病患者及运动员慎用。

【用法用量】口服，饭后服，一次2～4粒，1日2次，疗程3

个月，如需继续治疗，须停药1个月。

【规格】每粒装0.3克。

健步虎潜丸

【药物组成】三七　杜仲　熟地黄　龟版　锁阳　枸杞子　菟丝子　补骨脂　杜仲炭　人参*　黄芪　秦艽　防风　当归　白芍*　木瓜

【功能与主治】腰腿疼痛，关节作痛，筋骨无力，四肢麻木，血少风多，偏正头风，头痛脑胀，神经衰弱，以及因水土或风湿所引起之大骨节和关节炎等症。

【临床应用】本品适用于骨性关节炎，见病程长，肢体麻木、无力，劳累后疼痛加重，尤其是老年性骨关节退变疼痛的患者。

【注意事项】

1. 关节红肿热痛明显的急性期慎用。
2. 忌生冷辛辣。
3. 孕妇忌服。

【用法用量】口服，一次4~6粒，1日3次。

【规格】每瓶装（1）100粒（2）300粒。

通络祛痛膏

【药物组成】当归　川芎　红花　山柰　花椒　胡椒　丁香　肉桂　荜茇　干姜　大黄　樟脑　冰片　薄荷脑　橡胶　松香　氧化锌　羊毛脂　凡士林　液体石蜡　二甲基亚砜

【功能与主治】活血通络，散寒除湿，消肿止痛。用于腰部、膝部骨性关节炎属瘀血停滞、寒湿阻络证，症见关节刺痛或钝痛，关节僵硬，屈伸不利，畏寒肢冷。

【临床应用】本品适用于骨性关节炎，见关节刺痛或钝痛，关节僵硬，屈伸不利，受凉后或阴雨天加重，热敷后症状减轻的患者。

【不良反应】贴敷处偶见皮肤瘙痒、潮红、皮疹。

【注意事项】

1. 孕妇慎用。
2. 每次贴敷不宜超过12小时，防止贴敷处发生过敏。
3. 皮肤破损处忌用。
4. 对橡胶膏剂过敏者慎用。
5. 对本品过敏者禁用，过敏体质者慎用。

【用法用量】外用，贴患处，一次1~2帖，1日1次。

【规格】每帖7×10厘米。

常用品牌：羚锐制药。

小结

骨关节疾病的病情复杂治疗比较困难，在短期内难以取得明显的治疗效果。临床以补益肝肾、培补脾胃、祛风化湿、活血化瘀辨证施治，常可收到一定疗效。

风湿骨痛胶囊偏于温阳散寒祛湿、益气活血、消肿止痛；健步虎潜丸偏于祛风湿强筋健骨，补肾壮阳。兼有体虚者，可配合使川独活寄生丸；兼有外伤瘀滞者，可配合使用活血通脉胶囊。

第四节　骨伤科通用药

壮骨麝香止痛膏

【药物组成】人工麝香　生草乌*　生川乌*　乳香　没药　生马钱子　丁香　肉桂　荆芥　防风　老鹳草　香加皮　积雪草　骨碎补　白芷　山柰　干姜　水杨酸甲酯　薄荷脑　冰片　樟脑　芸香浸膏　颠茄流浸膏　橡胶　松香　氧化锌　立德粉　羊毛脂　凡士林　液体石蜡　二甲基亚砜　抗氧剂1010

【功能与主治】 祛风湿，活血止痛。用于风湿关节、肌肉痛、扭伤。

【临床应用】 本品适用于风湿性关节炎、肌肉疼痛，关节肿痛，见受凉后或阴雨天疼痛加重，热敷后疼痛减轻的患者。

【不良反应】 少数患者出现皮疹、皮肤瘙痒、用药局部水肿、皮肤溃烂。

【注意事项】

1. 忌生冷、油腻食物。
2. 皮肤破溃或感染处禁用。
3. 青光眼、前列腺肥大患者应慎用。
4. 孕妇慎用，儿童、经期及哺乳期妇女、年老体弱者应慎用。
5. 本品不宜长期或大面积使用，用药后皮肤过敏如出现瘙痒、皮疹等现象时，应停止使用，症状严重者应停药，酌情治疗。
6. 对本品过敏者禁用，过敏体质者慎用。
7. 运动员慎用。

【用法用量】 外用，贴于患处。

【规格】 每帖 7×10 厘米。

常用品牌：羚锐制药。

伤湿止痛膏

【药物组成】 生草乌* 生川乌* 乳香 没药 生马钱子 丁香 肉桂 荆芥 防风 老鹳草 香加皮 积雪草 骨碎补 白芷 山柰 干姜 水杨酸甲酯 薄荷脑 冰片 樟脑 芸香浸膏 颠茄流浸膏 橡胶 松香 氧化锌 立德粉 羊毛脂 凡士林 液体石蜡 二甲基亚砜 抗氧剂 1010

【功能与主治】 祛风湿，活血止痛。用于风湿性关节炎、肌肉疼痛，关节肿痛。

【临床应用】 本品适用于风湿性关节炎、肌肉疼痛，关节肿痛，见受凉后或阴雨天疼痛加重，热敷后疼痛减轻的患者。

【注意事项】

1. 忌生冷、油腻食物。

2. 皮肤破溃或感染处禁用。

3. 孕妇、儿童、经期及哺乳期妇女、年老体弱者慎用。

4. 青光眼、前列腺肥大患者应慎用。

5. 本品为局部疼痛的对症用药，治疗风湿性关节炎应停药，酌情治疗。

6. 本品不宜长期或大面积使用，用药后皮肤过敏如出现瘙痒、皮疹等现象时，应停止使用，症状严重者应停药，酌情治疗。

7. 对本品过敏者禁用，过敏体质者慎用。

8. 运动员慎用。

【用法用量】外用，贴患处，一次1帖，1日1次。

【规格】每帖5×7厘米。

常用品牌：羚锐制药。

辣椒风湿膏

【药物组成】辣椒　薄荷脑　冰片　橡胶　羊毛脂　氧化锌　松香　蜂蜡

【功能与主治】祛风散寒，舒筋活络，消肿止痛。用于关节疼痛，腰背酸痛，扭伤瘀肿，及慢性关节炎和未溃破的冻疮。

【临床应用】

1. 本品适用于关节扭伤、慢性关节炎所致的疼痛或腰背酸痛，见受凉后疼痛加重，热敷后疼痛减轻的患者。

2. 本品亦可用于未溃破的冻疮。

【注意事项】

1. 皮肤破伤处不宜使用。

2. 皮肤过敏者停用。

3. 孕妇禁用。

4. 敷贴后若有不适，应停止敷贴。

5. 对本品过敏者禁用，过敏体质者慎用。

【用法用量】 外用，贴患处，一次1贴，1日1次。

【规格】 每帖7×10厘米。

常用品牌：羚锐制药。

关节止痛膏

【药物组成】 辣椒流浸膏　颠茄流浸膏　薄荷油　水杨酸甲酯　樟脑　盐酸苯海拉明　橡胶　松香　氧化锌　羊毛脂　凡士林

【功能与主治】 活血，消炎，镇痛，对局部血管有扩张作用。用于关节扭伤及寒湿引起的关节疼痛。

【临床应用】 本品适用于关节扭伤所致的疼痛，见受凉后疼痛加重，热敷后疼痛减轻的患者。

【注意事项】

1. 本品含有刺激性药物，忌贴于创伤处，有皮肤病者慎用，皮肤过敏者停用。

2. 本品含盐酸苯海拉明，哺乳期妇女慎用，孕妇禁用。

3. 青光眼、前列腺肥大患者应慎用。

4. 本品不宜长期或大面积使用，用药后皮肤过敏如出现瘙痒、皮疹等现象时，应停止使用，症状严重者应停药，酌情治疗。

5. 对本品过敏者禁用，过敏体质者慎用。

【用法用量】 外用，贴患处，一次1帖，1日1次。

【规格】 每帖7×10厘米。

常用品牌：羚锐制药。

麝香壮骨膏

【药物组成】 八角茴香　山柰　生川乌*　生草乌*　麻黄　白芷　苍术　当归　干姜　人工麝香　薄荷脑　水杨酸甲酯　硫酸软

骨素　冰片　盐酸苯海拉明　樟脑　橡胶　松香　氧化锌　立德粉　凡士林　液体石蜡　抗氧剂 1010

【功能与主治】 镇痛，消炎。用于风湿痛，关节痛，腰痛，神经痛，肌肉酸痛，扭伤，挫伤。

【临床应用】 本品适用于风湿痛，关节痛，腰痛，神经痛，肌肉酸痛，扭伤，挫伤，见受凉后或阴雨天疼痛加重，热敷后疼痛减轻的患者。

【不良反应】 偶见皮肤红痒。

【注意事项】

1. 忌食生冷、油腻食物。
2. 开放性伤口忌用。
3. 有皮肤病者慎用；皮肤破溃或感染处禁用。
4. 本品含盐酸苯海拉明、硫酸软骨素。哺乳期妇女慎用，孕妇禁用。
5. 本品不宜长期大面积使用，使用中如有皮肤发痒、变红或其它不适等过敏现象时，应立即取下，症状严重者应停药，酌情治疗。
6. 对本品过敏者禁用，过敏体质者慎用。

【用法用量】 外用，贴患处。将患处皮肤表面洗净，擦干，撕去复盖在膏布上的隔离层，将膏面贴于患处的皮肤上。天冷时，可辅以按摩与热敷。

【规格】 每帖 7 × 10 厘米。

常用品牌：羚锐制药。

第十三章　外科用药

第一节　疖

疖是指一个毛囊及其所属皮脂腺的急性化脓性感染。中医学亦称为“疖”，常见致病菌为金黄色葡萄球菌。本病主要因火热之毒为病，局部发生红、肿、热、痛等症状，治疗以清热利湿解毒为主。

伤疖膏

【药物组成】 黄芩　连翘　生天南星　白芷　薄荷脑　冰片　水杨酸甲酯

【功能与主治】 清热解毒，消肿止痛。用于热毒蕴结肌肤所致的疮疡，症见红、肿、热、痛、未溃破。亦用于乳腺炎、静脉炎及其他皮肤创伤。

【临床应用】 本品适用于疖，见肿块未溃破，红肿热痛明显的患者。

【注意事项】

1. 肿块色暗，弥漫性肿胀或已破溃者禁用。
2. 忌食辛辣，油腻，海鲜等食品。
3. 皮肤过敏者慎用。

【用法用量】 外用，贴于患处，1 日更换 1 次。

【规格】 每片 6.5×10 厘米。

小结

治疗疖关键要区分热毒（红、肿、热、痛）轻重、是否破溃、是否出血，是否成脓。又有互相兼次的症状，临床上要对症用药。

伤疖膏：症见红、肿、热、痛、未溃，重在清热消肿。

第二节　痈

痈是多个相邻毛囊及其皮脂腺或汗腺的急性化脓性感染。好发于皮肤韧厚的项部和背部。致病菌多为金黄色葡萄球菌。中医学称为“有头疽”。多因外感风温、湿热，内有脏腑蕴毒，凝聚肌表，以致经络阻隔，营卫不和，气血凝滞而成。可分为热毒蕴结、阴虚火盛、气血两虚证，分别以和营托毒，清热利湿；滋阴生津，清热托毒；调补气血为治法。

连翘败毒丸

【药物组成】连翘　金银花　苦地丁　天花粉*　黄芩　黄连　黄柏　大黄　苦参*　荆芥穗　防风　白芷　羌活　麻黄　薄荷　柴胡　当归　赤芍*　甘草*

【功能与主治】清热解毒，散风消肿。用于脏腑积热，风热湿毒引起的疮疡初起，红肿疼痛，憎寒发热，风湿疙瘩，遍身刺痒，大便秘结。

【临床应用】本品适用于痈，见局部肿块初起，质硬，红肿热痛，未溃破的患者。

【注意事项】

1. 局部肿块，形成缓慢，颜色苍白或紫暗，无红肿热痛，或已溃破者慎用。

2. 孕妇禁用。

3. 忌食辛辣、油腻、海鲜等食品。

4. 高血压、心脏病患者慎服。

5. 本品含麻黄，高血压、心脏病患者及运动员慎用。

【用法用量】口服，水丸：一次6克，1日2次。

【规格】每100粒重6克。

常用品牌：北京同仁堂。

清血内消丸

【药物组成】金银花　大黄　玄明粉　栀子（姜炙）　黄芩　黄柏　连翘　蒲公英　赤芍*　乳香（醋炙）　没药（醋炙）　木通　瞿麦　雄黄　拳参　玄参*　桔梗　薄荷　甘草*

【功能与主治】清热祛湿，消肿败毒。用于脏腑积热，风湿毒热引起的疮疡初起、红肿坚硬、痈疡不休、憎寒发热、二便不利。

【临床应用】本品适用于痈，见局部肿块初起，形成硬结，红肿热痛，伴身热，尿黄量少的患者。

【注意事项】

1. 局部肿块，形成缓慢，颜色苍白或紫暗，无红肿热痛者禁用。

2. 孕妇慎用。

3. 忌食辛辣、油腻、海鲜等食品。

4. 本品含雄黄，不可久服。

【用法用量】口服，一次1袋，1日3次。

【规格】每100粒重6克。

常用品牌：北京同仁堂。

拔毒膏

【药物组成】金银花　连翘　大黄　栀子　黄芩　黄柏　木鳖子　蜈蚣　穿山甲　当归　川芎　赤芍*　乳香　没药　血竭　儿茶　轻粉　红粉　樟脑　苍术　白芷　白蔹*　玄参*　地黄　桔梗　蓖麻子

【功能与主治】清热解毒，活血消肿。用于热毒瘀滞肌肤所致的疮疡，症见肌肤红、肿、热、痛，或已成脓。

【临床应用】本品适用于痈，见局部肿块，红肿热痛明显，病程长，形成硬结或已成脓，脓液粘稠的患者。

【注意事项】

1. 局部肿块，形成缓慢，颜色苍白或紫暗，无红肿热痛，脓液稀薄者禁用。

2. 孕妇慎用。

3. 忌食辛辣、油腻、海鲜等食品。

4. 本品含红粉、轻粉、木鳖子，不可长期使用。

【用法用量】外用，加热软化，贴于患处，隔日换药1次，溃脓时每日换药1次。

【规格】每张重0.5克。

牛黄醒消丸

【药物组成】牛黄　麝香　乳香（制）　没药（制）　雄黄

【功能与主治】清热解毒，活血祛瘀，消肿止痛。用于热毒郁滞、痰瘀互结所致的痈疽发背、瘰疬流注、乳痈乳岩、无名肿毒。

【临床应用】本品适用于痈，见局部肿块，红肿热痛，病程长，形成硬结者。

【注意事项】

1. 局部肿块，形成缓慢，颜色苍白或紫暗，无红肿热痛者慎用。

2. 体虚者慎用。

3. 本品含有雄黄，不宜长期使用。

4. 本品含有麝香，孕妇慎用。

5. 忌食辛辣、油腻、海鲜食品。

【用法用量】口服，用黄酒或温水送服，一次3克，1日1～2次，患在上部，临睡前服，患在下部，空腹时服。

【规格】每丸重3克。

西黄丸（胶囊）

【药物组成】 牛黄（体外培育牛黄）　麝香（人工麝香）　乳香（醋制）　没药（醋制）

【功能与主治】 清热解毒，和营消肿。用于痈疽疔毒，瘰疬，流注，癌肿等。

【临床应用】 本品适用于痈见局部皮肤红肿热痛明显，或溃破渗液，伴口干口苦，大便干燥，小便黄、舌红苔黄的患者。

【注意事项】

1. 孕妇忌服。
2. 气血两虚者慎用。
3. 化疗期间，出现腹泻者慎用。
4. 运动员慎用。

【用法用量】 丸剂：口服，一次 3 克，1 日 2 次；胶囊剂：口服，一次 4～8 粒，1 日 2 次。

【规格】 丸剂：每 20 粒重 1 克；胶囊剂：每粒装 0.25 克。

常用品牌：北京同仁堂。

小结

治疗痈关键要区分热毒（红、肿、热、痛）轻重、是否破溃、是否出血，是否成脓。又有互相兼次的症状，临床上要对症用药。

上述活血消炎丸、连翘败毒丸、清血内消丸、拔毒膏、牛黄醒消丸、醒消丸、活血消炎丸：局部红肿，重在活血消痈散结；连翘败毒丸：热毒蕴结肌肤所致的疮疡，此药有解表清热作用，症见局部红肿热痛、未溃破者；清血内消丸：用于内热（脏腑积热），兼有风湿毒热引起的疮疡，表现初起、红肿坚硬、痈疡不休、憎寒发热、二便不利。此药重在清脏腑内热兼有祛湿功效；拔毒膏：此药为外用药，用于热毒瘀滞肌肤所致的疮疡，症见肌肤红、肿、热、痛，或已成脓。热毒位于肌肤，层次较浅；牛黄醒消丸：用于热毒郁滞、痰瘀互结所致的痈疽发背、瘰疬流注、乳痈乳岩、无名肿毒，层次较深，以消痈散结见长。

以上诸药清热解毒较重，活血，行气，散结，解表各有偏重，体虚者及孕妇慎用。长期使用可伤阳，破血，耗气。

第三节 急性蜂窝织炎

急性蜂窝组织炎是发生于皮下、筋膜下、肌间隙或深部蜂窝组织的急性弥漫性化脓性感染。致病菌主要是溶血性链球菌，其次是金黄色葡萄球菌，亦可以是厌氧菌感染。中医学称之为“发”。多由风火湿热结聚，气血凝结而成；或因劳伤经脉外伤瘀血感染毒邪所致；亦可由疖、痈、有头疽向四周蔓延而成。治疗以清热解毒，和营利湿为主。

活血解毒丸

【药物组成】 乳香（醋炙） 没药（醋炙） 黄米（蒸熟） 石菖蒲 雄黄粉 蜈蚣

【功能与主治】 解毒消肿，活血止痛。用于热毒瘀滞肌肤所敛的疮疡、乳痈，症见肌肤红、肿、热、痛、未溃破。

【临床应用】 本品适用于急性蜂窝织炎，见红肿热痛明显，未溃破的患者。

【注意事项】

1. 局部肿块，形成缓慢，颜色苍白或紫暗，无红肿热痛，脓液稀薄，病程长者禁用。
2. 肿块已破溃者慎用。
3. 本品含有毒、活血药物，孕妇慎用。
4. 忌食辛辣、油腻、海鲜等食品。
5. 本品含雄黄，不可长期使用。

6. 本品含乳香、没药，可刺激胃肠道，消化系统疾病者慎用。

【用法用量】 口服，温黄酒或温开水送服，1 日 2 次。

【规格】 每 100 粒重 5 克。

如意金黄散

【药物组成】 黄柏　大黄　姜黄　白芷　天花粉* ，陈皮　厚朴　苍术　生天南星　甘草*

【功能与主治】 清热解毒，消肿止痛。用于热毒瘀滞肌肤所致疮疡肿痛、丹毒流注。症见肌肤红、肿、热、痛，亦可用于跌打损伤。

【临床应用】

1. 本品适用于急性蜂窝组织炎，见红肿热痛明显，脓液粘稠的患者。

2. 局部红肿热痛明显，形成硬结，可配合行气活血药如理气活血丸等同用。

【不良反应】 可能引起过敏性皮疹。

【注意事项】

1. 局部肿块，形成缓慢，颜色苍白或紫暗，无红肿热痛，脓液稀薄，病程长着禁用。

2. 本品含生天南星、大黄、天花粉，孕妇慎用。

3. 忌食辛辣、油腻、海鲜等食品。

4. 皮肤过敏者慎用。

【用法用量】 外用，红肿、灼热、疼痛，用清茶调敷；漫肿无头，用醋或葱酒调服敷；亦可用植物油或蜂蜜调敷，1 日数次。

【规格】 每袋装（1）15 克（2）30 克。

小结

治疗急性蜂窝组织炎关键要区分内因（风火湿热、气血凝结），外因（劳伤经脉）又有互相兼次的症状，临床上要对症用药。治疗以清热解毒、和营利湿为主。

活血解毒丸用于热毒瘀滞肌肤所敛的疮疡、乳痈，症见肌肤红、肿、热、痛、未溃破，药偏于活血散结。如意金黄散用于热毒瘀滞肌肤所致疮疡肿痛、丹毒流注，症见肌肤红、肿、热、痛，亦可用于跌打损伤，此药偏于清热、渗湿，创面渗出可用。两药均有破血消癥、耗气之功，孕妇慎用。

第四节　皮肤溃疡

皮肤溃疡是皮肤表面组织的局限性缺损、溃烂，其表面常覆盖有脓液、坏死组织或痂皮，愈后遗有瘢痕，可由感染、外伤、结节或肿瘤的破溃等所致，常合并慢性感染，可能经久不愈。中医治疗以解毒祛腐生肌为主。

拔毒生肌散

【药物组成】黄丹　红粉　轻粉　龙骨（煅）　炉甘石（煅）　石膏（煅）冰片　虫白蜡

【功能与主治】拔毒生肌。用于热毒内蕴所致的溃疡，症见创面脓液稠厚、腐肉未脱、久不生肌。

【临床应用】本品适用于皮肤溃疡，见红肿热痛严重，已化脓破溃，脓液稠厚，腐肉未脱的患者。

【注意事项】

1. 创面无化脓及新鲜创面者禁用。
2. 创面过大、过深者不可长期使用。
3. 本品含红粉、轻粉等有毒药物，孕妇慎用。
4. 忌食辛辣、油腻、海鲜等食品。
5. 皮肤过敏者慎用。
6. 本品含黄丹、红粉、轻粉，不可久用。

【用法用量】外用，适量，撒布创面，或以膏药护之，每日换药1次。

【规格】每瓶装3克。

生肌玉红膏

【药物组成】轻粉　紫草　白芷　当归　血竭　甘草*　虫白蜡

【功能与主治】解毒，祛腐，生肌。用于热毒壅盛所致的疮疡，症见疮面色鲜、脓腐将尽、或久不收口。亦用于乳痈。

【临床应用】本品用于皮肤溃疡，见溃疡愈合期，脓液将排干净，有新鲜肉芽组织生长，仍红肿，久不收口的患者。

【注意事项】

1. 肿块未破者禁用。
2. 肿块破溃，脓液未排干净者，不可早用。
3. 忌食辛辣、油腻、海鲜等食品。
4. 本品含轻粉，不可长期使用。

【用法用量】疮面洗清后外涂本膏，1日1次。

【规格】每盒装12克。

珍珠散

【药物组成】珍珠　石决明（煅）　石膏（煅）　龙骨（煅）　冰片　麝香　白石脂（煅）

【功能与主治】收湿敛疮，生肌长肉。用于热毒蕴结所致的溃疡，症见疮面鲜活，脓腐将尽。

【临床应用】本品适用于皮肤溃疡，见坏死组织溶解吸收干净，疮面有新鲜肉芽组织生长，渗出液稀薄较多的患者。

【注意事项】

1. 肿疡未溃者禁用。

2. 坏死组织未吸收干净者，不可早用。
3. 孕妇慎用。
4. 忌食辛辣、油腻、海鲜等食品。

【用法用量】外用，取药粉适量，敷患处。

【规格】每瓶装 1.5 克。

小结

治疗皮肤溃疡关键要区分创面大小、深浅、脓液稀稠、创面颜色，渗出多少，治疗以解毒祛腐生肌为主临床上要对症用药。

拔毒生肌散：症见创面脓液稠厚、腐肉未脱、久不生肌使用，偏于祛腐；生肌玉红膏：症见创面脓腐将尽，鲜肉已生，热毒未尽之热毒壅盛所致的疮疡，生肌效果较好，偏于清余热，生肌；珍珠散：此药偏于疮面鲜活，脓腐将尽，渗出较多，生肌长肉，收湿敛疮较强。

第五节　损　伤

损伤是指外界各类致伤因素作用于人体，造成组织器官解剖结构破坏和生理功能紊乱，并引起机体局部与全身的反应。本病属中医“外伤”、“内伤”等范畴。治疗多以活血化瘀为主。

回生第一散（胶囊）

【药物组成】土鳖虫　当归尾　血竭　乳香（醋炙）　人工麝香　自然铜（煅醋淬）朱砂

【功能与主治】活血散瘀，消肿止痛。用于跌打损伤，闪腰岔气，伤筋动骨，皮肤青肿，血瘀疼痛。

【临床应用】本品适用于软组织挫伤，见皮下血肿，青紫，肿胀疼痛，痛如针刺，或走窜不定，闷胀疼痛者。

【注意事项】

1. 本药活血散瘀力量较强，胃弱者不可长期服用，孕妇忌服。

2. 本品处方中含朱砂，不宜过量久服，肝肾功能不全者慎用。

【用法用量】 散剂：口服，用温黄酒或温开水送服，一次1克，1日2~3次；胶囊剂：口服，用温黄酒或温开水送服，一次5粒，1日2~3次。

【规格】 散剂：每瓶装1克；胶囊剂：每粒装0.2克。

常用品牌：北京同仁堂。

七 厘 散

【药物组成】 血竭　乳香（制）　没药（制）　红花　儿茶　冰片　人工麝香　朱砂

【功能与主治】 化瘀消肿，止痛止血。用于跌扑损伤，血瘀疼痛，外伤出血。

【临床应用】 本品适用于外伤所致的肿胀疼痛，青紫，活动受限或轻度出血等。

【注意事项】

1. 本品含朱砂，不宜久服，久服伤胃，有小毒。肝肾功能不全者慎用。

2. 孕妇禁用。

3. 本品含乳香，没药，不宜久服，饭后服用可减轻胃肠反应。

4. 皮肤过敏者勿用。

【用法用量】 口服，一次1~1.5克，1日1~3次，外用，调敷患处。

【规格】 每瓶装（1）1.5克（2）3克。

常用品牌：北京同仁堂。

小结

中成药用于跌打损伤，闪腰岔气，伤筋动骨，皮肤青肿，血瘀疼痛均以活血，行气，消肿，散瘀，止痛为主，兼以补气，补血，强筋健骨。

回生第一散偏于活血行气；七厘散偏于止血止痛活血散瘀。

以上诸药均有活血，行气，止痛的药用功效，孕妇慎用，部分药品含有毒性成分，不宜长期使用，若有毒性反应立即停药。

第六节　烧　伤

烧伤是热力直接作用于人体所造成的组织损伤的统称。根据中医辨证法则，烧伤可分为热伤营卫；火毒伤津；阴伤阳脱；火毒炽盛；火毒内陷；气血两虚；脾虚阴伤等证，分别以调和营卫；清热解毒，益气养阴；回阳救逆，益气护阴；清热解毒；清营凉血解毒；补气养血，兼清余毒；补气健脾，益胃养阴为治法。

烧伤灵酊

【药物组成】虎杖　黄柏　冰片

【功能与主治】清热燥湿，解毒消肿，收敛止痛。用于各种原因所致的Ⅰ、Ⅱ度烧伤。

【临床应用】本品适用于轻度烧伤，无感染，创面新鲜，有渗出。

【注意事项】

1. 不宜用于Ⅲ度烧伤。
2. 忌食辛辣、油腻、海鲜食品。
3. 本品为外用药，不可内服。

【用法用量】外用，喷洒于洁净的创面，不需包扎，1 日 3～4 次。

【规格】每瓶装（1）50 毫升（2）100 毫升。

獾　油

【药物组成】 獾油　冰片

【功能与主治】 清热解毒，消肿止痛。用于烧伤、烫伤、皮肤肿痛。

【临床应用】 本品适用于轻度烫伤，红肿疼痛时使用，有护肤作用。

【注意事项】

1. 烧、烫伤合并感染时禁用。
2. Ⅲ度烧、烫伤者应酌情治疗。
3. 忌辛辣、海鲜食品。
4. 用药后出现皮肤过敏反应者应及时停用，改用它药。
5. 本品为外用药，不可内服。

【用法用量】 外用，适量涂抹患处。

【规格】 每瓶装（1）15克（2）30克。

创　灼　膏

【药物组成】 石膏（煅）　炉甘石（煅）　甘石膏粉　苍术　木瓜　防己　延胡索（醋制）　黄柏　郁金　虎杖　地榆　冰片　白及*

【功能与主治】 清热解毒，消肿止痛，去腐生肌。用于烧伤，冻疮，褥疮，外伤，手术后创口感染，慢性湿疹及常见疮疖。

【临床应用】 本品适用于新鲜及感染创面，创面红肿或有脓性分泌物的患者。

【注意事项】

1. 局部肿块，形成缓慢，颜色苍白或紫暗，无红肿热痛，脓液稀薄，病程长者用。
2. 肿块未破者禁用。

3. 忌食辛辣、油腻、海鲜等食品。

【用法用量】外用。涂敷患处，如分泌物较多，每日换药1次，分泌物较少，2~3日换药1次。

【规格】每支装35克。

小结

中成药治疗烫伤主要注意辨虚实，也有虚实夹杂，病症偏于实热，亦有病程较长，余热难清，阴虚血瘀之类，临床注意区别。

烧伤灵酊：清热燥湿，解毒消肿，收敛止痛。创面新鲜，有渗出，用于各种原因所致的Ⅰ、Ⅱ度烧伤；獾油：偏于清热解毒，消肿止痛，有护肤作用；京万红：清热解毒，凉血化瘀，消肿止痛，祛腐生肌，感染创面亦可用；创灼膏：清热解毒，消肿止痛，祛腐生肌。用于烧伤，冻疮，褥疮外伤，手术后创口感染，慢性湿疹及常见疮疖；烫伤油：清热解毒，偏于凉血、祛腐，止痛。用于Ⅰ、Ⅱ度烧烫伤和酸碱灼伤，破溃创面亦可用。

以上诸药均为外用，皮肤过敏者慎用。

第七节 乳腺囊性增生病

乳腺囊性增生病也称慢性囊性乳腺病，或称纤维囊性乳腺病，是乳腺间质的良性增生。增生可发生于腺管周围并伴有大小不等的囊肿形成；也可发生在腺管内而表现为上皮的乳头样增生，伴乳管囊性扩张；另一类是小叶实质增生。临床特点是乳房胀痛、乳房肿块及乳头溢液，属中医“乳癖”范围。中医学认为，本病多因肝气不舒、冲任失调，致使乳房气滞血瘀，痰瘀凝结而成病，多采用疏肝解郁、化痰散结、行气活血、调理冲任等法。

小金丸（胶囊）

【药物组成】制草乌* 地龙 木鳖子（去壳去油） 当归

（酒炒）　五灵脂（醋炒）　乳香（制）　没药（制）　枫香脂　香墨　麝香

【功能与主治】散结消肿，化瘀止痛。用于痰气凝滞所致的瘰疬、瘿瘤、乳岩、乳癖，症见肌肤或肌肤下肿块，一处或数处、推之能动，或骨及骨关节肿大、皮色不变、肿硬作痛。

【临床应用】

1. 本品适用于乳腺增生，见肿块较硬，活动良好，无皮肤发红，无灼热感的患者。

2. 本品亦可治疗甲状腺结节，淋巴结肿大等，见肿块较硬，活动良好，无皮肤发红，无灼热感的患者。

【不良反应】可能引起比较严重的皮肤过敏性反应。

【注意事项】

1. 局部肿块红肿热痛明显者禁用。
2. 本品含有毒、活血药物，孕妇慎用。
3. 忌食辛辣、油腻、海鲜等食品。
4. 本品含制草乌，不可久服。
5. 本品含有乳香、没药，可刺激消化道，消化系统疾病者慎用。

【用法用量】丸剂：打碎后口服，一次1.2~3克，1日2次；胶囊剂：口服，一次4~10粒，1日2次。

【规格】丸剂：每100丸重（1）3克（2）6克；每10丸重6克；胶囊剂：每粒装0.3克。

乳核散结片

【药物组成】柴胡　当归　黄芪　郁金　光慈姑　漏芦　昆布　海藻*　淫羊藿　鹿衔草

【功能与主治】舒肝活血，祛痰软坚。用于肝郁气滞、痰瘀互结所致的乳癖，症见乳房肿块或结节、数目不等、大小不一，质软或中等硬、或乳房胀痛、经前疼痛加剧；乳腺增生病，见上述证候者。

【临床应用】本品适用于乳腺囊性增生病，见肿块质软或中等硬，边界欠清，无粘连，乳房胀痛，经前加剧或随情绪波动而变动，平时性情急躁，常伴腰酸乏力，月经不调者。

【文献报道】

1. 本品治疗副乳腺386例，总有效率90.42%，疗效确切[1]。

2. 本品治疗乳腺增生病疗效显著，并能调整机体 E_2、P 的水平，改善乳腺增生的病变过程[2]。

【注意事项】

1. 孕妇慎用。

2. 保持心情舒畅。

【用法用量】口服，一次4片，1日3次。

【规格】薄膜衣片，每片重0.36克。

常用品牌：广州中一药业。

【参考文献】

[1] 王永京，王爱珍．乳核散结片治疗副乳腺386例的临床观察［J］．Chinese General Practic，2010，13（5）：49～50.

[2] 方佩影，张明．乳核散结片治疗乳腺增生病的临床研究［J］．浙江中西医结合杂志，2000，10（5）：264～265.

乳癖消胶囊（颗粒、片）

【药物组成】鹿角　鸡血藤　红花　三七　牡丹皮　赤芍* 蒲公英　连翘　天花粉*　玄参*　夏枯草　漏芦　昆布　海藻* 木香

【功能与主治】软坚散结，活血消痈，清热解毒。用于痰热互结所致的乳癖、乳痈，症见乳房结节、数目不等、大小形态不一、质地柔软、或产后乳房结块、红热疼痛；乳腺增生，乳腺炎早期，见上述证候者。

【临床应用】

1. 本品适用于乳腺增生，见乳腺肿块局部红肿，结节质软，疼痛。

2. 本品亦可用于产后乳汁排除不畅，形成肿块并发急性乳腺炎，早期局部红肿热痛，无化脓，可伴发热等。

【不良反应】 连续服用可能出现颜面、双眼睑水肿、上下肢凹陷性水肿，伴全身不适感和胸闷。

【注意事项】

1. 孕妇慎用。

2. 急性乳腺炎化脓者慎用。

3. 急性乳腺炎者应保持乳汁通畅。

4. 忌食辛辣、油腻、海鲜等食品。保持心情舒畅。

【用法用量】 胶囊：口服，一次5～6粒，1日3次；颗粒：口服，一次8克，1日3次；片剂：口服，小片一次5～6片，大片一次3片，1日3次。

【规格】 胶囊：每粒装0.32克；颗粒剂：每袋装8克；薄膜衣片：每小片重0.32克；每大片重0.64克。

小结

中成药治疗乳腺囊性增生病，病因多肝气不舒、冲任失调，致使乳房气滞血瘀，痰瘀凝结而成病，多采用疏肝解郁、化痰散结、行气活血、调理冲任治法。诸药各有偏重，临床使用注意鉴别。

小金丸（胶囊）偏于痰气凝滞所致，长于散结消肿，化瘀止痛；乳核散结片偏于肝郁气滞、痰瘀互结，治以舒肝活血，祛痰软坚；乳癖消胶囊（颗粒、片）偏于痰热互结软坚散结，治以活血消痈，清热解毒。

第八节 前列腺炎

前列腺炎多发于中青年。临床上有急性和慢性、特异性和非特异性、细菌性和非细菌性等三种分类，最常见的类型是慢性无菌性非特异性前列腺炎。本病以会阴、小腹坠胀，尿频、尿急、尿痛、排尿不适为主要表现。急性以发病急、伴全身中毒症状为特点；慢性则病程迁延，反复发作，缠绵难愈。根据本病的症状、体征，当属中医“白浊”、“精浊”、“肾虚腰痛”、“劳淋”等范畴。本病以正虚为本，邪实为标，可分为湿热下注证；气滞血瘀证；阴虚火旺证；肾阳虚衰证等，分别以清热利湿；活血化瘀，行气止痛；滋阴降火；温补肾阳为治法。

前列安栓

【药物组成】黄柏　虎杖　栀子　大黄　泽兰　毛冬青　吴茱萸　威灵仙　石菖蒲　荔枝核

【功能与主治】清热利尿，通淋散结。主治湿热壅阻证所致的精浊、白浊、劳淋，症见少腹痛、会阴痛、睾丸疼痛、排尿不利、尿频、尿痛、尿道口滴白、尿道不适等症。慢性前列腺炎，见上述证候者。

【临床应用】本品适用于慢性前列腺炎，见尿频、尿急、尿痛、尿道内灼热不适，排尿终末或大便时偶有尿道口滴少量白色前列腺液，伴下腹痛、会阴部疼痛、睾丸疼痛，舌苔黄腻的患者。

【注意事项】

1. 本品塞入肛门后，如有便意感、腹痛、腹泻等不适症状，可将栓剂外涂植物油或将栓剂塞入更深处，待适应后自觉症状减轻。

2. 怕冷，手足不温，腰膝酸软的患者禁用。

3. 宜多饮水，忌憋尿、饮酒及过食辛辣、刺激性食物，少骑自行车。

【用法用量】将栓剂塞入肛门约3~4厘米，一次1粒，1日1次，1个月为一疗程。最佳使用方法：在晚上睡觉前排大便，随后取侧卧位，纳肛，坚持2~3个疗程为佳。

【规格】每粒装2克。

前列通瘀胶囊

【药物组成】赤芍* 土鳖 穿山甲（炮） 桃仁 石韦 夏枯草 白芷 黄芪 鹿衔 牡蛎（煅） 通草

【功能与主治】活血化瘀，清热通淋，用于慢性前列腺炎属瘀血阻滞，兼湿热内蕴证，症见尿频，尿急，尿后余沥不尽，会阴，下腹或腰骶部坠痛，或尿道灼热，阴囊潮湿，舌紫暗或瘀斑，舌苔黄腻等。

【临床应用】本品适用于慢性前列腺炎，病程较长，尿频，尿急，排尿不净感，伴下腹，会阴部，睾丸，腰骶部坠胀不适，疼痛，舌苔白，或薄黄。

【不良反应】个别患者出现上腹部不适、隐痛。

【注意事项】本药清热利湿通淋活血，药性温和，长期服用注意观察。

【用法用量】口服，一次5粒，1日3次，1个月为一疗程，饭后服用。

【规格】每粒装0.4克。

小结

中成药治疗前列腺炎，注意本病正虚为本，邪实为标。可分为湿热下注证；气滞血瘀证；阴虚火旺证；肾阳虚衰证等，分别以清热利湿；活血化瘀，行气止痛；滋阴降火；温补肾阳为治法。

前列安栓：主治湿热瘀血壅阻证，治以清热利湿通淋，化瘀散结止痛；前列通瘀胶囊：用于慢性前列腺炎属瘀血阻滞，兼湿热内蕴证，治以活血化瘀，清热通淋。

第九节　痔

痔的传统概念是直肠末端粘膜下和肛管皮肤下静脉丛瘀血、扩张、屈曲所形成的柔软静脉团，新近认为痔是肛垫的病理性肥大和移位。中医称“痔疮”，可分为风伤肠络证；湿热下注证；气滞血瘀证；脾虚气陷证等，分别以清热凉血祛风；清热渗湿止血；清热利湿，祛风活血；补气升提为治法。

马应龙麝香痔疮膏

【药物组成】 麝香　人工牛黄　珍珠　炉甘石（煅）　硼砂　冰片

【功能与主治】 清热燥湿，活血消肿，去腐生肌。用于湿热瘀阻所致的各类痔疮、肛裂，症见大便出血、或疼痛、有下坠感；亦用于肛周湿疹。

【临床应用】 本品适用于痔，见大便出血，或疼痛，有下坠感，新鲜及感染创面或伴肛周湿疹均可使用。

【不良反应】 偶可引起皮肤溃烂或月经不调。

【注意事项】

1. 忌食辛辣、油腻、海鲜食品。
2. 孕妇慎用。
3. 保持大便通畅。

【用法用量】 外用，早晚各 1 次，1 日 2 次，用前洗净肛门。用于痔疮或肛裂时，可将药膏直接涂于患处；用于内痔混合痔时，将注射器套在药管管口上，拧紧后，将注射器插入肛门内，挤入适量药膏后，弃去注射器。

【规格】 每支装 10 克。

九华痔疮栓

【药物组成】 大黄　厚朴　侧柏叶（炒）　紫草　浙贝母* 白及*　冰片

【功能与主治】 清热凉血，化瘀止血，消肿止痛。用于血热毒盛所致的痔疮、肛裂等肛肠疾患。

【临床应用】 痔疮、肛裂等肛肠疾患，肛门肿痛，便血，大便干。

【不良反应】 可能导致腹泻。

【注意事项】

1. 忌食辛辣、油腻、海鲜食品。
2. 孕妇慎用。
3. 本品为外用药，不可内服。

【用法用量】 外用，大便后或临睡前用温水洗净肛门，塞入栓剂 1 粒，一次 1 粒，1 日 1 次，痔疮严重或出血量较多者，早晚各塞 1 粒。

【规格】 每粒装 2.1 克。

地榆槐角丸

【药物组成】 地榆炭　蜜槐角　炒槐花　黄芩　大黄　当归　地黄　赤芍*　红花　防风　荆芥穗　麸炒枳壳

【功能与主治】 疏风凉血，泻热润燥。用于脏腑实热、大肠火盛所致的，内痔少量便血，便秘，肛门肿痛。

【临床应用】 本品适用于痔疮，见肛门肿胀，疼痛剧烈，便血，口渴，便秘，舌暗，苔薄黄的患者。

【注意事项】

1. 消化系统疾病者慎用。
2. 孕妇慎服。

3. 忌食辛辣、油腻食品。

4. 用药期间如便血量增加，应及时到专科就诊。

【用法用量】口服，大蜜丸：一次 1 丸，1 日 2 次；水蜜丸：一次 5 克，1 日 2 次。

【规格】大蜜丸：每丸重 9 克；水蜜丸：每 100 丸重 10 克。

常用品牌：北京同仁堂。

小结

中成药治疗痔，辨证分风伤肠络证；湿热下注证；气滞血瘀证；脾虚气陷证等，分为分别以清热凉血祛风；清热渗湿止血；清热利湿，祛风活血；补气升提为治法。中成药各有偏重，临床使用需鉴别。

马应龙麝香痔疮膏用于湿热瘀阻，治以清热燥湿，活血消肿，祛腐生肌；九华痔疮栓用于血热毒盛，治以清热凉血，化瘀止血，消肿止痛；地榆槐角丸用于血热风盛、湿热下注，治以清热凉血，收敛止血，祛风消肿。

以上诸药清热解毒力大，并有祛腐生肌之品，体虚者使用易腹泻，出血，适量使用。

第十节　血管闭塞性脉管炎

血栓闭塞性脉管炎是一种原因不明，以侵犯四肢中小动静脉为主的全身性非化脓性血管炎性疾病。本病属中医“脱疽”范畴。本病多由平时脾气不健、肾阳不足，加受寒邪侵袭而发作。治疗原则为温经通络、清热解毒、活血化瘀和补气补血等。

脉络宁口服液

【药物组成】牛膝　玄参*　金银花　石斛

【功能与主治】养阴清热，活血祛瘀。用于阴虚内热、血脉瘀阻所致的脱疽，症见患肢红肿热痛、破溃、持续性静止痛、夜间为甚，兼见腰膝酸软、口干欲饮；血栓闭塞性脉管炎．动脉硬化性闭塞症，见上述证候者。亦用于脑梗塞阴虚风动、瘀毒阻络证。症见半身不遂、口眼歪斜、偏身麻木、语言不利。

【临床应用】本品适用于血栓闭塞性脉管炎、动脉硬化性闭塞症，见下肢肿，局部红肿热痛明显，活动受限，舌红，苔黄。

【注意事项】

1. 四肢冰冷，怕冷，食少，大便稀者慎用。
2. 孕妇慎用。

【用法用量】口服，一次20毫升，1日3次。

【规格】每支装（1）10毫升（2）20毫升。

通塞脉片

【药物组成】黄芪　当归　党参*　金银花　甘草*　玄参*　石斛　牛膝

【功能与主治】培补气血，养阴清热，活血化瘀，通经活络。用于气血两虚、瘀毒阻络所致的脱疽，症见趾节肿痛、皮色发暗；血栓闭塞性脉管炎，见上述证候者。

【临床应用】本品适用于血栓闭塞性脉管炎，见下肢肿胀，皮色发暗，肢体青筋怒张，趾节肿痛，疼痛固定，夜间疼痛加重的患者。

【注意事项】

1. 孕妇慎用。
2. 肢端出现坏疽时，及时停药，酌情治疗。
3. 忌食辛辣油腻之品。

【用法用量】口服，一次5~6片，1日3次。

【规格】每素片重0.35克（含干浸膏0.35克）。

小结

中成药治疗血栓闭塞性脉管炎，病属中医“脱疽”范畴，本病多由虚实夹杂（平时脾气不健、肾阳不足，加受寒邪侵袭）而发作。治疗原则为温经通络、清热解毒、活血化瘀和补气补血等。

脉络宁口服液用于阴虚内热、血脉瘀阻所致，治以养阴清热，活血祛瘀；通塞脉片用于气血两虚、瘀毒阻络，治以培补气血，养阴清热，活血化瘀，通经活络。

以上诸药均为攻补兼施，攻守平衡之药，为慢性疾病常用药，方中用药无特殊禁忌，辨证明确，长期服用，注意观察。

第十四章　皮肤科用药

第一节　带状疱疹

带状疱疹系由水痘－带状疱疹病毒引起。其特点为数个簇集水疱群，排列成带状，沿周围神经分布，常为单侧性，伴有神经痛。中医多属“蛇串疮”、“缠腰火丹”、“串腰龙”等范畴。多由因情志不遂，肝郁气滞，郁久化热；或因饮食失节，脾失健运，湿热搏结，兼感毒邪而发病。可分为肝胆湿热证、脾虚湿蕴证、气滞血瘀证，分别以清利肝胆湿热，健脾利湿及活血化瘀为法。

龙胆泻肝丸（颗粒、口服液）

【药物组成】龙胆　黄芩　栀子（炒）　盐车前子　泽泻　木通　酒当归　地黄　柴胡　炙甘草*

【功能与主治】清肝胆，利湿热。用于肝胆湿热，头晕目赤，耳鸣耳聋，胁痛口苦，尿赤，湿热带下。

【临床应用】

1. 本品用于带状疱疹，见局部皮损鲜红，疱壁紧张，灼热刺痛，自觉口苦，咽干，口渴，烦躁易怒，食欲差，小便黄，大便干，舌红，苔薄黄者。

2. 可根据皮损情况选择清热解毒、消肿止痛中药外用，以缓解局部灼热、疼痛症状，促进皮损消退，如可用醋将梅花点舌丸或胶囊化开敷于皮损处。

【注意事项】

1. 清肝胆实火，若脾胃虚寒，胃部冷痛，大便稀者慎用。

2. 含有活血、淡渗利湿之品，有碍胎气，孕妇慎用。

3. 苦寒，易伤正气，儿童、体弱年迈者慎服，即使体质壮实者，不可过服、久服。

4. 原发性高血压患者服药后出现高血压危象者，应立即停药并采取相应急救措施。

5. 肾功能不全患者慎用。

6. 对本品过敏者禁用，过敏体质者慎用。

7. 不宜在服药期间同时服用滋补性中药。

8. 服药后大便次数增多且不成形者，应酌情减量。

9. 服药期间饮食宜清淡易消化之品，忌食烟、酒及辛辣、油腻之品，以免助热生湿。

【用法用量】 丸剂：口服，水丸：一次 3 ~ 6 克，1 日 2 次；大蜜丸：一次 1 ~ 2 丸，1 日 2 次；颗粒剂：开水冲服，一次 4 ~ 8 克，1 日 2 次；口服液：口服，一次 10 毫升，1 日 3 次。

【规格】 丸剂：大蜜丸每丸重 6 克，水丸每 100 粒重 6 克；颗粒剂：每袋装 4 克；口服液：每支装 10 毫升。

常用品牌：北京同仁堂。

小结

带状疱疹是一种病毒感染性常见皮肤病，病情可轻可重。一般病人可单用中医治疗，重症者则主张采用中西医结合方法治疗，而且一定要内治和外治相结合，标本兼顾，内外合治。中医治疗带状疱疹强调根据病人不同体质、不同发病阶段、不同发病部位进行辨证施治。临床一般可分为肝胆湿热证、脾虚湿蕴证、气滞血瘀证三型进行治疗。一般初期以清热利湿解毒为主，佐以通络止痛；中期健脾利湿和通络止痛并重；后期以健脾通络止痛为主。肝胆湿热证可选用龙胆泻肝丸，脾虚湿蕴证可选用参苓白术丸，气滞血瘀证可选用元胡止痛片、柴胡舒肝丸、或用血府逐瘀胶囊等。另外有季德胜蛇药片、京万红软膏、生肌玉红膏、创灼膏、马应龙麝香痔疮膏、银黄口服液、喉症丸、珠黄散、黄氏响声丸、大七厘散、七厘散、双黄连粉针、紫金锭、鱼腥草注射液、龙珠软膏等治疗带状疱疹的报道[1~19]。

【参考文献】

[1] 胡道隆．南通蛇药片治疗带状疱疹50例临床观察．中西医结合杂志，1986，(5)：307.

[2] 马伟明．南通蛇药治疗带状疱疹36例．中医杂志，1992，(3)：17.

[3] 孙会文．季德胜蛇药片治疗带状疱疹23例．湖北中医杂志，1992，(4)：5.

[4] 李卫星．季德胜蛇药内服外用治疗带状疱疹．实用中医内科杂志，1993，(3)：34.

[5] 刘文滨．季德胜蛇药治疗带状疱疹24例．中西医结合杂志，1995，(1)：41.

[6] 张晓林，王华林．京万红软膏治疗带状疱疹疗效观察．解放军护理杂志，2000，17（6）：13.

[7] 张小玲，鲁贤昌．生肌玉红膏治疗带状疱疹156例疗效观察．浙江中医学院学报，1997，21（4）：17.

[8] 孙莉，许金萍，苏金凤，等．紫外线负离子喷雾与创灼膏治疗带状疱疹122例疗效观察．山东医药，2002，42（12）：63.

[9] 雷云根．马应龙麝香痔疮膏治疗带状疱疹56例．浙江中医杂志，2003，7：281.

[10] 王熙，郑敏华，林锦如．银黄口服液治疗老年人带状疱疹30例疗效观察．海峡药学，2000，12（2）：74.

[11] 张继龙，姜秀丽．外用喉症丸治疗带状疱疹30例疗效观察．临床皮肤科杂志，1995，24（1）：44.

[12] 董庆区，孟庆磊．珠黄散治疗带状疱疹62例．中医外治杂志，1997，(4)：37.

[13] 胡平．黄氏响声丸治疗带状疱疹37例．中国民间疗法，2001，9（1）：34.

[14] 张明兴．大七厘散治疗带状疱疹18例．中国民间疗法，1999，12（12）：45.

[15] 黄淑华，蒋洪庆，于方英．内外兼用七厘散治疗带状疱疹37例．中国民间疗法，2002，10（6）：29.

[16] 孙武，孙永良，徐风芹．双黄连粉针治疗带状疱疹30例. 医药导报，1999，18（3）：160.

[17] 董鹤琏．紫金锭治疗带状疱疹381例．广西中医药，1996，19（6）：15.

[18] 王玲飞．鱼腥草注射液治疗带状疱疹54例观察．实用中医药杂志，2001，17（1）：26.

[19] 王海．龙珠软膏治疗带状疱疹继发化脓性皮肤病150例疗效观察．贵州医药，2003，27（1）：70.

第二节 湿 疹

湿疹是一种常见的过敏性炎症性皮肤病。以多形性皮疹、倾向渗出、对称分布、易于复发和慢性化、自觉剧烈瘙痒为特点。本病相当于中医“湿疮”、“浸淫疮”、“旋耳疮”、“绣球风”。本病多因饮食失节，嗜酒或过食腥发动风之品，伤及脾胃，脾失健运，致湿热内蕴。又外感风湿热邪，内外两邪相搏，浸淫肌肤。久则血虚风燥。治宜清热利湿，或养血祛风。

皮肤病血毒片（丸）

【药物组成】茜草　桃仁　荆芥穗（炭）　蛇蜕（酒炙）　赤芍*　当归　白茅根　地肤子　苍耳子（炒）　地黄　连翘　金银花　苦地丁　土茯苓　黄柏　皂角刺　桔梗　益母草　苦杏仁（去皮炒）　防风　赤茯苓　白芍*　蝉蜕　牛蒡子（炒）　牡丹皮　白鲜皮　熟地黄　大黄（酒炙）　忍冬藤　紫草　土贝母*　川芎

（酒炙）　甘草*　白芷　天葵子　紫荆皮　鸡血藤　浮萍　红花

【功能与主治】消血解毒，消肿止痒。用于经络不和，湿热血燥引起的风疹，湿疹，皮肤刺痒雀斑粉刺，面赤鼻齇，疮疡肿毒，脚气疥癣，头目眩晕，大便燥结。

【临床应用】

1. 本品适用于湿疹，起病急、病程短，皮损初起潮红焮热，轻度肿胀，继而粟疹成片或水疱密集，渗液，瘙痒严重，常伴发热，口渴，心烦，大便干，小便黄，舌红的患者。

2. 可根据情况配合使用冰黄肤乐软膏、皮肤康洗液、青蛤散、老鹳草软膏、九圣散、铍宝消炎癣湿药膏等外用药物，以缓解症状，促进皮损消退。

【不良反应】文献报道有1例服用后致过敏性休克［1］。

【注意事项】

1. 感冒期间停服。
2. 忌食鱼、虾、油腻食品；忌酒、辛辣刺激食物。
3. 如有油脂性成分渗达表面导致外观颜色变化，不影响服用。
4. 孕妇禁服。
5. 月经期或哺乳期慎用。
6. 体弱、慢性腹泻者慎用。
7. 过敏体质者慎用。

【用法用量】片剂：口服，一次6片，1日2次；丸剂：口服，一次20粒，1日2次。

【规格】片剂：每片重0.5克；丸剂：滑石粉包衣每100粒重18克；薄膜包衣：每100粒重15克。

常用品牌：陕西君碧莎、北京同仁堂。

【参考文献】

［1］钱红，张慎友．皮肤病血毒丸致过敏性休克［J］．药物不良反应杂志，2002，1：34.

皮肤康洗液

【药物组成】 金银花　蒲公英　马齿苋　土茯苓　蛇床子　白鲜皮　赤芍*　地榆　大黄　甘草*

【功能与主治】 清热解毒，除湿止痒。用于湿热蕴阻肌肤所致湿疮、阴痒，症见皮肤红斑、丘疹、水疱、糜烂、瘙痒，或白带增多，阴部瘙痒。急性湿疹、阴道炎，见上述证候者。

【临床应用】

1. 本品用于急性湿疹、亚急性湿疹湿热蕴阻肌肤证，见红斑、丘疹、丘疱疹、水疱、片状糜烂，渗出等多形态皮损，自觉灼热，瘙痒剧烈，常伴身热，心烦，口渴，大便干，小便黄。

2. 若湿疹皮损面积较大，或病情顽固者，可联合皮肤病血毒丸、消风止痒颗粒、豨莶丸等口服。

【文献报道】 皮肤康洗液联合尤卓尔软膏治疗婴儿湿疹疗效优于单用尤卓尔软膏[1]。

【注意事项】

1. 孕妇慎用。

2. 皮肤干燥、肥厚伴有裂口者不宜使用。

3. 用药部位出现烧灼感、瘙痒、红肿时应立即停用，并用清水洗净。

【用法用量】 急性湿疹：一次适量，外搽皮损处，有糜烂面者可稀释 5 倍后湿敷，1 日 2 次，一次 20～30 分钟；妇科用药前，先用水洗净局部后，用蒸馏水将 10 毫升药液稀释 5 倍用带尾线的棉球浸泡药液后置于阴道内，每晚换药 1 次。

【规格】 每瓶装 50 毫升。

【参考文献】

[1] 莫剑. 皮肤康洗液联合尤卓尔软膏治疗婴儿湿疹疗效观察. 现代中西医结合杂志，2007，16（14）：1926.

冰黄肤乐软膏

【药物组成】 大黄　姜黄　硫黄　黄芩　甘草*　冰片　薄荷脑

【功能与主治】 清热燥湿，活血祛风，止痒消炎。用于湿热蕴结或血热风燥引起的皮肤瘙痒；神经性皮炎、湿疹、足癣及银屑病等瘙痒性皮肤病，见上述证候者。

【临床应用】

1. 本品适用于湿疹病程长，皮损多形态，局部灼热，皮损色暗，色素沉着，粗糙，瘙痒剧烈。

2. 皮损面积大，可根据情况配合用药，灼热明显可选用复方珍珠暗疮片。

3. 渗液较多者可选用皮肤病血毒丸、消风止痒颗粒、豨莶丸。

4. 干燥，皮损色暗，粗糙者可选用湿毒清胶囊。

5. 发热、口干、大便干、舌红者可选用防风通圣丸。

【文献报道】

1. 本品封包治疗手足慢性湿疹有较好疗效[1]。

2. 火针联合冰黄肤乐软膏治疗慢性湿疹安全有效[2]。

3. 冰黄肤乐软膏联合维A酸霜治疗慢性湿疹疗效优于单用冰黄肤乐软膏[3]。

【注意事项】

1. 孕妇慎用。

2. 忌食鱼、虾、油腻食品；忌酒、辛辣刺激食物。

【用法用量】 外用，涂搽患处，1日3次。

【规格】 每支装15克。

【参考文献】

［1］佟盼琢，孙修蓉．冰黄肤乐软膏封包治疗慢性湿疹的疗效观察．现代中西医结合杂志，2004，13（14）：1872.

[2] 廖欢，黄蜀，吴艳，等. 火针联合冰黄肤乐软膏治疗慢性湿疹50例. 中国针灸，2007，27（11）：796.

[3] 赵淑肖，陈强，刘春平，等. 冰黄肤乐软膏联合维A酸霜治疗慢性湿疹疗效观察. 中国皮肤性病学杂志，2005，19（11）：703.

防风通圣丸（颗粒）

【药物组成】 防风　荆芥穗　薄荷　麻黄　大黄　芒硝　栀子　滑石　桔梗　石膏　川芎　当归　白芍*　黄芩　连翘　甘草*　白术（炒）

【功能与主治】 解表通里，清热解毒。用于外寒内热，表里俱实，恶寒壮热、头痛咽干、小便短赤、大便秘结、风疹湿疮。

【临床应用】 本品适用于湿疹，见瘙痒难忍伴咽干，小便短赤，大便秘结，舌红苔黄的患者。

【不良反应】 有文献报道，防风通圣丸的不良反应有过敏性皮疹[1]；防风通圣丸和牛黄解毒片联用中毒1例[2]。

【注意事项】

1. 服药期间忌烟、酒及辛辣、生冷、油腻、鱼虾海鲜类食。
2. 本品不宜久服，服药三天后症状未改善或皮疹面积扩大加重，应停药，酌情治疗。
3. 怕冷，手足凉，食后不消化，大便稀，疲倦乏力者不适用。
4. 孕妇慎用。
5. 本品含麻黄，高血压、心脏病患者及运动员慎用。

【用法用量】 丸剂：口服，水丸：一次6克，1日2次；浓缩丸：一次8丸，1日2次；颗粒剂：开水冲服，一次3克，1日2次。

【规格】 丸剂：水丸每20丸重1克；浓缩丸：每8丸相当于原药材6克；颗粒剂：每袋装3克。

常用品牌：北京同仁堂。

【参考文献】

[1] 陈岩，胡燕琴．防风通圣丸的临床新用途及不良反应．中医药研究，2002，18（5）：47.

[2] 刘菊香．防风通圣丸和牛黄解毒片联用中毒1例．宁夏医学杂志，2000，22（4）：226.

小结

湿疹肺胃热盛者可选用复方珍珠暗疮片；湿毒蕴阻者可选用皮肤病血毒丸、消风止痒颗粒；血虚风燥者可选用湿毒清胶囊；外寒内热、表里俱实者可选用防风通圣丸；湿热下注引起的阴囊湿疹可选用二妙丸、四妙丸；脾胃弱、食少便溏者选参苓白术丸；皮损肥厚，粗糙干燥可选用四物合剂；眼睑湿疹可选用明目蒺藜丸等。外用可选用冰黄肤乐软膏、皮肤康洗液、青蛤散、老鹳草软膏、九圣散、铍宝消炎癣湿药膏等。另外，眼睑湿疹可外用八宝眼药或马应龙八宝眼膏；肛周湿疹可选用马应龙麝香痔疮膏；慢性湿疹长期未愈者，症见局部渗液、肿痛者可选用创灼膏。

有文献报道东方活血膏治疗瘀积性湿疹[1]，雷公藤片治疗急性泛发性湿疹[2]，健儿清解液治疗婴幼儿湿疹[3]等。

【参考文献】

[1] 孙旭，季素芳，郑新民．东方活血膏治疗瘀积性湿疹10例．第四军医大学吉林军医学院学报，2001，23（3）：165.

[2] 朱文．雷公藤片治疗急性泛发性湿疹．湖北中医杂志，1998，20（1）：22.

[3] 储风，朱淑珍．健儿清解液治疗婴幼儿湿疹红痱18例疗效．中国新药杂志，1997，（3）：219.

第三节 手足癣

手足癣是掌、跖及指（趾）间皮肤的皮肤癣菌感染性皮肤病。皮疹多形态，可见丘疹、水疱、糜烂、渗出、鳞屑、角化肥厚等，有传染性。本病相当于中医“鹅掌风”、“臭田螺”、“脚湿气”。本病多因湿热内蕴或血虚风燥染毒而成。治以清热利湿，杀虫止痒。

脚气散

【药物组成】枯矾　白芷　荆芥穗

【功能与主治】燥湿收敛，祛风止痒。用于因湿热浸淫肌肤所致，症见趾缝间浸渍变白，糜烂，瘙痒，脂水浸淫，甚者抓破后染毒成脓，疮面焮红，伴有臭味。

【临床应用】

1. 本品适用于足癣浸渍糜烂型和水疱型，见脚趾缝潮湿，皮肤发白、软，将白皮除去，可见基底部鲜红，或脚趾缝间成群或分散的水疱，疱壁厚，不易破，内有清澈渗液，瘙痒剧烈。

2. 病情严重者可配合抗真菌药物外用或口服，如联苯苄唑乳膏、环吡酮胺乳膏、特比奈芬乳膏等。

【注意事项】

1. 本品为外用散剂，切忌内服。

2. 饮食宜清淡，忌食辛辣、油腻食品。

3. 使用本品若出现恶寒发热、患肢肿胀、触之灼热、痒痛、附近淋巴结肿大者，应采用其他适当方法治疗。

4. 不适用于脱屑型足癣，见角化过度，干燥，粗糙，脱屑，皲裂。

5. 使用前应清洗患处，忌用热水洗烫。

【用法用量】外用，取本品适量撒于患处，1 日 1~2 次。

【规格】每袋装 12 克。

癣湿药水（鹅掌风药水）

【药物组成】土荆皮　蛇床子　大风子仁　百部　花椒　凤仙透骨草　吴茱萸　防风　蝉蜕　当归　侧柏叶　斑蝥

【功能与主治】祛风除湿，杀虫止痒。用于风湿虫毒所致手足癣。

【临床应用】

1. 用于手癣掌心或指缝出现针头帽大小的水疱，瘙痒剧烈，搔抓后有渗液，干涸后脱皮屑，久则皮肤干糙者。

2. 足癣，见趾缝间，足蹠部成片水疱，脱屑，瘙痒剧烈，夏季加重，冬季减轻。

3. 病情严重者可配合抗真菌药物外用或口服，如联苯苄唑乳膏、环吡酮胺乳膏、特比奈芬乳膏等。

【注意事项】

1. 不适宜足癣浸渍糜烂型，见脚趾缝间潮湿，皮肤发白，剥去皮肤可露出鲜红糜烂面。

2. 本品为外用药，切忌内服。

3. 饮食宜清淡，忌食辛辣、海鲜食品。

4. 本品所含斑蝥有毒性，不可久用。

5. 本品所含斑蝥有刺激性，如出现过敏反应及时停用。

【用法用量】外用，擦于洗净的患处，1 日 3～4 次，治疗灰指甲应先除去空松部分，使药易渗入。

【规格】每瓶装 20 毫升。

小结

手足癣湿热浸淫证表现为水疱、浸渍、糜烂为主者可选用脚气散；表现为角化肥厚为主可选用癣湿药水（鹅掌风药水）；病情顽固者可选用铍宝消炎癣湿药膏；病情严重者可联合抗真菌药物外用或口服。

有文献报道用藿香正气水治疗足癣[1]。

【参考文献】

[1] 王长文，林天慕，李永进．藿香正气水治疗足癣43例．吉林中医药，2000，(6)：44.

第四节 荨麻疹

荨麻疹是一种常见的过敏性皮肤病，临床表现为大小不等的局限性风疹块损害，骤然发生，迅速消退，瘙痒剧烈，愈后不留任何痕迹。本病相当于中医“瘾疹”。主要病机为胃肠湿热；或平时体虚，感风热、风寒之邪，郁于皮毛腠理之间。治宜清热利湿，解表祛邪。

皮敏消胶囊

【药物组成】 苦参* 白鲜皮 荆芥 地骨皮 地黄 紫草 牡丹皮 黄芩 黄连 黄柏 苍术 蛇床子 蒲公英 紫花地丁 青黛 蝉蜕 蒺藜 西河柳 防风 苍耳子 蜈蚣

【功能与主治】 清热凉血，利湿解毒，祛风止痒。用于因湿热内蕴或风热袭表，郁于肌肤所致，症见皮肤灼热刺痒，搔后即随手起红色风团，时隐时现，部位不定，皮疹色红，随搔抓而增多和增大。遇热加剧，得冷则减轻，病程较久，反复发作，多伴心烦，夜间发作较重。急、慢性荨麻疹，见上述证候者。

【临床应用】

1. 本品适用于急、慢性荨麻疹湿热内蕴或风热袭表证，症见皮肤灼热刺痒，搔抓后起红色风团，时隐时现，部位不定，皮疹色红，随搔抓而增多和增大。遇热加剧，得冷则减轻，病程较久，反复发作，多伴心烦，夜间发作较重。

2. 本品所含药物复杂，尽量不与其他中药联合使用，以避免不良反应的发生。

【注意事项】

1. 药疹中的荨麻疹型，不宜单独服用本药。

2. 本品含有苦参，不可与含有藜芦的中药同用。

3. 孕妇禁用，哺乳期禁用。

4. 消化系统疾病者慎用。

5. 本品含蜈蚣，肝肾功能不全者慎用。

6. 儿童、老年、体质虚弱者慎用。

7. 忌食辛辣、油腻、海鲜食品。

8. 服药期间如出现过敏反应，应及时停药并作相应处理。

9. 服药后偶见轻度腹泻、恶心、头晕、大便不爽，停药后可恢复。

【用法用量】 口服，一次 4 粒，1 日 3 次；急性荨麻疹疗程 1 周；慢性荨麻疹疗程两周。

【规格】 每粒装 0.4 克。

肤痒颗粒

【药物组成】 苍耳子　地肤子　川芎　红花　白英

【功能与主治】 祛风活血、除湿止痒。用于皮肤瘙痒症、湿疹、荨麻疹等瘙痒性皮肤病。

【临床应用】

1. 用于荨麻疹风热犯表症，见瘙痒明显但无发热口渴，咽干，起病急骤，身体瘙痒，出现红斑隆起，形如豆瓣，堆累成片，部位不定，忽隐忽现。

2. 因肾病、糖尿病、黄疸、肿瘤等疾病引起的皮肤瘙痒或荨麻疹，应以治疗病因为主，若需用本品时应慎用。

【文献报道】

1. 本品联合地氯雷他定治疗慢性荨麻疹疗效好，安全可靠[1]。

2. 左西替利嗪与法莫替丁联合本品治疗慢性荨麻疹，治疗四周有效率达93%，减少了长期口服抗组胺药引起的口干、便秘等副作用，优于单用，治愈率高，复发率低[2]。

3. 依巴斯汀联合本品治疗慢性荨麻疹疗效优于单用依巴斯汀[3]。

【注意事项】

1. 孕妇忌服。

2. 消化道溃疡者慎用。

3. 处方中含有苍耳子，不宜过量或长期服用。

4. 小儿应慎用。

5. 服药期间如出现口唇发麻应立即停药。如皮肤出现红斑、丘疹、水疱等其他皮疹时，应停药，酌情治疗。

6. 服用1周后，症状无改善者，应停药，酌情治疗。

【用法用量】 开水冲服，一次1~2袋，1日3次。

【规格】 每袋装9克。

【参考文献】

[1] 傅武. 肤痒颗粒联合地氯雷他定治疗慢性荨麻疹的疗效观察. 临床和实验医学杂志，2009，8（1）：80.

[2] 李海，梁丽山，李树邱，等. 肤痒颗粒联合左西替利嗪治疗慢性荨麻疹疗效观察. 中国中西医结合皮肤性病学杂志，2007，6（4）：232.

[3] 龚小俊. 依巴斯汀联合肤痒颗粒治疗慢性荨麻疹疗效观察. 皮肤性病诊疗学杂志，2010，17（3）：218.

乌蛇止痒丸

【药物组成】 乌梢蛇（白酒炙） 防风 蛇床子 关黄柏 苍术（泡） 红参须* 牡丹皮 蛇胆汁 苦参* 人工牛黄 当归

【功能与主治】 养血祛风，燥湿止痒。用于风湿热邪蕴于肌肤所致的瘾疹、风瘙痒，症见皮肤风团色红、时隐时现，瘙痒难忍，或皮肤瘙痒不止、皮肤干燥、无原发皮疹；慢性寻麻疹、皮肤瘙痒症，见上述证候者。

【临床应用】本品适用于荨麻疹，见皮肤干燥，灼热刺痒，搔抓后起红色风团，皮疹色红，随搔抓而增多和增大，遇热加剧，得冷则减轻，病程较久，反复发作，多伴神疲乏力，口干，两目干涩，心烦，午后或夜间发作较重的患者。

【文献报道】

1. 采用多中心、随机对照的方法研究显示乌蛇止痒丸治疗急性荨麻疹的总有效率为 90.83%，显效率为 51.67%，经 Ridit 分析，治疗组疗效均优于对照组[1]。

2. 本品联合咪唑斯汀治疗慢性特发性荨麻疹 70 例，服药第 28 天治疗组和对照组有效率分别是 94% 和 74%，差异显著[2]。

【注意事项】

1. 患处不宜用热水洗烫。

2. 不宜滥用护肤、止痒的化妆品及外用药物。必需使用时，应慎用。

3. 因糖尿病、肾病、肝病、肿瘤等疾病引起的皮肤瘙痒，不宜使用。

4. 服药期间饮食宜清淡，易消化食物，忌食辛辣、油腻食物。

5. 孕妇禁用，哺乳期妇女慎用。

6. 对本品过敏者禁用，过敏体质者慎用。

【用法用量】口服，一次 2.5 克（约 20 丸），1 日 3 次。

【规格】每 10 丸重 1.25 克。

常用品牌：广州中一药业。

【参考文献】

[1] 梁海清，陈钢，倪依东，等．乌蛇止痒丸治疗急性荨麻疹及皮肤瘙痒症的临床研究［J］．中药新药与临床药理，2002，13（3）：141～145.

[2] 马文辉，邱木雄．咪唑斯汀联合乌蛇止痒丸治疗慢性特

发性荨麻疹的疗效观察［J］．现代中西医结合杂志，2010，19（6）：682～683.

防风通圣丸（颗粒）

【药物组成】防风　荆芥穗　薄荷　麻黄　大黄　芒硝　栀子　滑石　桔梗　石膏　川芎　当归　白芍*　黄芩　连翘　甘草*　白术（炒）

【功能与主治】解表通里，清热解毒。用于外寒内热，表里俱实，恶寒壮热、头痛咽干、小便短赤、大便秘结、风疹湿疮。

【临床应用】本品适用于荨麻疹，见受寒冷潮湿刺激即全身起风团，颜色鲜红，部位不定，时起时消，伴怕冷，发热、头痛咽干、小便黄、大便干者。

【文献报道】

1. 与牛黄解毒片联用致中毒1例[1]，因此，临床与其他药物联合使用时要谨慎。

2. 本品联合氯雷他定治疗慢性荨麻疹疗效好且安全性高[2]。

3. 本品与地塞米松联用治疗荨麻疹效果较好[3]。

【不良反应】据文献报道，防风通圣丸的不良反应有过敏性皮疹[4]；防风通圣丸和牛黄解毒片联用中毒1例[1]。

【注意事项】

1. 服药期间忌烟、酒及辛辣、生冷、油腻、鱼虾海鲜类食。

2. 本品不宜久服，服药3天后症状未改善或皮疹面积扩大加重，应停药，酌情治疗。

3. 因服用或注射某种药物后出现荨麻疹等相似的皮肤症状者属于药物过敏（药疹），应立即停药，酌情治疗。

4. 怕冷，手足凉，食后不消化，大便稀，疲倦乏力者不适用。

5. 孕妇慎用。

【用法用量】丸剂：口服，水丸：一次6克，1日2次；浓缩丸：一次8丸，1日2次；颗粒剂：开水冲服，一次3克，1日2次。

【规格】 丸剂：水丸每20丸重1克；浓缩丸：每8丸相当于原药材6克；颗粒剂：每袋3克。

常用品牌：北京同仁堂。

【参考文献】

[1] 林沛君，刘树周，裴国明．防风通圣丸联合氯雷他定治疗慢性荨麻疹疗效观察．海南医学，2008，19（1）：54.

[2] 韩君，刘自香．防风通圣丸与地塞米松联用治疗荨麻疹98例临床报告．中国民康医学，2008，20（8）：748.

[3] 陈岩，胡燕琴．防风通圣丸的临床新用途及不良反应．中医药研究，2002，18（5）：47.

[4] 刘菊香．防风通圣丸和牛黄解毒片联用中毒1例．宁夏医学杂志，2000，22（4）：226.

玉屏风胶囊（颗粒、口服液）

【药物组成】 黄芪 白术（炒） 防风

【功能与主治】 益气，固表，止汗。用于表虚不固，自汗、恶风、面色㿠白，或体虚易感风邪者。

【临床应用】 本品适用于荨麻疹，见怕风，平时容易反复感冒，时有汗出或活动后汗出明显的患者。

【文献报道】

1. 本品联合地氯雷他定片治疗慢性荨麻疹疗效优于单纯应用地氯雷他定片[1]。

2. 本品联合盐酸西替利嗪治疗慢性荨麻疹疗效明显优于单用西替利嗪[2]。

3. 本品联合赛庚啶治疗寒冷性荨麻疹疗效优于单用赛庚啶[3]。

4. 本品联合咪唑斯汀治疗慢性荨麻疹疗效优于单用咪唑斯

汀[4,5]。

5. 本品联合皿治林治疗寒冷性荨麻疹效果优于两药单用[6]。

【注意事项】

1. 不宜用于明显发热，汗出较多的患者。

2. 不宜用于手足心热，夜间入睡后汗出的患者。

3. 服药期间饮食宜清淡。

【用法用量】 胶囊剂：口服，一次 2 粒，1 日 3 次；颗粒剂：开水冲服，一次 5 克，1 日 3 次；口服液：口服，一次 10 毫升，1 日 3 次。

【规格】 胶囊剂：每粒装 0.5 克；颗粒剂：每袋装 5 克；口服液：每支装 10 毫升。

【参考文献】

[1] 姜昱，叶楠，张艳彩，等．玉屏风颗粒联合地氯雷他定片治疗慢性荨麻疹的疗效观察．广东医学院学报，2009，27（1）：58.

[2] 刘俐伶，甄晓静，张苏瑞．玉屏风胶囊联合西替利嗪治疗慢性荨麻疹疗效观察．中国麻风皮肤病杂志，2009，25（7）：560.

[3] 袁伟．玉屏风颗粒联合赛庚啶治疗寒冷性荨麻疹 80 例疗效观察．山东医药，2010，50（29）：89.

[4] 席建元，陈偶英，钱云云．玉屏风颗粒联合咪唑斯汀治疗慢性荨麻疹 49 例临床观察．山东医药，2008，48（46）：90.

[5] 陆星显，郭盛华．皿治林联合玉屏风胶囊治疗慢性荨麻疹临床观察．中国临床医生，2008，36（8）：61.

[6] 李萍，冯世军，王雪燕，等．皿治林联合玉屏风胶囊治疗寒冷性荨麻疹疗效观察．中国麻风皮肤病杂志，2008，24（1）：81.

小结

荨麻疹湿热内蕴或风热袭表证可选用皮敏消胶囊；风热犯表证可选用肤痒颗粒；风湿热邪蕴阻肌肤证可选用消风止痒颗粒；表虚不固证可选用玉屏风胶囊（颗粒、口服液）；外寒内热、表里俱实证可选用防风通圣丸；血热风盛、湿毒瘀结证可选用皮肤病血毒丸。

有文献报道补中益气汤[1]、安宫牛黄丸[2]、连翘败毒丸[3]、乌蛇止痒丸[4,5]治疗荨麻疹。

【参考文献】

[1] 周端求．补中益气汤治疗荨麻疹、泛发性湿疹．湖南中医杂志，1995，11（1）：26.

[2] 罗凤亮．安宫牛黄丸根治顽固性荨麻疹1例报道．贵阳中医学院学报，1994，6（2）：20.

[3] 温治江．连翘败毒丸治疗急性荨麻疹18例报告．中西医结合杂志，1986，（11）：696.

[4] 马文辉，邱木雄．咪唑斯汀联合乌蛇止痒丸治疗慢性特发性荨麻疹的疗效观察．现代中西医结合杂志，2010，19（6）：682.

[5] 梁海清，陈钢，倪依东，等．乌蛇止痒丸治疗急性荨麻疹及皮肤瘙痒症的临床研究．中药新药与临床药理，2002，13（3）：141.

第五节　皮肤瘙痒症

皮肤瘙痒症是一种常见的皮肤病。临床表现以仅有皮肤瘙痒症状而无明显原发皮损为其特点，可分为全身性瘙痒病和局限性瘙痒病两类。本病相当于中医“风瘙痒”范畴。主要病机为内有气血虚或湿热，外受风邪。治宜清热利湿、养血祛风为主。

湿毒清胶囊（片）

【药物组成】地黄　当归　苦参*　白鲜皮　土茯苓　黄芩　丹参*　蝉蜕　甘草*

【功能与主治】养血润肤，祛风止痒。用于血虚风燥所致的风瘙痒，症见皮肤干燥、脱屑、瘙痒，伴有抓痕、血痂、色素沉着；皮肤瘙痒症，见上述证候者。

【临床应用】本品适用于皮肤瘙痒症，见瘙痒剧烈，遇热易发作，夜间加重，皮肤初无损害，过度搔抓后出现抓痕、血痂、色素沉着、湿疹化、苔藓样变的患者。

【文献报道】

1. 本品联合苯海拉明霜是治疗老年性皮肤瘙痒症的有效方法[1]。

2. 本品治疗糖尿病性皮肤瘙痒症疗效较好[2]。

【不良反应】有文献报道服用后少数患者出现轻度稀便情况[3]。

【注意事项】

1. 不宜用于红肿疼痛明显的患者。
2. 孕妇慎用。
3. 忌食辛辣、海鲜食品。
4. 过敏体质者慎用。

【用法用量】胶囊剂：口服，一次3～4粒，1日3次；片剂：口服，一次3～4片，1日3次。

【规格】片剂：每片重0.5克；胶囊剂：每粒装0.5克。

【参考文献】

[1] 杨顶权，蒋兴宁，白彦萍．湿毒清胶囊联合苯海拉明霜治疗血虚风燥型老年性皮肤瘙痒症的临床研究．北京中医药，2008，27（11）：866.

［2］姚志远，汪晨，尤立平，等．湿毒清胶囊治疗糖尿病性皮肤瘙痒症临床观察．临床皮肤科杂志．2008，37（12）：808.

消风止痒颗粒

【药物组成】荆芥　防风　苍术（炒）　蝉蜕　石膏　木通　地骨皮　亚麻子　当归　地黄　甘草*

【功能与主治】清热除湿，消风止痒。用于风湿热邪蕴阻肌肤所致，症见皮肤瘙痒，夜间为重，遇热易发作，无原发损害，搔抓后皮肤出现抓痕、血痂、色素沉着、湿疹化、苔藓样变等。

【临床应用】

1. 本品适用于皮肤瘙痒症，见皮损初起潮红焮热，轻度肿胀，继而粟疹成片或水疱密集，渗液流津，瘙痒难忍，常伴身热，口渴，心烦，大便秘结，小便短赤的患者。

2. 因糖尿病、肾病、肝病、肿瘤等疾病引起的皮肤瘙痒，见上述症状者，可选用本品。

【注意事项】

1. 饮食宜清淡，易消化，忌辛辣、油腻、海鲜食品。
2. 服药期间出现胃部疼痛或腹泻时应及时停服。
3. 孕妇慎服。

【用法用量】口服，1 日 90 克，分 2～3 次服用。

【规格】每袋装 15 克。

乌蛇止痒丸

【药物组成】红参须*　蛇床子　乌梢蛇（白酒炙）　苍术（泡）　牡丹皮　苦参*　关黄柏　人工牛黄　蛇胆汁　防风　当归

【功能与主治】　养血祛风，燥湿止痒。用于风湿热邪蕴于肌肤所致的瘾疹、风瘙痒，症见皮肤风团色红、时隐时现，瘙痒难忍，或皮肤瘙痒不止、皮肤干燥、无原发皮疹；慢性荨麻疹、皮肤瘙痒症，见上述证候者。

【临床应用】本品适用于皮肤瘙痒症，见皮肤干燥，粗糙，或脱屑，抓破后有血痕，反复发作，病程较长，午后或夜间加剧，常伴神疲乏力，口干，两目干涩的患者。

【文献报道】

1. 采用多中心、随机对照的方法研究显示乌蛇止痒丸治疗皮肤瘙痒症的总有效率为 87.22%，显效率为 48.33%，经 Ridit 分析，治疗组疗效均优于对照组[1]。

2. 本品治疗老年性皮肤瘙痒症 48 例，总有效率 89.58%，其中显效 23 例（47.91%），有效 20 例（41.67%），无效 5 例（10.42%）[2]。

【注意事项】

1. 患处不宜用热水洗烫。

2. 不宜滥用护肤、止痒的化妆品及外用药物。必需使用时，应慎用。

3. 因糖尿病、肾病、肝病、肿瘤等疾病引起的皮肤瘙痒，不宜使用。

4. 服药期间饮食宜清淡，易消化食物，忌食辛辣、油腻食物。

5. 孕妇禁用，哺乳期妇女慎用。

6. 对本品过敏者禁用，过敏体质者慎用。

【用法用量】口服，一次 2.5 克（约 20 丸），1 日 3 次。

【规格】每 10 丸重 1.25 克。

常用品牌：广州中一药业。

【参考文献】

［1］梁海清，陈钢，倪依东，等．乌蛇止痒丸治疗急性荨麻疹及皮肤瘙痒症的临床研究［J］．中药新药与临床药理，2002，13（3）：141～145.

［2］魏杰．乌蛇止痒丸治疗老年性皮肤瘙痒症 48 例［J］．皮

肤病与性病，2002，24（4）：15.

小结

皮肤瘙痒症风湿热邪蕴阻肌肤证可选用乌蛇止痒丸或消风止痒颗粒；血虚风燥证可选用湿毒清胶囊。用药期间患处不宜用热水洗烫；要指导患者正确使用护肤、止痒的化妆品及外用药物。

第六节　痤　疮

痤疮是一种发生于面颈、胸背部的毛囊、皮脂腺的慢性炎症性皮肤病。其特点为颜面和胸背发生针尖或米粒大小的丘疹，或见黑头、脓疱、结节甚至囊肿，有时可挤出白色碎米样粉渣样物。青春期多发。本病相当于中医"粉刺"、"肺风粉刺"。多因肺胃蕴热、熏蒸肌肤。治宜清热祛湿，兼有活血化瘀。

当归苦参丸

【药物组成】当归　苦参*

【功能与主治】凉血，祛湿。用于血燥湿热引起：头面生疮，粉刺疙瘩，湿疹刺痒，酒糟鼻赤。

【临床应用】

1. 本品适用于痤疮，见颜面、胸背、鼻头多发粉刺、炎性丘疹、脓疱或硬结，常伴有疼痛的患者。

2. 如有多量脓肿、囊肿、脓疱等严重者，可联合大黄䗪虫丸口服，加强活血化瘀、软坚散结之力。

3. 皮损情况较重者可联合外用龙珠软膏、如意金黄散、梅花点舌丸、老鹳草软膏等，以促进皮损消退。

4. 本品短期服用效果不显，一般连续服药至少应在4周以上。

【注意事项】

1. 平时胃部冷痛或大便偏稀的脾胃虚寒者慎用。

2. 孕妇慎用。

3. 忌用于忌食辛辣、油腻食品，以免助热生湿。

4. 切忌用手挤压患处，特别是鼻唇周围。

【用法用量】 口服，大蜜丸：一次 1 丸，1 日 2 次；水蜜丸：一次 6 克，1 日 2 次。

【规格】 大蜜丸：每丸重 9 克；水蜜丸：每 100 粒重 10 克。

常用品牌：北京同仁堂。

复方珍珠暗疮片

【药物组成】 暗疮干浸膏粉（金银花　蒲公英　木通　当归尾　地黄　黄芩　玄参*　黄柏　大黄（酒炒）　猪胆汁　黄芩　赤芍*　珍珠层粉　羚羊角粉　水牛角浓缩粉　北沙参*

【功能与主治】 清热解毒，凉血消斑。用于血热蕴阻肌肤所致的颜面红斑、粉刺、毛囊一致性丘疹，脓疱，以额头、口鼻周围为多，常伴有皮肤灼热，干渴喜冷饮，大便偏干，痤疮，见上述证候者。

【临床应用】

1. 本品适用于痤疮，见颜面红斑、粉刺、毛囊一致性丘疹，脓疱，以额头、口鼻周围为多，常伴有皮肤灼热，干渴喜冷饮，大便偏干的患者。

2. 皮损较严重者可联合外用龙珠软膏、如意金黄散、梅花点舌丸、老鹳草软膏等，以促进皮损消退。

【注意事项】

1. 本品偏寒凉，不可久服，平时胃部冷痛或大便偏稀的脾胃虚寒者慎用。

2. 忌烟酒、辛辣、油腻及腥发食物。

3. 儿童、年老体弱、糖尿病或患有其他疾病者应慎用。

【用法用量】 口服，一次 4 片，1 日 3 次。

【规格】 每片重 0.33 克。

清热暗疮片

【药物组成】金银花　穿心莲　蒲公英　栀子　山豆根　大黄　牛黄　珍珠层粉　甘草*

【功能与主治】清热解毒，泻火通腑。用于肺胃积热所致，症见毛囊性粉刺、丘疹、脓疱、囊肿、结节，多发于面、前胸、后背等皮脂腺分布区。常伴有皮损瘙痒，多食，口臭，渴喜冷饮。痤疮，见上述证候者。

【临床应用】

1. 本品适用于痤疮，见毛囊性粉刺、丘疹、脓疱、囊肿、结节，多发于面、前胸、后背等皮脂腺分布区，常伴有皮损瘙痒，多食，口臭，渴喜冷饮的患者。

2. 皮损较严重者可联合外用龙珠软膏、如意金黄散、梅花点舌丸、老鹳草软膏等，以促进皮损消退。

【注意事项】

1. 本品偏寒凉，不可久服，平时胃部冷痛或大便偏稀的脾胃虚寒者慎用。

2. 忌烟酒、辛辣、油腻及腥发食物。

3. 儿童、年老体弱、糖尿病或患有其他疾病者应慎用。

4. 2 周为一疗程。

【用法用量】口服，一次 2~4 片，1 日 3 次。

【规格】每片重 0.21 克。

通便消痤胶囊

【药物组成】大黄　西洋参　芒硝　枳实　白术　青阳参　肉苁蓉　小红参*　荷叶

【功能与主治】益气活血，通便排毒。用于气虚血瘀、热毒内盛所致，症见红斑、淡红色毛囊性粉刺丘疹，散在脓疱，以额头、口鼻周围为多。常伴皮肤灼热，口干渴，思冷饮，大便干，痤疮，见上述证候者。

【临床应用】

1. 本品适用于痤疮，见红斑、淡红色毛囊性粉刺丘疹，散在脓疱，以额头、口鼻周围为多，常伴皮肤灼热，口干渴，思冷饮，尤其是大便较干、便秘的患者。

2. 皮损较严重者可联合外用龙珠软膏、如意金黄散、梅花点舌丸、老鹳草软膏等，以促进皮损消退。

【注意事项】

1. 本品偏寒凉，导泻作用较强，不可久服，平时胃部冷痛或大便偏稀的脾胃虚寒者慎用。

2. 忌烟酒、辛辣、油腻及腥发食物。

3. 儿童、年老体弱、糖尿病或患有其他疾病者应慎用。

【用法用量】 口服，(1) 便秘、排便不爽者，一次 3～6 粒，1 日 2 次，根据大便情况酌情加减药量，以大便通畅，每天 1～2 次为宜；(2) 大便 1 日 1 次者，以 1 粒起服，每日服 1～2 次，根据大便情况逐渐加量至大便通畅，每天 1～2 次为宜。

【规格】 每粒装 0.4 克。

消 痤 丸

【药物组成】 龙胆草　大青叶　玄参*　野菊花　黄芩　金银花　蒲公英　淡竹叶　夏枯草　紫草　竹茹　生石膏　石斛　麦冬　升麻　柴胡

【功能与主治】 清热利湿，解毒散结。用于湿热毒邪聚结肌肤所致，症见颜面红斑、淡红色毛囊性粉刺、丘疹，散在脓疱，多见于额头、口鼻周围。常伴皮肤自觉灼热，口干渴，思冷饮。痤疮见上述证候者。

【临床应用】

1. 本品适用于痤疮，见红斑、淡红色毛囊性粉刺丘疹，散在脓疮，以额头、口鼻周围为多，常伴皮肤灼热，口干渴，思冷饮，尤其是平时急躁易怒的患者。

2. 皮损较严重者可联合外用龙珠软膏、如意金黄散、梅花点舌丸、老鹳草软膏等，以促进皮损消退。

【注意事项】

1. 本品偏寒凉，不可久服，平时胃部冷痛或大便偏稀的脾胃虚寒者慎用。

2. 忌烟酒、辛辣、油腻及腥发食物。

3. 儿童、年老体弱、糖尿病或患有其他疾病者应慎用。

【用法用量】 口服，一次 30 丸，1 日 3 次。

【规格】 每 10 丸重 2 克。

小结

痤疮肺胃热盛证可选用清热暗疮片；血热蕴阻肌肤证可选用复方珍珠暗疮片；三焦火热毒盛可选用金花消痤丸；湿热瘀阻证可选用当归苦参丸；湿热毒邪聚结肌肤可选用消痤丸、皮肤病血毒丸等；气虚血瘀、热毒内盛证可选用通便消痤胶囊。

外用药可选用龙珠软膏、如意金黄散、梅花点舌丸、老鹳草软膏等。

有下列药品治疗痤疮的文献报道，柴胡注射液[1]，蛇胆川贝液[2]，洁尔阴[3]，功劳去火片[4]。

【参考文献】

［1］魏建文．柴胡注射液穴位注射治疗痤疮 78 例．云南中医中药杂志，1997，18（3）：41.

［2］过伟华．蛇胆川贝液治疗痤疮 30 例疗效观察．临床皮肤科杂志，1996，（4）：249.

［3］黄畋，孙俐君，陆海庭，等．洁尔阴治疗寻常性痤疮的实验研究和临床观察．临床皮肤科杂志，1992，21（增刊）：3.

［4］周克邦．功劳去火片治疗寻常痤疮 58 例．新中医，2002，34（6）：48.

第七节 银屑病

银屑病是一种慢性炎症性皮肤疾病，容易复发，特征性损害为红色浸润性丘疹或斑块上覆有多层银白色鳞屑。本病相当于中医“白疕”、“蛇虱”、“ “松皮癣”、“干癣”、疕风” 等。主要病机为血热炽盛，瘀滞为毒。治宜清热凉血，润肤消斑。

银屑灵

【药物组成】 土茯苓　生地黄　当归　苦参*　防风　金银花　连翘　黄柏　白鲜皮　赤芍*　蝉蜕　甘草*

【功能与主治】 清热燥湿，活血解毒。因湿热蕴肤，郁滞不通所致，症见浸润性红斑、丘疹、斑块，上覆粘腻鳞屑，有渗出倾向，偶有浅表小脓疱。常伴有大便溏滞不爽、小便短赤。

【临床应用】 本品适用于银屑病，见浸润性红斑、丘疹、斑块，上覆粘腻鳞屑，有渗出倾向，偶有浅表小脓疱，常伴有大便粘腻，小便黄的患者。

【文献报道】

1. 本品治疗进行期银屑病的疗效明显优于静止期银屑病的疗效[1]。

2. 本品联合窄谱 UVB 治疗寻常型银屑病疗效优于单纯本品口服，并能减少复发[2]。

【不良反应】 文献报道有 1 例服用后出现剥脱性皮炎型药疹[3]。

【注意事项】

1. 不宜用于皮损干燥，无明显渗出的患者。
2. 忌食腥发海鲜及刺激性食物。
3. 平时胃部冷痛或大便偏稀的脾胃虚寒者慎用。

【用法用量】口服，一次10克，温开水冲服，1日2次。

【规格】每瓶装100克。

【参考文献】

［1］吕和坤．银屑灵治疗银屑病91例．现代中医药，2009，29（3）：31.

［2］霍亚兰，阿不力克木江，李清洁．窄谱UVB联合银屑灵膏治疗寻常型银屑病疗效观察．中国皮肤性病学杂志，2007，21（2）：98.

［3］秦月宁，宋协德．银屑灵冲剂致剥脱性皮炎型药疹1例报告．中华临床新医学，2003，3（2）：116.

消银片（颗粒、胶囊）

【药物组成】地黄　玄参*　牡丹皮　金银花　大青叶　当归　赤芍*　红花　苦参*　白鲜皮　防风　牛蒡子　蝉蜕

【功能与主治】清热凉血，养血润肤，祛风止痒。用于血热风燥型白疕和血虚风燥型白疕，症见皮疹为点滴状、基底鲜红色、表面附有银白色银屑，或皮疹表面附有较厚的银白色银屑、较干燥、基底浅红色、瘙痒较甚。

【临床应用】本品适用于银屑病，见皮疹色鲜红或淡红，呈点滴状或片状，表面覆有白色鳞屑或鳞屑较厚、刮之可见薄膜现象、筛状出血，瘙痒的患者。

【文献报道】

1. 本品联合窄谱中波紫外线治疗血虚风燥型银屑病疗效优于单用本品[1]。

2. 本品治疗血虚风燥型白疕效果优于迪银片[2]。

3. 本品联合转移因子胶囊治疗寻常型银屑病疗效优于单用本品[3]。

4. 斯奇康联合本品治疗银屑病优于单用本品[4]。

5. 本品联合复方丙酸氯倍他索软膏治疗寻常性银屑病疗效优于单用本品[5]。

【不良反应】 有文献报道，患者服用消银片后出现肝损害3例[6~8]、诱发急性白血病1例[9]、出现男性性功能障碍2例[10]、长期服用消银片引起光感性皮炎1例[11]。

【注意事项】

1. 平时胃部冷痛或大便偏稀的脾胃虚寒者慎用。
2. 忌食辛辣、油腻、海鲜食品。
3. 用本品期间要定期检查肝功能和血常规。
4. 儿童用量宜减。

【用法用量】 片剂：口服，一次5~7片，1日3次，1个月为一疗程；颗粒剂：开水冲服，一次3.5克，1日3次，1个月为一疗程；胶囊剂：饭后半小时温开水送服，一次2粒，1日3次。

【规格】 片剂：每片相当于原生药材约0.6克；颗粒剂：每袋装3.5克；胶囊剂：每粒装0.3克。

【参考文献】

[1] 钟金宝，卢传坚，何伟强，等．窄谱中波紫外线联合"消银颗粒"治疗血虚风燥型银屑病42例．岭南皮肤性病科杂志，2007，14（2）：99.

[2] 钟金宝，李仰琪，何伟强，等．"消银颗粒"治疗血虚风燥型白疕60例疗效观察．甘肃中医，2008，21（11）：28.

[3] 曹丽楠，徐保来，张重平，等．消银颗粒联合转移因子胶囊治疗寻常型银屑病疗效观察．中国皮肤性病学杂志，2006，20（7）：加4.

[4] 黄红．斯奇康联合消银颗粒治疗银屑病疗效观察．中国误诊学杂志，2008，8（30）：7346.

[5] 曾文军，王柳均．复方丙酸氯倍他索软膏联合消银颗粒治疗寻常性银屑病疗效观察．中国中西医结合皮肤性病学杂志，2009，8（2）：90.

［6］周圣祥. 口服消银片致丙氨酸转氨酶（ALT）升高1例. 临床皮肤科杂志，1997，26（2）：91.

［7］陈一凡，蔡皓东. 中药引起肝损害的调查分析. 药物不良反应杂志，1999，1（1）：27～32.

［8］吴玉荣，张跃萍. 消银片致肝损害. 药物不良反应杂志，2007，9（2）：143.

［9］杜宇，杨西群，李燎. 消银片诱发急性白血病1例报告. 泸州医学院学报，2001，24（3）：191.

［10］仝敏，王霞. 口服消银片出现男性性功能障碍2例. 新药与临床，1995，14（1）：56.

［11］崔秀兰，顾芳，李娜，等. 长期服用消银片引起光感性皮炎1例. 中国皮肤性病学杂志，1995，9（3）：189.

复方青黛胶囊（丸）

【药物组成】青黛　紫草　土茯苓　萆薢　蒲公英　马齿苋　贯众　丹参*　白鲜皮　白芷　乌梅　五味子（酒）　建曲　山楂（焦）

【功能与主治】清热凉血，解毒消斑。用于因血热所致的白疕、血风疮症，皮疹色鲜红、筛状出血明显、鳞屑多、瘙痒明显，或皮疹为圆形、椭圆形红斑、上附鳞屑，有母斑；银屑病进行期、玫瑰糠疹，见上述证候者。

【临床应用】本品适用于银屑病，见点滴至钱币状浸润丘疹不断出现，或旧皮损面积扩大，上覆多层银屑，刮之可见薄膜现象、筛状出血，瘙痒明显，伴有心烦、口渴、咽痛、便干的患者。

【文献报道】

1. 本品联合迪银片治疗寻常性银屑病，可明显减轻单独用迪银片引起的口干、口渴、唇干、皮肤干燥、脱屑、周身皮肤瘙痒等症状及单独服用复方青黛丸引起腹泻、不适等症状，疗效可靠，疗程短，患者易于接受[1]。

2. 本品联合火把花根片治疗寻常性银屑病与两药单独使用比较，其疗效差异有显著性，提示两药合用治疗寻常性银屑病有明显的近期疗效，可以缩短疗程，且不良反应小而轻微[2]。

3. 本品联合复方甘草酸苷治疗银屑病能起到协同作用，提高疗效，且不良反应轻微，患者依从性良好[3]。

4. 本品联合胸腺肽肠溶片口服治疗寻常性银屑病，与单用复方青黛胶囊组相比，明显提高了疗效[4]。

5. 本品联合复方氨肽素治疗进行期银屑病，标本兼治，使用方便，疗效显著[5]。

【不良反应】

文献报道有1例患者服用复方青黛胶囊后引起肝损害；1例引起月经紊乱[6,7]。文献报道服用复方青黛丸后出现消化系统损害最常见，如肝损害10例[8,15]；消化道出血20例[16~22]；剧烈腹泻1例[23]；溃疡性结肠炎3例[24,25]；缺血性结肠炎1例[26]；手指甲变黑1例[27]；固定红斑型药疹1例[28]等。

【注意事项】

1. 从小剂量开始使用。

2. 本品含青黛，连服四周以上应定期检查血象、肝功及大便潜血。

3. 肝功能异常、消化道溃疡、溃疡性结肠炎等患者禁用此药。

4. 忌食白酒、羊肉等辛辣厚味及刺激性食物。

【用法用量】 胶囊剂：口服，一次4粒，1日3次；水丸：口服，一次6克，1日3次。

【规格】 胶囊剂：每粒装0.5克；水丸：每袋装6克。

【参考文献】

[1] 王宝庭，李承义. 迪银片联合复方青黛丸治疗寻常性银屑病疗效观察. 中国皮肤性病学杂志，2002，16（3）：216.

[2] 黄清平. 复方青黛胶囊联合火把花根片治疗寻常性银屑

病疗效观察．岭南皮肤科杂志，2004，33（1）：639.

［3］曹冰青，秦福双，张大雷．复方甘草酸苷联合青黛丸治疗寻常型银屑病的疗效观察．中国实用诊断与治疗杂志，2008，22（11）：850.

［4］吴波，苏晓杰，蒋存火．复方青黛胶囊联合胸腺肽肠溶片治疗寻常型银屑病的临床观察．当代医学，2009，15（10）：7.

［5］任雁威，陆星宇，张海彬．复方青黛丸联合复方氨肽素治疗进行期银屑病38例．湖南医学院学报，2009，15（6）：654.

［6］张文芳．复方青黛胶囊引起肝损害1例．中国中医药信息杂志，2002，9（2）：59.

［7］朱崇想，刘佃一．复方青黛胶囊致月经紊乱1例．中国皮肤性病学杂志，1997，11（6）：339.

［8］周德仁．复方青黛丸治疗银屑病引起药物性肝炎1例．临床皮肤科杂志，1989，18（3）：164.

［9］李宽智．复方青黛丸致中毒性肝炎1例报告．陕西医学杂志，1990，19（11）：10.

［10］张立军，苏海峰．复方青黛丸致肝功能损害一例．中华皮肤科杂志，1993，26（1）：28.

［11］巩杰．复方青黛丸引起急性肝功能损害1例．药物流行病学杂志，1994，3（2）：97.

［12］徐庄伟，马鸿鸣，郭伟．复方青黛丸致肝损害2例报告．临床皮肤科杂志，1992，21（6）：344.

［13］李瑞孝，杨其伟．复方青黛丸致药物性肝炎1例．安徽医药，2003，7（5）：340.

［14］房培荣，王玉锦，王小蓉．口服复方青黛丸致肝脏损害一例．中国全科医学，2004，7（22）：113.

［15］韦诗云．复方青黛丸致药物性肝炎2例．中国中西医结合杂志，1994，9.

［16］李国良，梁洪彦．复方青黛丸致便血2例．中国农村医

学，1996，24（8）：49.

[17] 姜其学，王宏良．口服复方青黛丸致便血1例．临床皮肤科杂志，1994，23（3）：168.

[18] 宋宁静．复方青黛丸治疗银屑病诱发便血2例．皮肤病与性病，1995，2.

[19] 范慧英，杜玉兰，栾红．复方青黛丸致胃出血3例．中华皮肤科杂志，1995，28（5）：338.

[20] 张运华．复方青黛丸引起便血1例．中国皮肤性病学杂志，2003，17（1）：68.

[21] 李思明，王道田，吴彩云．口服复方青黛丸致消化道出血9例．中国皮肤性病学杂志2003，17（1）：55.

[22] 韩云国，王淑美，卢瑞友．复方青黛丸致便血2例．药物不良反应杂志，1999，1（3）：189.

[23] 魏兴，晏洪波．复方青黛丸引起急性溃疡性结肠炎2例．中华皮肤科杂志，1996，29（2）：133.

[25] 侯百珩．复方青黛丸致溃疡性结肠炎1例．山西中医，1993，（6）9.

[26] 宋钟娟，曹无升，朱永奋，等．复方青黛丸引起缺血性结肠炎1例．新药与临床，1991，10（2）：126.

[27] 马采云，孙桂玉．复方青黛丸致手指甲变黑1例．中国医院药学杂志，1997，17（7）：329.

[28] 董君健，王万卷．复方青黛丸致固定红斑型药疹1例．中国皮肤性病学杂志，1995，9（3）：189.

小结

银屑病治疗时可据证选用具有“清热凉血、解毒消斑”功用的复方青黛胶囊（丸）；具有“清热燥湿、活血解毒”功用的银屑灵；具有“清热凉血、养血润肤、祛风止痒”功用的消银颗粒（片）。血瘀证者可选用血府逐瘀胶囊、四物合剂、大黄䗪虫丸等。外用可选冰黄肤乐软膏等。

有柴胡注射液[1]、复方苦参注射液[2]、雷公藤多苷[3]、丹参注射液[4]、丹参粉针剂[5]、沈阳红药[6]等治疗银屑病的文献报道。

【参考文献】

［1］杨筱蔚．柴胡注射液治疗银屑病63例疗效观察．新疆中医药，2001，19（2）：30.

［2］汪家贵，黄曙光．复方苦参注射液治疗寻常型银屑病50例疗效观察．皮肤病与性病，2001，23（1）：22.

［3］冯景春等．雷公藤多苷治疗严重型银屑病13例临床分析．临床皮肤科杂志，1996，（4）：216.

［4］吕俊元．雷公藤片治愈重症关节病型银屑病2例疗效观察．临床皮肤科杂志，2002，31（7）：439.

［5］张地君，许速，王丽江，等．丹参注射液治疗寻常型银屑病58例临床报告．皮肤病与性病，1999，21（2）：8.

［6］赵广琼，李均，张信江，等．丹参粉针剂治疗银屑病的临床疗效及其血液流变学观察．贵州医药，2002，26（2）：103.

［7］余希真．沈阳红药治疗银屑病2例报告．辽宁医学杂志，1994，8（4）：204.

第八节 白癜风

白癜风是一种原发性的局限性或泛发性皮肤色素脱失症。本病可发生于任何年龄，男女发病率大致相等，但以青年人多见。易于诊断而难于治疗，影响容貌。皮损为大小不一、形状不规则的白色斑片，周围色素常较深，边界清楚，表面平滑，斑内毛发变白或正常。数目不定，单发或多发，可互相融合成大片。全身各处均可发生，但以面部、颈部、手背等局限性发病者为多。可对称、亦可单侧发生，有时可呈节段性或带状分布。一般无自觉症状。少数在病情进展期局部可有微痒。本病相当于中医“白驳风”、“白处”、“白毋奏”、“白癞”、“龙舐”、“白定”、“白驳”、“白癜”、“驳白”、“斑白”、“斑驳”等。主要病机为气血不和，肝肾亏损。治宜调和气血，滋补肝肾。

白癜风丸（胶囊）

【药物组成】当归　桃仁　红花　丹参*　紫草　川芎　香附　补骨脂　干姜　山药　黄芪　蒺藜　白鲜皮　乌梢蛇　龙胆

【功能与主治】活血行滞，祛风解毒。用于经络阻隔，气血不畅所致的白癜风，症见白斑散皮在分布、色泽苍白、边界较明显。白癜风，见上述证候者。

【临床应用】本品适用于白癜风，见皮色变白，边界清楚，不痒不痛，发无定处，形态各异而多见于头面、颈项、手足等暴露部位，甚或遍及全身，平时情绪忧郁的患者。

【文献报道】本品联合复方卡力孜然酊外用可提高疗效[1]。

【不良反应】文献报道1例服本品后引起药疹[2]。

【注意事项】本品治疗时间应在3个月以上。

【用法用量】丸剂：口服，一次6丸，1日2次；胶囊剂：口服，一次3~4粒，1日2次。

【规格】丸剂：每10丸重2克；胶囊剂：每粒装0.45克。

【参考文献】

[1] 邵成明．复方卡力孜然酊联合白癜风丸治疗白癜风临床疗效观察．临床皮肤科杂志，2008，37（2）：130.

[2] 潘静，刘秀英．口服白癜风胶囊引起药疹1例．中国中医药信息杂志，2001，8（12）：68.

外搽白灵酊

【药物组成】当归尾　没药　红花　苏木　红花　夹竹桃（叶）　白芷　白矾　马齿苋

【功能与主治】通经活血。用于因经络阻隔，气血凝滞所致，症见皮色变白，不痒不痛，发无定处，形态各异，多见于头面、颈项、手足等暴露部位，甚或遍及全身。临床应用于白癜风，见上述证候者。

【临床应用】

1. 本品适用于白癜风，见皮色变白，不痒不痛，发无定处，形态各异，多见于头面、颈项、手足等暴露部位，甚或遍及全身的患者外用。

2. 本品多与与白癜风内服药联合，可增强疗效。

【注意事项】

1. 皮肤破损处应禁用。

2. 本品为外用药，切忌内服。

3. 对本品或酒精过敏者禁用，过敏体质慎用。

4. 本品中夹竹桃有毒性，不可长期或过量使用。

【用法用量】外用，涂擦患处，1 日 3 次，3 个月为一疗程。

【规格】每瓶装 50 毫升。

白蚀丸

【药物组成】补骨脂　何首乌　灵芝　蒺藜　紫草　丹参*　降香　红花　牡丹皮　黄药子　苍术　龙胆草　海螵蛸　甘草*

【功能与主治】补益肝肾，活血祛瘀，养血祛风。用于肝肾不足，血虚风盛所致，症见皮色变白，不痒不痛，发无定处，形态各异而多见于头面、颈项、手足等暴露部位，甚或遍及全身。常伴腰酸腿软，疲劳困倦，五心烦热，失眠盗汗。

【临床应用】本品适用于白癜风，见皮色变白，不痒不痛，发无定处，形态各异而多见于头面、颈项、手足等暴露部位，甚或遍及全身，常伴腰酸腿软，神疲乏力，手足心热，夜间汗出，失眠的患者。

【不良反应】文献报道有服用本品后致 1 例急性黄疸型药物性

肝炎和2例急性药物性肝炎[1,2]。

【注意事项】

1. 本品含黄药子，可能引起肝损害，用药前和用药期间定期检查肝功能，若发现肝功异常要及时停药，避免超剂量、长期服用。

2. 避免与其他可能引起肝损害的中西药物同用，以免加重肝损害。

3. 儿童、老年人孕妇及哺乳期妇女慎用。

4. 肝功能不全患者禁用。

5. 忌食辛辣、生冷、油腻食物。

【用法用量】 口服，一次2.5克，1日3次。

【规格】 每瓶30克。

【参考文献】

[1] 周克明，施林林，殷颖蕴. 白蚀丸引起急性黄疸型药物性肝炎1例. 临床皮肤科杂志，2006，35（11）：737~738.

[2] 赵文艳. 白蚀丸致药物性肝炎2例. 齐齐哈尔医学院学报，2004，25（7）：766.

复方卡力孜然酊

【药物组成】 驱虫斑鸠菊　补骨脂　何首乌　当归　防风　蛇床子　白鲜皮　乌梅　白芥子　丁香

【功能与主治】 具有温肤散寒，祛风燥湿、舒经活络、活血化瘀及清除异常粘液质之功效，改善病灶部位皮肤的微循环，直接补充微量元素，增加皮肤的光敏作用，激活酪氨酸酶活性，促进皮肤中黑色素的合成。用于治疗白癜风。

【临床应用】本品具有清除异常粘液质的功效，能够改善病灶部位皮肤的微循环，直接补充微量元素，增加皮肤的光敏作用，激活酪氨酸酶活性，促进皮肤中黑色素的合成。

【文献报道】

1. 本品与新适确得霜[1]、卤米松乳膏[2]、他克莫司软膏[3]、白癜风丸[4]、复方甘草酸苷片[5,6]联合治疗白癜风可提高疗效。

2. 本品联合窄谱中波紫外线（NB～UVB）照射可明显提高疗效[7,8]。

【不良反应】使用本品后偶有局部皮肤发红、发痒、肿胀等反应，极少数出现水疱。停药或减少用药后可消退。

【注意事项】

1. 少数患者如出现红、肿、痒反应，可在使用前用适量白酒稀释或脱敏后使用。严重时应停药，待症状消退后继续用药。

2. 避免日光曝晒。曝晒、照射时间过久或用药过量可能引起水疱，如有水疱，应停止用药对症处理，待水疱痊愈后继续用药。

3. 若患者对该药敏感性高，出现过敏或皮炎表现，可延长擦药间隔，隔日或隔数日一次；或兑入适量白酒稀释后应用。

4. 复方卡力孜然酊中含有较多光敏性药物，搽药后日晒容易引起光敏性皮炎。对日光敏感患者用药后不必专门进行日晒。

5. 外用制剂，禁止口服和用于皮肤破损处，勿涂于正常皮肤上。

【用法用量】外用，适量，涂搽患处。将患处揉搓后涂抹，1日3～4次，涂药后继续轻轻揉搓至白斑发红为止。涂药30分钟后应日光或长波紫外线（黑光）照射，每日1～2次，照射时间开始1～5分钟，以后每次增加1至数分钟，每次照射时间以白斑发红为度。3个月为一疗程。

【规格】每瓶装30毫升。

【参考文献】

［1］何显雄．复方卡力孜然酊联合复方新适确得霜治疗白癜风疗效观察．中国麻风皮肤病杂志，2009，25（3）：231.

［2］向建光，宋纳辉，马显振．复方卡力孜然酊联合卤米松乳膏治疗白癜风临床疗效观察．现代中西医结合杂，2009，18

(6)：629.

[3] 奚丹，纪黎明，王玉茹，等.0.1%他克莫司软膏联合复方卡力孜然酊治疗白癜风. 中华皮肤科杂志，2008，41 (5)：347.

[4] 邵成明. 复方卡力孜然酊联合白癜风丸治疗白癜风临床疗效观察. 临床皮肤科杂志，2008，37 (2)：130.

[5] 阮仁杰. 复方卡力孜然酊联合复方甘草酸苷治疗白癜风46例疗效观察. 中国麻风皮肤病杂志，2007，23 (10)：922.

[6] 李志瑜，宋伟，魏婷，等. 复方卡力孜然酊联合窄谱中波紫外线、复方甘草酸苷片治疗白癜风疗效观察. 中国中西医结合皮肤性病学杂志，2009，8 (6)：357.

[7] 祝新，潭雪玲，冯丽珊，等. 复方卡力孜然酊联合窄谱中波紫外线治疗白癜风疗效观察. 广东医学，2010，31 (7)：907.

[8] 赵春华. 复方卡力孜然酊联合窄谱中波紫外线治疗白癜风疗效观察. 中国麻风皮肤病杂志，2009，25 (11)：857.

小结

中成药治疗白癜风关键要抓住主要病机，即气血不和或肝肾不足。气血不和型表现为白斑色淡或粉红，大小不等，边缘不规则，与正常皮肤的界限不清，周围无色素沉着，分布常无规律，有发展趋势，可伴有瘙痒，舌淡，苔薄，脉细等，治宜调和气血、疏散风邪，可选用白癜风胶囊、白灵片。肝肾不足型表现为白斑较小，境界清楚，边缘色素沉着较深，斑内毛发多变白，多见于眼睑周围及四肢远端，对称分布，发展缓慢，病程较长，或有遗传倾向，可兼有头昏、耳鸣、腰膝酸软、舌淡或红、苔少、脉细弱等，治宜滋补肝肾、养血祛风，可选用白蚀丸。此外，病程短，有风热征象，疹色有光泽，颜色为浅色素斑，可选川芎茶调颗粒、防风通圣丸；有湿热征象，可选栀子金花丸、三妙丸、当归苦参丸等。病程长，从补肾角度考虑，可辨证选用二至丸、首乌片、六味地黄丸、金匮肾气丸等；从活血化瘀角度，可辨证选用血府逐瘀胶囊、桂枝茯苓胶囊、小金丹等。

外用可选外搽白灵酊或复方卡力孜然酊。白癜风外用药注意事项：①外用药物范围应比白斑范围小一点，否则周围正常皮肤颜色会很快加深，使白斑更为明显；②可以使用雀啄搽，即用钝头的牙签蘸药，以一定的力度往皮损处一点一点搽药，以不觉明显疼痛为度。雀啄搽可以给皮损一定的刺激，并促进药物吸收；③部分患者使用后感觉皮损局部灼热疼痛，但皮损无明显皮炎表现，可嘱其将用药由1日2次改为1日1次，甚至2日一次。多数患者能慢慢接受并取得良好疗效。

第九节　脱　发

脂溢性脱发，又称雄激素源性脱发，以额部及头顶部渐进性脱发为表现，发病与雄激素水平过高有一定关系，有遗传倾向。本病相当于中医“发蛀脱发”。主要病机湿热，或血虚，治宜清热利湿，或养血祛风。

斑秃，又名圆形脱发，是一种以头发突然成片脱落，局部皮肤正常，自觉症状不明显的常见皮肤病。本病可发生于任何年龄，但尤以青年人患病更为普遍，常在过度劳累、睡眠不足或受到刺激后发生。本病相当于中医“油风”。主要属肝肾不足，气血亏虚。治宜补益肝肾，养血益气。

生发酊

【药物组成】补骨脂　闹羊花　生姜

【功能与主治】温经通脉。用于因经络阻隔，气血不畅所致，症见突然脱发，呈圆形或椭圆形，逐渐加重，甚至毛发全部脱落，常伴有头晕，目眩，耳鸣，疲倦，畏寒。临床应用于斑秃，见上述证候者。

【临床应用】

1. 本品适用于脱发，见突然脱发，范围较小，呈圆形或椭圆形，逐渐加重，甚至毛发全部脱落，常伴有头晕，目眩，耳鸣，疲倦的患者。

2. 本品为外用药，可与内服中成药同用以提高疗效，如斑秃丸、养血生发胶囊、天麻首乌片等。

【注意事项】

1. 本品中含闹羊花有毒，不可大面积、超量或长期使用。

2. 局部皮肤有破损时不宜使用。

3. 本品为外用药，切忌口服及误入眼内。

【用法用量】外用，涂擦患处，1 日 2~3 次。

【规格】每瓶装 20 毫升。

斑秃丸

【药物组成】熟地黄　制何首乌　当归　丹参*　地黄　白芍*（炒）　五味子　木瓜　羌活

【功能与主治】补益肝肾，养血生发。用于肝肾不足，血虚风盛所致，症见突然脱发，呈圆形或椭圆形，逐渐加重，甚至毛发全部脱落，可伴有头晕，目眩，耳鸣，五心烦热，腰腿痠软，夜寐不安。斑秃、全秃、普秃，见上述证候者。

【临床应用】

1. 本品适用于脱发，见突然脱发，呈圆形或椭圆形，逐渐加重，甚至毛发全部脱落，常伴有头晕，目眩，耳鸣，手足心热，腰膝酸软，失眠的患者。

2. 可配合皮损部位梅花针叩刺或外用生发酊等局部治疗，以提高疗效。

【文献报道】

1. 本品联合胱氨酸片口服可提高疗效[1]。

2. 本品联合联合 CO2 氦氖激光治疗斑秃三个月，有效率达83.33%，单用本品有效率为56.36%[2]。

【注意事项】

1. 不宜用于假性斑秃（患处头皮萎缩，不见毛囊口）及脂溢性脱发。

2. 忌食辛辣食品。

3. 服药期间应保持平静的心态及充足的睡眠。

【用法用量】 口服，一次1丸，1日3次。

【规格】 每丸重9克。

【参考文献】

［1］路永红，周谦．斑秃丸联合胱氨酸治疗斑秃31例疗效分析．中国皮肤性病学杂志，2007，21（6）：382.

［2］吴波，路永红，周培媚，等．斑秃丸联合CO2氦氖激光治疗斑秃疗效观察．中国麻风皮肤病杂志，2010，26（2）：84.

养血生发胶囊

【药物组成】 熟地黄　当归　白芍*　制何首乌　菟丝子　川芎　羌活　天麻　木瓜

【功能与主治】 养血祛风，益肾填精。用于因血虚风盛，肾精不足所致，症见突然脱发，呈圆形或椭圆形，逐渐加重，甚者毛发全部脱落，偶可伴有头晕，目眩，耳鸣，五心烦热，腰腿酸软，夜寐不安等症。斑秃、全秃，见上述证候者。

【临床应用】本品适用于脱发，见突然脱发，伴有头晕，目眩，耳鸣，手足心热，腰酸乏力，眼干，失眠或头皮发痒、头屑增多，油腻秽浊，毛发稀疏，枯焦的患者。

【文献报道】

1. 本品联合2%米诺地尔溶液外用治疗斑秃，1日2次，四个月后，总有效率达94.3%[1]。

2. 本品联合首乌片治疗斑秃，疗程1~6个月，痊愈率92.5%，总有效率达100%[2]。

【不良反应】 文献报道服本品后致药物性肝炎、严重肝损害各1例[4,5]。1例本品与首乌片同用引起肝功损害的报道[3]。

【注意事项】

1. 平时食欲减退，恶心，大便粘腻的脾虚湿滞者不宜使用。

2. 假性斑秃（患处头皮萎缩，不见毛囊口）不适用。

3. 在治疗前和治疗期间要定期检查肝功能，避免超量或长期服用。

4. 服药期间饮食宜清淡，忌辛辣刺激性食物。

5. 服用2~3个月为一疗程。

6. 生活应有规律，保证充足睡眠。

【用法用量】 口服，一次4粒，1日2次。

【规格】 胶囊剂：每粒装0.5克。

【参考文献】

[1] 张宇，张建萍，包为政. 2%米诺地尔溶液外用联合养血生发胶囊口服治疗斑秃104例疗效观察. 临床皮肤科杂志，2005，36（6）：350.

[2] 黄琼. 养血生发胶囊合首乌片治疗油风40例疗效观察. 云南中医中药杂志，2006，27（4）：23.

[3] 霍敏英，凌世华. 首乌片、养血生发胶囊同服引起肝炎. 药物不良反应杂志，2004，（5）：335.

[4] 刘绍莉. 养血生发胶囊致药物性肝炎1例. 中国医院药学杂志，2006，26（12）：1584.

[5] 李云富，耿秀双. 养血生发胶囊致严重肝脏损害1例. 中国煤炭工业医学杂志，2008，11（12）：1940.

天麻首乌片

【药物组成】 天麻　何首乌　熟地黄　墨旱莲　女贞子　黄精

当归　白芍*　桑叶　蒺藜（炒）　丹参*　川芎　白芷　甘草*

【功能与主治】滋阴补肾，养血熄风。用于肝肾阴虚所致的头晕目眩、头痛耳鸣、口苦咽干、腰膝痠软、脱发、白发；脑动脉硬化、早期高血压、血管神经性头痛、脂溢性脱发，见上述证候者。

【临床应用】本品适用于脱发，见头发花白、脱落，常伴头晕，耳鸣，口苦，眼干，神疲乏力，腰膝酸软的患者，尤其是神经性脱发和脂溢性脱发，见上述伴发症状的患者。

【文献报道】本品能防治化疗药物所致之脱发。具体用法：按照常规的抗肿瘤方案治疗，治疗组加服天麻首乌片，一次6片，每日3次，口服至化疗结束后半个月，有效率达90%[1]。

【注意事项】

1. 平时食欲减退，恶心，大便粘腻的脾虚湿滞者不宜使用。
2. 饮食宜清淡、低盐、低脂，勿过饱。
3. 忌食生冷、辛辣、油腻之品，忌烟、酒、浓茶。

【用法用量】口服，一次6片，1日3次。

【规格】每片芯重0.3克。

【参考文献】

［1］杨大雅，欧阳天成．天麻首乌片治疗恶性肿瘤化疗后脱发60例．中华全科医师杂志，2007，6（11）：667.

小结

脱发的致病因素多，病情复杂，但主要病因不仅在于局部毛发功能的改变，更应是整体机能的异常，临床要重视整体观念，尤其注意阴阳平衡以调节机体免疫功能为根本，立足整体，全方位地采取多种给药途经和治疗手段，综合治疗以提高本病疗效。临证注意辨证论治、内外治结合、中西医结合的治疗方法，大部分病例易于治愈。如辨证为血热生风可选用七宝美髯丹，肝郁血瘀用逍遥丸，肝肾不足用斑秃丸，气血两虚用人参养荣丸、养血生发胶囊等。

文献报告有用东方活血膏[1]、雷公藤片治疗斑秃[2]。

【参考文献】

[1] 孙旭，艾国军，杨淼．东方活血膏治疗斑秃32例．中国乡村医药，2001，8（4）：31.

[2] 周雅，范秀芝，姚林春，等．雷公藤片治疗94例斑秃疗效观察．新医学，2000，31（3）：161.

第十节 褥 疮

褥疮系患者身体长期受压部位，因血液循环不好、营养缺乏而引起的组织坏死。相当于中医"席疮"。主要病机为气血亏虚，筋脉失养。治宜益气通络，养血润肤。

创 灼 膏

【药物组成】 石膏（煅） 炉甘石（煅） 甘石膏粉 苍术 木瓜 防己 延胡索（醋制） 黄柏 郁金 虎杖 地榆 冰片 白及*

【功能与主治】 清热解毒，消肿止痛，祛腐生肌。用于烧伤，冻疮，褥疮，外伤，手术后创口感染，慢性湿疹及常见疮疖。

【临床应用】 本品适用于褥疮，见受压部位溃破，疮面经久不愈，局部渗液，或有疼痛的患者。

【文献报道】

1. 本品与重组人表皮细胞生长因子混合使用可促进褥疮创面修复[1]。

2. 本品加胰岛素治疗Ⅱ~Ⅲ度褥疮效果显著[2]。

【注意事项】

1. 不宜用于破溃处无明显红肿的患者。
2. 本品为外用药，禁止内服。
3. 忌食辛辣、油腻、海鲜等食品。

4. 切勿接触眼睛、口腔等黏膜处。

【用法用量】外用，涂敷患处，如分泌物较多，每日换药1次，分泌物较少，2~3日换药1次。

【规格】每支装35克。

【参考文献】

[1] 侯霞，卢珠倩，吴丽梅．创灼膏促进褥疮创面修复的研究．药物与临床，2007，4（9）：58.

[2] 张淑彬．创灼膏加胰岛素治疗Ⅱ~Ⅲ度褥疮．四川医学，2000，21（8）：712.

小结

褥疮的防治要做到以下几点：①对创面作系统评估。全身性评估患者潜在的疾病、合并症、营养情况、经济状况等。局部评估是急性还是慢性创面，创面的深度、大小、组织的丢失量、存活情况、感染程度等，根据评估的情况拟定治疗方案。②合理清创。对于大量坏死组织或坏死组织与其他成分混合在一起时，需将手术清创或机械清创与自溶性清创联合使用。③使用综合疗法促进肉芽组织生长。由于褥疮是全身、局部因素综合作用引起的皮肤组织变性、坏死的病理过程，因此应采取局部治疗为主、全身治疗为辅的综合措施。采用气垫床，上面加棉垫，使气垫床柔软舒适。④可配合鹅颈灯烤治疗：灯烤具有消炎、解痉、镇痛、促进创面干燥结痂、保护上皮、利于伤口愈合的作用。⑤有下列中成药治疗褥疮的文献报道：如意金黄散调生姜汁和蛋清外敷治疗褥疮[1]；珍珠粉、龙珠软膏合用治疗褥疮[2]；京万红烫伤膏治疗慢性溃疡及褥疮[3]；生肌散治疗褥疮[4]；紫花烧伤膏治疗褥疮[5]；双料喉风散治疗褥疮[6]；独一味胶囊外敷治疗褥疮[7]；七厘散外用治疗褥疮[8]；马应龙麝香痔疮膏治疗褥疮[9~14]等。

【参考文献】

[1] 冯豫萍，付连江，李旭鹏．如意金黄散调生姜汁和蛋清外敷治疗褥疮等．黑龙江护理杂志．1996，2（4）：31.

[2] 艾惠兰，黄一宪，周银珍．珍珠粉、龙珠软膏合用治疗褥疮．湖北中医杂志，2000，22（10）：38.

[3] 陈帮一，樊兆红．京万红烫伤膏治疗慢性溃疡及褥疮疗效观察．实用中西医结合杂志，1997，10（11）：1120.

[4] 董庆梅，张芳，田蕊．生肌散治疗褥疮的护理体会．内蒙古中医药，2002，21（1）：43.

[5] 吴熹，李培珍．紫花烧伤膏治疗褥疮的疗效观察．护理研究，2002，16（4）：215.

[6] 窦乐花，尹光山．双料喉风散治疗褥疮15例．山东医药，2002，42（3）：39.

[7] 李锡彪．独一味胶囊外敷治疗褥疮30例．中国中医药信息杂志，2002，9（4）：66.

[8] 孙华玲．七厘散外用治疗褥疮．中国民间疗法，2002，10（1）：62.

[9] 连增林．马应龙麝香痔疮膏治疗褥疮12例．医药导报，1996，15（4）：168.

[10] 朱李艳．马应龙麝香痔疮膏治疗褥疮18例．现代中西医结合杂志，2005，14（14）：1812.

[11] 周雪云，代忠军．马应龙麝香痔疮膏治疗褥疮的临床观察．中医外治杂志，2005，14（1）：43.

[12] 周美儿．马应龙麝香痔疮膏治疗Ⅱ~Ⅲ度褥疮17例体会．现代中西医结合杂志，2005，14（11）：1458.

[13] 林晓芳．马应龙麝香痔疮膏外涂治疗压疮42例临床护理．齐鲁护理杂志，2008，14（19）：75.

[14] 孙美兰．湿润烧伤膏与马应龙麝香痔疮膏联合外用治疗压疮56例疗效观察．云南中医中药杂志，2008，29（1）：23.

第十一节 冻疮

冻疮是由寒冷引起的局限性皮肤炎症损害。常见于冬季，病程缓慢，气候转暖后自愈，易复发。本病相当于中医“冻疮”、“冻烂肿疮”。主要病机为寒凝血脉，气血凝滞。治宜温经散寒、活血通络。

风痛灵

【药物组成】乳香 没药 血竭 樟脑 冰片 麝香草脑 薄荷脑 水杨酸甲酯适量 丁香罗勒油

【功能与主治】活血化瘀，消肿止痛。用于扭挫伤痛，风湿痹痛，冻疮红肿。

【临床应用】

1. 本品适用于冻疮，见局部肿胀、痛痒明显，麻木，青紫，或起水泡，甚至破溃成疮的患者。

2. 冻疮未破者可用茄子秆，辣椒秆或祁艾、冬瓜皮、桂皮各10克水煎热泡，每日1~2次，一次30分钟。

3. 冻疮已破者可用中药紫色疽疮膏、化毒散软膏。

【不良反应】有报道本品可致过敏反应[1,2]。

【注意事项】

1. 本品为外用药，禁止内服。

2. 忌食辛辣、油腻、海鲜等食品。

3. 切勿接触眼睛、口腔等黏膜处。

【用法用量】外用，适量涂擦于患处，1日数次。或均匀喷涂于所备敷贴的吸附层上，再贴于患处。必要时用湿毛巾热敷后，随即涂擦，以增强疗效，但以患者皮肤能耐受为度。

【规格】每瓶装（1）6毫升（2）9毫升。

【参考文献】

［1］朱丽君．风痛灵引起接触性皮炎1例．上海中医药杂志，1988，(9)：34.

［2］项锡林．风痛灵致严重过敏1例．重庆医药，1990，19(2)：59.

小结

中医认为冻疮系阳气不达，复感寒冷侵袭，气血运行不畅，经脉阻隔、气血凝滞肌肤。辨证为阳气不达，寒冷侵袭，气血凝滞。治宜温经散寒、活血通络。常用当归四逆汤或阳和汤加减治疗。治疗冻疮的中成药主要有具有“清热解毒，消肿止痛，祛腐生肌”功用的创灼膏和具有“活血化瘀，消肿止痛”功用的风痛灵。有下列中成药治疗褥疮的文献报道：十滴水治疗冻疮有特效[1]；京万红软膏治疗局部冻疮[2]；绿药膏配马应龙麝香痔疮膏外用治疗冻疮溃烂[3]；马应龙麝香痔疮膏治疗冻疮[4]等。

【参考文献】

［1］蔡桂霞，王雅娟，秦丽华．十滴水治疗冻疮有特效．中国民间疗法，1999，(1)：46.

［2］黄仁泽，李辉，戴玉梅．京万红软膏治疗局部冻疮．北方医学杂志，1994，8(2)：19.

［3］信高明，佟敏．绿药膏配马应龙麝香痔疮膏外用治疗冻疮溃烂．中国临床医生，2001，29(11)：43.

［4］艾东方，吴俊．马应龙麝香痔疮膏治疗冻疮46例．时珍国医国药，2005，16(7)：640.

第十五章　五官科用药

第一节　浆液性耳廓软骨膜炎

浆液性耳廓软骨膜炎又名耳廓假性囊肿，是指耳廓软骨夹层内的非化脓性浆液性囊肿。多发生于一侧耳廓的外侧前面上部，内有浆液性渗出液，形成囊肿样隆起。中医多属“耳廓痰包”范畴，其核心病机为痰浊凝滞，困结于耳，应采用祛痰散结的治疗原则。

二陈丸

【药物组成】陈皮　半夏（制）*　茯苓　甘草*　辅料：生姜

【功能与主治】燥湿化痰，理气和胃。用于痰湿停滞导致的咳嗽痰多，胸脘胀闷，恶心呕吐。

【临床应用】

1. 本品适用于耳廓假性囊肿初起，囊肿较小，不红不痛，无灼热感，穿刺抽出液淡黄的患者。
2. 耳廓假性囊肿较大者，可穿刺抽液后服用本品。

【注意事项】

1. 本品药味辛燥易伤阴津，不可久服。
2. 慢性支气管炎，见干咳无痰、或伴见口干咽干者忌用。
3. 不宜在服药期间同时服用滋补性中药。
4. 忌烟、酒及辛辣、生冷、油腻食物。
5. 服用三天，症状无改善，应停药，酌情治疗。

【用法用量】口服，一次9~15克，1日2次。

【规格】每100粒重6克。

常用品牌：北京同仁堂。

小结

中医认为耳廓假性囊肿是因痰浊凝滞而致，治疗宜祛痰散结。本病初起，囊肿较小者，可口服二陈丸。二陈丸含有半夏，不宜与乌头同用；二陈丸含有甘草，不宜与甘遂、海藻、大戟、芫花同用。此外，本品辛香温燥，易伤阴津，不易长期服用。

第二节　浆外耳湿疹

外耳湿疹是耳廓、外耳道及其周围皮肤的变应性皮肤浅表性炎症。致病因素包括富含蛋白质的食物，如牛奶和蛋类，经呼吸道吸入的花粉、尘螨等。中医多属“旋耳疮”范畴，其核心病机为湿热邪毒积聚耳窍，引动肝经之火，循经上犯，蒸灼耳廓肌肤所致，应采用清热解毒祛湿的治疗原则。

龙胆泻肝丸（颗粒、口服液）

【药物组成】龙胆　黄芩　栀子（炒）　盐车前子　泽泻　木通　酒当归　地黄　柴胡　炙甘草*

【功能与主治】清肝胆，利湿热。用于肝胆湿热，头晕目赤，耳鸣耳聋，胁痛口苦，尿赤，湿热带下。

【临床应用】

1. 本品适用于外耳湿疹，见局部渗液、色黄、皮肤瘙痒、糜烂、灼热，常伴头晕，耳鸣，耳部疼痛，口苦，咽干，舌苔黄腻的患者。

2. 若局部红肿、疼痛、瘙痒、流黄水明显者，可配合外用如意金黄散。

【注意事项】

1. 清肝胆实火，若脾胃虚寒，胃部冷痛，大便稀者慎用。

2. 含有活血、淡渗利湿之品，有碍胎气，孕妇慎用。

3. 苦寒，易伤正气，儿童、体弱年迈者慎服，即使体质壮实者，不可过服、久服。

4. 原发性高血压患者服药后出现高血压危象者，应立即停药并采取相应急救措施。

5. 肾功能不全患者慎用。

6. 对本品过敏者禁用，过敏体质者慎用。

7. 在服药期间不宜同时服用滋补性中药。

8. 服药后大便次数增多且不成形者，应酌情减量。

9. 服药期间饮食宜清淡易消化之品，忌食烟、酒及辛辣、油腻之品，以免助热生湿。

【用法用量】 丸剂：口服，水丸一次 3~6 克，1 日 2 次，大蜜丸一次 1~2 丸，1 日 2 次；颗粒剂：开水冲服，一次 4~8 克，1 日 2 次；口服液：口服，一次 10 毫升，1 日 3 次。

【规格】 丸剂：大蜜丸每丸重 6 克，水丸每 100 粒重 6 克；颗粒剂：每袋装 4 克；口服液：每支装 10 毫升。

常用品牌：北京同仁堂。

小结

外耳湿疹是因湿热邪毒积聚耳窍，引动肝经之火，循经上犯，蒸灼耳廓肌肤所致，应采用清热解毒祛湿的治疗原则。可选用龙胆泻肝丸治疗，同时应根据皮肤表现不同，选择不同的外用药物。服用龙胆泻肝丸时应注意，本品苦寒，易伤正气，体弱年迈者慎用，即使体质壮实者，也当中病即止，不可过服、久服。

第三节 外耳道感染

外耳道感染可分为两类，一类为外耳道局限性炎症，又称外耳道疖；另一类为外耳道弥漫性炎症，又称弥漫性外耳道炎。多为细菌感染所致。中医多属“耳疖、耳疮”范畴，其核心病机为热毒壅盛，阻滞耳窍经脉所致，应采用清热解毒，消肿止痛的治疗原则。可分为风热邪毒外侵证和肝胆湿热上蒸证，分别以疏风清热，解毒消肿和清泻肝胆、利湿消肿为治法。

连翘败毒丸

【药物组成】连翘　金银花　苦地丁　天花粉*　黄芩　黄连　黄柏　大黄　苦参*　荆芥穗　防风　白芷　羌活　麻黄　薄荷　柴胡　当归　赤芍*　甘草*

【功能与主治】清热解毒，散风消肿。用于脏腑积热，风热湿毒引起的疮疡初起，红肿疼痛，憎寒发热，风湿疙瘩，遍身刺痒，大便秘结。

【临床应用】

1. 本品适用于外耳道感染，见局限性红肿热痛，瘙痒，可有渗出，常伴大便干燥、秘结，舌红苔黄的患者。

2. 局部可配合应用如意金黄散、金黄膏、黄连膏、鱼石脂软膏等增强疗效。

【注意事项】

1. 无明显红肿热痛者不宜服用。
2. 孕妇禁用。
3. 忌食辛辣、油腻、海鲜等食品。
4. 高血压、心脏病患者慎服。
5. 本品含麻黄，高血压、心脏病患者及运动员慎用。

【用法用量】口服，水丸：一次6克，1日2次。

【规格】每100粒重6克。

常用品牌：北京同仁堂。

如意金黄散

【药物组成】黄柏　大黄　姜黄　白芷　天花粉*　陈皮　厚朴　苍术　生天南星　甘草*

【功能与主治】清热解毒，消肿止痛。用于热毒瘀滞肌肤所致疮疡肿痛、丹毒流注，症见肌肤红、肿、热、痛，亦可用于跌打损伤。

【临床应用】

1. 本品适用于外耳道感染，见局限性红肿热痛明显，舌红苔黄的患者。

2. 若皮肤局限性红肿突起，触之较软，已形成脓肿者，应切开排脓后服用。

【注意事项】

1. 红肿热痛明显、局限，用清茶调敷；红肿热痛不明显，不局限，用醋或葱酒调敷。

2. 忌食辛辣、油腻、海鲜等食品。

3. 本品为外用药，不可内服。

【用法用量】外用，红肿焮热，疼痛，用清茶调敷；漫肿无头，用醋或葱酒调服敷；亦可用植物油或蜂蜜调敷，1日数次。

【规格】每袋装（1）15克（2）30克。

小结

中成药治疗外耳道感染关键要区分表热证和里热证，表热证可选用连翘败毒丸，里热证可选用龙胆泻肝丸，同时局部应用如意金黄散。若已形成脓肿，则应切开排脓。

第四节 分泌性中耳炎

分泌性中耳炎是多种原因所致的鼓室黏膜的渗出性炎症，以鼓室积液及听力下降为特征的中耳非化脓性炎症疾病。可分为急性和慢性两种。中医多属“耳胀、耳闭”范畴，初期多属风邪外袭，痞塞耳窍，或肝胆湿热，上蒸耳窍；病久多属脾虚失运，湿浊困耳，或邪毒滞留，气血瘀阻。分别以疏风散邪、清泻肝胆、健脾利湿、行气活血为治法。

芎菊上清丸（片、颗粒）

【药物组成】 川芎　菊花　黄芩　栀子　炒蔓荆子　黄连　薄荷　连翘　荆芥穗　羌活　藁本　桔梗　防风　甘草*　白芷

【功能与主治】 清热解表，散风止痛。用于外感风邪引起的恶风身热，偏正头痛，鼻流清涕，牙疼喉痛。

【临床应用】

1. 本品适用于头痛，见发热怕风，鼻塞流黄涕，咽喉肿痛，口渴欲饮，苔薄黄者。

2. 伴有咽干、咽痛者，可以配合使用板蓝根颗粒等。

3. 伴有大便干结的，可以配合使用新清宁片口服。

【注意事项】

1. 忌烟、酒及辛辣食物。

2. 高血压、心脏病、肝病、糖尿病、肾病等慢性病严重者应慎用。

3. 不宜在服药期间同时服用滋补性中药。

4. 对本品过敏者禁用，过敏体质者慎用。

5. 服药后大便次数增多且不成形者，应酌情减量。

6. 体虚者慎用。

【用法用量】 丸剂：口服，大蜜丸一次1丸，水丸一次6克，1日2次；片剂：口服，一次4片，1日2次；颗粒剂：开水冲服，一次1袋，1日3次。

【规格】 丸剂：大蜜丸每丸重9克，水丸每50粒重3克；片剂：每片重0.3克；颗粒剂：每袋装10克。

常用品牌：北京同仁堂。

龙胆泻肝丸（颗粒、口服液）

【药物组成】 龙胆 黄芩 栀子（炒） 盐车前子 泽泻 木通 酒当归 地黄 柴胡 炙甘草*

【功能与主治】 清肝胆，利湿热。用于肝胆湿热，头晕目赤，耳鸣耳聋，胁痛口苦，尿赤，湿热带下。

【临床应用】

本品适用于分泌性中耳炎，见耳胀明显，微痛，鼓膜周边清楚充血，穿刺抽出液色黄粘稠，常伴急躁易怒，口苦口干，舌苔黄腻者。

【注意事项】

1. 清肝胆实火，若脾胃虚寒，胃部冷痛，大便稀者慎用。
2. 含有活血、淡渗利湿之品，有碍胎气，孕妇慎用。
3. 苦寒，易伤正气，儿童、体弱年迈者慎服，即使体质壮实者，不可过服、久服。
4. 原发性高血压患者服药后出现高血压危象者，应立即停药并采取相应急救措施。
5. 肾功能不全患者慎用。
6. 对本品过敏者禁用，过敏体质者慎用。
7. 不宜在服药期间同时服用滋补性中药。
8. 服药后大便次数增多且不成形者，应酌情减量。
9. 服药期间饮食宜清淡易消化之品，忌食烟、酒及辛辣、油腻之品，以免助热生湿。

【用法用量】丸剂：口服，水丸一次3~6克，1日2次，大蜜丸一次1~2丸，1日2次；颗粒剂：开水冲服，一次4~8克，1日2次；口服液：口服，一次10毫升，1日3次。

【规格】丸剂：大蜜丸每丸重6克，水丸每100粒重6克；颗粒剂：每袋装4克；口服液：每支装10毫升。

常用品牌：北京同仁堂。

小结

中成药治疗分泌性中耳炎应注意区分是急性期、慢性期，急性期表热证可用芎菊上清丸、里热证可用龙胆泻肝丸。若鼓室有积液，可行鼓膜穿刺抽液术。

第五节　急性化脓性中耳炎

急性化脓性中耳炎是因致病菌感染引起中耳黏膜的化脓性炎症。病变主要位于黏膜，以耳痛，鼓膜充血、穿孔、流脓为主要症状。中医多属"脓耳"范畴，其核心病机为风热邪毒结聚耳窍、或肝胆火盛上攻耳窍，应采用疏风清热、解毒消肿，清肝泻火、解毒排脓的治疗原则。

芎菊上清丸（片、颗粒）

【药物组成】川芎　菊花　黄芩　栀子　炒蔓荆子　黄连　薄荷　连翘　荆芥穗　羌活　藁本　桔梗　防风　甘草*　白芷

【功能与主治】清热解表，散风止痛。用于外感风邪引起的恶风身热，偏正头痛，鼻流清涕，牙疼喉痛。

【临床应用】

1. 本品适用于急性化脓性中耳炎，见突发耳痛并呈进行性加重，或有耳内流脓，色淡黄，鼓膜充血明显，穿刺抽出液清稀的患者。

2. 服用本药的同时，可配合使用能够收缩血管的滴鼻液滴鼻，促使耳窍通畅和积液的排出。

3. 若鼓室形成脓液，则应充分排脓后服用药物。

【注意事项】

1. 黄芩对肠道有明显抑制作用，可使地高辛、维生素 B_{12} 等药物吸收增加，排泄减慢。故本药不宜与地高辛、维生素 B_{12} 同用。

2. 不宜在服药期间同时服用滋补性中药。

3. 对本品过敏者禁用，过敏体质者慎用。

4. 本品有黄连，含小檗碱（黄连素），孕妇，儿童慎服。

5. 忌烟、酒及辛辣食物。

6. 服药后大便次数增多且不成形者，应酌情减量。

【用法用量】 丸剂：口服，大蜜丸一次1丸，水丸一次6克，1日2次；片剂：口服，一次4片，1日2次；颗粒剂：开水冲服，一次1袋，1日3次。

【规格】 丸剂：大蜜丸每丸重9克，水丸每50粒重3克；片剂：每片重0.3克；颗粒剂：每袋装10克。

常用品牌：北京同仁堂。

龙胆泻肝丸（颗粒、口服液）

【药物组成】 龙胆　黄芩　栀子（炒）　盐车前子　泽泻　木通　酒当归　地黄　柴胡　炙甘草*

【功能与主治】 清肝胆，利湿热。用于肝胆湿热，头晕目赤，耳鸣耳聋，胁痛口苦，尿赤，湿热带下。

【临床应用】

本品适用于急性化脓性中耳炎，见突发剧烈耳痛，耳鸣、耳聋，耳内流脓量多、黄稠或带红色，鼓膜穿刺抽出液色黄粘稠，常伴急躁易怒，口苦口干，舌苔黄腻者。

【注意事项】

1. 清肝胆实火，若脾胃虚寒，胃部冷痛，大便稀者慎用。

2. 含有活血、淡渗利湿之品，有碍胎气，孕妇慎用。

3. 苦寒，易伤正气，儿童、体弱年迈者慎服，即使体质壮实者，不可过服、久服。

4. 原发性高血压患者服药后出现高血压危象者，应立即停药并采取相应急救措施。

5. 肾功能不全患者慎用。

6. 对本品过敏者禁用，过敏体质者慎用。

7. 不宜在服药期间同时服用滋补性中药。

8. 服药后大便次数增多且不成形者，应酌情减量。

9. 服药期间饮食宜清淡易消化之品，忌烟、酒及辛辣、油腻之品，以免助热生湿。

【用法用量】 丸剂：口服，水丸一次 3~6 克，1 日 2 次，大蜜丸一次 1~2 丸，1 日 2 次；颗粒剂：开水冲服，一次 4~8 克，1 日 2 次；口服液：口服，一次 10 毫升，1 日 3 次。

【规格】 丸剂：大蜜丸每丸重 6 克，水丸每 100 粒重 6 克；颗粒剂：每袋装 4 克；口服液：每支装 10 毫升。

常用品牌：北京同仁堂。

小结

中成药治疗急性化脓性中耳炎应注意区分是表热证、里热证，表热证可用芎菊上清丸，里热证可用龙胆泻肝丸。同时应用消炎止痛的滴耳液。

第六节　慢性化脓性中耳炎

慢性化脓性中耳炎是中耳黏膜、骨膜深达骨质的慢性化脓性炎症，临床以长期或间断流脓、鼓膜穿孔和听力下降为特点，可引起严重的颅内外并发症。中医多属“脓耳”范畴，其核心病机为脾虚湿困、肾元亏损。分别以健脾渗湿、补肾培元为治法。

参苓白术丸（散）

【药物组成】人参* 茯苓 白术（麸炒） 山药 白扁豆（炒） 莲子 薏苡仁（炒） 砂仁 桔梗 甘草*

【功能与主治】健脾、益气。用于体倦乏力，食少便溏。

【临床应用】

1. 本品适用于慢性中耳炎，见耳内流脓日久，脓液清稀、量多、无臭味，多呈间歇性发作，常伴头昏沉，神疲乏力，食欲减退，大便稀，舌苔白腻的患者。

2. 口服本药的同时，应配合使用抗生素滴耳液。

【注意事项】

1. 本方稍偏温燥，阴虚火旺者慎用，主要表现为手足心热，心烦失眠，口渴喜饮，急躁易怒，大便干。

2. 不宜与感冒类药物同用。

3. 湿热泄泻，表现为口苦口干，大便臭秽不爽，肛门灼热；水肿；厌食及痰火咳嗽，主要表现为咳嗽咳痰，痰粘色黄，面色红，身热患者忌服。

4. 孕妇慎用。

5. 忌食油腻荤腥等不易消化食品。

【用法用量】丸剂：口服，一次6克，1日3次；散剂：口服，一次6~9克，1日2~3次。

【规格】丸剂：每100粒重6克；散剂：每袋装（1）3克（2）6克（3）9克。

常用品牌：北京同仁堂。

知柏地黄丸

【药物组成】熟地黄 山茱萸（制） 山药 知母 黄柏 茯苓 泽泻 牡丹皮

【功能与主治】 滋阴降火。用于阴虚火旺，潮热盗汗、口干咽痛、耳鸣遗精、小便短赤。

【临床应用】

1. 本药适用于慢性中耳炎，见耳内流脓日久，量少、豆腐渣样、恶臭，反复发作，听力减退，常伴手足心热，腰膝酸软，失眠，舌红苔少的患者。

2. 口服本药的同时，应配合使用抗生素滴耳液。

【注意事项】

1. 本药不宜与酶类制剂如多酶片、胃蛋白酶配伍，因两者可产生沉淀，使药效降低。

2. 服药期间饮食宜选清淡易消化之品，忌食辛辣、油腻之品。

【用法用量】 口服，水蜜丸：一次 6 克；小蜜丸：一次 9 克；大蜜丸：一次 1 丸，1 日 2 次；浓缩丸：一次 8 丸，1 日 3 次。

【规格】 小蜜丸：每袋 9 克；水蜜丸：每 100 粒重 20 克；大蜜丸：每丸重 9 克；浓缩丸：每 8 丸相当于原生药 3 克。

常用品牌：北京同仁堂。

小结

中成药治疗慢性化脓性中耳炎应注意区分脾虚湿困证和肾元亏损证，脾虚湿困证可用参苓白术散，肾元亏损证可用知柏地黄丸。同时应用消炎止痛的滴耳液。

第七节 耳鸣 耳聋

耳鸣是指患者自觉耳中鸣响而周围环境中并无相应的声源。耳聋是指不同程度的听力减退。引起耳鸣耳聋的原因较多，临床分虚实两类：实者多因外邪、脏腑实火上扰耳窍，或瘀血、痰饮蒙蔽清窍；虚者多为脏腑虚损，清窍失养所致。治宜疏风清热、清肝泻火、化痰清热、活血化瘀、补肾填精、益气养血。

愈风宁心片（滴丸）

【药物组成】葛根

【功能与主治】解痉止痛，增强脑及冠脉血流量。用于高血压头晕，头痛，颈项疼痛，冠心病，心绞痛，神经性头痛，早期突发性耳聋等症。

【临床应用】

1. 本品适用于耳鸣耳聋早期，见起病急，如吹风样，昼夜不停，伴有耳胀闷不适的患者。

2. 可配合静脉点滴扩血管、改善微循环的药物。

【不良反应】

1. 少数病例服药后有头胀感，个别溃疡患者服药第一周内有轻度腹胀及上腹部有不适感。

2. 个别患者有皮肤过敏反应。

【注意事项】

1. 本品性凉，胃部冷痛，大便稀者慎用。

2. 孕妇慎用，月经期及有出血倾向者忌用。

3. 饮食宜清淡、低盐、低脂。忌食生冷、辛辣、油腻之品，忌烟酒、浓茶。

4. 保持心情舒畅。忌过度思虑，避免恼怒、抑郁等不良情绪。

【用法用量】片剂：口服，一次 5 片，1 日 3 次；滴丸：口服，一次 15 丸，1 日 3 次。

【规格】片剂：每片含总黄酮 60 毫克；滴丸：每丸重 33 毫克。

龙胆泻肝丸（颗粒、口服液）

【药物组成】龙胆　黄芩　栀子（炒）　盐车前子　泽泻　木通　酒当归　地黄　柴胡　炙甘草*

【功能与主治】清肝胆，利湿热。用于肝胆湿热，头晕目赤，耳鸣耳聋，胁痛口苦，尿赤，湿热带下。

【临床应用】

本品适用于耳鸣耳聋，见起病急，如潮声或风雷声，时轻时重，情绪抑郁或恼怒后加重，常伴急躁易怒，口苦口干，舌苔黄腻者。

【注意事项】

1. 清肝胆实火，若脾胃虚寒，胃部冷痛，大便稀者慎用。

2. 含有活血、淡渗利湿之品，有碍胎气，孕妇慎用。

3. 苦寒，易伤正气，儿童、体弱年迈者慎服，即使体质壮实者，不可过服、久服。

4. 原发性高血压患者服药后出现高血压危象者，应立即停药并采取相应急救措施。

5. 肾功能不全患者慎用。

6. 对本品过敏者禁用，过敏体质者慎用。

7. 不宜在服药期间同时服用滋补性中药。

8. 服药后大便次数增多且不成形者，应酌情减量。

9. 服药期间饮食宜清淡易消化之品，忌烟、酒及辛辣、油腻之品，以免助热生湿。

【用法用量】 丸剂：口服，水丸：一次3~6克，1日2次；大蜜丸：一次1~2丸，1日2次；颗粒剂：开水冲服，一次4~8克，1日2次；口服液：口服，一次10毫升，1日3次。

【规格】 丸剂：大蜜丸每丸重6克，水丸每100粒重6克；颗粒剂：每袋装4克；口服液：每支装10毫升。

常用品牌：北京同仁堂。

耳聋左慈丸

【药物组成】 熟地黄　山茱萸（制）　山药　泽泻　茯苓　牡丹皮　竹叶　柴胡　磁石（煅）

【功能与主治】 滋肾平肝。用于肝肾阴虚，耳鸣耳聋，头晕目眩。

【临床应用】本品适用于耳鸣耳聋，见病程日久或老年人，耳鸣如蝉，昼夜不停，安静时明显，常伴头昏眼花，心烦失眠，腰膝酸软的患者。

【注意事项】

1. 耳聋左慈丸中磁石含金属离子，不宜与四环素类、左旋多巴类、红霉素、利福平、强的松、异烟肼、氯丙嗪等药同用。中药中所含的金属离子会与这些西药形成络合物，不易被肠道吸收，降低疗效。

2. 凡属外耳、中耳病变而出现的耳鸣，如外耳道异物等，应停药，酌情治疗。

【用法用量】口服，浓缩丸：一次 8 粒，1 日 3 次；大蜜丸：一次 1 丸，1 日 2 次；水蜜丸：一次 6 克，1 日 2 次。

【规格】大蜜丸：每丸重 9 克；浓缩丸：每 8 丸相当于原生药 3 克；水蜜丸：每 10 丸重 1 克。

常用品牌：北京同仁堂。

归脾丸（合剂）

【药物组成】党参* 白术（炒） 炙黄芪 炙甘草* 茯苓 远志（制） 酸枣仁（炒） 龙眼肉 当归 木香

【功能与主治】益气健脾，养血安神。用于心脾两虚，气短心慌，失眠多梦，头昏头晕，肢倦乏力，食欲减退，崩漏便血。

【临床应用】本品适用于耳鸣耳聋，见病程日久，劳累后加重，常伴神疲乏力，食欲减退，舌淡红苔白的患者。

【注意事项】

1. 服药期间应进食营养丰富而易消化吸收的食物，饮食有节。忌食生冷食物，忌烟酒、浓茶。

2. 保持精神舒畅，劳逸适度。忌过度思虑，避免恼怒、抑郁、惊恐等不良情绪。

3. 高血压、心脏病、肝病、糖尿病、肾病等慢性病严重者应慎用。

4. 儿童、孕妇、哺乳期妇女应慎用。

5. 不宜喝茶和吃萝卜，以免影响药效。

【用法用量】 口服，水蜜丸：一次6克，1日3次，用温开水或生姜汤送服。

【规格】 每丸重10克。

小结

中成药治疗耳鸣耳聋应注意辨证治疗。病程短，肝火上扰证，可选用龙胆泻肝汤，瘀血阻滞证可选用愈风宁心滴丸，同时要配合静脉点滴扩血管，改善微循环的药物。病程长，肾精亏损证，可选用耳聋左慈丸，气血亏虚证可选用归脾丸。

第八节 眩 晕

眩晕是机体对空间定位障碍而产生的一种运动性或位置性错觉。为临床常见的症状之一。中医多属“耳眩晕”范畴。本病分虚实两类，虚者多为肾、脾之虚；实者可见于外邪、痰浊、肝阳等上扰清窍所致。分别以疏风散邪、燥湿健脾、平肝熄风、温壮肾阳、滋阴补肾、补益气血为治法。

眩晕宁片（颗粒）

【药物组成】 泽泻　菊花　陈皮　白术　茯苓　半夏（制）* 女贞子　墨旱莲　牛膝　甘草*

【功能与主治】 健脾利湿，益肝补肾。用于头晕目眩，昏沉不爽，视物旋转，胸闷，恶心，或伴耳鸣，心烦、多梦，腰膝酸软，舌苔白腻的痰湿中阻、肝肾不足型眩晕、美尼尔氏综合症。

【临床应用】本品适用于耳源性眩晕、脑性眩晕，见头晕，昏沉不爽，视物旋转，胸闷，恶心，常伴耳鸣，心烦、多梦，腰膝酸软，舌苔白腻的患者。

【文献报道】

1. 本品能够通过扩张血管、减少血浆内皮素释放改善颈性眩晕患者的症状[1]。

2. 本品具有镇静安神、提高脑组织去甲肾上腺素及多巴胺的含量、改善血液循环、松弛胃肠道平滑肌的作用，对缓解眩晕发作时的恶心呕吐有明显疗效[2]。

【注意事项】

1. 对本品过敏者禁用，过敏体质者慎用。
2. 孕妇禁用，外感者及糖尿病患者禁服。
3. 少吃生冷及油腻难消化的食品。
4. 建议餐后服用。
5. 平时大便干燥者慎用。
6. 高血压、心脏病、肝病、肾病等慢性病患者应慎用。

【用法用量】片剂：口服，一次 2~3 片，1 日 3~4 次；颗粒剂：开水冲服，一次 8 克，1 日 3 次。

【规格】片剂：每片重 0.38 克（相当于原药材 6 克）；颗粒剂：每袋装 8 克（相当于原药材 15 克）。

常用品牌：桂林三金。

【参考文献】

[1] 季燕．眩晕宁对颈性眩晕患者血浆内皮素水平的影响及其意义［J］．国际神经病学神经外科杂志，2008，35（2）：118~120.

[2] 吴芳萍，蔡增林．联合应用眩晕宁和丁咯地尔治疗老年人椎—基底动脉供血不足［J］．中国老年医学杂志，2008，27（1）：48~49.

天麻首乌片

【药物组成】天麻　何首乌　熟地黄　墨旱莲　女贞子　黄精　当归　白芍*　桑叶　蒺藜（炒）　丹参*　川芎　白芷　甘草*

【功能与主治】滋阴补肾，养血息风。用于肝肾阴虚所致的头晕目眩、头痛耳鸣、口苦咽干、腰膝痠软、脱发、白发。脑动脉硬化、早期高血压、血管神经性头痛、脂溢性脱发，见上述证候者。

【临床应用】本品适用于眩晕，见头晕，目眩，头痛，耳鸣，口苦，咽干，四肢无力，手足心热，舌红，苔少的患者。

【注意事项】

1. 平时食欲减退，恶心，大便粘腻的脾虚湿滞者不宜使用。
2. 饮食宜清淡、低盐、低脂，勿过饱。
3. 忌食生冷、辛辣、油腻之品，忌烟、酒、浓茶。

【用法用量】口服，一次6片，1日3次。

【规格】每片芯重0.3克。

小结

中成药治疗眩晕应注意辨证治疗。风邪外袭证，可选用芎菊上清丸；痰浊中阻证，可选用眩晕宁颗粒；肝阳上扰证，可选用天麻首乌片；髓海不足证，可选用杞菊地黄丸；气血不足证，可选用归脾丸。眩晕宁颗粒不宜与中华跌打丸、小活络丹、益肾灵颗粒、肾气丸等含有乌头的药物同用。

第九节　鼻　疖

鼻疖是鼻前庭毛囊、皮脂腺或汗腺的局限性急性化脓性炎症，有时也可发生于鼻尖或鼻翼。中医多属“鼻疔”范畴。多因邪毒外袭，火毒上攻鼻窍所致，治宜清热解毒，消肿止痛。若邪毒内陷，可转为疔疮走黄之重证。

连翘败毒丸

【药物组成】 连翘　金银花　苦地丁　天花粉*　黄芩　黄连　黄柏　大黄　苦参*　荆芥穗　防风　白芷　羌活　麻黄　薄荷　柴胡　当归　赤芍*　甘草*

【功能与主治】 清热解毒，散风消肿。用于脏腑积热，风热湿毒引起的疮疡初起，红肿疼痛，憎寒发热，风湿疙瘩，遍身刺痒，大便秘结。

【临床应用】

1. 本品适用于鼻疖，见局限性红肿热痛，疖顶黄白色脓点，顶高根软，常伴大便干燥，舌红苔黄的患者。

2. 局部可配合应用如意金黄散、金黄膏、黄连膏、鱼石脂软膏等增强疗效。

【注意事项】

1. 无明显红肿热痛者不宜服用。
2. 孕妇禁用。
3. 忌食辛辣、油腻、海鲜等食品。
4. 高血压、心脏病患者慎服。
5. 本品含麻黄，高血压、心脏病患者及运动员慎用。

【用法用量】 口服，水丸：一次6克，1日2次。

【规格】 每100粒重6克。

常用品牌：北京同仁堂。

如意金黄散

【药物组成】 黄柏　大黄　姜黄　白芷　天花粉*　陈皮　厚朴　苍术　生天南星　甘草*

【功能与主治】 清热解毒，消肿止痛。用于热毒瘀滞肌肤所致疮疡肿痛、丹毒流注，症见肌肤红、肿、热、痛，亦可用于跌打损伤。

【临床应用】

1. 本品适用于鼻疖，见局限性红肿热痛明显的患者。

2. 若皮肤局限性红肿突起，触之较软，已形成脓肿者，应切开排脓后服用。

【注意事项】

1. 红肿热痛明显，局限，用清茶调敷；红肿热痛不明显，不局限，用醋或葱酒调敷。

2. 忌食辛辣、油腻、海鲜等食品。

3. 本品为外用药，不可内服。

【用法用量】 外用，红肿，焮热，疼痛，用清茶调敷；漫肿无头，用醋或葱酒调服敷；亦可用植物油或蜂蜜调敷，1 日数次。

【规格】 每袋装（1）15 克（2）30 克。

小结

鼻疖多因邪毒外袭，火毒上攻鼻窍所致，治宜清热解毒，消肿止痛，早期可口服连翘败毒丸，外用如意金黄散。因鼻部处于危险三角区，若治疗不当，可导致疔疮走黄之危证。

第十节　急性鼻炎

急性鼻炎是由病毒感染引起的鼻腔黏膜急性炎症性疾病，俗称“伤风”“感冒”。中医多属“伤风鼻塞”范畴。核心病机是外邪侵袭，肺气不宣，鼻失宣畅。应采用解表祛邪、宣肺通窍的治疗原则。可分为风寒犯鼻证、风热犯鼻证。分别以辛温解表、疏风清热为治法。

鼻炎滴剂

【药物组成】 金银花（提取液）　盐酸麻黄碱　辛夷油　黄芩

甙　冰片

【功能与主治】散风清热、宣肺通窍。用于风热蕴肺所致的鼻塞，鼻流清涕或浊涕，发热，头痛者。

【临床应用】

1. 本品适用于急性鼻炎，见鼻塞较重，流浊涕，鼻痒气热，可伴有轻度发热，怕风，口渴，咽痛，舌红苔黄的患者。

2. 流涕黄稠明显者，可配合应用鼻渊通窍颗粒或鼻渊舒口服液。

3. 鼻塞伴头痛者，可配合应用芎菊上清丸。

【注意事项】

1. 本品不应与丙炔甲基苄胺等单胺氧化酶抑制剂合用。

2. 本品不应与磺胺嘧啶、呋喃妥因同用。

3. 本品不应与洋地黄类药物同用。

4. 忌辛辣、鱼腥食物。

5. 本品含盐酸麻黄碱，运动员慎用；高血压、青光眼、前列腺肥大及老年患者应慎用；服用后如有头晕、头痛、心动过速、多汗等症状应停药，酌情治疗。

【用法用量】滴鼻，一次 2~4 滴，1 日 2~4 次，1 个月为一疗程。

【规格】每瓶装 10 毫升（每 1 毫升含黄芩甙 20 毫克，盐酸麻黄碱 5 毫克）。

滴通鼻炎水

【药物组成】蒲公英　细辛*　苍耳子　辛夷　麻黄　白芷　黄芩　石菖蒲

【功能与主治】祛风清热，宣肺通窍。用于风热蕴肺所致的伤风鼻塞、鼻窒、鼻鼽、鼻渊，症见发热、恶风、头痛、鼻塞、鼻痒、鼻流清涕或浊涕；慢性鼻炎、鼻窦炎、过敏性鼻炎，见上述证候者。

【临床应用】本品适用于急性鼻炎，见鼻塞较重，流清涕，可伴有怕冷，轻度发热，舌淡红苔白的患者。

【不良反应】可见轻度疼痛、灼痛、刺痛、瘙痒及皮疹等。

【注意事项】

1. 本品含细辛、苍耳子，不宜过量久用。

2. 忌烟酒、辛辣、鱼腥食物。

3. 切勿接触眼睛，鼻粘膜损伤者慎用。

4. 本品含有麻黄，高血压、心脏病、青光眼患者及运动员慎用。

【用法用量】滴鼻，一次2~3滴，1日3~4次。

【规格】每支装（1）10毫升（2）16毫升。

小结

中成药治疗急性鼻炎多为外用药物滴鼻，可选用鼻炎滴剂或滴通鼻炎水。鼻炎滴剂含有麻黄碱，高血压、动脉硬化、心绞痛、甲状腺功能亢进等患者慎用。滴通鼻炎水含细辛、苍耳子，不宜过量久用。

第十一节 慢性鼻炎

慢性鼻炎是鼻腔黏膜和黏膜下层的慢性炎症性疾病。临床表现以鼻腔黏膜肿胀、分泌物增多、无明确致病微生物感染、病程持续数月以上或反复发作为特征。中医多属“鼻窒”范畴。其病机为肺经蕴热、肺脾气虚、血瘀鼻窍。治宜清热宣肺、补益肺脾、行气活血。

通窍鼻炎片（颗粒、胶囊）

【药物组成】苍耳子（炒） 黄芪 白术（炒） 防风 白芷

辛夷　薄荷

【功能与主治】 散风固表，宣肺通窍。用于风热蕴肺、表虚不固所致的鼻塞时轻时重、鼻流清梯或浊涕、前额头痛；慢性鼻炎、过敏性鼻炎、鼻窦炎，见上述证候者。

【临床应用】

1. 本品适用于慢性鼻炎，见鼻塞反复发作，时轻时重，鼻流清涕或微浊，常伴头痛，怕风的患者。

2. 鼻塞明显者，可配合使用滴通鼻炎水。

【注意事项】

1. 忌烟酒、辛辣、鱼腥食物。

2. 本品不宜超量或长期服用。

3. 服药3天症状无缓解，应停药，酌情治疗。

【用法用量】 片剂：口服，一次5~7片，1日3次；颗粒剂：开水冲服，一次2克，1日3次；胶囊剂：口服，一次4~5粒，1日3次。

【规格】 片剂：每片重0.23克；颗粒剂：每袋装2克；胶囊剂：每袋装0.4克。

辛芳鼻炎胶囊

【药物组成】 辛夷　水牛角浓缩粉　黄芩　龙胆　柴胡　白芷　川芎　细辛*　薄荷　菊花　荆芥穗　防风　蔓荆子（炒）　桔梗　枳壳（炒）

【功能与主治】 解表散风，清热解毒，宣肺通窍。用于风热蕴肺所致的慢性鼻炎、鼻窦炎。

【临床应用】

1. 本品适用于慢性鼻炎，见鼻塞，流浊涕，鼻痒气热，可伴有轻度发热，口渴，咽痛，舌红苔黄的患者。

2. 鼻塞明显者，配合使用鼻炎滴剂或滴通鼻炎水。

【不良反应】 表现为疲倦、精神不振等。

【注意事项】

1. 忌辛辣、鱼腥食物。

2. 本品含细辛，不宜过量服用。

3. 高血压、心脏病、肝病等慢性病严重者应慎用。

4. 服药7天后症状无改善，或出现其他症状，应停药，酌情治疗。

5. 按照用法用量服用，儿童应慎用。

【用法用量】口服，一次6粒，1日2~3次，15天为一疗程。

【规格】每粒装0.25克。

小结

中成药治疗慢性鼻炎要辨证治疗。辛芳鼻炎胶囊较通窍鼻炎片清热力量强；肺脾气虚证，可选用补中益气丸。因通窍鼻炎片含有苍耳子，辛芳鼻炎胶囊含有细辛，故此类药物不宜多服久服。

第十二节　变态反应性鼻炎

变态反应性鼻炎是发生于鼻黏膜，以鼻塞、流清涕、鼻痒和发作性喷嚏为临床症状的变态反应性慢性鼻炎，又称变应性鼻炎或过敏性鼻炎。中医多属“鼻鼽”范畴。多因肺经伏热或肺、脾、肾虚，卫表不固所致，治以清宣肺气、温肺散寒、益气健脾、温补肾阳。

辛芩颗粒

【药物组成】白术　黄芪　防风　细辛*　荆芥　桂枝　白芷　苍耳子　黄芩　石菖蒲

【功能与主治】益气固表，祛风通窍。用于肺气不足、风邪外袭所致的鼻痒、喷嚏、流清涕、易感冒；过敏性鼻炎，见上述证候者。

【临床应用】本品适用于变态反应性鼻炎，见鼻痒，鼻塞，喷嚏频频，流清涕，神疲乏力易感冒的患者。

【不良反应】偶有胃部轻微不适。

【注意事项】

1. 本品含有苍耳子、细辛，不宜过量、长期应用。

2. 服药期间，应戒烟酒，忌辛辣，以免生热助湿，加重病情。

【用法用量】开水冲服，一次 20 克，1 日 3 次，20 天为一疗程。

【规格】每袋装（1）20 克（2）5 克（无蔗糖）。

第十三节　鼻窦炎

鼻窦炎是鼻窦黏膜的化脓性炎症，可分为急性和慢性。中医多属“鼻渊”范畴，实证多因肺经风热、胆腑郁热、脾胃湿热所致，虚证多因肺脾气虚引起。治宜清热宣肺、清泻肝胆、清利湿热、温补肺脏、健脾利湿。

鼻渊通窍颗粒

【药物组成】辛夷　苍耳子（炒）　麻黄　白芷　薄荷　藁本　黄芩　连翘　野菊花　天花粉*　地黄　丹参*　茯苓　甘草*

【功能与主治】疏风清热，宣肺通窍。用于急鼻渊（急性鼻窦炎）属外邪犯肺证，症见前额或颧骨部压痛，鼻塞时作，流涕粘白或粘黄，或头痛，或发热，苔薄黄或白，脉浮。

【临床应用】本品适用于鼻窦炎，见前额或颧骨部压痛，鼻塞时作，流涕粘稠微黄，鼻粘膜充血肿胀，或伴头痛的患者。

【不良反应】偶见腹泻。

【注意事项】

1. 本品含有苍耳子，不宜久服。

2. 本品含有麻黄，高血压、心脏病、青光眼患者及运动员慎用。

3. 服药期间勿食辛、辣等食物。

【用法用量】 开水冲服，一次15克，1日3次。

【规格】 每袋装15克。

鼻渊舒胶囊（口服液）

【药物组成】 辛夷　苍耳子　栀子　黄芩　柴胡　薄荷　川芎　细辛*　白芷　茯苓　川木通　桔梗　黄芪

【功能与主治】 疏风清热，祛湿通窍。用于鼻炎、鼻窦炎属肺经风热及胆腑郁热证者。

【临床应用】

1. 本品适用于鼻窦炎，见鼻塞，鼻涕浓稠、量多、色黄绿，或有腥臭味，常伴头痛，急躁易怒，口苦口干，舌苔黄的患者。

2. 炎症较重者，应配合应用抗生素。

【不良反应】 有文献报道，服用本品可引起过敏，面部出现皮疹。

【注意事项】

1. 本品含细辛、苍耳子，不宜过量、长期应用。

2. 服药期间，应戒烟酒，忌辛辣，以免生热助湿，加重病情

【用法用量】 胶囊剂：口服，一次2~3粒，1日3次，7日为一疗程；口服液：口服，一次10毫升，1日2~3次，7日为一疗程。

【规格】 胶囊剂：每粒含生药0.3克；口服液：每支装10毫升。

小结

中成药治疗鼻窦炎关键是辨证治疗。肺经风热证，可选用鼻渊通窍颗粒；胆腑郁热证可选用龙胆泻肝丸或鼻渊舒口服液；肺气虚

寒证可选用补中益气丸；脾气虚弱证可选用补中益气丸或参苓白术丸。鼻渊通窍颗粒含有麻黄，高血压、心脏病、青光眼患者慎用。鼻渊舒口服液含细辛、苍耳子，不宜过量、长期应用。

第十四节　鼻出血

鼻出血是多种疾病的常见症状之一。中医多属“鼻衄”范畴，分为虚证和实证两大类。实证多因火热气逆，迫血妄行而致；虚证多因阴虚火旺或气不摄血而致。治宜凉血、养血、益气、止血。

荷叶丸

【药物组成】荷叶　藕节　大蓟（炭）　小蓟（炭）　白茅根（炭）　棕榈（炭）　栀子（焦）　知母　黄芩（炭）　地黄（炭）　玄参*　当归　白芍*　香墨

【功能与主治】凉血止血。用于血热所致的咳血，衄血，尿血、便血、崩漏鼻出血。

【临床应用】本品适用于鼻出血，见量少，色鲜红，鼻腔干燥、灼热，常伴鼻塞流黄涕，口干的患者。

【注意事项】

1. 荷叶炭，能吸附酶类制剂，而使其疗效降低，故不宜与酶类消化药合用，如胃蛋白酶、多酶片及胰酶等西药。

2. 服药期间，饮食宜选清淡，忌食辛辣之品，以免动血以加重病情。

【用法用量】口服，一次1丸，1日2~3次。

【规格】每丸重9克。

裸花紫珠片

【药物组成】裸花紫珠浸膏。

【功能与主治】清热解毒，收敛止血。用于血热所致的鼻衄、咳血、吐血、崩漏下血；呼吸道、消化道出血、子宫功能性出血、人流后出血，见上述证候者及细菌感染性炎症。

【临床应用】本品适用于鼻出血，见量稍多，色深红，常伴鼻干疼，口干、口臭，舌红苔黄的患者。

【注意事项】

1. 本品寒凉，胃部冷痛，大便稀的脾胃虚寒者慎用。

2. 服药期间饮食宜选清淡易消化之品，忌食辛辣油腻之品，以免加重病情。

【用法用量】口服，一次3~5片，1日3~4次。

【规格】每片含干浸膏0.2克。

小结

中成药治疗鼻出血应辨证治疗，火热气逆证，可选用荷叶丸；肺胃热盛证，可选用裸花紫珠片；外伤所致，可选用云南白药；肝肾阴虚证，可选用知柏地黄丸；脾不统血证，可选用归脾丸。鼻出血发作期，需用外治法止血。

第十五节　急性咽炎

急性咽炎是指咽黏膜、黏膜下组织及其淋巴组织的急性感染性炎症，常为上呼吸道感染的一部分。中医多属“喉痹”范畴，多因外邪侵袭或肺胃热盛，上攻咽喉所致。治宜疏风散邪、清热解毒。

清咽滴丸

【药物组成】人工牛黄　薄荷脑　青黛　冰片　诃子　甘草*

【功能与主治】疏风清热，解毒利咽。用于外感风热所致的急喉痹，症见咽痛，咽干，口渴；或微恶风，发热，咽部红肿，舌边尖红，苔薄白或薄黄，脉浮数或滑数。急性咽炎，见上述证候者。

【临床应用】本品适用于急性咽炎，见咽痛较重，粘膜充血肿胀，咽干，口渴，或伴轻度发热，怕风，舌红苔薄黄的患者。

【注意事项】

1. 忌辛辣、鱼腥食物。

2. 本品苦寒，易伤胃气，老人、儿童及平时脾胃虚弱者慎服。

【用法用量】含服，一次4~6粒，1日3次。

【规格】每丸重20毫克。

复方双花片（口服液、颗粒）

【药物组成】金银花　连翘　穿心莲　板蓝根

【功能与主治】清热解毒，利咽消肿。用于风热外感，风热乳蛾，症见发热，微恶风，鼻塞流涕，咽红而痛或咽喉干燥灼痛，吞咽则加剧，咽扁桃体红肿，舌边尖红苔薄黄或舌红苔黄，脉浮数或数。

【临床应用】

1. 本品适用于急性咽炎，见咽喉肿痛明显，吞咽困难，局部淋巴结肿痛，常伴口渴、口干，舌红苔黄的患者。

2. 可配合使用漱口液含漱，以保持口腔清洁，或配合外用药含服，以增强疗效。

【不良反应】服药后，偶见恶心、纳差、腹泻。

【注意事项】

1. 不宜与乳酶生同时服用，因为它的抗菌消炎的作用可抑制或消除乳酶杆菌的活力，使乳酶生药效降低或丧失。

2. 不宜在服药期间同时服滋补性中药。

3. 忌烟酒、辛辣、生冷、油腻食物。

【用法用量】口服，一次20毫升，1日4次。

【规格】每支装10毫升。

蓝芩口服液

【药物组成】板蓝根　黄芩　栀子　黄柏　胖大海

【功能与主治】清热解毒，利咽消肿。用于肺胃湿热所致的咽痛、咽干、咽部灼热。急性咽炎，见上述证候者。

【临床应用】

1. 本品适用于急性咽炎，见咽喉肿痛较明显，声音嘶哑，吞咽困难，常伴轻度发热，口渴，口臭，大便干燥，小便黄，舌红苔黄的患者。

2. 可配合使用漱口液含漱，以保持口腔清洁，或配合外用药含服，以增强疗效。

【不良反应】个别患者服药后出现轻度腹泻，一般可自行缓解。

【注意事项】

1. 不宜在服药期间同时服用温补性中药。

2. 忌烟酒、辛辣、鱼腥食物。

【用法用量】口服，一次20毫升，1日3次。

【规格】每支装10毫升。

小结

中成药治疗急性咽炎关键要辨证论治，外感风热证可选用复方双花口服液，肺胃热盛证可选用蓝芩口服液。两种证型局部均可应用清咽滴丸。此类药物均为苦寒之品，脾胃虚寒者慎用，同时不宜与温补类药同用。复方双花口服液不宜与乳酶生同时服用，因为它的抗菌消炎的作用可抑制或消除乳酶杆菌的活力，使乳酶生药效降低或丧失。

第十六节　慢性咽炎

慢性咽炎是指咽部黏膜、黏膜下组织及其淋巴组织的慢性炎症。可独立存在，也可继发于上呼吸道其他部位炎症或许多全身疾病。中医多属“喉痹”范畴，多因肺肾阴虚、脾胃虚弱、脾肾阳虚、痰凝血瘀所致，治宜滋阴降火、益气健脾、补益脾肾、祛痰化瘀。

银菊清咽颗粒（低糖型）

【药物组成】 地黄　麦冬　玄参*　菊花　金银花　胖大海　甘草*

【功能与主治】 生津止渴，清凉解热。用于虚火上炎所致的暑热烦渴、咽喉肿痛。

【临床应用】

1. 本品适用于慢性咽炎，见咽干明显，口渴，微痛，灼热，常伴干咳，痰少，手足心热，舌红苔少者。

2. 可配合使用漱口液含漱，以保持口腔清洁，或配合外用药含服，以增强疗效。

【注意事项】

1. 忌烟、酒及辛辣、油腻食物。

2. 咽喉肿痛，声音嘶哑，吞咽困难明显的患者不宜单用本品。

【用法用量】 开水冲服，一次 5 克，1 日 3 次。

【规格】 每袋装 5 克。

常用品牌：神鹿牌。

养阴清肺膏（丸、颗粒、口服液、糖浆）

【药物组成】 地黄　麦冬　玄参*　川贝母*　白芍*　牡丹皮　薄荷　甘草*

【功能与主治】养阴润燥，清肺利咽。用于阴虚肺燥，咽喉干痛，干咳少痰。

【临床应用】本品适用于慢性咽炎，见咽干明显，微痛、灼热，常伴干咳，痰少，手足心热，舌红苔少的患者。

【注意事项】

1. 忌烟、酒及辛辣食物。
2. 痰多粘稠，或稠厚成块的痰湿壅盛患者不宜服用。
3. 怕冷，咳嗽声重，鼻塞流清涕的风寒咳嗽者不宜服用。
4. 有支气管扩张、肺脓疡、肺心病、糖尿病的患者及孕妇应慎用。

【用法用量】膏剂：口服，一次10~20毫升，1日2~3次；大蜜丸：口服，一次1丸，1日2次；水蜜丸：口服，一次6克，1日2次；颗粒剂：口服，一次15克，1日2次；口服液：一次10毫升，1日2~3次；糖浆剂：一次20毫升，1日2次。

【规格】膏剂：每瓶装（1）40毫升（2）80毫升、50克（3）100毫升、100克（4）150毫升、150克（5）300毫升；大蜜丸：每丸重9克；水蜜丸：每100粒重10克；颗粒剂：每袋装15克；口服液：每支装10毫升；糖浆剂：每瓶装（1）10毫升（2）60毫升（3）120毫升。

常用品牌：北京同仁堂。

第十七节 喉 炎

急性喉炎是喉黏膜的急性卡他性炎症，好发于冬春季节，是一种常见的急性呼吸道感染性疾病。慢性喉炎是指喉黏膜的慢性非特异性炎症。

喉炎中医学多属“喉喑”范畴，急性喉炎多因风寒袭肺、风热犯肺、痰热壅肺所致，治宜疏风散寒、疏风清热、清热泻肺。慢性喉炎多因肺肾阴虚、肺脾气虚、血瘀痰凝所致，治宜滋阴降火、补益脾肺、活血化痰。

黄氏响声丸

【药物组成】桔梗　薄荷　薄荷脑　蝉蜕　诃子肉　胖大海　浙贝母*　儿茶　川芎　大黄（酒制）　连翘　甘草*

【功能与主治】疏风清热，化痰散结，利咽开音。用于风热外束、痰热内盛所致的急、慢性喉炎，症见声音嘶哑、咽喉肿痛、咽干灼热、咽中有痰，或寒热头痛，或便秘尿赤，急、慢性喉炎及声带小结、声带息肉初起，见上述证候者。

【临床应用】本品适用于急性喉炎，见声音嘶哑，咽喉肿痛、咽干灼热、有痰，舌红苔黄的患者，尤其是声带小结、声带息肉早期。

【注意事项】

1. 本品含有胖大海，不宜久服。
2. 忌辛辣、鱼腥食物。
3. 胃部冷痛，大便稀者慎用。

【用法用量】口服，炭衣丸：一次（1）8丸（2）6丸；糖衣丸：一次20粒，1日3次，饭后服用。

【规格】每丸重（1）0.1克（2）0.133克；糖衣丸：每瓶装400丸。

清音丸

【药物组成】天花粉*　川贝母*　百药煎　葛根　诃子肉　乌梅肉　茯苓　甘草*

【功能与主治】清热利咽，生津润燥。用于肺胃津亏，咽喉不利，口干舌燥，声哑失音。

【临床应用】本品适用于慢性喉炎，见声音嘶哑，咽干口燥，可伴有咳嗽，痰少而粘的患者。

【注意事项】

1. 本品含有天花粉，不宜超量或长期服用。

2. 忌辛辣食物。

3. 高血压、心脏病、肝病、糖尿病、肾病等慢性病严重者应慎用。

【用法用量】 口服，温开水送服或噙化，水蜜丸：一次 2 克；大蜜丸：一次 1 丸，1 日 2 次。

【规格】 水蜜丸：每 100 粒重 10 克；大蜜丸：每丸重 3 克。

常用品牌：北京同仁堂。

金嗓散结丸

【药物组成】 金银花　丹参*　板蓝根　马勃　蒲公英　桃仁（去皮）　红花　三棱（醋炒）　莪术（醋炒）　玄参*　麦冬　浙贝母*　泽泻　鸡内金（炒）　蝉蜕　木蝴蝶

【功能与主治】 清热解毒，活血化瘀，利湿化痰。用于热毒蕴结、气滞血瘀所致的声音嘶哑，声带充血、肿胀；慢性喉炎、声带小结、声带息肉，见上述证候者。

【临床应用】本品适用于慢性喉炎，见声音嘶哑，咽干疼痛，声带充血、肿胀，舌红苔黄的患者，尤其是伴有声带小结、声带息肉。

【不良反应】 偶见皮肤过敏者。

【注意事项】

1. 服药期间饮食宜清淡，忌食辛辣油腻食物，忌烟酒，以免生痰生湿。

2. 应避免过度用声，以利嗓音恢复。

【用法用量】 口服，水蜜丸：一次 60～120 丸；大蜜丸：一次 1～2 丸，1 日 2 次。

【规格】 水蜜丸：每 10 丸重 1 克；大蜜丸：每丸重 9 克。

小结

中成药治疗慢性喉炎关键要辨证治疗。痰热内盛证，可选用黄氏响声丸；肺胃阴亏证，可选用清音丸；肾阴虚证，可选用百合固金口服液；血瘀痰凝证，可选用金嗓散结丸。

第十八节　单纯疱疹病毒性角膜炎

单纯疱疹病毒性角膜炎是由单纯疱疹病毒引起的角膜感染，简称“单疱角膜炎”。此病为最常见的角膜溃疡，在角膜病中致盲率占第一位。中医称为“聚星障”，其核心病机为热邪犯目，或肝胆火炽，伤及黑睛。应采用清热明目退翳的治疗原则。可分为风热客目证，肝胆火炽证，湿热犯目证和阴虚夹风证。

龙胆泻肝丸（颗粒、口服液）

【药物组成】龙胆　黄芩　栀子（炒）　盐车前子　泽泻　木通　酒当归　地黄　柴胡　炙甘草*

【功能与主治】清肝胆，利湿热。用于肝胆湿热，头晕目赤，耳鸣耳聋，胁痛口苦，尿赤，湿热带下。

【临床应用】

1. 本品适用于单纯疱疹病毒性角膜炎，见眼睑红肿疼痛，目赤涩痛，分泌物多、色黄，畏光，多泪，常伴急躁易怒，口苦口干，小便黄，舌苔黄腻者。

2. 联合抗病毒药物，如更昔洛韦眼凝胶、阿昔洛韦滴眼液等。

【注意事项】

1. 清肝胆实火，若脾胃虚寒，胃部冷痛，大便稀者慎用。

2. 含有活血、淡渗利湿之品，有碍胎气，孕妇慎用。

3. 苦寒，易伤正气，儿童、体弱年迈者慎服，即使体质壮实者，不可过服、久服。

4. 原发性高血压患者服药后出现高血压危象者，应立即停药并采取相应急救措施。

5. 肾功能不全患者慎用。

6. 对本品过敏者禁用，过敏体质者慎用。

7. 不宜在服药期间同时服用滋补性中药。

8. 服药后大便次数增多且不成形者，应酌情减量。

9. 服药期间饮食宜清淡易消化之品，忌烟、酒及辛辣、油腻之品，以免助热生湿。

【用法用量】 丸剂：口服，水丸：一次3~6克，1日2次；大蜜丸：一次1~2丸，1日2次；颗粒剂：开水冲服，一次4~8克，1日2次；口服液：口服，一次10毫升，1日3次。

【规格】 丸剂：大蜜丸每丸重6克，水丸每100粒重6克；颗粒剂：每袋装4克；口服液：每支装10毫升。

常用品牌：北京同仁堂。

泻青丸

【药物组成】 龙胆草　栀子　青黛　大黄（酒炒）　羌活　防风　当归　川芎

【功能与主治】 清肝泻火。用于耳聋耳鸣，口苦头晕，两胁疼痛，小便赤涩。

【临床应用】

本品适用于单纯疱疹病毒性角膜炎，见角膜刺激症状明显，目赤涩痛，畏光，多泪，常伴急躁易怒，口苦口干，大便干，小便黄，舌苔黄腻的患者。

【注意事项】 忌食辛辣、鱼腥刺激性食物。

【用法用量】 口服，一次1袋，1日2次。

【规格】 每袋装7克。

第十九节　急性结膜炎

急性结膜炎临床上以急性细菌性结膜炎和急性病毒性结膜炎为多见。急性细菌性结膜炎，又称为“急性卡他性结膜炎”。是由细菌感染引起结膜组织的炎症，其病程一般少于三周。中医称为“暴风客热”，其核心病机为外感风热之邪，风热相搏，客留肺经，上犯白睛而发。应采用疏风清热的治疗原则。可分为风重于热证、热重于风证和风热并重证，分别以疏风清热、清热疏风和疏风清热，表里双解为治法。急性病毒性结膜炎，又称为“流行性出血性结膜炎”，是由病毒感染引起的结膜组织的炎症，病程一般为2～4 周。中医称为“天行赤眼”，其病机为外感风热疫疠之邪，肺卫蕴热，上攻白睛。治疗以清热泻肺为主。临床分为初感疫疠及热毒炽盛两型。

清心明目上清丸

【药物组成】黄连　黄芩　栀子（姜炙）　熟大黄　连翘　石膏　菊花　天花粉*　薄荷　荆芥　蒺藜（去刺盐炙）　桔梗　赤芍*　当归　麦冬　玄参*　车前子（盐炙）　蝉蜕　陈皮　枳壳（麸炒）　甘草*

【功能与主治】清热散风，明目止痛。用于上焦火盛引起的：暴发火眼，红肿痛痒，热泪昏花，云翳遮睛，头痛目眩，烦躁口渴，大便燥结。

【临床应用】

1. 本品用于急性结膜炎，见目赤，痛痒，畏光，多泪，或有伪膜，常伴口渴，大便干，小便黄，舌红苔薄黄者。

2. 可局部配合滴氧氟沙星滴眼液或左氧氟沙星滴眼液，晚上睡前可涂氧氟沙星眼膏。

【注意事项】

1. 心脏病、肝病、糖尿病、肾病等慢性病患者应慎用。

2. 小儿、年老体弱及脾胃虚寒者慎用。

3. 服药后大便次数每日 2~3 次者，应减量；1 日 3 次以上者，应停药并酌情治疗。

【用法用量】 口服，一次 6 克，1 日 2 次。

【规格】 每 100 粒重 6 克。

常用品牌：北京同仁堂。

黄连上清丸

【药物组成】 黄连　栀子（姜制）　连翘　炒蔓荆子　防风　荆芥穗　白芷　黄芩　菊花　薄荷　酒大黄　黄柏（酒炒）　桔梗　川芎　石膏　旋覆花　甘草*

【功能与主治】 散风清热，泻火止痛。用于风热上攻、肺胃热盛所致的头晕目眩、牙齿疼痛、口舌生疮、咽喉肿痛、耳痛耳鸣、大便秘结、小便短赤。

【临床应用】

1. 本品用于急性结膜炎，见目赤，痛痒，畏光，多泪，或有伪膜，常伴大便干，小便黄，舌红苔薄黄者。

2. 可局部配合滴氧氟沙星滴眼液或左氧氟沙星滴眼液，晚上睡前可涂氧氟沙星眼膏。

【注意事项】

1. 平时胃部冷痛，喜热食，大便稀的脾胃虚寒者慎用。

2. 忌烟、酒及辛辣食物。

3. 不宜在服药期间同时服用滋补性中药。

4. 服药后大便次数增多且不成形者，应酌情减量。

5. 严格按用法用量服用，本品不宜长期服用。

【用法用量】 口服，水丸：一次 3~6 克；水蜜丸：一次 40~80 粒；大蜜丸：一次 1~2 丸，1 日 2 次。

【规格】水丸：每袋装6克；水蜜丸：每100粒重10克；大蜜丸：每丸重6克。

常用品牌：北京同仁堂。

鱼腥草滴眼液

【药物组成】鲜鱼腥草

【功能与主治】清热，解毒，利湿。用于风热疫毒，暴风客热，天行赤眼暴翳（急性卡他性结膜炎，流行性角结膜炎）。

【临床应用】

1. 本品适用于急性结膜炎，见目赤，痛痒，畏光，多泪，或有伪膜的患者。

2. 本品具有杀菌及抗病毒作用，可用于感染性外眼病。

【注意事项】

1. 眼外伤患者慎用。

2. 忌烟、酒、辛辣刺激性食物。

【用法用量】滴入眼睑内，一次1滴，1日6次，疗程7～10天。

【规格】每支装8毫升。

熊胆眼药水

【药物组成】熊胆粉、硼砂、硼酸、氯化钠。

【功能与主治】清热解毒，去翳明目，消肿止痒。用于目赤肿痛症。用于急、慢性卡他性结膜炎。

【临床应用】

1. 本品适用于急性结膜炎，见目赤，痛痒明显，畏光，多泪，或有伪膜的患者。

2. 本品可消除视力疲劳。

【不良反应】滴眼初期有一过性轻微刺激感，多数人能耐受。

长期使用未见明显不良反应。

【注意事项】

1. 眼外伤患者慎用。

2. 忌烟、酒、辛辣刺激性食物。

【用法用量】 滴入眼中，一次1～3滴，1日3～5次，急性患者前3天每2小时滴1次。

【规格】 每支装（1）5毫升（2）10毫升。

第二十节　老年性白内障

临床最常见的白内障是与年龄相关的白内障－老年性白内障，其病因目前尚不十分明确，可能与环境、营养、代谢等多种因素有关。在中医学中本病称为“圆翳内障”，主要病因病机为肝肾不足，肝火上扰，治疗原则以滋补肝肾，养血健脾，清肝明目为主，治疗药物有内服药和外用药之分。

复明片

【药物组成】 羚羊角　蒺藜　木贼　菊花　车前子　夏枯草　决明子　人参*　山茱萸　石斛　枸杞子　菟丝子　女贞子　石决明　黄连　谷精草　木通　熟地黄　山药　泽泻　茯苓　牡丹皮　地黄　槟榔

【功能与主治】 滋补肝肾，养阴生津，清肝明目。用于青光眼，初、中期白内障及肝肾阴虚引起的羞明畏光、视物模糊等病。

【临床应用】

1. 本品适用于白内障初期和膨胀期，见视物模糊，畏光，干涩，红肿疼痛不明显，常伴手足心热，腰膝酸软的患者。

2. 可配合外用滴眼液共同治疗。如：吡诺克辛钠滴眼液、莎普爱思滴眼液、障翳散滴眼液、麝珠明目液等。

【注意事项】

1. 服药期间禁忌辛辣刺激性食物。
2. 脾胃虚寒、消化不良者及老人用量酌减。
3. 如遇外感发热等应停用本药。
4. 对本品过敏者禁用，过敏体质者慎用。

【用法用量】口服，一次5片，1日3次，每疗程30天。

【规格】每片重0.3克。

障眼明片

【药物组成】石菖蒲　决明子　肉苁蓉　葛根　青葙子　党参*　蔓荆子　枸杞子　车前子　白芍*　山茱萸　甘草*　菟丝子　升麻　蕤仁（去内果皮）　菊花　密蒙花　川芎　黄精　熟地黄　关黄柏　黄芪

【功能与主治】补益肝肾，退翳明目。用于肝肾不足所致的干涩不舒、单眼复视、腰膝痠软、或轻度视力下降；早、中期老年性白内障，见上述证候者。

【临床应用】

1. 本品适用于白内障，见视物模糊，畏光，干涩，红肿疼痛不明显，常伴神疲乏力，腰膝酸软的患者。

2. 本品中含有川芎，有助于改善眼部血液循环。

【注意事项】

1. 忌辛辣油腻食物，忌烟酒等。
2. 脾胃虚寒、消化不良者及老人用量酌减。
3. 如遇外感发热等应停用本药。
4. 对本品过敏者禁用，过敏体质者慎用。

【用法用量】口服，一次4片，1日3次。

【规格】每片重0.21克。

常用品牌：广州中一药业。

麝珠明目滴眼液

【药物组成】 珍珠（水飞） 麝香 冬虫夏草 石决明（煅） 黄连 黄柏 大黄 冰片 蛇胆汁 猪胆膏 炉甘石（煅） 紫苏叶 荆芥

【功能与主治】 清热，消翳，明目。用于肝虚内热所致的视物不清、干涩不舒、不能久视；年龄相关的白内障，见上述症候者。

【临床应用】 本品适用于白内障初期和膨胀期，见视物模糊，畏光，干涩，酸胀疼痛的患者。

【不良反应】 偶见用药后球结膜充血，轻度水肿。

【注意事项】

1. 忌烟、酒刺激食物。
2. 用药后有眼痒、眼睑皮肤潮红，结膜水肿者应停药，酌情治疗。
3. 本品配置成滴眼液后，须在15天内使用完毕。

【用法用量】 滴眼，取本品1支（0.3克）倒入装有5毫升生理盐水的滴眼液中，摇匀，即可滴眼，每滴1滴闭眼15分钟；白内障患者一次3滴，1日2次，4周一疗程。

【规格】 每瓶装0.3克药粉，每瓶装溶剂5毫升。

小结

老年人视物不清可因多种原因引起，因此在治疗前一定要经医院检查诊断，确诊为白内障后再使用中成药治疗。另外，治疗白内障中成药可选择品种较少，无法全面顾及各种不同体质，所以用药要在医生指导下使用；如果病情发展，可考虑手术治疗。

第二十一节　中心性浆液性脉络膜视网膜病变

中心性浆液性脉络膜视网膜病变是由于视网膜色素上皮屏障功能失常，形成黄斑部视网膜神经上皮浆液性脱离为特征的常见眼底病。多见于20~45岁的青壮年，男多于女。多单眼发病，双眼发病者为7%~13%。中医多属“视瞻有色”范畴，其核心病机为脾不健运，水湿上犯和肝肾两亏，应采用健脾利湿，滋补肝肾的治疗原则。可分为水湿上犯证、痰湿化热证、肝肾不足证，分别以利水渗湿、疏肝解郁、健脾利湿和滋补肝肾、和血明目为治法。

五 苓 散

【药物组成】 茯苓　泽泻　猪苓　肉桂　白术（炒）

【功能与主治】 温阳化气，利湿行水。用于膀胱气化不利，水湿内聚引起的小便不利，水肿腹胀，呕逆泄泻，渴不思饮；或外感风寒、内停水饮所致的发热头痛，烦渴饮水，小便不利等；或水湿停聚所致的水肿，身重，小便不畅及心慌、吐涎沫而头眩等症。

【临床应用】 本品适用于中心性浆液性脉络膜视网膜病变，见黄斑水肿明显，常伴食欲减退，胃胀、恶心，大便稀，舌苔白腻的患者。

【注意事项】

1. 忌烟、酒及刺激食物。
2. 眼痒痛，眼睑皮肤潮红者慎用。

【用法用量】 口服，一次6~9克，1日2次。

【规格】 每袋装9克。

杞菊地黄丸（片、胶囊、口服液）

【药物组成】 枸杞子　菊花　熟地黄　山茱萸（制）　牡丹皮

山药　茯苓　泽泻

【功能与主治】滋肾养肝。用于肝肾阴亏，眩晕耳鸣，羞明畏光，迎风流泪，视物昏花。

【临床应用】本品适用于中心性浆液性脉络膜视网膜病变，见病程日久，目赤干涩，畏光，迎风流泪，视物模糊，常伴手足心热，心烦失眠，舌红苔少的患者。

【注意事项】

1. 忌烟、酒及辛辣食物。
2. 忌不易消化食物。
3. 感冒发热病人不宜服用。
4. 高血压、心脏病、肝病、糖尿病、肾病等慢性病严重者应慎用。
5. 儿童、孕妇、哺乳期妇女应慎用。
6. 服药4周症状无缓解，应停药，酌情治疗。

【用法用量】丸剂：口服，大蜜丸一次1丸，小蜜丸一次9克，水蜜丸一次6克，1日2次；浓缩丸：口服，一次8丸，1日3次；片剂：口服，一次3~4片，1日3次；胶囊剂：口服，一次5~6粒，1日3次；口服液：口服，一次10毫升，1日2次。

【规格】丸剂：大蜜丸每丸重9克，小蜜丸每45丸重9克，水蜜丸每100粒重10克；浓缩丸：每8丸相当于原药材3克；片剂：每片重0.38克（薄膜衣）；胶囊剂：每粒装0.3克；口服液：每支装10毫升。

常用品牌：北京同仁堂。

第二十二节　老年黄斑变性

老年黄斑变性，又称年龄相关性黄斑变性（简称AMD），是多发于45岁以上患者的黄斑区视网膜组织退行性病变，其发病可能与遗传、先天性缺损、光的慢性损害、营养不良、中毒、药物作用、免疫异常以及呼吸系统疾病和某些其它原先存在的眼病有关，甚至与手握力的减退以及身高有一定的关系。中医多属“视瞻昏渺”范畴，其核心病机为脾失健运，气血不足，肝肾亏虚，应采用健脾燥湿，补益气血肝肾的治疗原则。可分为痰湿蕴结证、瘀血阻络证、肝肾阴虚证及气血亏虚证，分别以燥湿化痰软坚散结、活血化瘀行气消滞、滋养肝肾及益气补血为治法。

杞菊地黄丸（片、胶囊、口服液）

【药物组成】 枸杞子　菊花　熟地黄　山茱萸（制）　牡丹皮　山药　茯苓　泽泻

【功能与主治】 滋肾养肝。用于肝肾阴亏，眩晕耳鸣，羞明畏光，迎风流泪，视物昏花。

【临床应用】本品适用于老年黄斑变性，见病程日久，目赤干涩，畏光，迎风流泪，视物模糊，常伴手足心热，心烦失眠，舌红苔少的患者。

【注意事项】忌烟、酒及辛辣食物。

【用法用量】 丸剂：口服，大蜜丸一次1丸，小蜜丸一次9克，水蜜丸一次6克，1日2次；浓缩丸：口服，一次8丸，1日3次；片剂：口服，一次3～4片，1日3次；胶囊剂：口服，一次5～6粒，1日3次；口服液：口服，一次10毫升，1日2次。

【规格】 丸剂：大蜜丸每丸重9克，小蜜丸每45丸重9克，水蜜丸每100粒重10克；浓缩丸：每8丸相当于原药材3克；片剂：每片重0.38克（薄膜衣）；胶囊剂：每粒装0.3克；口服液：每支装10毫升。

常用品牌：北京同仁堂。

血府逐淤口服液（胶囊）

【药物组成】 桃仁（炒）　红花　当归　川芎　地黄　赤芍*

牛膝　柴胡　枳壳（炒）　桔梗　甘草*

【功能与主治】活血化瘀，行气止痛。用于瘀血内阻，头痛或胸痛，内热憋闷，失眠多梦，心悸怔忡，急躁善怒。

【临床应用】

1. 本品适用于老年黄斑变性湿性出血期后期，见眼底出血色暗，血管充盈迂曲，陈旧渗出，舌暗有瘀斑者。

2. 本品在老年黄斑变性湿性型出血早期慎用，待出血稳定后应用。

【注意事项】

1. 体质虚弱，见气短，乏力，易感冒，舌淡苔薄者不宜应用。

2. 忌食生冷、辛辣、油腻食物。

3. 宜饭后服用。

4. 孕妇忌用。

【用法用量】口服液：口服，一次10毫升，1日3次；胶囊剂：口服，一次6粒，1日2次。

【规格】口服液：每支装10毫升；胶囊剂：每粒装0.4克。

常用品牌：吉林敖东延边。

第二十三节　五官科通用药

桂林西瓜霜（散剂、含片、胶囊）

【药物组成】西瓜霜　硼砂（煅）　黄芩　黄连　黄柏　山豆根　浙贝母*　射干　青黛　冰片　无患子果（碳）　薄荷脑　大黄　甘草*

【功能与主治】清热解毒，消肿止痛。用于风热上攻、肺胃热盛所致的乳蛾、喉痹、口糜，症见咽喉肿痛、喉核肿大、口舌生疮、牙龈肿痛或出血；急、慢性咽炎，扁桃体炎，口腔炎，口腔溃疡，牙龈炎，见上述证候者及轻度烫伤（表皮未破）者。

【临床应用】

本品具有消炎止痛促进粘膜修复愈合的作用，为咽炎、扁桃体炎、口腔炎、口腔溃疡、牙龈炎的常用药，其中桂林西瓜霜（散剂）是治疗口腔溃疡的首选用药。

【文献报道】

1. 扁桃体摘除术后将本品喷在术腔剖面，吸收迅速，能够有效地止痛，预防术后出血、感染，促其迅速愈合[1]。

2. 本品联合甲硝唑对老年复发性口腔溃疡有较好促进愈合和镇痛效果[2]。

【注意事项】

1. 忌烟酒、辛辣、鱼腥食物。

2. 口腔内喷或敷药时请不要呼吸，以防药粉进入呼吸道而引起呛咳。

3. 用药后半小时内不得进食、饮水。

【用法用量】 散剂：外用，喷、吹或敷于患处，一次适量，1日数次；重症者兼服，一次1~2克，1日3次。含片：含服，一次2片，1日5次，5~7天为一疗程；胶囊剂：口服，一次2~4粒，1日3次。外用，取内容物适量，敷患处，1日数次。

【规格】 散剂：每瓶装2.5克；含片：每片重0.62克；胶囊剂：每粒装0.5克。

常用品牌：桂林三金。

【参考文献】

[1] 李伟，黄英．桂林西瓜霜在扁桃体摘除术后的应用［J］．中国中西医结合耳鼻咽喉科杂志，1996，4（3）：130.

[2] 刘士霞．西瓜霜喷剂联合甲硝唑治疗老年复发性口腔溃疡的临床观察［J］．临床合理用药，2010，3（9）：88.

牛黄解毒片（丸、胶囊）

【药物组成】人工牛黄　雄黄　石膏　大黄　黄芩　桔梗　冰片　甘草*

【功能与主治】清热解毒。用于火热内盛，咽喉肿痛，牙龈肿痛，口舌生疮，目赤肿痛。

【临床应用】本品适用于上述火热内盛证的咽炎、睑腺炎、牙龈炎、扁桃体炎、舌炎、面颌炎，见低热，便秘，舌红的患者。

【不良反应】

1. 有文献报告1例因大量服用牛黄解毒片所致慢性砷中毒和全身皮肤黑色素（黑皮病）沉着病例[1]。

2. 有文献报道防风通圣丸和牛黄解毒片联用出现中毒症状，因两者药物成分相似[2]。

3. 有文献报告服牛黄解毒片致尿血、便血1例，患者平时无过敏体质[3]。

4. 近年来，服用牛黄解毒片引起的不良反应涉及神经、循环、泌尿、消化、呼吸、血液等系统，呈现出皮肤药疹、过敏休克、肝脏损害、砷中毒等症状。牛黄解毒片诱发引起的不良反应因素是多方面的，如病人的个体差异，服用方法不当，中西药配伍，多种药同时服用，长期大剂量使用等，都是发生不良反应的原因[4]。

【注意事项】

1. 本品能降低诺氟沙星的生物利用度，从而降低其疗效。

2. 孕妇禁用。

3. 不可与风热感冒药物同用。

4. 本品含人工牛黄，不可超量或长期服用。

5. 不宜与强心苷类、中枢抑制剂、生物碱类、抗生素类或异烟肼、维生素 B_1 等药物合用。

6. 风寒感冒者不适用，其表现为恶寒重，发热轻，无汗，鼻塞流清涕，口不渴，咳吐稀白痰。

7. 高血压、心脏病、肝病、糖尿病、肾病等慢性病患者应慎用。

【用法用量】片剂，口服，小片一次3片，1日2~3次，大片每日不得超过6片；丸剂：口服，一次1丸，1日2~3次；胶囊剂：口服，小粒一次3粒，大粒一次2粒，1日2~3次。

【规格】片剂：片芯重0.27克；丸剂：每丸重3克；胶囊剂：每粒装（1）0.3克（2）0.4克。

常用品牌：北京同仁堂。

【参考文献】

[1] 郭集军，潘金城. 长期大量服用牛黄解毒片致慢性砷中毒及黑皮病1例报告. 中国职业医学，2003.30（2）：7.

[2] 刘菊香. 防风通圣丸和牛黄解毒片联用中毒1例. 宁夏医学杂志，2000，22（4）：622.

[3] 李挺山，胡峰雷. 服牛黄解毒片致尿血、便血1例. 中国中药杂志，1995.20（1）：57.

[4] 刘军. 牛黄解毒片不良反应. 时珍国医国药，2000.11（10）：953.

复方血栓通胶囊

【药物组成】三七　黄芪　丹参*　玄参*

【功能与主治】益气养阴，活血化瘀。用于气阴两虚、瘀血阻滞的视网膜出血性疾病：糖尿病性视网膜病变、视网膜静脉阻塞等。症见视力下降或视觉异常，眼底瘀血征象，神疲乏力，咽干，口干等症。

【临床应用】

1. 本品适用于眼部出血性疾病恢复期、视网膜中央静脉阻塞、糖尿病视网膜病变，见视力下降，视物模糊，眼干涩，眼底瘀血征象，常伴神疲乏力，口干，舌红或有瘀斑的患者。

2. 本品活血化瘀作用广泛，尤其适用于伴有冠心病、高血压、糖尿病、高脂血症的患者。

【注意事项】

1. 不宜用于出血早期及出血较多者。

2. 治疗过程中应随时观察眼底，了解病变发展变化，以防变病发生。

3. 服药期间忌食辛辣、油腻，以免生痰。

【用法用量】胶囊剂：口服，一次3粒，1日3次。

【规格】每粒装0.5克。

丹红化瘀口服液

【药物组成】丹参* 当归 川芎 桃仁 红花 柴胡 枳壳

【功能与主治】活血化瘀，行气通络。用于气滞血瘀引起的视物不清，突然不见，症见视网膜中央静脉阻塞等。

【临床应用】

1. 本品适用于眼部出血性疾病恢复期、视网膜中央静脉阻塞、糖尿病视网膜病变，见视力下降，视物模糊，眼干涩，眼底瘀血征象，情绪抑郁加重，常伴胸闷，胁痛，舌有瘀斑的患者。

2. 本品活血化瘀作用广泛，尤其适用于伴有冠心病、高血压、糖尿病、高脂血症的患者。

【注意事项】

1. 本品治疗的病变多是全身性疾病，如：高血压、糖尿病、高脂血症等的伴发病症，所以应同时结合治疗原发病。

2. 治疗过程中应随时观察眼底及相关检查，了解病变发展变化，以防变病发生。

3. 不宜用于出血早期及出血较多者。

4. 服药期间忌食辛辣、油腻之品，忌烟酒。

【用法用量】口服液，口服，一次1~2支，1日3次，用时摇匀。

【规格】每支装10毫升。

第十六章　通 用 药

金匮肾气丸

【药物组成】地黄　山药　山茱萸（酒炙）　茯苓　牡丹皮　泽泻　桂枝　附子*（炙）　牛膝（去头）　车前子（盐炙）

【功能与主治】温补肾阳，化气行水。用于肾虚水肿，腰膝酸软，小便不利，畏寒肢冷。

【临床应用】

1. 本品可用于慢性肾炎、慢性肾盂肾炎、前列腺炎、尿潴留、甲状腺功能低下，营养不良性浮肿、糖尿病等病的水肿，伴腰膝酸软，神疲乏力，怕冷，手足不温的患者。

2. 本品适用于伴有面色无华，精神萎靡，神疲气短，手足不温的骨性关节炎。

【注意事项】

1. 孕妇忌服。
2. 感冒时不宜服用。
3. 服药期间宜食清淡易消化食物，忌食油腻鱼虾海鲜类食物。
4. 高血压、心脏病、肝病、糖尿病、肾病等慢性病严重者、或正在接受其它治疗的患者，均应慎用。

【用法用量】口服，大蜜丸：一次 1 丸；水蜜丸：一次 20 粒（4 克）~25 粒（5 克），1 日 2 次。

【规格】大蜜丸：每丸重 6 克；水蜜丸：每 100 粒重 20 克，塑料瓶装，每瓶装 360 粒。

常用品牌：北京同仁堂。

六味地黄丸（软胶囊）

【药物组成】熟地黄　山茱萸（制）　牡丹皮　山药　茯苓　泽泻

【功能与主治】滋阴补肾。用于肾阴亏损，头晕耳鸣，腰膝酸软，骨蒸潮热，盗汗遗精。

【临床应用】

1. 本品对因肝肾阴虚引起的头晕目眩，耳鸣如蝉、失眠健忘、盗汗遗精、腰膝酸痛、口燥干渴等病症，均有明显的治疗和改善作用。

2. 临床常用于高血压、糖尿病、慢性咽炎、慢性肝炎、慢性肾炎、慢性前列腺炎、神经衰弱、失眠症、更年期综合征、骨质疏松征、骨骼生长障碍、小儿发育迟缓、脱发、手足皲裂、反复发作的口腔溃疡、视神经炎、中心性视网膜炎以及亚健康人群属肝肾阴虚，见上述症候者。

3. 本品也可用于对抗放、化疗产生的毒副作用。

【注意事项】

1. 忌不易消化食物。

2. 感冒发热病人不宜服用。

3. 对本品过敏者禁用，过敏体质者慎用。

【用法用量】丸剂：水蜜丸一次30粒（6克），1日2次，大蜜丸一次1丸，1日2次，浓缩丸一次8丸，1日3次；胶囊剂：一次3粒，1日2次。

【规格】丸剂：水蜜丸每100粒重20克，大蜜丸每丸重9克，浓缩丸每8丸重1.44克（每8丸相当于饮片3克）；胶囊剂：每粒装0.38克。

常用品牌：北京同仁堂。

紫雪散（颗粒、胶囊）

【药物组成】水牛角浓缩粉 羚羊角 人工麝香 石膏 北寒水石 滑石 玄参* 升麻 朱砂 磁石 木香 沉香 丁香 芒硝（制） 硝石（精制） 甘草*

【功能与主治】清热开窍，止痉安神。用于热入心包、热动肝风证，症见高热烦躁，神昏谵语，惊风抽搐，斑疹吐衄，尿赤便秘。

【临床应用】

1. 本品适用于脑炎、脑膜炎等急性热病，见高热烦躁，神志不清，肢体抽搐有力，舌红，苔黄燥者。

2. 本品适用于麻疹，见疹色紫红，或透发不畅所致高热、喘促、昏迷者，或口鼻出血，舌红者。

【注意事项】

1. 平时神疲乏力，腰膝酸软的虚风内动者慎用。

2. 本品大寒，亦为辛香之剂，宜中病即止。

3. 本品含芒硝、硝石、磁石、朱砂、人工麝香，不可久服，不能超量服用。

4. 本品用于高热神昏，难以口服，可鼻饲给药，并应采用综合疗法。

5. 孕妇禁用。

6. 运动员慎用。

【用法用量】散剂：口服，一次1.5~3克，1日2次；颗粒剂：口服，一次1.5~3克，1日2次；胶囊剂：口服，一次1.5~3克，1日2次。

【规格】散剂：每瓶装1.5克；颗粒剂：每瓶装1.5克；胶囊剂：每粒装0.5克。

常用品牌：北京同仁堂。

云南白药胶囊（散剂）

【**药物组成**】保密方

【**功能与主治**】化瘀止血，活血止痛，解毒消肿。用于跌打损伤，瘀血肿痛，吐血、咳血、便血、痔血、崩漏下血，手术出血，疮疡肿毒及软组织挫伤，闭合性骨折，支气管扩张及肺结核咳血，溃疡病出血，以及皮肤感染性疾病。

【**临床应用**】

1. 本品围手术期应用，可以有效减少手术术中出血量，促进伤口快速愈合。

2. 本品能够有效改善急性软组织损伤或骨折部位的微循环，消除肿胀，缓解疼痛；持续服用，促进成骨细胞的生长，加速骨折愈合，康复后新生骨强度高于自然愈合。

3. 消化道溃疡或出血服用胶囊剂，能够修复胃黏膜溃疡，有效止血。

4. 本品可减轻肺结核、肺癌、支气管扩张等引起的咯血。

5. 本品可用于外伤、高血压、糖尿病等引起的眼底出血。

6. 可用于一般外伤及时清创后伤口止血，配合口服疗效更好。

【**不良反应**】

极少数患者服药后导致过敏性药疹，出现胸闷、心慌、腹痛、恶心呕吐、全身奇痒、躯干及四肢等部位出现荨麻疹。停药后可消失。

【**注意事项**】

1. 服药一日内，忌食蚕豆、鱼类及酸冷食物。

2. 外用前务必清洁创面。

3. 用药后若出现过敏反应，应立即停用，视症状轻重给予抗过敏治疗，若外用可先清除药物。

4. 保险子放置在标有“保险子”字样的透明胶囊内；使用时将透明胶囊的帽体分离即可将其取出；请勿吞服透明胶囊。

【用法用量】 胶囊剂：口服，一次1~2粒，1日4次，凡遇较重之跌打损伤可先服保险子1粒，轻伤及其他病症不必服。刀、枪、跌打诸伤，无论轻重，出血者用温开水送服；瘀血肿痛与未流血者用酒送服；妇科各症，用酒送服；但月经过多、红崩用温开水送服。毒疮初起，服1粒，另取药粉用酒调匀，敷患处；如已化脓，只需内服。其他内出血各症均可内服；散剂：口服，一次0.25~0.5克，1日4次。

【规格】 胶囊剂：每粒装0.25克；散剂：每瓶装4克。

常用品牌：云南白药。

云南白药气雾剂

【药物组成】 保密方

【功能与主治】 活血散瘀，消肿止痛。用于跌打损伤，瘀血肿痛，肌肉酸痛及风湿疼痛。

【临床应用】

本品适用于急性闭合性软组织损伤及闭合性骨折，消除肿胀，缓解疼痛，促进愈合。

【注意事项】

1. 本品只限于外用，切勿喷入口、眼、鼻。
2. 皮肤过敏者停用。
3. 儿童、年老患者应慎用。
4. 使用云南白药气雾剂保险液时先振摇，喷嘴离皮肤5~10厘米，喷射时间应限制在3~5秒钟，以防止局部冻伤。
5. 皮肤受损者勿用。
6. 使用时勿近明火，切勿受热，应置于阴凉处保存。
7. 对酒精及本品过敏者禁用，过敏体质者慎用。
8. 本品性状发生改变时禁止使用。
9. 如正在使用其他药品时慎用。

【用法用量】 外用，喷于伤患处。使用云南白药气雾剂，1日

3～5次。凡遇较重闭合性跌打损伤者，先喷云南白药气雾剂保险液，若剧烈疼痛仍不缓解，可间隔1～2分钟重复给药，一天使用不得超过3次。喷云南白药气雾剂保险液间隔3分钟后，再喷云南白药气雾剂。

【规格】铝罐包装，云南白药气雾剂1瓶，云南白药气雾剂保险液1瓶。

常用品牌：云南白药。

附录一 药名索引

(按汉字笔画排序)

一 画

二 画

三 画

四　画

五　画

六 画

七 画

八 画

九 画

十　画

十一画

十二画

十三画

十四画

十五画

十六画

十八画以上

附录二 常用药引

（1）大枣：有补中益气、养血宁神的功效，适用于脾胃虚弱、中气不足等证。一般用5～10枚，水煎取汤送服中成药。如治疗脾虚腹泻可用大枣汤送服人参健脾丸或理中丸。

（2）生姜：有解表止咳、和胃止呕、温中散寒之功效，适用于外感风寒、胃寒呕吐及风寒束肺咳嗽等。一般用3～5片，水煎取汤送服。

（3）大枣加生姜：常常同时用做药引，可补益脾胃、增加食欲、促进药物吸收，从而提高临床疗效。

（4）红糖：红糖有补血散寒、祛瘀之功效，常用于妇科血虚、血寒、产后恶露未净、乳汁稀少等。一般用15～30克，冲开水送服。如治产后乳汁不下，用红糖水送服下乳涌泉散。

（5）藕汁、藕节：藕汁有清热、凉血、止血的功效。用中成药治疗血热出血时常用藕汁为药引以增强疗效。用生藕捣汁或藕节5～10个煎水均可。

（6）芦根：有清热、生津、止渴、止呕的功效，适用于外感风热、口渴咽干及小儿麻疹初起等。一般用量10～30克，煎汤送服中成药。如用芦根汤为药引送服羚翘解毒丸治疗风热感冒初起。

（7）黄酒、白酒：酒性辛热，有温通经络、发散风寒的功效，适用于风寒湿痹、跌打损伤及妇人血寒经闭等。一般用黄酒15～50毫升，白酒酌减，根据性别、年龄、体质、耐酒量等因素而定，注意勿致人醉。黄酒宜温服。如为祛风除湿、舒筋活络，可用黄酒或白酒送服小活络丹；为活血化瘀、消肿止痛，可用黄酒或白酒送服七厘散。

（8）米汤：有顾护胃气的功效，可防苦寒药伤胃。可用大米或小米煮饭时取汤汁送服。如用当归龙荟丸清泻肝胆实火，为防龙胆、芦荟伤胃气，宜用米汤送服。

(9) 竹叶、灯心草：二药均有清心火、利小便、除下焦湿热之功效，适用于热淋以及心火移热小肠所致的小便淋漓涩痛等。一般用3~5克煎水送服。

(10) 葱白：有发汗解表、散寒通阳、解毒散结的功效，适用于外感风寒以及阴寒内盛、格阳于外的寒凝证。切碎煎汤送服。

(11) 盐：味咸，能引药入肾经，适用于肾阴亏损之证。一般用1~2克，加水溶化即可。如治肾虚火旺、骨蒸劳热，常用淡盐水送服大补阴丸。

(12) 蜂蜜：有补中缓急、润肺止咳、润肠通便的功效，适用于肺燥咳嗽、阴虚久咳、习惯性便秘等。可用蜂蜜适量冲水送服。

(13) 醋：有散瘀止痛、解毒杀虫的功效。如取适量加温开水送服失笑散，可增强散瘀止痛的作用。

(14) 其他：中药药引为数甚多，除上述外，尚有薄荷、荆芥、苏叶、西瓜、梨、饴糖、冰糖等，不胜枚举。

临床选用药引，一般可根据中成药功能、主治、病情、病位、患病时间、季节、地区等不同情况酌定，选用一种或几种。

附录三　中药配伍禁忌十八反

本草明言十八反，半蒌贝蔹及攻乌，藻戟遂芫俱战草，诸参辛芍叛藜芦。

甘草慎与甘遂、京大戟、海藻、芫花同用。

乌头（川乌、附子、草乌）慎与半夏、瓜蒌（全瓜蒌、瓜蒌皮、瓜蒌仁、天花粉）、贝母（川贝、浙贝）、白蔹、白及同用。

藜芦慎与人参、南沙参、丹参、玄参、苦参、细辛、芍药（赤芍、白芍）同用。

如：

甘草或含有甘草的中成药，慎与甘遂、海藻、大戟、芫花或含有上述药物的中成药同用。含有甘遂、大戟、海藻、芫花之一的中成药包括舟车丸、子龙丸、白药胶囊（散），宫炎康颗粒，和络舒肝胶囊（片），济生橘核丸，结核灵片，橘核丸，祛痰止咳颗粒，乳核散结片，乳疾灵颗粒，乳结康丸，乳康片，乳癖消片，内消瘰疬丸、软坚药水，五海瘿瘤丸，消核片，消络痛胶囊，消瘿气瘰丸，消瘿丸，消瘿五海丸，心通口服液，玉枢散，障翳散，舟车丸，周氏回生丸，紫金锭，紫金散（紫金锭散）等。

乌头（川乌、附子、草乌）或含有乌头类的中成药，慎与半夏、贝母、瓜蒌、白蔹、白及或香砂养胃丸、小柴胡丸、蛇胆川贝胶囊等含有上述药物的中成药同用。

人参、南沙参、丹参、玄参、苦参、细辛、芍药（赤芍、白芍）或含有上述药物的中成药，慎与藜芦或三七伤宁胶囊、神州跌打丸等含有藜芦的中成药同用。

半夏或含有半夏的中成药，慎与乌头或含有乌头的中成药合用。含有乌头的中成药多为补阳类、祛寒止痛类中成药，主要涉及肾病科及风湿免疫科用药，如海马补肾丸、大活络丹、强力天麻杜仲胶囊、跌打风湿药酒等，另外，如老年病常用的回天大造丸、外科常用的云南红药胶囊及儿科常用的小儿泄泻停颗粒等也包含中药乌头。

含半夏的中成药较多，主要为化痰、燥湿健脾、降逆止呕作用中成药，如用于治疗脾胃病的香砂养胃丸、沉香理气丸、藿香正气丸、开郁顺气丸等；治疗咳喘的安嗽丸、橘红痰咳颗粒、百咳静糖浆、桂龙咳喘宁胶囊、蛇胆川贝枇杷膏、参苏宣肺丸等；治疗偏瘫、痞块、惊风等痰积有关疾病的半贝丸、半夏天麻丸、回春丹、牛黄郁金丸、人参鳖甲煎丸、小儿急惊散等；具有降逆止呕作用的天麻眩晕宁合剂、小半夏合剂、柴胡舒肝丸等。

白及或含有白及类的中成药，慎与含乌头（川乌、附子、草乌）或含乌头类的中成药同用。如补阳类附子理中丸、桂附地黄丸、海马补肾丸等；祛寒止痛类大活络丹、健步壮骨丸、强力天麻杜仲胶囊、木瓜丸等。

附录四　参考资料

1. 《中华人民共和国药典》（一部）. 国家药典委员会编. 中国医药科技出版社，2010 年.

2. 《中华人民共和国药典临床用药须知》（中药卷）. 国家药典委员会编. 人民卫生出版社，2005 年.

3. 《北京地区医疗机构处方集》（中药分册）. 北京市卫生局编. 第二军医大学出版社，2008 年.

4. 《国家基本医疗保险、工伤保险和生育保险药品目录》. 中华人民共和国人力资源和社会保障部编. 中国劳动社会保障出版社，2009 年.

5. 《中药药剂学》. 杨明编. 上海科技出版社，2008 年.

6. 《中药的合理应用》. 徐德生. 上海科技教育出版社，2005 年.